Médecine péri-opératoire

Médecine péri-opératoire

Coordonné par

Vincent Degos

Professeur, unité tête et cou, département d'anesthésie-réanimation, hôpital Pitié-Salpêtrière, AP-HP, Paris
Groupe de recherche clinique ARPE @29, Sorbonne Université, Paris
Président de la Collégiale d'anesthésie réanimation médecine périopératoire d'Ile de France

Sigismond Lasocki

Professeur, département d'anesthésie-réanimation, CHU d'Angers
Faculté de santé de l'Université d'Angers
Président du Collège national des enseignants d'anesthésie-réanimation CNEAR

Elsevier Masson

ELSEVIER

Elsevier Masson SAS, 65, rue Camille-Desmoulins, 92442 Issy-les-Moulineaux cedex, France

Médecine péri-opératoire, coordonné par Vincent Degos, Sigismond Lasocki.

ISBN : 978-2-294-78187-2
e-ISBN : 978-2-294-78258-9

Table des matières

5 Médecine postopératoire

Les auteurs

Coordination

Vincent Degos, professeur, unité tête et cou, département d'anesthésie-réanimation, hôpital Pitié-Salpêtrière, AP-HP, Groupe de recherche clinique-29, Inserm U1141, Sorbonne Université, Paris

Sigismond Lasocki, professeur, département d'anesthésie-réanimation, CHU d'Angers, Faculté de santé de l'Université d'Angers

Auteurs

Pierre Albaladejo, professeur, pôle anesthésie-réanimation, CHU Grenoble-Alpes, Grenoble

Pascal Alfonsi, docteur, service anesthésie, GH Paris Saint-Joseph, Paris

Alicia Amal, MD, docteur, unité péri-opératoire gériatrique, département de gériatrie, hôpital Pitié-Salpêtrière, AP-HP, Paris

Juliette Amzallag, docteur, anesthésiste-réanimateur, pôle tête et cou, département anesthésie-réanimation, hôpital Pitié-Salpêtrière, AP-HP, Paris

Alizée Assad, docteur, département d'anesthésie et de réanimation, CHU de Toulouse

Paul Baraut, docteur, département anesthésie-réanimation, CHU de Nantes

David Barouk, docteur, service d'anesthésie, Clinique Drouot Sport, Paris

Hélène Beloeil, professeur, Anesthesia and Intensive Care Department, CHU de Rennes

Guillaume Besch, docteur, département anesthésie réanimation, hôpital Jean-Minjoz, CHU de Besançon

Aurélie Besnard, docteur, unité tête et cou, département d'anesthésie-réanimation, hôpital Pitié-Salpêtrière, AP-HP, Paris

Alexiane Blanc, docteur, département d'anesthésie-réanimation, CHU de Nantes

Sébastien Bloc, docteur, service d'anesthésie, Clinique Drouot Sport, Paris

Jacques Boddaert, professeur, unité péri-opératoire gériatrique, département de gériatrie, hôpital Pitié-Salpêtrière, AP-HP, Paris

Matthieu Boisson, professeur, service d'anesthésie-réanimation et médecine péri-opératoire, CHU de Poitiers

Fanny Bonhomme, docteur, service d'anesthésiologie, département de médecine aiguë, Hôpitaux Universitaires de Genève, Suisse

Marie-Pierre Bonnet, professeur, service d'anesthésie-réanimation, hôpital Armand-Trousseau, AP-HP, Paris

Lauriane Bordenave, docteur, Institut Gustave Roussy, Villejuif

Delphine Borgel, docteur, service d'hématologie biologique, hôpital Necker-Enfants Malades, AP-HP, Paris

Adrien Bouglé, professeur, département d'anesthésie-réanimation, hôpital Pitié-Salpêtrière, AP-HP, Paris

Fanny Bounes, docteur, département d'anesthésie et de réanimation, CHU de Toulouse

Astrid Bouteau, docteur, département d'anesthésie-algologie, hôpital Foch, Suresnes

Mario Bucciero, docteur, service d'anesthésie, Clinique Drouot Sport, Paris

Anaïs Caillard, docteur, département d'anesthésie réanimation, CHRU de Brest

Amélie Cambriel, docteur, Department of Anesthesiology and Intensive Care, hôpital Saint-Antoine, AP-HP, Paris

Maëva Campfort, docteur, département anesthésie-réanimation, CHU d'Angers

Aurélien Carval, docteur, département d'anesthésie-réanimation, hôpital Beaujon, AP-HP, Paris

Gaëlle Cheisson, docteur, service d'anesthésie réanimation chirurgicale, hôpital Bicêtre, AP-HP, Le Kremlin-Bicêtre

Judith Cohen-Bittan, docteur, unité péri-opératoire gériatrique, département de gériatrie, hôpital Pitié-Salpêtrière, AP-HP, Paris

Vincent Collange, docteur, département d'anesthésie-réanimation, Médipôle Lyon-Villeurbanne, Villeurbanne

Isabelle Constant, professeur, service d'anesthésie réanimation et médecine périopératoire, hôpital Armand-Trousseau, AP-HP, Paris

Maxime Coutrot, docteur, département d'anesthésie-réanimation et centre de traitement des brûlés, hôpital Saint-Louis, AP-HP, Paris

Ambre Cuny, docteur, département anesthésie réanimation, CHU de Montpellier

Vincent Degos, professeur, unité tête et cou, département d'anesthésie-réanimation, hôpital Pitié-Salpêtrière, AP-HP, Paris

Audrey De Jong, professeur, département anesthésie-réanimation, CHU de Montpellier

Mamadou Gaël Deme, docteur, département d'anesthésie réanimation, hôpital Pitié-Salpêtrière, AP-HP, Paris

Benjamin Deniau, docteur, département d'anesthésie-réanimation et centre de traitement des brûlés, hôpital Saint-Louis, AP-HP, Paris

François Depret, docteur, département d'anesthésie-réanimation et centre de traitement des brûlés, hôpital Saint-Louis, AP-HP, Paris

Mathieu Desmard, docteur, service de réanimation, Institut mutualiste Montsouris, Paris

Jean-Michel Devys, docteur, service d'anesthésie-réanimation hôpital Fondation Adolphe de Rothschild, Paris

David Ditchi, docteur, département d'anesthésie-réanimation, hôpital Pitié-Salpêtrière, AP-HP, Paris

Mélanie Doirado, docteur, département d'anesthésie-réanimation MPO, hôpital Pitié-Salpêtrière, AP-HP, Paris

Baptiste Duceau, docteur, service d'anesthésie, réanimation et médecine péri-opératoire, Institut de cardiologie, hôpital Pitié-Salpêtrière, AP-HP, Paris

Antoine Duclos, professeur, service des données de santé, Hospices Civils de Lyon

Emmanuel Dudoignon, docteur, département d'anesthésie-réanimation et centre de traitement des brûlés, hôpital Saint-Louis, AP-HP, Paris

Guillaume Dufour, docteur, Clinique Drouot Sport, Paris

Guillaume Duthoit, docteur, service de rythmologie, Institut de cardiologie, hôpital Pitié-Salpêtrière, AP-HP, Paris

Laura Fitoussi, docteur, département d'anesthésie-réanimation, hôpital Pitié-Salpêtrière, AP-HP, Paris

Denis Frasca, docteur, service d'anesthésie-réanimation et médecine périopératoire, CHU de Poitiers

Marc Garnier, professeur, département anesthésie réanimation, CHU de Clermont-Ferrand

Alexandre Gerbaud, docteur, département d'anesthésie-réanimation et médecine péri-opératoire, CHU de Rennes

Marie Geslain, docteur, département d'anesthésie réanimation, CHRU de Brest

Anne Godier, professeur, service d'anesthésie réanimation, hôpital européen Georges-Pompidou, AP-HP, Paris

Alexandre Godon, docteur, division d'hématologie, hôpital d'Ottawa, Canada

Valérie Goldstein, docteur, praticien en prévention & contrôle des infections, hôpitaux Pitié-Salpêtrière et Charles-Foix, AP-HP, Paris

Jérémie Guillemin, docteur, département d'anesthésie-réanimation, hôpital Pitié-Salpêtrière, AP-HP, Paris

Delphine Huet-Garrigue, professeur, pôle d'anesthésie réanimation, CHU de Lille

Samir Jaber, professeur, département anesthésie réanimation, CHU de Montpellier

Alice Jacquens, docteur, département d'anesthésie-réanimation MPO, hôpital Pitié-Salpêtrière, AP-HP, Paris

Natacha Kapandji, docteur, Department of Anesthesiology and Intensive Care, hôpital Saint-Antoine, AP-HP, Paris

Lionel Kerhuel, docteur, département d'anesthésie-réanimation MPO, hôpital Pitié-Salpêtrière, AP-HP, Paris

Chahir Laatar, docteur, département anesthésie réanimation, CHU, Montpellier

Ambroise Labbariere, docteur, service d'anesthésie-réanimation, Institut de cardiologie, hôpital Pitié-Salpêtrière, AP-HP, Paris

Myriam Lamamri, docteur, service d'anesthésie réanimation, hôpital Beaujon, AP-HP, Paris

Sophie Lamothe, docteur, service endocrinologie, diabétologie et endocrinologie de la reproduction, hôpital Saint-Antoine, AP-HP, Paris

Sigismond Lasocki, professeur, département anesthésie-réanimation, CHU d'Angers

Samuel Latreille, docteur, département d'anesthésie-réanimation, hôpital Pitié-Salpêtrière, AP-HP, Paris

Romain Lebrun, docteur, pole de médecine physique et de réhabilitation, AP-HM, Marseille

Grégoire Le Gal, professeur, division d'hématologie, hôpital d'Ottawa, Canada

Maxime Léger, docteur, département anesthésie-réanimation, CHU d'Angers

Morgan Le Guen, professeur, département d'anesthésie-algologie, hôpital Foch, Suresnes

Matthieu Legrand, professeur, department of anesthesiology and peri-operative care, Division of critical care medicine, University of California, San Francisco, CA, États-Unis

Fréderic Le Saché, docteur, service d'anesthésie, Clinique Drouot Sport, Paris

Chloé Lieppe, docteur, département d'anesthésie-réanimation, CHU de Nantes

Virginie Manzano, docteur, service d'anesthésie-réanimation et médecine périopératoire, CHU de Poitiers

Valéria Martinez, professeur, service d'anesthésie douleur, hôpital Raymond-Poincaré, AP-HP, Garches

Bertrand Mathon, docteur, service de neurochirurgie, hôpital Pitié-Salpêtrière, AP-HP, Paris

Axel Maurice-Szamburski, MD, PhD

Serge Molliex, professeur, département d'anesthésie et de réanimation, CHU hôpital Nord, Saint-Étienne

Nicolas Nesseler, professeur, département d'anesthésie-réanimation et médecine péri-opératoire, CHU de Rennes

Emmanuel Pardo, docteur, Department of Anesthesiology and Intensive Care, hôpital Saint-Antoine, AP-HP, Paris

Bruno Pastene, docteur, service d'anesthésie réanimation, hôpital Nord, AP-HM, Marseille

Benoît Plaud, professeur, université Paris Cité & AP-HP, Nord. DMU PARABOL Service d'anesthésie-réanimation chirurgicale-CTB., hôpital Saint-Louis, AP-HP, Paris

Marie Hélène Po, docteur, service d'anesthésie réanimation, hôpital Nord, AP-HM, Marseille

Yvan Pouzeratte, docteur, département anesthésie réanimation, CHU de Montpellier

Cyril Quemeneur, docteur, service d'anesthésie et douleur, département anesthésie-réanimation, hôpital Pitié-Salpêtrière, Paris et Clinique Drouot Sport, Paris

Bertrand Rieg, docteur, département d'anesthésie et de réanimation, CHU hôpital Nord, Saint-Étienne

Emmanuel Rineau, professeur, département anesthésie-réanimation, CHU d'Angers

Stéphanie Roullet, professeur, département d'anesthésie réanimation, hôpital Paul-Brousse, AP-HP, Villejuif

Luca Royer, MD, docteur, unité péri-opératoire gériatrique, département de gériatrie, hôpital Pitié-Salpêtrière, AP-HP, Paris

Bertrand Rozec, professeur, département anesthésie-réanimation, CHU de Nantes

Quentin Saint-Genis, docteur, service d'anesthésie-réanimation et médecine péri-opératoire, CHU de Poitiers

Philippe Seguin, professeur, service d'anesthésie-réanimation 1, CHU de Rennes

Thomas Sfara, docteur, département anesthésie réanimation, CHU de Montpellier

Anoushée Shaffii, docteur, hôpital Fondation Adolphe de Rothschild, Paris

Stéphanie Sigaut, docteur, service d'anesthésie réanimation, hôpital Beaujon, AP-HP, Paris

Anne Soulier, docteur, département d'anesthésie-réanimation, hôpital Saint Antoine, AP-HP, Paris

Charles Tacquard, docteur, service d'anesthésie réanimation, Nouvel Hôpital Civil, hôpitaux universitaires de Strasbourg

Corinne Tamames, cadre supérieure en prévention et contrôle des infections, hôpital Pitié-Salpêtrière, AP-HP, Paris

Franck Verdonk, docteur, Department of Anesthesiology and Intensive Care, hôpital Saint-Antoine, AP-HP, Paris

Sara Virolle, docteur, département d'anesthésie réanimation médecine périopératoire, hôpital Pitié-Salpêtrière, AP-HP, Paris

Mickael Vourc'h, docteur, département anesthésie-réanimation, CHU de Nantes

Emmanuel Weiss, professeur, département d'anesthésie-réanimation, hôpital Beaujon, AP-HP, Paris

Maxime Wodey, docteur, département d'anesthésie et de réanimation, CHU hôpital Nord, Saint-Étienne

Laurent Zieleskiewicz, professeur, service d'anesthésie réanimation, hôpital Nord, AP-HM, Marseille

Abréviations

AA	acide aminé
AAP	antiagrégant plaquettaire
ABRI	*Acinetobacter baumanii* résistant à l'imipénème
ACFA	arythmie cardiaque par fibrillation auriculaire
ACLF	*acute-on-chronic liver failure*
ACTH	*adrenocorticotropic hormone*
Adarpef	Association des anesthésistes-réanimateurs pédiatriques d'expression française
ADH	*antidiuretic hormone*
ADL	*Activity of daily living*
ADN	acide désoxyribonucléique
ADP	adénosine diphosphate
AG	anesthésie générale
AI	anti-inflammatoire
AINS	anti-inflammatoire non stéroïdien
AIT	accident ischémique transitoire
AIVOC	anesthésie intraveineuse à objectif de concentration
ALR	anesthésie locorégionale
AMM	autorisation de mise sur le marché
ANSM	Agence nationale de sécurité du médicament et des produits de santé
AOD	anticoagulant oral direct
AOMI	artériopathie oblitérante des membres inférieurs
APAIS	*Amsterdam Preoperative Anxiety and Information Scale*
APD	anesthésie péridurale
APS	*acute pain service*
ARA II	antagoniste des récepteurs de l'angiotensine II
ARM	angiographie par résonance magnétique
ARS	agence régionale de santé
ASA	American Society of Anesthesiologists
ASRA	American Society of Regional Anesthesia and Pain Medicine
ATCD	antécédent
ATP	adénosine triphosphate
AVC	accident vasculaire cérébral
AVK	antivitamine K
AVQ	activité de la vie quotidienne
BAV	bloc atrioventriculaire (ou auriculoventriculaire)
BHRe	bactérie hautement résistante et émergente
BIS	*Bispectral Index* ou indice bispectral
BLSE	bêtalactamase à spectre élargi
BMR	bactérie multirésistante (aux antibiotiques)
BNP	*brain natriuretic peptide*
BOOP	*bronchiolitis obliterans with organizing pneumonia*
BPCO	bronchopneumopathie chronique obstructive
CAM	*Confusion Assessment Method*
CAM-IUC	*CAM-Intensive Care Unit*
CBD	cannabidiol
CCI	*Comprehensive Complication Index*
CCPa	concentré de complexe prothrombinique activé
CEE	choc électrique externe
CIVD	coagulation intravasculaire disséminée
CKP	créatine phosphokinase
ClCr	clairance de la créatinine
CM	carence martiale
CMHO	cardiomyopathie hypertrophique obstructive
CPA	consultation préanesthésique
CPAP	*continuous positive airway pressure*
CPI	compression pneumatique intermittente
CPP	complication pulmonaire postopératoire
CRCMHC	centre de ressources et compétences des maladies hémorragiques constitutionnelles
CRF	capacité résiduelle fonctionnelle
CRH	*corticotropin releasing hormone*

CRO compte rendu opératoire
CROM *clinician-reported outcome measure*
CRP C-réactive protéine
CSA calcul de la surface antrale
CV capacité vitale
DAH30 *Days Alive and At Home Within 30 Days*
DAN dossier d'anesthésie
DASRI déchet de soins à risque infectieux
DCPO déclin cognitif postopératoire
DDAVP 1-désamino-8-D-arginine vasopressine
DD détergent-désinfectant
DFG débit de filtration glomérulaire
DLCO diffusion libre de CO_2
DMA déchet ménager et assimilé
DMS durée moyenne de séjour
DN4 Douleur neuropathique 4
DNCPO déclin neurocognitif postopératoire
DPI dossier patient informatisé
DPO delirium postopératoire
DPP-4 dipeptidylpeptidase-4
DT1 diabète de type 1
DT2 diabète de type 2
E-BLSE entérobactérie productrice de bêtalactamase à spectre étendu
ECBC examen cytobactériologique des crachats
ECBU examen cytobactériologique des urines
ECG électrocardiogramme
EFR épreuve fonctionnelle respiratoire
EHPAD établissement d'hébergement pour personnes âgées dépendantes
EN échelle numérique
EP embolie pulmonaire
EPC entérobactérie productrice de carbapénémase
EPI équipement de protection individuelle
EPO érythropoïétine
ERAS *Enhanced Recovery After Surgery*
ERG entérocoque résistant aux glycopeptides
ERV entérocoque résistant à la vancomycine
ESAIC European Society of Anaesthesiology and Intensive Care
ESC European Society of Cardiology
ESV extrasystole ventriculaire
ETEV événement thromboembolique veineux
ETT échocardiographie transthoracique
EVA échelle visuelle analogique
FA fibrillation atriale (ou auriculaire)
FAPO fibrillation atriale postopératoire
FC fréquence cardiaque
FDA Food and Drug Administration
FDR facteur de risque
FDR CV facteur de risque cardiovasculaire
FESF fracture de l'extrémité supérieure du fémur
FHA friction hydroalcoolique
FNEHAD Fédération nationale des établissements d'hospitalisation à domicile
GDS gaz du sang
GH *growth hormone*
GHM groupe homogène de malades
GLP-1 *glucagon-like peptide-1*
GLP-1RA *glucagon-like peptide-1 receptor agonist*
HAD hospitalisation à domicile
HAS Haute Autorité de santé
Hb hémoglobine
HBP hypertrophie bénigne de la prostate
HBPM héparine de bas poids moléculaire
HELLP *hemolysis, elevated liver enzyme, low platelets*
HGI hémorragie gastro-intestinale
HIC hémorragie intracrânienne
HNF héparine non fractionnée
HPP hémorragie de post-partum
HR *hazard ratio*
HTA hypertension artérielle
HTAP hypertension artérielle pulmonaire
HTNM hébergement temporaire non médicalisé
HTP hypertension portale
IADE infirmier anesthésiste diplômé d'État
IAH indice d'apnées-hypopnées
IBODE infirmier de bloc opératoire diplômé d'État
IC insuffisance cardiaque
IC index cardiaque
IC intervalle de confiance
IDE infirmier diplômé d'État
IEC inhibiteur de l'enzyme de conversion
IGF-1 *insulin-like growth factor-1*
IIA infection intra-abdominale
IMAO inhibiteur de monoamine oxydase
IMC indice de masse corporelle
IMS ischémie myocardique silencieuse
IMT *inspiratory muscle training*
INR *International Normalized Ratio*

IOT	intubation orotrachéale
IPAQSS	indicateur pour l'amélioration de la qualité et de la sécurité des soins
IP-DMS	indice de performance-durée moyenne de séjour
IRA	insuffisance rénale aiguë
IRC	insuffisance rénale chronique
IRM	imagerie par résonance magnétique
IRSN	inhibiteur de la recapture de la sérotonine et de la noradrénaline
iSGLT2	inhibiteur du sodium/glucose cotransporteur 2
ISO	infection du site opératoire
ISRS	inhibiteur sélectif de la recapture de la sérotonine
IV	intraveineuse
IVL	intraveineuse lente
IVSE	intraveineuse à la seringue électrique
KDIGO	*Kidney Disease Improving Global Outcomes*
LCS	liquide cérébrospinal
MA	maladie d'Alzheimer
MACE	*major adverse cardiovascular event*
MAPA	moniteur d'activité physique adaptée
MAR	médecin anesthésiste-réanimateur
MCO	médecine-chirurgie-obstétrique
MELD	*Model for Endstage Liver Disease*
MGFA	Myasthenia Gravis Foundation of America
MINS	*myocardial injury after non cardiac surgery*
MPO	médecine péri-opératoire
MRC	Medical Research Council
MTEV	maladie veineuse thromboembolique
MW	maladie de Willebrand
NAC	neuropathie autonome cardiaque
NFS	numération-formule sanguine
NIHSS	*National Institutes of Health Stroke Scale*
NuDESC	*Nursing Delirium Screening Scale*
NVPO	nausées et vomissements postopératoires
OHD	oxygénothérapie à haut débit
OMS	Organisation mondiale de la santé
OPCT	objet piquant coupant tranchant
OR	*odds ratio*
PA	pression artérielle
PAI-1	*plasminogen activator inhibitor-1*
PAM	pression artérielle moyenne
PAP	pression artérielle pulmonaire
PAS	pression artérielle systolique
PBM	*patient blood management*
PC	précaution complémentaire
PCC	pression continue positive
PCC	précaution complémentaire contact
PCT	procalcitonine
PEP	pression expiratoire positive
PHA	produit hydroalcoolique
PICS	*post-intensive care syndrome*
PImax	pression inspiratoire maximale
PMI	*post-operative myocardial injury*
PNN	polynucléaire neutrophile
PO	per os
POMI	*Prescription Opioid Misuse Index*
POMS	*Postoperative Morbidity Survey*
POND	*postoperative neurocognitive deficit*
PPIA	présence parentale à l'induction anesthésique
PREM	*patient-reported outcome measure*
PROM	*patient-reported outcome measure*
PMSI	programme de médicalisation des systèmes d'information
PNDS	protocole national de diagnostic et de soins
PROM	*patient-reported outcome measures*
PSE	pousse seringue électrique
PSY-PREP	psychological preparation
PTG	prothèse totale de genou
PTH	prothèse totale de hanche
PTH	parathormone
QdV	qualité de vie
QoR	*Quality of recovery*
RA	rachianesthésie
RAAC	récupération améliorée après chirurgie
RAC	rétrécissement aortique calcifié
RASS (échelle)	*Richmond Agitation-Sedation Scale*
RAU	rétention aiguë d'urine
RCP	réunion de concertation pluridisciplinaire
RCT	*randomized controlled trial* ou essai randomisé contrôlé
RFE	recommandations formalisées d'experts
ROSIER	*Recognition of Stroke in the Emergency Room*
RR	risque relatif
SAHOS	syndrome d'apnées-hypopnées obstructives du sommeil
SAMU	service d'aide médicale urgente
SAOS	syndrome d'apnées obstructives du sommeil
SARM	*Staphylococcus aureus* résistant à la méticilline

SC	sous-cutané
SC	soins continus
SCA	syndrome coronarien aigu
SDRA	syndrome de détresse respiratoire aiguë
SFAR	Société française d'anesthésie et de réanimation
SFC	Société française de cardiologie
SFD	Société francophone du diabète
SGLT2	sodium/glucose cotransporteur 2
SHP	syndrome hépatopulmonaire
SIH	syndrome d'hypotension intracrânienne
SMR	soins médicaux et de réadaptation
SMS	*short message service*
SNDS	Système national des données de santé
SNG	sonde nasogastrique
SOFCOT	Société française de chirurgie orthopédique et traumatologique
SPP	syndrome portopulmonaire
SPR	syndrome post-réanimation
SRAA	système rénine-angiotensine-aldostérone
SSPI	salle de surveillance post-interventionnelle
SSR	soins de suite et réadaptation
STAI	*State Trait Anxiety Inventory*
StEP	*Standardized Endpoints in Perioperative Medicine*
TAFI	*thrombin-activatable fibrinolysis inhibitor*
TAVI	*transcatheter aortic valve implantation*
TCA	temps de céphaline activé
TCK	temps de céphaline kaolin
TDM	tomodensitométrie
TEP	tomographie à émission de positons
TGC	*tight glycemic control*
TH	transplantation hépatique
THC	tétrahydrocannabinol
TIH	thrombopénie induite par l'héparine
TIPS	*transjugular intrahepatic portosystemic shunt*
TNCM	trouble neurocognitif majeur
TP	taux de prothrombine
TSA	trouble du spectre autistique
TSAT	*transferrin saturation*
TSH	thyréostimuline
TTR	transthyrétine
TVO	trouble ventilatoire obstructif
TVP	thrombose veineuse profonde
UCA	unité de chirurgie ambulatoire
UPOG	unité péri-opératoire gériatrique
UU	usage unique
VAS	voies aériennes supérieures
VEMS	volume expiratoire maximal par seconde
VNI	ventilation non invasive
VPA	visite préanesthésique
VRS	virus respiratoire syncytial
VWF	facteur de von Willebrand

Préface

Chère lectrice, cher lecteur,

Durant ces dernières décennies, l'anesthésie a fait des progrès majeurs permettant de réduire la mortalité peropératoire de manière spectaculaire en la divisant par dix. Cependant, malgré ces avancées notables, une ombre persiste au tableau de la chirurgie moderne : la morbi-mortalité postopératoire reste importante, particulièrement pour nos patients âgés ou fragiles.

Le vieillissement de la population conduit vers nos blocs opératoires des patients de plus en plus complexes, souvent porteurs de multiples pathologies et donc encore plus à risque de complications. Dans ce contexte, il devient impératif d'adopter une approche plus large, plus intégrative, afin d'assurer une prise en charge optimale et globale de nos patients.

C'est là que la médecine péri-opératoire (MPO) entre en jeu. Cette approche holistique dépasse le cadre traditionnel de l'intervention chirurgicale pour embrasser l'ensemble du parcours médical du patient, depuis la préparation du malade opéré avec la consultation d'anesthésie initiale et les outils de préhabilitation jusqu'à la récupération complète du patient. La MPO considère chaque étape de la prise en charge avec une attention particulière, intégrant les aspects physiopathologiques propres à chaque individu permettant ainsi d'individualiser et d'optimiser les parcours patients.

La MPO nous impose un défi de formation pour les soignants impliqués dans la prise en charge péri-opératoire, notamment en anesthésie réanimation, qui doivent être capables d'encadrer, de gérer et d'optimiser toutes les étapes de la filière péri-opératoire. Nous devons ainsi organiser la formation médicale dans le cadre de l'apprentissage de la médecine péri-opératoire afin que les millions de malades opérés chaque année puissent avoir un parcours de soins optimal. Le rôle de l'anesthésie réanimation – médecine péri-opératoire est bien celui de structurer les filières péri-opératoires depuis la chirurgie ambulatoire jusqu'à la réanimation. Ceci est l'objet du livre que vous avez dans les mains.

Dans cet ouvrage, nous avons eu le privilège de réunir des experts nationaux et internationaux de renom. Leur expertise et leur expérience sont le gage de la qualité et de la pertinence des informations présentées dans ce livre. Structuré en cinq parties distinctes, cet ouvrage couvre l'évaluation préopératoire, l'optimisation préopératoire dédiée, l'organisation de l'accueil de l'opéré, la médecine peropératoire et enfin, la médecine postopératoire. Chaque section est conçue pour offrir une compréhension approfondie des enjeux spécifiques à chaque étape du parcours péri-opératoire.

Ce livre est le premier ouvrage français à poser les bases d'une médecine péri-opératoire moderne, dédiée à l'amélioration du devenir des patients chirurgicaux. Nous espérons qu'il vous servira de guide précieux dans votre pratique quotidienne et qu'il contribuera à l'avancement de notre discipline médicale.

Nous souhaitons que ce livre soit pour vous une source d'inspiration et de connaissance. Bonne lecture.

Pr Vincent DEGOS et Pr Sigismond LASOCKI

1

Introduction

Plan de la partie

Chapitre 1

Médecine péri-opératoire : une évolution personnalisée de la récupération améliorée après chirurgie

S. Molliex, B. Rieg, M. Wodey

Point clés

- La récupération améliorée après chirurgie (RAAC) est une approche multidisciplinaire, multimodale, qui a pour objectif de faciliter la récupération postopératoire par une série d'interventions standardisées aux phases pré-, per- et postopératoires.
- La RAAC propose une normalisation des soins péri-opératoires selon le type de chirurgie, mais pas une individualisation de la prise en charge selon le terrain du patient.
- La médecine péri-opératoire (MPO) reprend les éléments de la RAAC et propose une personnalisation des parcours de soins péri-opératoires, stratifiée sur le risque de complications postopératoires, intégrant les comorbidités des patients.

Pendant des décennies, selon le type de chirurgie, les soins péri-opératoires en chirurgie majeure ont été caractérisés par un jeûne prolongé pré- et postopératoire, une préparation intestinale agressive en chirurgie digestive, des voies d'abord chirurgical invasives, des drainages systématiques du champ opératoire, le maintien de la vacuité de l'estomac par aspiration nasogastrique continue, et pour tous les patients, une prise en charge anesthésique peu ou pas protocolisée, une analgésie postopératoire basée sur les opiacés, un repos au lit systématique, une mobilisation différée et une durée conséquente et consacrée de la convalescence. Un changement de paradigme s'est produit au cours des années 1990 grâce aux travaux d'Henrik Kehlet sur la réponse physiologique au stress et les dysfonctions d'organes consécutives. Ce chirurgien danois a émis l'hypothèse qu'il s'agissait d'un facteur clé de la morbidité postopératoire, et que des approches combinées pour inhiber cette réponse amélioreraient les résultats cliniques [1, 2]. Son équipe a été la pionnière du concept de récupération améliorée après chirurgie (RAAC), en montrant une réduction de la durée d'hospitalisation de 10 jours à 2 jours après colectomie programmée, sans augmentation des complications postopératoires, par une approche combinant analgésie multimodale et locorégionale, réalimentation et mobilisation précoces [3].

Récupération améliorée après chirurgie

Éléments

La RAAC a pour objectif de réduire la morbidité et les coûts associés à la prolongation de l'hospitalisation, en facilitant la récupération postopératoire par une série d'interventions standardisées, fondées sur des données factuelles et réalisées par une équipe multidisciplinaire. La finalité de ces interventions

Médecine péri-opératoire

est d'atténuer la réponse au stress physiologique péri-opératoire et préserver l'homéostasie anabolique. Celles-ci couvrent tout le trajet d'un patient de la préadmission aux périodes pré-, per- et postopératoires et pas simplement la période opératoire. Le modèle est basé sur une approche intégrée et multimodale, l'efficacité des éléments relevant de leur combinaison coordonnée et synergique plutôt que leur action prise isolément. Le développement de cette stratégie a été favorisé par la création du groupe d'étude ERAS (Enhanced Recovery After Surgery, http://erassociety.org/) qui a publié des recommandations dans différents types de chirurgie incluant chirurgie cardiaque, digestive, gynécologique, ORL, orthopédique, pulmonaire, urologique et vasculaire. La société française d'anesthésie réanimation a également émis récemment des recommandations pour tous types de chirurgies [4]. La variété des items faisant l'objet de recommandations est illustrée pour la chirurgie colorectale programmée sur la figure 1.1.

Bénéfices

Les bénéfices de cette approche sont maintenant clairement démontrés pour un grand nombre de procédures chirurgicales, avec une réduction moyenne de la durée de séjour à l'hôpital d'environ 2 jours, attention, références à mettre à jour sans augmentation des réhospitalisations [5–9]. Il s'y associe une diminution de la morbidité qui peut atteindre 50 % en chirurgie colorectale [5–9, 10], soit une complication évitée pour 4,5 patients bénéficiant d'un programme RAAC [11]. Plus l'adhésion aux protocoles de RAAC est marquée, plus l'impact sur la morbidité et la durée de séjour est important [12]. Les complications les plus sévères, responsables de reprises chirurgicales et/ou admissions en soins critiques, sont diminuées et leur mortalité améliorée [12]. Une diminution des coûts est mesurée que ce soit par une réduction directe des complications, ou indirectement, par une utilisation plus efficiente des ressources et une augmentation de la disponibilité des lits d'hospitalisation [13].

Limites

Bien que les lignes directrices de la RAAC intègrent l'optimisation des comorbidités de patients, elles s'appuient principalement sur la

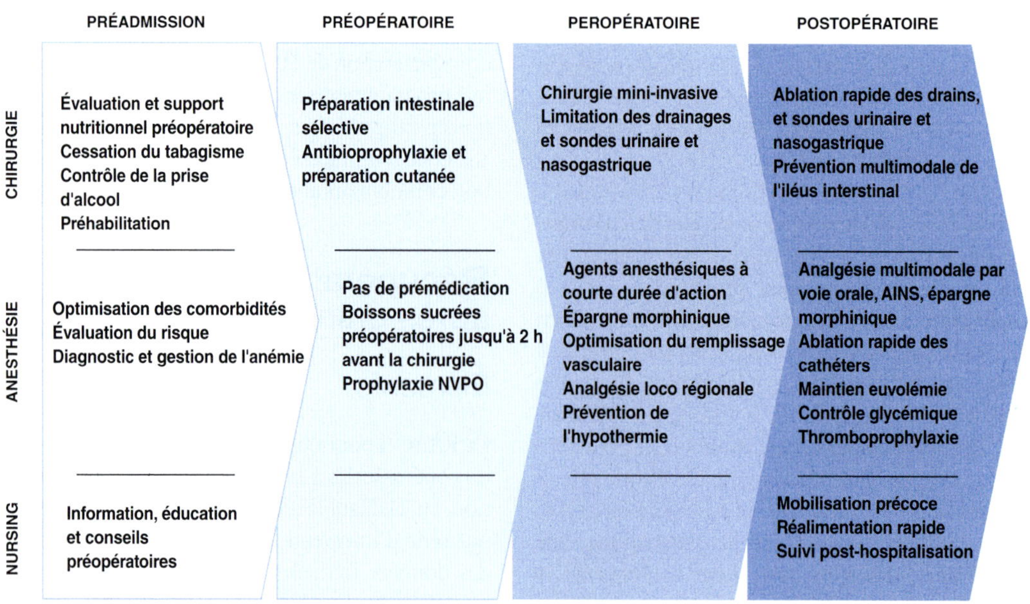

Figure 1.1. Recommandations ERAS pour la prise en charge de la chirurgie colorectale programmée.
Source : Gustafsson UO, Scott MJ, Hubner M, et al. Guidelines for Perioperative Care in Elective Colorectal Surgery: Enhanced Recovery After Surgery (ERAS) Society Recommendations: 2018. Word J Surg 2019 ; 43 : 659-95.

réduction des variations et la normalisation des soins péri-opératoires [12]. Ce dernier concept peut s'avérer contraire aux besoins individuels des patients souffrant de maladies chroniques complexes, représentant une population à « haut risque » de complications postopératoires majeures. À titre d'exemple, plusieurs pratiques recommandées pourraient être nocives pour les patients atteints d'insuffisance cardiaque chronique ou de maladie rénale comme la gestion de l'anémie, du remplissage vasculaire ou encore de la douleur par l'utilisation d'anti-inflammatoires non stéroïdiens. Un protocole de RAAC est spécifique d'une procédure chirurgicale (ou d'un groupe de procédures semblables) pour laquelle il propose une prise en charge multimodale de tous les aspects péri-opératoires de la procédure, de l'indication aux suites postopératoires, réalisant en quelque sorte une intégration verticale [14], qui n'incorpore cependant pas les spécificités liées aux comorbidités du patient. Une intégration horizontale consisterait, de façon complémentaire, à envisager une approche globale pour traiter un problème médical indépendant (par exemple, la gestion de l'insuffisance cardiaque) dans plusieurs types de chirurgies, en considérant également leurs différentes phases pré-, per- et postopératoires [14]. Ainsi, pour les patients présentant des comorbidités générant un risque élevé de complications postopératoires, les recommandations péri-opératoires spécifiques aux pathologies concernées devraient être intégrées en tant que voies horizontales, et compléter utilement les protocoles de RAAC qui sont plutôt focalisés sur des sous-groupes homogènes de patients, définis par leur type de chirurgie, mais à risque faible ou modéré de complications [15].

Médecine péri-opératoire

Concept

La base physiopathologique des événements indésirables majeurs survenant après chirurgie associe stress péri-opératoire, c'est-à-dire la réponse aux stimuli survenant avant, pendant et après l'intervention chirurgicale, et les comorbidités préexistantes et leurs interactions avec la chirurgie et l'anesthésie [15]. Ainsi, la combinaison d'une approche verticale des soins péri-opératoires (RAAC) permettant de limiter la réponse physiologique au stress, et d'une approche horizontale d'optimisation et de gestion individualisée des comorbidités et du risque, permet de définir un périmètre élargi pour la médecine péri-opératoire (MPO) prenant en compte ces 2 stratégies complémentaires et synergiques. Si le terme de MPO est utilisé de plus en plus fréquemment dans la littérature, il n'existe cependant pas de consensus concernant sa définition. La MPO est le plus souvent présentée de façon très générique comme une approche multidisciplinaire des soins péri-opératoires centrée sur le patient dont l'objectif ultime est une récupération de haute qualité après chirurgie [15].

Personnalisation de soins péri-opératoires

L'adage « une taille unique ne convient pas à tous » s'applique parfaitement à la MPO [11]. La réponse individuelle au stress de la chirurgie reste très variable, sans moyen de mesure ou de prédiction, et la complexité croissante des besoins médicaux des patients présentant des comorbidités requiert des programmes de soins de plus en plus personnalisés. Le vieillissement global de la population et l'augmentation du nombre de patients âgés bénéficiant d'une chirurgie majorent ce constat [16]. Ainsi, l'augmentation de prévalence de la fragilité et des comorbidités avec l'âge expose cette population à des suites postopératoires défavorables incluant : complications majeures, hospitalisation prolongée, réhospitalisation, perte d'autonomie, institutionnalisation ainsi que surcroît de mortalité précoce ou à long terme [17, 18]. Bien que la RAAC soit applicable et bénéfique chez des patients âgés [12], plusieurs études suggèrent l'intérêt d'une approche gériatrique standardisée (c'est-à-dire s'appuyant sur des outils validés) pour réduire l'incidence des complications postopératoires du patient âgé opéré [19]. Cette évaluation globale multidimensionnelle et interdisciplinaire de l'état de santé du patient âgé a pour objectif de développer un plan coordonné de soins et d'actions correctrices gérant notamment multimorbidité, pathologies aiguës, polymédication et iatrogénie, tout en préservant autonomie et qualité de vie. La prise en charge comprend la période préopératoire et peut englober une préhabilitation avec son triptyque d'optimisation, nutritionnelle, physique et neuropsychologique, dont l'objectif est d'améliorer les réserves physiologiques du patient afin de permettre une meilleure réponse au stress péri-opératoire. Elle intègre également la période postopératoire où différents modèles de soins collaboratifs avec les équipes de gériatrie ont montré en orthopédie, en chirurgie digestive carcinologique, ou en chirurgie vasculaire un bénéfice en termes de morbidité et mortalité par rapport à une gestion conventionnelle [20, 21]. Au total, afin de répondre aux besoins des patients à haut risque, à l'image du sujet âgé, des programmes de soins personnalisés et holistiques sont nécessaires, requérant une collaboration plus étroite entre anesthésistes, chirurgiens mais également différents spécialistes médicaux. En ce sens, la MPO représente donc une évolution élargie et personnalisée de la RAAC.

Éléments clés

L'identification précoce des patients à haut risque et la stratification optimale du risque d'événements majeurs péri-opératoires sont les pierres angulaires de la MPO [15] (figure 1.2). Menées en concertation entre les différentes équipes médicales, elles doivent permettre de définir un parcours de soins et des objectifs partagés avec le patient, et envisager le cas échéant des solutions alternatives à la chirurgie. Elles sont également un moyen de centrer les efforts préventifs et thérapeutiques sur les patients susceptibles d'en bénéficier et d'éviter une utilisation inefficace, voire préjudiciable des ressources. Elles conditionnent l'intégration des patients dans des programmes de soins spécifiques incluant optimisation et protection d'organe individualisées. Une réévaluation du risque de complications doit être réalisée après optimisation et avant la chirurgie, en fin de chirurgie, de séjour éventuel en unité de soins critiques, et avant la sortie de l'hôpital afin d'attribuer au patient le parcours de soins le plus adapté à chaque étape. Un élément important est le diagnostic précoce des complications postopératoires afin d'en optimiser le traitement et réduire les conséquences.

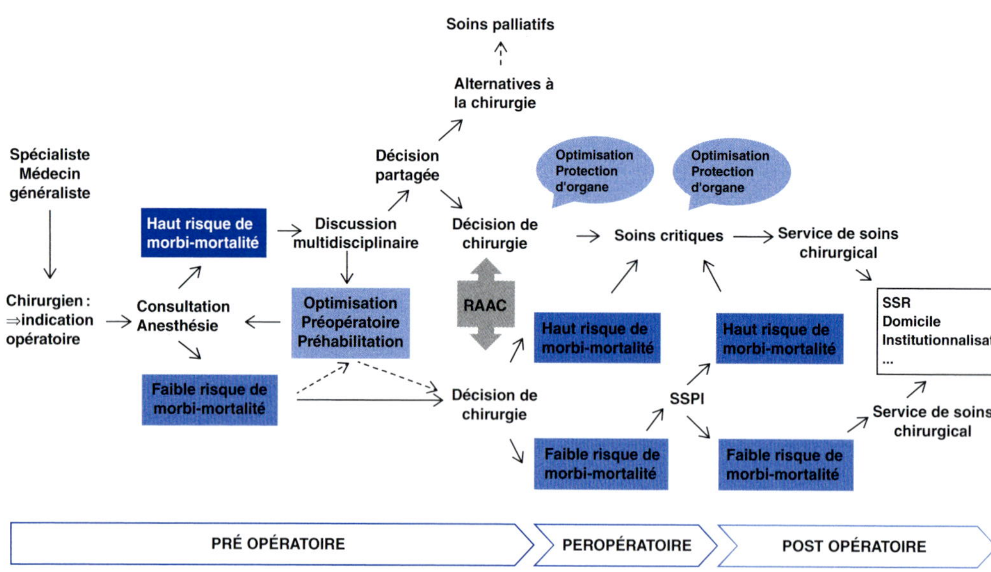

Figure 1.2. Composantes des parcours de soins et trajectoires des patients en médecine péri-opératoire.
RAAC : récupération améliorée après chirurgie ; SSPI : salle de surveillance post-interventionnelle ; SSR : soins de suite et de réadaptation.

Perspectives

La technologie numérique est susceptible de jouer un rôle majeur dans le développement de la MPO à l'avenir. Des applications visant la modification du mode de vie et l'optimisation préopératoire, des capteurs portables non invasifs calibrés pour reconnaître les complications cardiopulmonaires postopératoires et des traceurs d'activité pour surveiller la récupération ambulatoire postopératoire sont d'ores et déjà à notre disposition [22]. Une perspective passionnante dans la technologie médicale consiste à combiner l'analyse des mégadonnées avec l'intelligence artificielle afin de guider la gestion des patients. Des programmes de réseaux de neurones artificiels et d'apprentissage automatique ont ainsi permis de calculer les fenêtres de préhabilitation individuelle ainsi que la probabilité de sortie et de réadmission retardées en chirurgie colorectale [23, 24]. Le recueil de données pourrait permettre à l'aide de ces programmes de proposer des ajustements ciblés individuellement et une optimisation des parcours de soins tout au long de la période péri-opératoire. Enfin, des objectifs à long terme tels que la qualité de vie ou l'autonomie pour les patients âgés devront être pris en compte.

Conclusion

La MPO représente donc une évolution élargie de la RAAC intégrant une individualisation du risque de complications postopératoires liées au terrain du patient, et la personnalisation des parcours de soins qui en découle aux différents temps de la prise en charge péri-opératoire. Multidisciplinaire par essence, la majorité de ses composantes relève cependant des compétences de base des médecins anesthésistes-réanimateurs dont l'implication tout au long de son parcours est aussi légitime qu'importante.

Références

[1] Kehlet H. Multimodal approach to control postoperative pathophysiology and rehabilitation. Br J Anaesth 1997;78:606–17.

[2] Kehlet H. The stress response to surgery: release mechanisms and the modifying effect of pain relief. Acta Chir Scand Suppl 1989;550:22–8.

[3] Bardram L, Funch-Jensen P, Jensen P, Crawford ME, Kehlet H. Recovery after laparoscopic colonic surgery with epidural analgesia, and early oral nutrition and mobilisation. Lancet 1995;345:763–4.

[4] Bloc S Anaesth Crit Care Pain Med 42 (2023) 101264.

[5] Nicholson A, Lowe MC, Parker J, Lewis SR, Alderson P, Smith AF. Systematic review and meta-analysis of enhanced recovery programmes in surgical patients. Br J Surg 2014;101:172–88.

[6] Li Z, Zhao Q, Bai B, Ji G, Liu Y. Enhanced Recovery After Surgery Programs for Laparoscopic Abdominal Surgery: A Systematic Review and Meta-analysis. World J Surg 2018;42:3463–73.

[7] Visioni A, Shah R, Gabriel E, Attwood K, Kukar M, Nurkin S. Enhanced Recovery After Surgery for Noncolorectal Surgery?: A Systematic Review and Meta-analysis of Major Abdominal Surgery. Ann Surg 2018;267:57–65.

[8] Salamanna F, Contartese D, Brogini S, Visani A, Martikos K, Griffoni C, et al. Key Components, Current Practice and Clinical Outcomes of ERAS Programs in Patients Undergoing Orthopedic Surgery: A Systematic Review. J Clin Med 2022;11:4222.

[9] Kattar N, Wang SX, Trojan JD, Ballard CR, McCoul ED, Moore BA. Enhanced Recovery After Surgery Protocols for Head and Neck Cancer: Systematic Review and Meta-analysis. Otolaryngol Head Neck Surg 2023;168:593–601.

[10] Greco M, Capretti G, Beretta L, Gemma M, Pecorelli N, Braga M. Enhanced recovery program in colorectal surgery: a meta-analysis of randomized controlled trials. World J Surg 2014;38:1531–41.

[11] Dean HF, Carter F, Francis NK. Modern perioperative medicine - past, present, and future. Innov Surg Sci 2019;4:123–31.

[12] Ljungqvist O, Scott M, Fearon KC. Enhanced Recovery After Surgery: A Review. JAMA Surg 2017;152:292–8.

[13] Bizard F, Boudemaghe T, Delaunay L, Leger L, Slim K. Medico-economic impact of enhanced rehabilitation after surgery: an exhaustive, nation-wide claims study. BMC Health Serv Res 2021;21:1341.

[14] Cannesson M, Mahajan A. Vertical and Horizontal Pathways: Intersection and Integration of Enhanced Recovery After Surgery and the Perioperative Surgical Home. Anesth Analg 2018;127:1275–7.

[15] Bollen Pinto B, Chew M, Lurati Buse G, Walder B. The concept of peri-operative medicine to prevent major adverse events and improve outcome in surgical patients: A narrative review. Eur J Anaesthesiol 2019;36:889–903.

[16] Harrison TG, Ronksley PE, James MT, Brindle ME, Ruzycki SM, Graham MM, et al. The Perioperative

Surgical Home, Enhanced Recovery After Surgery and how integration of these models may improve care for medically complex patients. Can J Surg 2021;64:E381–90.
[17] Sandini M, Pinotti E, Persico I, Picone D, Bellelli G, Gianotti L. Systematic review and meta-analysis of frailty as a predictor of morbidity and mortality after major abdominal surgery. BJS Open 2017;1:128–37.
[18] George EL, Hall DE, Youk A, Chen R, Kashikar A, Trickey AW, et al. Association Between Patient Frailty and Postoperative Mortality Across Multiple Noncardiac Surgical Specialties. JAMA Surg 2021;156, e205152.
[19] Partridge JSL, Moonesinghe SR, Lees N, Dhesi JK. Perioperative care for older people. Age Ageing 2022;51:afac194.
[20] Boddaert J, Cohen-Bittan J, Khiami F, Le Manach Y, Raux M, Beinis JY, et al. Postoperative admission to a dedicated geriatric unit decreases mortality in elderly patients with hip fracture. PLoS One 2014;9e83795.
[21] Shahrokni A, Tin AL, Sarraf S, Alexander K, Sun S, Kim SJ, et al. Association of Geriatric Comanagement and 90-Day Postoperative Mortality Among Patients Aged 75 Years and Older With Cancer. JAMA Netw Open 2020;3, e209265.
[22] Michard F, Gan TJ, Kehlet H. Digital innovations and emerging technologies for enhanced recovery programmes. Br J Anaesth 2017;119:31–9.
[23] Curtis NJ, Dennison G, Salib E, Hashimoto DA, Francis NK. Artificial Neural Network Individualised Prediction of Time to Colorectal Cancer Surgery. Gastroenterol Res Pract 2019;2019:1285931.
[24] Masum S, Hopgood A, Stefan S, Flashman K, Khan J. Data analytics and artificial intelligence in predicting length of stay, readmission, and mortality: a population-based study of surgical management of colorectal cancer. Discov Oncol 2022;13:11.

Chapitre 2

Indicateurs de performance péri-opératoire

V. Degos, A. Duclos

Points clés

- Les indicateurs de performance offrent la possibilité de comparer plusieurs systèmes entre eux ou bien de mesurer prospectivement l'évolution d'un système.
- La qualité, la sécurité et l'efficience des soins sont mesurables à l'aide des indicateurs de performance.
- La mesure des indicateurs de performance peut servir à maintenir et améliorer la qualité des soins, informer et permettre des choix éclairés, valoriser le travail des professionnels de santé et réduire le coût de la v/sécurité des soins.
- La mesure des indicateurs de performance peut guider les décisions des professionnels de santé pour améliorer la qualité de leurs prises en charge, des patients pour s'orienter dans le système de santé et des décideurs pour en réguler la performance.
- Il existe 3 grands types d'indicateurs : indicateur de structure, de processus et de résultats.

La médecine péri-opératoire concerne les soins fournis aux patients avant, pendant et après une intervention chirurgicale. La qualité des soins péri-opératoires est cruciale pour garantir la sécurité et le bien-être des patients, ainsi que pour améliorer les résultats cliniques. Pour évaluer l'efficacité d'un système de soins péri-opératoires, il est important de mesurer des indicateurs de performance [1]. Les indicateurs de performance sont des données numériques qui peuvent être facilement collectées et analysées, telles que le taux de complications postopératoires ou la durée moyenne de séjour à l'hôpital [2, 3]. Un indicateur est une variable qui décrit un élément de situation ou une évolution d'un point de vue quantitatif. C'est un outil d'aide à la décision, dont l'utilisation s'inscrit dans une démarche qui répond à un objectif et se situe dans un contexte donné. L'indicateur n'a d'intérêt que par les choix qu'il aide à faire dans ce cadre. Ces mesures offrent la possibilité de comparer plusieurs systèmes entre eux ou bien de mesurer prospectivement l'évolution d'un système, par exemple après l'apport de nouveauté. La qualité, la sécurité et l'efficience des soins sont mesurables à l'aide d'indicateurs et varient considérablement, à la fois dans le temps et l'espace [4]. Cette mesure peut servir à maintenir et améliorer la qualité des soins, informer et permettre des choix éclairés, valoriser le travail des professionnels de santé et réduire le coût de la non-qualité/sécurité des soins. Elle peut guider les décisions des professionnels de santé pour améliorer la qualité de leurs prises en charge, des patients pour s'orienter dans le système de santé et des décideurs pour en réguler la performance. En complément des indicateurs qui par nature sont quantitatifs, on peut aussi proposer des évaluations qualitatives, qui sont basées sur l'expérience et les perceptions des patients et des professionnels de santé et peuvent inclure des éléments tels que la satisfaction des patients, la communication au sein de l'équipe de soins et l'expérience globale des patients.

Place des indicateurs de performance

L'amélioration continue des soins nécessite des données chiffrées pour être rigoureuse et objective. À cette fin, l'utilisation d'indicateurs doit être privilégiée et construite selon un schéma optimisé (figure 2.1). Les qualités principales d'un bon indicateur résident dans sa pertinence (intérêt du phénomène qu'il cherche à mesurer), sa faisabilité (obtention à partir des données déjà disponibles), sa validité (capacité à mesurer réellement ce qu'il est censé mesurer), sa fiabilité (précision de la mesure), son acceptabilité pour l'utilisateur (compréhension et adhésion à ce qui est mesuré). Afin d'en garantir le succès, l'utilisation finale d'un indicateur doit être précédée de plusieurs étapes de conceptualisation (que cherche-t-on à mesurer et comment ?), validation (quelle confiance accorde-t-on à ce qui est mesuré ?), interprétation (quels outils graphiques permettent de comprendre les variations de l'indicateur dans le temps et/ou l'espace ?), implémentation (comment l'indicateur sera-t-il réellement utilisé par les personnes concernées dans leur pratique quotidienne ?).

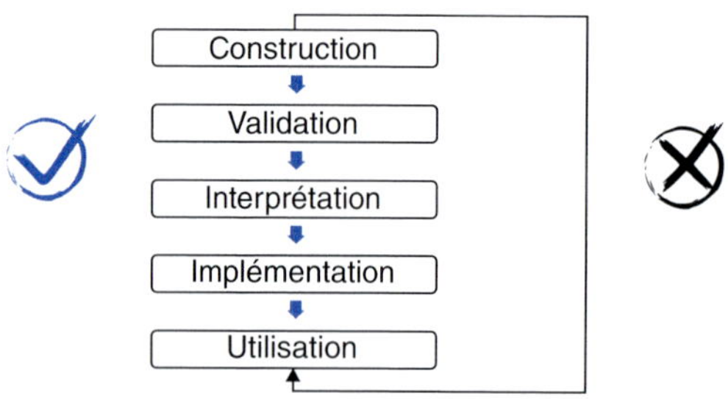

Figure 2.1. Étapes de mise en place d'un indicateur de performance.

Selon la classification de Donabedian (figure 2.2), il existe 3 grands types d'indicateurs :

- **les indicateurs de structure** mesurant les moyens disponibles pour prendre en charge les patients. En ce qui concerne les indicateurs de structure péri-opératoire, on peut citer le nombre de personnels (chirurgien/anesthésiste/infirmier…), le nombre de lits, le nombre de plages opératoires, le turnover des équipes, etc. ;
- **les indicateurs de processus** mesurant la qualité des prises en charge en regard de ce que recommande l'état de l'art. L'avantage des indicateurs de processus est qu'ils nécessitent un état de l'art fiable et reconnu. Comme exemples d'indicateurs de processus, on peut citer la prescription d'une antibioprophylaxie adaptée, l'utilisation correcte de la check-list opératoire,

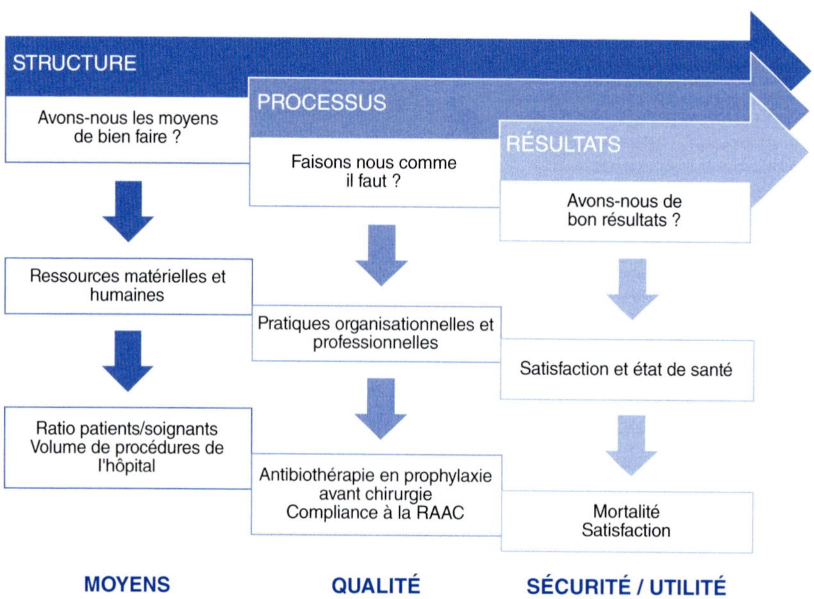

Figure 2.2. Les 3 types d'indicateurs de performance selon Donabedian.

la mis en œuvre adaptée de compétences non techniques (outils standardisés de communication) et de compétences techniques (geste chirurgical, intubation, etc.);

- **les indicateurs de résultats** mesurant la sécurité et le coût des prises en charge réalisées. À noter que l'emploi d'indicateurs de résultats implique d'être capable d'en ajuster la mesure sur les caractéristiques des patients et la complexité des prises en charge réalisées. Comme exemples, on peut considérer la morbi-mortalité postopératoire, les durées opératoires et de séjour, la satisfaction des patients, les coûts d'hospitalisation, etc.

Par ailleurs, la qualité des soins est évaluée à partir de 2 points de vue distincts : celui du professionnel et celui du patient. Chacun ayant sa propre perception de la qualité des soins, mesurable par les indicateurs de qualité des parcours de soins. Ces méthodes de mesure sont divisées en 3 catégories :

- les mesures des résultats des parcours de soins perçus par les cliniciens, ou en anglais *clinician-reported outcome measures* (CROM) [5];
- les mesures des résultats des parcours de soins rapportés par les patients, ou en anglais *patient-reported experience measures* (PROM) [6];
- les mesures des résultats en termes d'interaction avec les professionnels de santé au cours de leur parcours, du point de vue des patients (*patient-reported experience measures* [PREM]) [7].

Un indicateur seul ne permet pas d'améliorer les soins délivrés au patient. Pour ce faire, il doit être intégré dans une stratégie d'implémentation complète qui en facilite l'usage et la bonne réappropriation par ses utilisateurs en suivant les recommandations d'implémentation d'indicateurs au sein des équipes de soins (encadré 2.1).

Il existe principalement 2 manières d'interpréter les variations des indicateurs pour en tirer du sens et prendre les bonnes décisions :

- **comparaison spatiale/géographique entre des équipes/hôpitaux/professionnels** : il s'agit de l'approche de comparaison classique qui repose sur des classements (comme les classements du journal Le Point), les systèmes de représentation par *forest plot* (comparaison des entités les unes aux autres en tenant compte de la précision de la mesure avec IC 95 %) ou par *funnel plot* (comparaison des entités par rapport à une valeur moyenne acceptable) [8];
- **comparaison temporelle au sein d'un même hôpital/équipe/professionnel** : il s'agit d'un suivi dynamique au cours du temps qui repose sur des *run charts* (cartes de séries temporelles sans limite) ou des *control charts* (cartes de contrôle avec limites de variabilité acceptable de l'indicateur dans le temps) (figure 2.3) [9].

Encadré 2.1

Recommandations d'implémentation d'indicateurs au sein des équipes de soins

- Désignation de référents motivés pour conduire la démarche au sein de l'équipe.
- Choix des prises en charge stratégiques à évaluer pour l'organisation.
- Fixation d'objectifs d'amélioration clairs à atteindre.
- Sélection d'un nombre limité d'indicateurs à développer.
- Choix d'un mode de recueil et d'extraction automatisée des données.
- Choix du type d'outils de visualisation graphique et règles d'interprétation des indicateurs pour guider les décisions.
- Anticipation d'actions d'amélioration des soins concrètes à tester.
- Planification de la périodicité de la mesure et des modalités de restitution des indicateurs dans l'organisation.

Exemples d'indicateurs de performance péri-opératoire

Les indicateurs quantitatifs proviennent usuellement de données structurées numériquement qui doivent être facilement collectées et analysées en routine pour mesurer la performance d'un système de soins péri-opératoires de manière objective. Pour obtenir ces données et éviter un recueil prospectif spécifique onéreux à mettre en œuvre, les épidémiologistes réutilisent des données collectées en routine sur les patients et les interventions

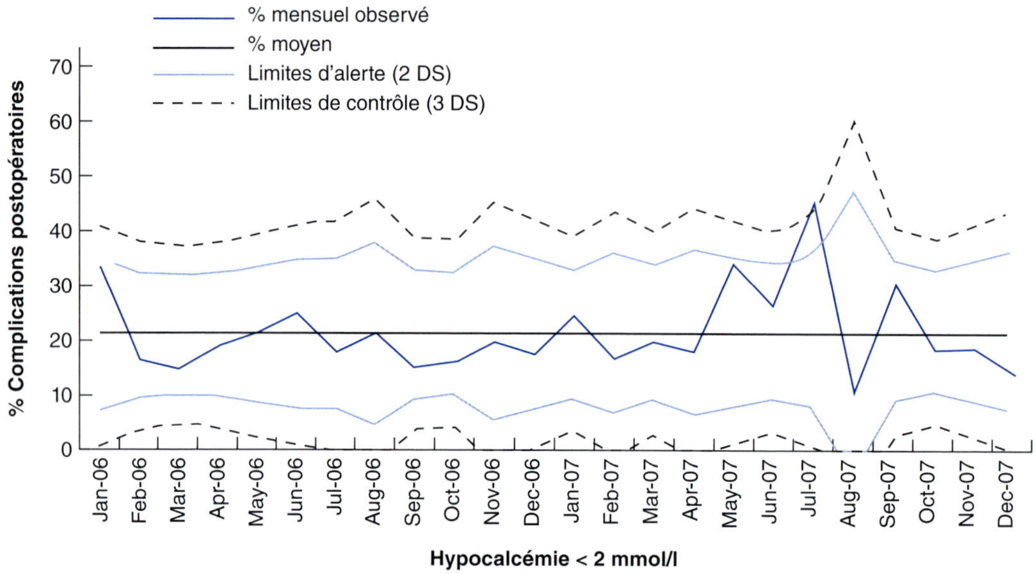

Figure 2.3. Exemple de suivi longitudinal de la complication «Hypocalcémie postopératoire» d'une cohorte opérée de thyroïdectomie totale.
Source : Duclos A, Touzet S, Soardo P, Colin C, Peix JL, Lifante JC. Quality monitoring in thyroid surgery using the Shewhart control chart. Br J Surg 2009 ; 96(2) : 171-4 [9]. Figure 2b.

chirurgicales via le PMSI ou le SNDS (Système national des données de santé) principalement. Il existe de nombreux indicateurs quantitatifs couramment utilisés dans le domaine de la médecine péri-opératoire. Parmi eux, nous citons les suivants.

Durée moyenne de séjour à l'hôpital (DMS)

Cet indicateur mesure le temps moyen passé par les patients à l'hôpital dans le cadre d'une intervention chirurgicale. Cet indicateur est à manipuler avec précaution car il reflète aussi bien le résultat du soin (un patient dont l'état se complique va rester plus longtemps) que le «processus» de prise en charge lui-même (un patient peut rester plus longtemps car l'on prend le temps de lui prodiguer tout ce dont il a besoin et de le surveiller a minima avant de le laisser sortir de l'hôpital). Une durée de séjour plus courte peut indiquer une meilleure efficience du système de soins, car elle peut refléter une récupération plus rapide des patients et une meilleure utilisation des ressources hospitalières. En revanche, si l'hôpital cherche à réduire trop rapidement ses DMS sans «protocoles» de prises en charge adaptées (par exemple protocole RAAC), le système prend alors un risque de faire sortir les patients trop tôt et qu'ils soient réhospitalisés dans les jours/semaines suivantes ce qui se révélera peu efficient [10].

IP-DMS

Le principal indicateur de performance d'un établissement de santé est l'indice de performance-durée moyenne de séjour (IP-DMS) basé sur la durée moyenne des séjours ajustée sur le *case-mix* des patients pris en charge. Cet indicateur permet d'approcher l'efficience d'un établissement de santé en interprétant sa DMS par rapport à une valeur attendue nationale moyenne. En France, dans le cadre du PMSI (programme de médicalisation des systèmes d'information) en médecine-chirurgie-obstétrique (MCO), des groupes homogènes de malades (GHM) sont définis pour regrouper des séjours supposés présenter une homogénéité en termes de caractéristiques médicales et de durée de séjour. L'IP-DMS se calcule en faisant le ratio entre la somme du nombre de journées réalisées par un établissement (soit la somme des journées pour les séjours réalisés appartenant à chaque GHM) et la somme du nombre de journées théoriques qu'il est censé réaliser pour ces mêmes séjours (soit la somme des DMS nationales multipliée par le nombre de séjours pour chaque GHM). Parmi les effets de bord, on peut noter que développer l'activité ambulatoire revient à dégrader l'IP-DMS. En effet, si ce développement se fait par substitution des séjours d'hospitalisation complète très courts, ceux-ci ne sont plus intégrés dans le calcul des durées de séjour en hospitalisation complète, avec augmentation mécanique des durées de séjour, en conservant les séjours avec des *cases-mix* plus sévères et des séjours plus longs, et donc de l'IP-DMS. On considère qu'un IP-DMS inférieur à 0,95 est un critère de performance de l'utilisation des ressources. Cet indicateur permet aussi de monitorer l'impact de mesure de RAAC au sein d'un service ou d'un établissement.

Taux de complications postopératoires

Cet indicateur mesure le nombre de patients qui développent des complications après une intervention chirurgicale parmi l'ensemble des patients opérés. Un taux de complications plus bas peut indiquer une meilleure qualité des soins péri-opératoires et suggérer une réduction des coûts liés à la prise en charge des complications. La mesure d'exposition à la complication (traditionnellement dans les 30 jours postopératoires, parfois au cours du séjour à l'hôpital pour les complications immédiates, parfois à 90 jours ou 6 mois après le retour à domicile pour certaines complications définitives) est un élément déterminant qu'il faut dissocier de la fréquence de la mesure (qui peut être mensuelle, trimestrielle ou annuelle) et de la fréquence de la restitution aux équipes.

Taux de reprise de l'intervention chirurgicale

Cet indicateur mesure le nombre de patients qui doivent subir une deuxième intervention chirurgicale suite à une première intervention qui n'a pas été concluante ou s'est suivie de complications. Un taux de reprise plus bas peut indiquer une meilleure qualité des soins péri-opératoires et suggérer une réduction des coûts liés à l'évitement d'interventions répétitives.

Taux de chirurgie ambulatoire

Le « virage ambulatoire » est un axe de stratégie nationale de santé afin d'améliorer la qualité et l'optimisation des ressources. On considère traditionnellement un parcours ambulatoire si celui-ci est de moins de 12 heures et sans hébergement de nuit. Un outil national est proposé pour monitorer le développement de la chirurgie ambulatoire [11]. En 2021, le taux de chirurgie ambulatoire a dépassé les 61 %. En 2020, les spécialités chirurgicales les plus avancées étaient l'ophtalmologie avec 92 %, l'ORL et la chirurgie cervicofaciale avec 61 %, l'orthopédie et la traumatologie avec 53 %. En revanche, les spécialités avec les taux d'ambulatoire les plus bas étaient l'urologie avec 39 % et la chirurgie viscérale avec 43 %. Cependant, ces deux dernières spécialités tendent à voir leur taux augmenter au cours des 4 dernières années (+ 7 % depuis 2017 pour l'urologie et + 13 % depuis 2017 pour la chirurgie viscérale). En 2020, les établissements pratiquant le plus la chirurgie ambulatoire sont les cliniques privées avec 68 % de taux ambulatoire (sur 95 % de taux potentiel ambulatoire global), les établissements de santé privés à but non lucratif avec 58 % (sur 80 % de taux potentiel) et les centres de lutte contre le cancer avec 53 % (sur 76 % de taux potentiel). Par ailleurs, il existe une hétérogénéité des pratiques en France selon les régions. Ainsi, en 2020 seules 3 régions dépassaient les 60 % d'actes de chirurgie ambulatoire (Pays de la Loire [62 %], l'Île-de-France [61 %] et de la Provence-Alpes-Côte-d'Azur [60 %]). Hormis la Guyane avec 35 %, tous les territoires de France (métropolitaine et d'outre-mer) se situent entre 50 et 60 % d'ambulatoire. Les écarts entre régions sont faibles (en général en dessous de 4 %) tandis que cet écart avoisinait les 20 % il y a quinze ans.

Durée moyenne en salle d'opération

Cet indicateur mesure le temps moyen passé par les patients en salle d'opération. Une durée plus courte peut indiquer une meilleure efficacité du système de soins, car elle peut refléter une utilisation plus efficace des ressources en salle d'opération et une réduction des coûts liés à l'utilisation de la salle d'opération. Afin de faciliter les interprétations, les outils tentent de distinguer ce qui relève de la durée anesthésique (induction-incision ou fermeture-sortie de salle) de la durée chirurgicale (incision-fermeture).

Taux de survie après une intervention chirurgicale

Cet indicateur mesure le pourcentage de patients qui sont en vie après une intervention chirurgicale selon un délai variable compris usuellement entre 1 mois et 1 an. La survenue du décès peut être identifiée directement dans le PMSI en cas de décès intrahospitalier, ou bien à partir du SNDS afin de disposer également des décès extrahospitaliers.

Évaluations qualitatives complémentaires

Il est important de noter que les indicateurs quantitatifs ne donnent qu'une vue partielle de la performance d'un système de soins péri-opératoires [13].

Les évaluations qualitatives complètent les indicateurs quantitatifs. Elles sont basées sur l'expérience et les perceptions des patients et des professionnels de santé et permettent de mesurer la performance d'un système de soins péri-opératoires de manière subjective. Il existe de nombreuses évaluations qualitatives couramment utilisées dans le domaine de la médecine péri-opératoire. Parmi elles, nous citons les suivantes.

Expérience patient

Cet indicateur mesure l'expérience globale des patients pendant leur séjour à l'hôpital et peut inclure des éléments tels que le confort, la satisfaction avec les soins reçus et la qualité de la communication avec l'équipe de soins.

Satisfaction des patients

Cet indicateur mesure le degré de satisfaction des patients pour les soins reçus pendant leur séjour à l'hôpital. Une satisfaction élevée peut indiquer une meilleure qualité des soins et une expérience positive pour les patients.

Satisfaction des professionnels de santé

Cet indicateur mesure le degré de satisfaction des professionnels de santé vis-à-vis de leur travail et du système de soins. Une satisfaction élevée peut indiquer une meilleure qualité des soins et une expérience positive pour les professionnels de santé. Le bien-être au travail des professionnels de santé : cet indicateur peut refléter la capacité des professionnels à exercer leur métier dans un environnement de travail adapté et le risque psychosocial auquel ils sont exposés pouvant mener à des situations de burn-out à risque pour eux et leurs patients.

Communication au sein de l'équipe de soins

Cet indicateur mesure la qualité de la communication entre les différents membres de l'équipe de soins et peut inclure des éléments tels que la clarté de la communication, la collaboration et le respect mutuel. Une communication efficace peut contribuer à une meilleure qualité des soins et à une réduction des erreurs médicales. Les transmissions des consignes/tâches comme en réanimation, lors de l'utilisation de check-lists, de briefing et débriefing pré-/postopératoires, sont des circonstances péri-opératoires pour lesquels l'évaluation qualitative peut être utilisée en complément d'indicateur quantitatif.

Sources d'information des indicateurs quantitatifs et des évaluations qualitatives

Il existe plusieurs méthodes d'évaluation d'un système de soins péri-opératoires. Il est important de noter que chaque méthode d'évaluation a ses propres avantages et inconvénients et qu'il est souvent recommandé de combiner plusieurs méthodes pour obtenir une image complète de l'efficacité d'un système de soins péri-opératoires. Ces méthodes peuvent inclure les éléments suivants.

Enquêtes

Les enquêtes sont un moyen courant de collecter des données quantitatives et qualitatives sur l'expérience et les perceptions des patients et des professionnels de santé. Les enquêtes peuvent être réalisées en ligne, par courrier ou par téléphone et peuvent inclure des questions fermées (où les répondants choisissent parmi une liste de réponses prédéfinies) ou des questions ouvertes (où les répondants peuvent répondre librement).

Entretiens

Les entretiens sont un moyen de collecter des données qualitatives en discutant directement avec les patients ou les professionnels de santé. Les entretiens peuvent être menés individuellement ou en groupe et peuvent être menés en face à face ou à distance (par exemple, par téléphone ou en ligne).

Focus groups

Les *focus groups* sont un type d'entretien mené en groupe, dans lequel un petit groupe de personnes (généralement entre 6 et 10) est invité à discuter de leur expérience ou de leurs perceptions sur un sujet donné. Les *focus groups* peuvent être un moyen efficace de collecter des données qualitatives sur les attitudes, les croyances et les comportements des individus.

Données de registres de données

Les registres de données sont des bases de données qui collectent des informations sur les patients et les interventions chirurgicales. Ces données peuvent être utilisées pour mesurer des indicateurs quantitatifs tels que le taux de complications postopératoires ou la durée moyenne de séjour à l'hôpital. Les données collectées en routine dans le cadre des soins délivrés au patient sont à privilégier car déjà disponibles sans nécessiter de recueil supplémentaire, en particulier celles provenant d'entrepôts hospitaliers existants alimentés par diverses sources d'information telles que le dossier patient informatisé ou le PMSI.

Interprétation des indicateurs de performance

Une fois que les indicateurs quantitatifs de l'efficacité d'un système de soins péri-opératoires ont été collectés et analysés, ils peuvent être utilisés pour identifier les domaines de force et de faiblesse du système et mettre en place des initiatives pour en améliorer les performances.

Par exemple, si les données montrent que le taux de complications postopératoires est élevé, l'hôpital peut mettre en place des initiatives pour améliorer la qualité des soins et réduire le taux de complications, telles que la formation continue pour les professionnels de santé, l'amélioration des protocoles de soins ou l'investissement dans de nouvelles technologies.

Si les données montrent que l'IP-DMS est supérieur à 1, une réflexion sur le parcours patient (organisation J0, problématique de sortie vers SSR, gériatrie et HAD postopératoire) peut être envisagée tout en comprenant que les bascules ambulatoires auront un impact négatif sur cet indicateur (bien que positif sur l'organisation des soins).

Si les données montrent que la satisfaction des patients est faible, l'hôpital peut mettre en place des initiatives pour améliorer l'expérience des patients, telles que l'amélioration de l'accès aux informations sur les soins, la mise à disposition de services de soutien pour les patients et leur famille ou l'amélioration de la qualité de la communication avec les professionnels de santé.

Si les données montrent que la satisfaction des professionnels de santé est faible, l'hôpital peut mettre en place des initiatives pour améliorer leur expérience de travail, telles que l'amélioration des conditions de travail, la mise en place de programmes de soutien au bien-être et l'investissement dans la formation continue.

Il est important de noter que l'amélioration de l'efficacité d'un système de soins péri-opératoires nécessite souvent une approche multipartenariale et une collaboration entre les différents acteurs du système de santé.

Limites de l'utilisation des indicateurs de performance

Pour illustrer l'importance de combiner plusieurs indicateurs quantitatifs et/ou les évaluations qualitatives pour évaluer l'efficacité d'un système de soins péri-opératoires, voici quelques exemples de la manière dont ces indicateurs peuvent être utilisés dans la pratique clinique.

Un seul indicateur de performance a souvent besoin d'être interprété avec d'autres éléments quantitatifs pour affiner les effets collatéraux en lien avec la modulation de l'indicateur. Par exemple, Hall et al. ont pu démontrer, en combinant l'indicateur durée de séjour et risque de réadmission avec la réduction non protocolée de la DMS, qu'une majoration des réadmissions est mesurable [14].

Par ailleurs, les indicateurs quantitatifs peuvent ne pas refléter la complexité de la pratique clinique et ne pas prendre en compte les facteurs contextuels qui peuvent influencer les résultats cliniques. Par exemple, le taux de complications postopératoires peut être influencé par des facteurs tels que le niveau de comorbidité des patients ou les conditions de travail des professionnels de santé, informations qui ne sont pas toujours disponibles dans les bases de données.

Enfin, les évaluations qualitatives sont basées sur l'expérience et les perceptions des individus, qui peuvent être subjectives et influencées par des facteurs tels que les attitudes et les croyances des individus. Par conséquent, il peut être difficile de comparer les données qualitatives entre différents établissements ou de déterminer les tendances à long terme. Il peut être difficile de collecter des données qualitatives de manière standardisée et de les analyser de manière objective. Par exemple, les entretiens peuvent être influencés par la manière dont les questions sont posées ou par les biais des personnes qui les mènent. Il est important de prendre en compte ces limites lors de l'utilisation des indicateurs quantitatifs et qualitatifs pour évaluer l'efficacité d'un système de soins péri-opératoires.

Conclusion

L'utilisation combinée d'indicateurs quantitatifs et d'évaluation qualitative est cruciale pour évaluer la performance d'un système de soins péri-opératoires et identifier les domaines où elle peut être améliorée. Les indicateurs quantitatifs tels que le taux de complications postopératoires et la durée moyenne de séjour à l'hôpital fournissent des données objectives sur les prises en charge réalisées et les résultats cliniques obtenus, tandis que les évaluations qualitatives telles que l'expérience patient et la satisfaction des professionnels de santé évaluent la performance du système de manière subjective. Il est important de prendre en compte les limites de l'utilisation des indicateurs quantitatifs et qualitatifs et de combiner plusieurs méthodes d'évaluation pour obtenir une image complète de l'efficacité d'un système de soins péri-opératoires. En utilisant ces indicateurs de manière stratégique, il est possible d'améliorer la sécurité et le bien-être des patients et d'améliorer les résultats cliniques.

Références

[1] National Academy of Medicine. Measuring What Matters: A National Framework for Choosing and Using Indicators to Monitor Health System Performance. 2019.

[2] Haute Autorité de santé. Construction et utilisation des indicateurs dans le domaine de la santé. Principes généraux. 2002 : 39 pages. Disponible sur : https://www.has-sante.fr/upload/docs/application/pdf/2009-10/construction_et_utilisation_des_indicateurs_dans_le_domaine_de_la_sante_-_principes_generaux_guide_2002.pdf.

[3] Haute Autorité de santé. Indicateurs de résultats mesurés à partir des bases médico-administratives : Méthode de développement, validation et utilisations. 2019 : 29 pages. Disponible sur : https://www.has-sante.fr/upload/docs/application/pdf/2019-07/iqss_has_methode_developpement_ir_2019.3.pdf.

[4] Kontopantelis E, O'Cathain A, Reeves D. Improving patient care through the use of patient-reported outcome measures: a systematic review. Quality and Safety in Health Care 2021;30(3):185–92.

[5] Reinten T, Shaw J, Stacey D. Patient and provider involvement in performance measurement: a systematic review. BMC Health Services Research 2021;21(1):464.

[6] Zegers M, van der Zee J. A systematic review of the measurement properties of patient-reported outcome measures in surgery. Quality of Life Research 2020;29(10):2383–90.

[7] Porter ME. A strategy for health care reform- -toward a value-based system N Engl J Med 2009; 361(2) : 109-12. doi: https://doi.org/10.1056/NEJMp0904131. Epub 2009 Jun 3. PMID: 19494209.

[8] Spiegelhalter DJ. Handling over-dispersion of performance indicators. Qual Saf Health Care 2005;14(5):347–51. https://doi.org/10.1136/qshc.2005.013755. PMID: 16195568; PMCID: PMC1744077.

[9] Duclos A, Touzet S, Soardo P, Colin C, Peix JL, Lifante JC. Quality monitoring in thyroid surgery using the Shewhart control chart. Br J Surg 2009; 96(2) : 171-4. doi: https://doi.org/10.1002/bjs.6418. PMID: 19160350.

[10] Pascal L. Hospital Length of Stay Reduction Over Time and Patient Readmission for Severe Adverse Events Following Surgery. Ann Surg 2020;272(1):105–12. https://doi.org/10.1097/SLA.0000000000003206. PMID: 30676380.).

[11] ScanSanté. Chirurgie ambulatoire. Indicateurs globaux (GDR). Disponible sur : https://www.scansante.fr/applications/action-gdr-chirurgie-ambulatoire.

[12] Duclos A, Chollet F, Pascal L, Ormando H, Carty MJ, Polazzi S, Lifante JC; SHEWHART Trial Group. Effect of monitoring surgical outcomes using control charts to reduce major adverse events in patients: cluster randomised trial. BMJ 2020; 371 : m3840. doi: https://doi.org/10.1136/bmj.m3840. PMID: 33148601; PMCID: PMC7610189.

[13] Murrells T, Marshall MN. Combining quantitative and qualitative data in health services research: a review of integration methods. BMJ Open 2018;8(2), e019070.

[14] Kohlnhofer BM, Tevis SE, Weber SM, Kennedy GD. Multiple complications and short LOS aore associated with postoperative readmissions. Am J Surg 2014;207(4):449–56. https://doi.org/10.1016/j.amjsurg.2013.10.022.

2

Évaluation préopératoire

Plan de la partie

Chapitre 3

Consultation d'anesthésie préopératoire

V. Collange

Points clés

- La consultation d'anesthésie (CPA) est obligatoire et doit être réalisée au moins 48 heures avant toute intervention programmée. Cette particularité française est un modèle mondialement reconnu.
- La CPA permet à l'anesthésiste de devenir un médecin péri-opératoire central et efficient.
- Il existe un enjeu à optimiser son organisation et la transmission des informations entre les équipes anesthésiques et les chirurgiens.
- La numérisation du parcours patient chirurgical est une opportunité pour améliorer cette organisation et ainsi l'expérience patient et l'exercice médical.
- La téléconsultation trouve en anesthésie un usage particulièrement adapté. Sa pratique doit être encouragée, mais là encore des règles doivent être édictées pour en assurer la pertinence.

La consultation d'anesthésie obligatoire pour tous est une particularité française. Elle permet de placer l'anesthésiste dans une position idéale pour être le coordonnateur du parcours de soins du patient. C'est d'ailleurs dans cet esprit que la spécialité a été rebaptisée « anesthésie-réanimation et médecine péri-opératoire ».

Caractère légal et obligatoire de la consultation

Haute Autorité de santé

La consultation préanesthésique a été rendue obligatoire par le décret n° 94-1050 du 5 décembre 1994 pour tout patient dont l'état nécessite une anesthésie générale ou locorégionale [1]. Elle permet d'obtenir un consentement libre et éclairé du patient. Le consentement sera libre, en effet, dès lors que la consultation comme la réglementation le prévoit est faite à distance de l'intervention (c'est-à-dire « plusieurs jours », soit au moins 48 heures) et permet de récuser l'une des modalités anesthésiques proposées ou même l'intervention. Il sera éclairé puisque l'anesthésiste-réanimateur informe directement le patient des risques encourus et répond aux questions qu'il lui pose. Cette consultation ne se substitue pas à la visite préanesthésique, réalisée dans les 24 heures de l'intervention [2], et elle a pour but de définir le protocole d'anesthésie.

- La tenue du dossier d'anesthésie (DAN) fait partie des thèmes transversaux édictés par la HAS dans le cadre des indicateurs pour l'amélioration de la qualité et de la sécurité des soins (IPAQSS) (encadré 3.1).

Encadré 3.1

Indicateurs pour l'amélioration de la qualité et de la sécurité des soins

- Critère 1 – Identification du patient sur toutes les pièces du dossier.
- Critère 2 – Identification du médecin anesthésiste sur le document traçant la phase préanesthésique.
- Critère 3 – Trace écrite de la visite préanesthésique.
- Critère 4 – Mention du traitement habituel ou de l'absence de traitement dans le document traçant la CPA (si applicable).
- Critère 5 – Mention de l'évaluation du risque anesthésique dans le document traçant la CPA.
- Critère 6 – Mention du type d'anesthésie proposé au patient dans le document traçant la CPA.
- Critère 7 – Mention de l'évaluation des conditions d'abord des voies aériennes supérieures en phase préanesthésique dans le document traçant la CPA.
- Critère 8 – Identification du médecin anesthésiste sur le document traçant la phase peranesthésique.
- Critère 9 – Mention de la technique d'abord des voies aériennes supérieures en phase peranesthésique (si applicable).
- Critère 10 – Identification du médecin anesthésiste sur le document traçant la phase postanesthésique (si applicable).
- Critère 11 – Autorisation de sortie du patient de SSPI validée par un médecin anesthésiste réanimateur (si applicable).
- Critère 12 – Trace écrite des prescriptions médicamenteuses en phase postanesthésique (si applicable).
- Critère 13 – Rubrique permettant de relever les incidents ou accidents péri-anesthésiques renseignée.

- Dans la fiche sur la collaboration médecins anesthésistes-réanimateurs (MAR)-chirurgiens, la HAS formule les principes suivants :
  - procédure commune d'évaluation préopératoire;
  - locaux et moyens adéquats + possibilités de secrétariat (propre à l'anesthésie ou commun avec celui des chirurgiens);
  - non-multiplication des intervenants : idéalement, c'est la même personne qui fait la CPA et l'anesthésie;
  - qualité et lisibilité du dossier.

Point de vue de la SFAR

La complexité de la prise en charge des patients lors de la consultation d'anesthésie n'est pas résumable en quelques lignes; par contre les principes qui guident cette évaluation sont les suivants :

- évaluer les risques liés à l'intervention et au patient;
- préparer/planifier la prise en charge du patient afin de limiter ces risques;
- informer le patient pour le rendre acteur de sa prise en charge.

Il est donc recommandé que l'équipe d'anesthésie qui va prendre en charge le patient pour son intervention, soit également celle qui le voit en CPA et habituellement au sein de l'établissement de prise en charge. Dans certaines situations, il est possible de «déroger» à ces principes. En 2017, la SFAR a publié des propositions concernant les consultations d'anesthésie délocalisées, itératives ou en télémédecine [3]. Les principes en sont :

- les consultations délocalisées sont possibles, mais doivent rester exceptionnelles et doivent faire l'objet d'une organisation en amont (communication entre les équipes), qui rend la pertinence de la consultation quasi équivalente à une consultation avec l'équipe en place. Ces consultations délocalisées doivent correspondre à un parcours de soins bénéfique pour le patient (l'exemple type est le patient habitant loin de l'établissement qui peut bénéficier d'une consultation d'anesthésie dans l'établissement «adresseur»). La téléconsultation permet de remédier à une partie de ces problèmes et doit être encouragée dans ce contexte;

- les interventions itératives peuvent s'abstenir de réaliser une nouvelle consultation sans qu'un «délai de validité» ne puisse être donné formellement (notion de délai raisonnable). Il faut toujours s'assurer qu'il n'y a pas de changement majeur de l'état de santé du patient.

Depuis, la pandémie de Covid a considérablement accéléré le développement de la téléconsultation.

Téléconsultation

La pandémie de Covid, en accélérant le développement de la téléconsultation sans vraie régulation, a parfois entraîné une pratique un peu anarchique. Certains points ont été revus récemment par la SFAR [4] :

- il n'y a pas de taux maximum de patients pour lesquels la téléconsultation peut être réalisée. En effet, une limite de 10 puis 20 % a été avancée. Elle n'est pas opérante pour l'anesthésie car elle dépend du type d'activité réalisé et de la population prise en charge;
- par contre, cette téléconsultation doit être réalisée par un membre de l'équipe d'anesthésie de l'établissement dans lequel va se faire opérer le patient. La délégation de cette téléconsultation à des équipes tierces est non recommandée par la SFAR et devrait faire l'objet d'une loi prochainement;
- il n'y a pas actuellement de logiciels officiellement validés pour réaliser la téléconsultation, mais la notion de sécurité et de localisation de l'hébergement des données émanant de la téléconsultation doit figurer parmi la liste des questions à poser à son prestataire.

Intérêt de la consultation en France dans la médecine péri-opératoire

Répartition des tâches

Chaque patient qui se fait opérer doit donc bénéficier de 2 consultations avant son intervention : une avec le chirurgien et une avec l'anesthésiste. La question de la répartition des rôles est fondamentale mais ne fait l'objet d'aucun consensus. La seule recommandation est celle de la HAS qui est de définir les rôles de chacun et de les notifier au sein d'une charte propre à chaque établissement.

Néanmoins, dans la majorité des cas :

- c'est le chirurgien qui pose l'indication chirurgicale et informe le patient à propos de l'intervention. Il évoque en général le devenir postopératoire du patient (mode d'hospitalisation, retour à domicile ou en convalescence...);
- l'anesthésiste, lui, recueille les données médicales du patient et décide des stratégies à mettre en œuvre pour que la réalisation de cette intervention soit optimisée. Ceci inclut les éléments de préparation à l'intervention, la technique d'anesthésie mais aussi le monitorage à mettre en place et les objectifs thérapeutiques associés. L'anesthésiste a aussi un rôle de validation du devenir du patient (ambulatoire, soins intensifs/réanimation postopératoire).

On peut donc résumer les choses ainsi : le chirurgien décide de l'intervention; l'anesthésiste adapte le parcours de soins à la chirurgie et aux caractéristiques du patient (notion de médecine personnalisée).

Contenu de la consultation

Le cadre réglementaire ne définit pas le contenu et la qualité de la CPA. La consultation est donc souvent une fusion entre les obligations légales de la HAS, les recommandations de la SFAR et notre culture médicale. Une CPA devrait donc préciser les éléments suivants :

- antécédents chirurgicaux;
- antécédents médicaux;
- traitement habituel;
- examen clinique;
- données particulières à l'anesthésie (intubation, scores de risque...) qui remplacent l'histoire de la maladie;
- gestion péri-opératoire : gestion du traitement personnel, règles de jeûne, prescription de bilan biologique, consultations spécialisées; mais aussi antibioprophylaxie, monitorage peropératoire suggéré et devenir du patient (ambulatoire, soins continus, réanimation).

La consultation d'anesthésie représente donc souvent une excellente synthèse du dossier médical car les anesthésistes réalisent le travail de synthétiser des données venant de différents supports (patient, courrier, examens biologiques, CRO, imagerie) et d'en réaliser un compte rendu standardisé lisible par n'importe quel membre de l'équipe.

Évaluation des risques

L'objet premier de la CPA est la gestion des différents risques, qui doit idéalement être :

- standardisée au sein de l'équipe d'anesthésie pour permettre une prise en charge homogène des patients. Le niveau de risque peut être évalué par un score de risque lorsque celui-ci existe et est jugé performant par l'équipe. Dans tous les cas, une procédure écrite en fonction du niveau de risque reste la bonne pratique;
- formalisée sur le document de synthèse de la consultation d'anesthésie. Là encore, un score de risque est le moyen le plus simple et reproductible de transmettre l'information (notion de cartographie des risques pour un patient). La prise en charge de ces risques doit aussi être indiquée afin d'organiser le parcours préopératoire du patient (planification et réalisation)

Aspect organisationnel

Questionnaire

Afin de préparer la consultation et de recueillir les informations un questionnaire d'anesthésie est souvent fourni lors de la consultation chirurgicale. Il est souvent accompagné d'un document générique expliquant les grands principes et risques de l'anesthésie (disponible sur le site de la SFAR [5]).

Un modèle de questionnaire est fourni par la SFAR et reprend les grandes catégories du contenu de la consultation ainsi que des questions plus précises concernant des antécédents que le patient peut oublier et qui ont leur importance dans la prise en charge (thromboembolique par exemple ou syndrome d'apnées du sommeil).

Ce document permet également de rappeler au patient les éléments qu'il doit avoir en sa possession pour la consultation préanesthésie :

- l'ordonnance de son traitement personnel et/ou de ses traitements intercurrents;
- les courriers de médecins (généraliste ou spécialiste);
- les résultats d'examens complémentaires (imagerie ou autre);
- ses derniers résultats biologiques.

L'inconvénient de ce type de questionnaire est qu'il est identique pour tous les patients quels que soient leur âge ou le type d'intervention qu'ils vont subir. Des outils digitaux commencent à émerger qui permettent de réaliser un questionnaire intelligent adapté au type d'intervention et aux réponses que fournit le patient (âge, sexe, traitement personnel...).

Consultation préanesthésique

La durée d'une consultation d'anesthésie est très variable (de 5 à 45 minutes) selon le type de chirurgie pratiquée, les comorbidités du patient et selon les praticiens.

Certains centres ont organisé le recueil des antécédents, des traitements du patient et le recueil des constantes par une secrétaire ou une infirmière (sous la responsabilité du médecin anesthésiste). Celui-ci valide les données recueillies et dispose de plus de temps pour organiser le parcours de soins et restituer de l'information au patient.

Idéalement, à l'issue de la consultation le médecin remet au patient un document de synthèse qui reprend les différentes informations concernant les tâches que le patient a à réaliser jusqu'à son intervention :

- gestion de son traitement personnel;
- examens complémentaires (biologique, imagerie ou consultation);
- règles de jeûne;
- etc.

Informatisation

Il existe de nombreux logiciels de consultation d'anesthésie. On peut les classer en 2 catégories :

- les logiciels métiers : ils possèdent en général plus de fonctionnalités mais ne sont souvent pas reliés de manière forte avec le dossier patient informatisé (le traitement personnel saisi dans la consultation doit souvent être ressaisi dans le DPI si le patient est hospitalisé par exemple) ;
- les logiciels inclus dans le dossier patient informatisé : l'interopérabilité est totale mais l'ergonomie de la consultation est en général moins adaptée à la CPA car l'éditeur a moins de connaissance du domaine particulier de l'anesthésie.

Ces logiciels commencent à offrir aux anesthésistes des aides à l'évaluation (calculs automatiques de scores de risque) ou à la prise en charge (gestion automatisée des traitements personnels en particulier anticoagulants ; *patient blood management*, bilans biologiques...).

De plus, un travail important a été fourni par la SFAR et l'Agence du numérique en santé pour définir un socle d'informations communes qui doivent être présentes dans la CPA afin d'assurer l'interopérabilité des différents logiciels via Mon Espace Santé (ex. : dossier médical partagé). Il sera donc possible, dans un avenir proche, d'avoir accès aux consultations qui ont été réalisées dans d'autres centres, même si elles ont été faites avec des logiciels différents.

La SFAR travaille aussi à la numérisation du questionnaire préanesthésique qui pourrait également être interopérable via Mon Espace Santé.

Les enjeux de la télémédecine

L'épidémie de Covid a considérablement accéléré le développement de la téléconsultation et aucune autre spécialité médicale ne s'y prête plus que l'anesthésie.

Il est cependant évident qu'il y a une perte d'information par rapport à une consultation physique, mais selon le patient et le type de chirurgie prévue, les situations peuvent être très différentes. Il n'y a pas actuellement de consensus sur le caractère éligible à la téléconsultation (en fonction du type de patient ou de chirurgie), mais l'usage tend à les réserver aux chirurgies mineures pour les patients ASA 1 ou 2.

L'avis du patient est aussi important et peut être un objet de crainte et de mauvais vécu. Il est donc très important de s'adapter aux souhaits de ce dernier s'il souhaite une consultation présentielle, même s'il était a priori éligible à la téléconsultation.

Certains patients peuvent également être à l'aise avec la technologie et offrir à l'anesthésiste une restitution d'information qui équivaut à une consultation présentielle. Ceci est particulièrement utile lorsque les patients habitent loin de l'établissement dans lequel ils vont être pris en charge.

En termes d'organisation, la mise en place de la téléconsultation est un vrai enjeu organisationnel pour :

- s'adapter à la demande (nécessité en général de commencer par des créneaux de consultation mixtes en raison de l'adaptation progressive des différents secrétariats au circuit de téléconsultation) ;
- assurer la remise des documents ;
- garantir le recueil des informations et du consentement.

Contrairement à une idée répandue, la téléconsultation ne fait pas diminuer le temps de consultation (elle tend même à l'augmenter à cause principalement des soucis techniques qui peuvent être rencontrés). Elle est par contre un gain de temps considérable pour le patient et représente un avantage environnemental qui incite tous les centres à proposer ce service.

Ainsi, la téléconsultation est un excellent moyen de concilier la qualité et l'exhaustivité de l'évaluation promues par l'anesthésie française tout en introduisant une flexibilité la rendant acceptable par tous les patients.

Références

[1] Décret no 94-1050 du 5 décembre 1994 relatif aux conditions techniques de fonctionnement des établissements de santé en ce qui concerne la pratique de l'anesthésie et modifiant le code de la santé publique (troisième partie : Décrets). Disponible sur : https://www.legifrance.gouv.fr/jorf/id/JORFTEXT000000549818/ (accédé le 19/01/2024).

[2] Décret n° 2018-934 du 29 octobre 2018 relatif à la surveillance post-interventionnelle et à la visite pré-anesthésique. Disponible sur : https://www.legifrance.gouv.fr/loda/id/JORFTEXT000037542346 (accédé le 19/01/2024).

[3] SFAR. Consultations d'anesthésies délocalisées, itératives ou en télémédecine. Propositions du comité analyse et maîtrise du risque. 2017. Disponible sur : https://sfar.org/consultations-danesthesies-delocalisees-iteratives-telemedecine/ (accédé le 19/01/2024).

[4] Le Saché F, Bloc S – SFAR. Téléconsultation en anesthésie – Mode d'emploi. 2020. Disponible sur : https://sfar.org/teleconsultation-en-anesthesie-mode-demploi/ (accédé le 19/01/2024).

[5] SFAR. Information médicale sur l'anesthésie. Disponible sur : https://sfar.org/pour-le-grand-public/information-medicale-sur-lanesthesie/ (accédé le 19/01/2024).

Chapitre 4

Préparation optimale de l'opéré

L. Fitoussi, D. Ditchi

Points clés

- Prendre en compte le vécu du patient, savoir reconnaître l'anxiété liée au geste chirurgical et apporter du confort au patient : préparation psychologique, hypnose, musicothérapie, descente à pied au bloc.
- Organisation du parcours de soins : IDE de coordination RAAC, entrée J0, anticipation du devenir, check-list.
- Optimisation du parcours de soins péri-opératoire : préhabilitations, jeûne moderne.

En quelques années, l'amélioration des connaissances scientifiques et les progrès technologiques ont radicalement modifié la préparation des patients en vue de leur chirurgie. En effet, le développement de la réhabilitation améliorée après chirurgie (RAAC) a permis de créer un «parcours patient». Ce parcours, tracé dès la période préopératoire, permet de fluidifier et d'optimiser le séjour du patient à l'hôpital, avec pour résultat une diminution des complications postopératoires. Cette «modernité» de la préparation du patient a donc toute sa place dans ce parcours de soins.

En consultation d'anesthésie

Préparation psychologique

Bien que les publications scientifiques concernant la préparation psychologique de l'opéré (tableau 4.1) n'aient pas un haut niveau de preuve, la majorité d'entre elles démontrent une tendance à l'amélioration de certains paramètres en postopératoire. En outre, aucune n'a montré d'impact négatif de la préparation psychologique de l'opéré [1]. Le modèle PSY-PREP, conçu pour la préparation psychologique avant chirurgie cardiaque, met en exergue de multiples bénéfices [2].

Selon Johnston et Vogele (1993), la «préparation psychologique» peut inclure un certain nombre d'interventions [3] :

- information sur la procédure (quoi, quand, comment la chirurgie va se dérouler);
- information sensorielle (comment le patient va ressentir la chirurgie);
- instruction comportementale (quand le patient pourra reprendre ses activités);
- intervention cognitive (modification de la perception de la chirurgie, distraction);
- techniques de relaxation;
- hypnose/interventions sur la perception des émotions.

Informations sur les règles de jeûne modernes

Chez l'adulte

Les récentes recommandations sont toutes unanimes sur la nécessité de réduire la durée de jeûne préopératoire au minimum nécessaire, afin de diminuer la durée de séjour et l'anxiété du patient en préopératoire.

Les règles de jeûne sont, pour tous les patients, hormis ceux ayant un trouble de vidange gastrique [4] :

- **6 heures pour les solides**;
- **2 heures pour les liquides clairs** (eau; jus de fruit sans pulpe; café/thé ± sucré, sans lait).

Tableau 4.1. Facteurs influençant la préparation psychologique de l'opéré.

Facteurs de risque psychologiques (stress chronique)	Facteurs modifiables par la préparation
– Niveau socio-économique bas – Symptômes dépressifs – Anxiété – Mauvais suivi médical – Peu ou pas d'entourage – Attentes négatives – Mauvaise compréhension de la maladie	– Douleur – Cicatrisation – Complications (delirium, FA postopératoire) – Symptômes dépressifs – Anxiété – Qualité de vie – Durée de séjour – Mortalité

La complication historique crainte en cas de jeûne non respecté, à savoir l'inhalation de liquide gastrique, est rarissime (≈ 1/7000) avec une morbidité et une mortalité encore plus rares en cas de survenue (respectivement 1/1700 et 1/100000) [5].

Ces recommandations se basent sur la durée de vidange gastrique des liquides clairs, comprise entre 60 et 90 minutes. L'**échographie gastrique** est un moyen de vérifier la vacuité gastrique en cas de doute. La mesure se fait sur l'antre, par calcul de la surface antrale en décubitus latéral ($CSA = D_{AP} \times D_{CC} \times \pi/4$ où D_{AP} est le diamètre antéropostérieur et D_{CC} le diamètre craniocaudal). On calcule ensuite le volume (ml) : $V = 27 + 14{,}6 \times CSA - 1{,}28 \times \text{âge}$. Un volume > 0,8 ml/kg ou une CSA > 340 mm^2 sont corrélés avec un estomac plein [6].

L'apport oral d'hydrates de carbone avant l'intervention doit être envisagé, surtout en cas de chirurgie lourde programmée, afin de diminuer l'insulinorésistance, la durée de séjour et l'inconfort du patient. Les dernières publications recommandent une ingestion de 800 ml la veille de l'intervention et 400 ml 2 heures avant la chirurgie digestive [7].

La reprise des boissons et de l'alimentation doit s'envisager en postopératoire dès que le patient est suffisamment conscient pour boire et/ou exprime sa faim ou sa soif.

Chez l'enfant

Chez le nourrisson, les règles de jeûne s'appliquant aux laits infantiles sont les suivantes [8] :

- 4 heures pour le lait maternel et le lait 1er âge ;
- 6 heures pour le lait 2e âge.

La durée de jeûne aux liquides clairs est également revue à la baisse à 1 heure selon de récentes études [9, 10] (mais ne figure pas encore dans les recommandations actuelles).

Remise de documents d'information et d'ordonnance anticipée

Tout le long du parcours des opérés, le patient doit rester au centre de sa prise en charge. Les programmes d'optimisation péri-opératoire ont démontré un bénéfice sur la diminution des complications postopératoires et de la durée d'hospitalisation [11, 12]. Une information claire et appropriée doit être délivrée au patient, oralement et par des documents d'information écrits (notice d'information sur le parcours à l'hôpital, livret RAAC, livret ambulatoire ; fiches d'information sur la pathologie, la chirurgie et l'anesthésie ; mesures associées à la préhabilitation si indiquée). Des **vidéos explicatives** ou **applications mobiles** mettant en scène le parcours du patient à l'hôpital sont également un bon moyen d'information à l'heure du digital.

Les **infirmières coordinatrices** dédiées à la RAAC sont la pierre angulaire de cette information, permettant de diminuer l'anxiété préopératoire des patients.

Afin d'anticiper au mieux le retour à domicile, que ce soit dans le cadre de la chirurgie ambulatoire mais également pour les chirurgies nécessitant une hospitalisation, les ordonnances de sortie peuvent être délivrées dès la période préopératoire : ordonnances d'imagerie et de rééducation postopératoire par le chirurgien, et ordonnance anticipée d'antalgiques par l'anesthésiste-réanimateur. Il en est de même pour la préparation de la sortie de l'hôpital : si un SSR est envisagé, la demande peut être anticipée afin de diminuer le délai d'attente.

Préhabilitation

Les programmes individualisés de préhabilitation adaptés à chaque patient et spécialité chirurgicale ont démontré un bénéfice en termes de morbidité et durée de séjour, avec néanmoins un niveau de preuve faible. On compte notamment parmi ces programmes.

- Sevrage tabagique : l'arrêt du tabac au moins 4 à 8 semaines avant la chirurgie a démontré un bénéfice en termes de cicatrisation et diminution des complications respiratoires [13]. La SFAR recommande un arrêt du tabagisme peu importe le délai de la chirurgie [14]. Une consultation avec un tabacologue et des aides au sevrage (patchs, substituts...) peuvent être proposées en ce sens.
- Sevrage éthylique : l'éthylisme chronique et les hépatopathies liées à celui-ci sont associés à un risque de syndrome de sevrage et de décompensation d'hépatopathie en postopératoire. Un sevrage préopératoire, en milieu hospitalier ou non, est recommandé.
- Préhabilitation nutritionnelle.
- Préhabilitation motrice.
- Préhabilitation cardiorespiratoire.
- Préhabilitation par gestion personnalisée du capital sanguin.

Prémédication

La pratique tend de plus en plus vers une diminution de la prémédication sédative. En cas de prémédication indiquée, la SFAR recommande une molécule d'action rapide type alprazolam. La prémédication sédative ne permet en effet pas d'amélioration du vécu du patient de l'anesthésie générale, mais a montré une prolongation des délais d'extubation et de récupération cognitive postopératoire [15].

Avant le bloc opératoire

Arrivée à l'hôpital

Admission J0

L'admission le jour même de l'intervention (admission J0) est effectuée pour toutes les chirurgies ambulatoires. En revanche, elle l'était beaucoup moins en France pour les patients comorbides ou pour les parcours davantage à risque de complications. Ces patients étaient souvent hospitalisés la veille de leur intervention afin qu'une visite préanesthésique puisse avoir lieu plus précocement et limiter le risque d'annulation pour des raisons médicales. Depuis l'épidémie du Covid-19, de plus en plus de services de chirurgie en France ont dû faire face à des fermetures de lits pour des problèmes organisationnels et de ressources humaines, ce qui a nettement favorisé l'hospitalisation de ces patients en J0. Il existe encore peu d'études de qualité méthodologique sur le sujet, mais les données publiées sur l'admission J0 mettent en évidence une diminution globale de la durée de séjour ainsi qu'une diminution du coût du séjour.

On note également une absence de différence significative sur le taux complications postopératoires, sur le taux de morbi-mortalité, sur le nombre d'annulations préopératoires [16, 17].

L'annulation serait liée aux modèles d'organisation du parcours préopératoire et non au mode d'admission. L'organisation doit s'appuyer sur le parcours de soins de l'ambulatoire et impliquer des équipes de coordination.

Check-list

Que le patient soit admis en J0 ou en hospitalisation conventionnelle, des check-lists de l'opéré sont établies. Une équipe de coordination vérifie que le patient soit bien à jeun, qu'il ait effectué sa douche préopératoire, que les consignes de maintien ou d'arrêt des traitements aient bien été suivies. Puis, le patient est dirigé dans sa chambre pour revêtir une tenue adaptée au bloc opératoire, les premières constantes vitales sont prises et il est accompagné au bloc opératoire.

Préparation cutanée

Les différentes études permettent de recommander au moins une douche préopératoire à l'hôpital ou au domicile du patient si le patient est admis en J0 ou en ambulatoire. Cependant, elles ne permettent pas de conclure sur le nombre de douches nécessaires avant l'intervention ni sur le moment idéal pour effectuer la douche. Les recommandations ne préconisent pas plus un savon antiseptique qu'un savon doux [18]. Le shampoing n'est nécessaire que lorsque la tête est dans le champ opératoire. En ce qui concerne la dépilation, il est recommandé de ne pas pratiquer de dépilation pour diminuer le risque d'infection du site opératoire. Si une dépilation est effectuée, il convient de privilégier la tonte au rasage mécanique.

Gestion de l'anxiété préopératoire

La période préopératoire le jour de l'intervention est marquée par l'anxiété grandissante du patient. Cette anxiété est pourvoyeuse de complications telles que la douleur aiguë postopératoire mais aussi l'altération de la récupération fonctionnelle.

Afin de contrôler au maximum cette anxiété, plusieurs mesures simples peuvent être prises.

- La tenue du patient exerce une influence sur son état psychique. Une volonté de préserver l'intimité et la dignité du patient s'est développée. En effet, il semble désormais préférable de privilégier, plutôt qu'une chemise de nuit en papier se fermant avec difficulté derrière notamment, un pyjama deux pièces avec sous-vêtements, un kimono ainsi que des chaussettes antidérapantes.
- Si l'état de santé du patient le permet, il est important de l'accompagner jusqu'au bloc opératoire en marchant plutôt que de le déplacer en position allongée sur un brancard. Ainsi le patient n'est pas diminué et reste encore acteur de sa prise en charge [19].
- L'arrivée du patient au bloc opératoire soit être coordonnée de telle sorte que le délai d'attente soit le moins long possible. Une salle d'attente dédiée aux patients au sein du bloc opératoire est une bonne alternative pour fluidifier l'organisation. Dans cette salle, des couleurs, des images apaisantes peuvent être utilisées, ainsi que des casques de réalité virtuelle. La musique a également fait ses preuves en améliorant le ressenti des patients au bloc opératoire.
- L'hypnose conversationnelle au moment de l'accompagnement du patient au bloc opératoire et au moment de l'induction permet une diminution des doses des produits d'anesthésie, ainsi que de la douleur aiguë et du niveau de stress préopératoire. Elle permet un meilleur vécu du patient en peropératoire. Mais cet effet est transitoire et n'est pas prolongé dans le temps, une réitération d'hypnose conversationnelle en postopératoire pourrait être une piste de recherche [20, 21].

Conclusion

La médecine moderne de l'opéré (figure 4.1) repose sur un parcours de soins bien défini qui s'étend du préopératoire au postopératoire avec une équipe de soins de coordination. Chaque intervenant détient un rôle déterminant sur le devenir du patient mais aussi sur son confort et son ressenti. Aujourd'hui, le patient est pleinement acteur de sa prise en charge globale.

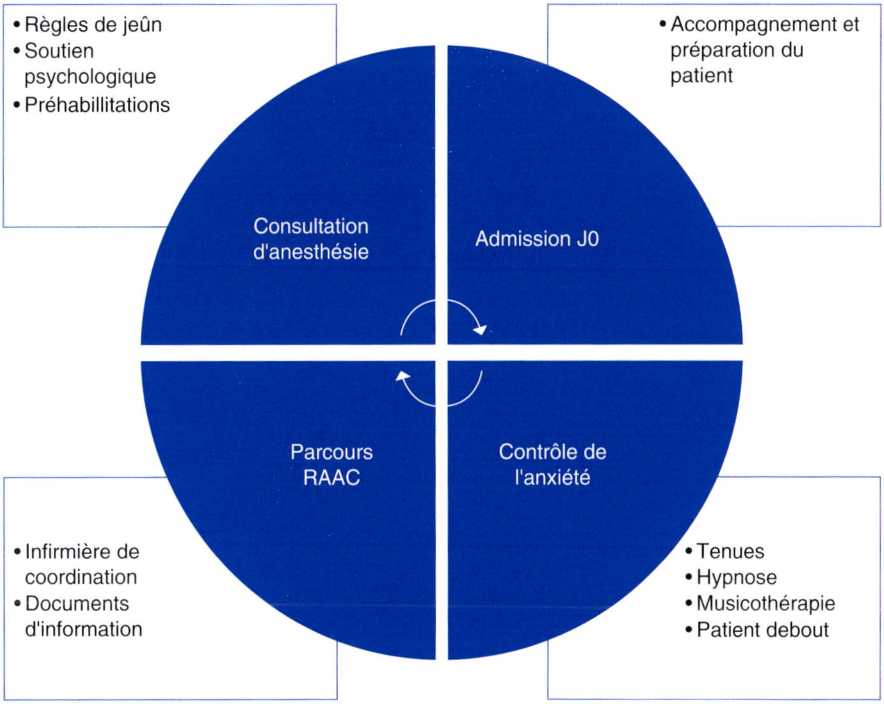

Figure 4.1. Médecine moderne de l'opéré.

Références

[1] Powell R, Scott NW, Manyande A, Bruce J, Vögele C, Byrne-Davis LM, et al. Psychological preparation and postoperative outcomes for adults undergoing surgery under general anaesthesia. Cochrane Database Syst Rev 2016; 2016 : CD008646.

[2] Salzmann S, Salzmann-Djufri M, Wilhelm M, Euteneuer F. Psychological Preparation for Cardiac Surgery. Curr Cardiol Rep 2020;22:172.

[3] Johnston M, Vögele C. Benefits of psychological preparation for surgery: A meta-analysis. Annals of Behavioral Medicine 1993;15:245–56.

[4] Brady MC, Kinn S, Stuart P, Ness V. Preoperative fasting for adults to prevent perioperative complications. Cochrane Database Syst Rev 2003;4:CD004423. https://doi.org/10.1002/14651858.CD004423.

[5] Sakai T, Planinsic RM, Quinlan JJ, Handley LJ, Kim TY, Hilmi IA. The Incidence and Outcome of Perioperative Pulmonary Aspiration in a University Hospital: A 4-Year Retrospective Analysis. Anesth Analg 2006;103:941–7.

[6] Bouvet L, Mazoit JX, Chassard D, Allaouchiche B, Boselli E, Benhamou D. Clinical Assessment of the Ultrasonographic Measurement of Antral Area for Estimating Preoperative Gastric Content and Volume. Anesthesiology 2011;114:1086–92.

[7] Weimann A, Braga M, Carli F, Higashiguchi T, Hübner M, Klek S, et al. ESPEN practical guideline: Clinical nutrition in surgery. Clin Nutr 2021;40:4745–61.

[8] Frykholm P, Disma N, Andersson H, Beck C, Bouvet L, Cercueil E, et al. Pre-operative fasting in children: A guideline from the European Society of Anaesthesiology and Intensive Care. Eur J Anaesthesiol 2022;39:4–25.

[9] Newton RJG, Stuart GM, Willdridge DJ, Thomas M. Using quality improvement methods to reduce clear fluid fasting times in children on a preoperative ward. Paediatr Anaesth 2017;27:793–800.

[10] Fawcett WJ, Thomas M. Pre-operative fasting in adults and children: clinical practice and guidelines. Anaesthesia 2019;74:83–8.

[11] Ostermann S, Morel P, Chalé JJ, Bucher P, Konrad B, Meier RPH, et al. Randomized Controlled Trial of Enhanced Recovery Program Dedicated to Elderly Patients After Colorectal Surgery. Dis Colon Rectum 2019;62:1105–16.

[12] Ifrach J, Basu R, Joshi DS, Flanders TM, Ozturk AK, Malhotra NR, et al. Efficacy of an Enhanced Recovery After Sur, gery (ERAS) Pathway in Elderly Patients Undergoing Spine and Peripheral Nerve Surgery. Clin Neurol Neurosurg 2020;197, 106115.

[13] Wong J, Lam DP, Abrishami A, Chan MTV, Chung F. Short-term preoperative smoking cessation and postoperative complications: a systematic review and meta-analysis. Can J Anesth 2012;59:268–79.
[14] Eisele DW. Recommandations sur la prise en charge du tabagisme en période péri opératoire. Head Neck 2016;38:E2214–20.
[15] Maurice-Szamburski A, Auquier P, Viarre-Oreal V, Cuvillon P, Carles M, Ripart J, et al. Effect of Sedative Premedication on Patient Experience After General Anesthesia: A Randomized Clinical Trial. JAMA 2015;313:916.
[16] Stephens I, Murphy C, Reynolds IS, Sahebally S, Deasy J, Burke JP, McNamara DA. Implementation of day of surgery admission for rectal cancer surgery in Ireland following a national centralisation programme. Ir J Med Sci 2019;188:765–9.
[17] Mujagic E, Marti WR, Coslovsky M, Soysal SD, Mechera R, Strauss M von, et al. Associations of Hospital Length of Stay with Surgical Site Infections. World J Surg 2018; 42 : 3888-96.
[18] SF2H. Mise à jour de la recommandation. Gestion préopératoire du risque infectieux. 2013. Disponible sur : https://www.sf2h.net/k-stock/data/uploads/2013/10/SF2H_recommandations_gestion-preoperatoire-du-risque-infectieux_2013.pdf.
[19] Dorget A, Bordenave L, Mahieu F, Bourgain JL. Le patient debout au bloc opératoire. Anesthésie & Réanimation 2015;1:A358–9.
[20] Montgomery GH, Bovbjerg DH, Schnur JB, David D, Goldfarb A, Weltz CR, et al. A Randomized Clinical Trial of a Brief Hypnosis Intervention to Control Side Effects in Breast Surgery Patients. J Natl Cancer Inst 2007;99:1304–12.
[21] Potié A, Roelants F, Pospiech A, Momeni M, Watremez C. Hypnosis in the Perioperative Management of Breast Cancer Surgery: Clinical Benefits and Potential Implications. Anesthesiol Res Pract 2016;2016:1–8.

Chapitre 5

Anticipation du risque infectieux

Q. Saint-Genis, M. Boisson

Points clés

- Les infections du site opératoires sont fréquentes mais surtout évitables.
- Les mesures d'hygiène, notamment le lavage des mains, sont primordiales pour limiter ces infections.
- La toilette de l'opéré repose essentiellement sur une douche, avec un savon « classique », neuf. Le rasage est contre-indiqué.
- L'antibioprophylaxie, quand elle est indiquée, doit être injectée dans l'heure avant l'incision, elle repose principalement sur les bêtalactamines.

Les infections du site opératoire (ISO), responsables d'une morbi-mortalité élevée, représentent la troisième cause d'infections associées aux soins, après les infections urinaires et les pneumopathies nosocomiales [1]. Les voies de transmission des micro-organismes peuvent être aériennes, manuportées ou de contiguïté à partir de la flore endogène du patient. De nombreuses mesures endogènes et exogènes au patient sont primordiales afin de diminuer l'incidence des ISO. Elles peuvent être réalisées durant la phase préopératoire (dépistage des colonisations, toilette du patient opéré, hygiène des mains, antibioprophylaxie…), peropératoire (antisepsie de la peau, champ opératoire, homéostasie du patient…) ou postopératoire (soins de cicatrice, ablation des dispositifs de drainage…).

Nous développerons ici le dépistage des colonisations préopératoires, la toilette de l'opéré ainsi que l'antibioprophylaxie.

Dépistage des colonisations préopératoire

Staphylococcus aureus

Le *S. aureus* est la bactérie la plus fréquemment responsable d'ISO, notamment en chirurgie orthopédique et cardiothoracique. Le portage de cette bactérie est essentiellement nasal. Ainsi, plusieurs méta-analyses ont montré une diminution du taux d'ISO en chirurgie orthopédique ou cardiothoracique lors de l'utilisation d'une pommade nasale à base de mupirocine en préopératoire. Cependant, la plupart des études ont été réalisées chez des patients connus pour avoir un portage nasal de *S. aureus*, une infection ancienne à *S. aureus* ou une colonisation à *S. aureus* résistant à la méticilline (SARM). Ainsi, la généralisation de ces résultats à d'autres chirurgies et chez des patients non porteurs de *S. aureus* est délicate.

Dans ses recommandations, l'Organisation mondiale de la santé (OMS) suggère fortement l'utilisation de la mupirocine en association avec une douche d'antiseptique chez les patients avec portage de *S. aureus* nasal, ayant eu une infection à *S. aureus* ou colonisés à SARM et devant bénéficier d'une chirurgie orthopédique ou cardiothoracique. Dans ce contexte, les patients devront donc avoir un dépistage nasal systématique [2].

Médecine péri-opératoire

Entérobactéries productrices de bêtalactamase à spectre étendu

L'augmentation d'antibiorésistance est un réel enjeu. La diffusion mondiale d'entérobactéries productrices de bêtalactamase à spectre étendu (BLSE), qu'elles soient communautaires (*Escherichia coli*...) ou nosocomiales (*Klebsiella pneumoniae*...), est de plus en plus importante. Ainsi, devant l'augmentation de l'incidence de portage, la question de l'efficacité de notre antibioprophylaxie doit être évoquée [3, 4]. Dans la chirurgie colorectale, la céfoxitine est la molécule de référence pour l'antibioprophylaxie du fait de son spectre ciblé sur les entérobactéries et les anaérobies.

Une étude récente de 2018 a montré que le portage de BLSE (sans adaptation de l'antibioprophylaxie) entraînait une augmentation des ISO [5]. Dans ses dernières recommandations sur l'antibioprophylaxie, la Société française d'anesthésie et de réanimation (SFAR) suggère de réaliser un dépistage de la colonisation rectale à entérobactéries BLSE chez les patients devant être opérés de chirurgie colorectale dans les centres où la prévalence de portage de BLSE est supérieure à 10 %. En cas de positivité, il conviendra d'administrer une antibioprophylaxie ciblée [5].

Préparation cutanée de l'opéré

La réduction du portage cutané repose sur une série de mesures recommandées par l'OMS [6].

Dépilation

Concernant les cheveux et les poils, ils ne doivent être ni épilés ni rasés, la tonte ou la dépilation n'ayant aucune incidence sur les ISO comparée à l'absence d'épilation. Si pour des raisons chirurgicales cela est nécessaire, le rasage est contre-indiqué. Les traumatismes microscopiques de la peau qui lui sont associés augmentent le risque d'ISO. L'utilisation d'une tondeuse électrique ou d'une crème dépilatoire devra alors être privilégiée.

Douche préopératoire

Avant toute chirurgie, le patient doit prendre au moins un bain ou une douche afin de garantir que la peau soit aussi propre que possible en réduisant la charge bactérienne. Bien que très souvent pratiquée, l'utilisation d'un savon antiseptique (à base de chlorhexidine ou de povidone iodée) n'améliore pas la réduction des ISO en comparaison avec un savon ordinaire et doit être abandonnée [7].

Antisepsie cutanée pour accès vasculaire et anesthésie locorégionale

Les dispositifs médicaux tels que les abords vasculaires périphériques ou centraux sont indispensables et responsables d'un grand nombre de complications, notamment infectieuses. L'optimisation de l'antisepsie cutanée est essentielle pour prévenir les infections liées aux cathéters. Que ce soit pour les abords périphériques ou centraux, la chlorhexidine 2 % alcoolique a été associée à une franche réduction des infections liées aux cathéters en comparaison à la povidone iodée alcoolique [8, 9]. Ainsi, avant l'insertion d'un cathéter intravasculaire (central ou périphérique), il est fortement recommandé d'utiliser de la chlorhexidine 2 % alcoolique. Par extension, pour la pose des cathéters analgésiques (périnerveux, périmédullaire) maintenus plus de 24 heures, il est également recommandé d'utiliser de la chlorhexidine 2 % alcoolique [10].

Antisepsie cutanée du site opératoire

Pour l'antisepsie cutanée chirurgicale, de nombreux essais cliniques randomisés ont démontré la supériorité des solutions antiseptiques à base d'alcool en comparaison avec les solutions aqueuses pour la préparation du site opératoire. Bien que souvent pratiqué en France, le lavage préalable de la peau avec un savon antiseptique (préparation cutanée en « 4 temps ») ne présente aucun intérêt sur une peau non souillée. Il n'est plus recommandé depuis 2016 et dans une démarche de réduction

Tableau 5.1. Principales caractéristiques et indications des antiseptiques.

	Vitesse de bactéricide	Inactivation par liquide biologique	Durée d'action	Réaction cutanée	Indications
Povidone iodée 10 %	+	+++	+	+	Peau lésée, muqueuse et visage
Chlorhexidine 4 %	++	+	+++	++	
Alcool 70 %	+++	+	–	–	
Povidone iodée 10 % alcoolique	+++	++	+	+	Chirurgie propre Chirurgie propre-contaminée
Chlorhexidine 2 % alcoolique	+++	+	+++	++	Pose de cathéters vasculaires Pose de cathéters périnerveux et péridural Chirurgie propre Chirurgie propre-contaminée

des coûts et de développement durable, il devrait être abandonné [10]. Concernant le choix de l'antiseptique, les études comparant la chlorhexidine à la povidone iodée sont contradictoires et difficilement comparables (différentes concentrations, aqueuse ou alcoolique, avec ou sans applicateur…) mais la chlorhexidine alcoolique prévient mieux les ISO que la povidone iodée alcoolique en chirurgie propre-contaminée (tableau 5.1) [11, 12]. Dans ses dernières recommandations, l'OMS recommande l'usage de la chlorhexidine alcoolique pour la préparation cutanée de l'opéré.

En peropératoire, l'usage des champs collants imprégnés d'antiseptique n'est pas recommandé en raison de l'absence d'efficacité démontrée dans la réduction des ISO.

Antibioprophylaxie

L'antibioprophylaxie est l'une des mesures les plus efficaces dans la réduction ISO. Développée dans les années 1980, le choix de la molécule et les modalités de son administration reposent désormais sur des recommandations établies par la SFAR, dont la dernière version date de 2023 [5].

Grands principes

Plusieurs principes régissent l'antibioprophylaxie.

Tout d'abord son utilisation est limitée à certaines chirurgies. Systématique pour la chirurgie propre-contaminée, elle n'est généralement recommandée dans la chirurgie propre qu'en cas de pose de matériel. Afin de garantir sa bonne réalisation, l'antibioprophylaxie doit être envisagée dès la consultation d'anesthésie et figurer sur le compte rendu de la consultation.

L'objectif de l'antibioprophylaxie est d'assurer au site opératoire une concentration d'antibiotique supérieure à la concentration minimale inhibitrice des germes cibles pendant toute la durée de l'intervention. Le choix de la molécule dépend des bactéries ciblées, mais repose généralement sur un antibiotique à large spectre, ayant une bonne diffusion tissulaire, une bonne tolérance et un faible usage en antibiothérapie. Les céphalosporines (1re et 2e générations) sont, dans ce contexte, les molécules de première intention dans la majorité des chirurgies.

Afin d'assurer une meilleure efficacité de l'antibioprophylaxie, de nombreuses études se sont intéressées aux modalités de son administration et notamment au meilleur délai d'administration par rapport à l'incision chirurgicale [13, 14]. Ainsi, dans une large étude randomisée multicentrique l'incidence des ISO était comparable dans le groupe « précoce » (délai d'administration médian de 42 min [30–55] avant l'incision) et le groupe « tardif » (16 min [10–25] avant l'incision) [15]. La SFAR recommande d'administrer l'antibioprophylaxie par bêtalactamines au plus tôt 60 minutes avant et au plus tard juste avant l'incision chirurgicale [5].

Afin de maintenir une concentration d'antibiotique suffisante pendant toute la durée de l'intervention, il est recommandé de réinjecter une demi-dose toutes les 2 demi-vies (2 h pour la céfoxitine, le céfuroxime et l'amoxicilline-clavulanate, 4 h pour la céfazoline et la clindamycine et 8 h pour la vancomycine) jusqu'à la fermeture cutanée ou en cas de pertes de sang excessives. Par ailleurs, la dose initiale et les réinjections doivent être doublées en cas d'obésité morbide extrême (IMC > 50 kg/m^2).

Enfin, l'antibioprophylaxie ne doit jamais se prolonger au-delà des 24 premières heures et dans la très grande majorité des cas au-delà de la période peropératoire. De très nombreux essais cliniques randomisés et méta-analyses ont démontré l'absence de réduction des ISO en cas de prolongation de l'antibioprophylaxie et l'augmentation du risque de complications (notamment les colites pseudo-membraneuses) [16].

Concernant la chirurgie colorectale, les dernières recommandations françaises et de l'OMS introduisent l'utilisation de l'antibioprophylaxie *per os* (décontamination digestive) en association avec l'antibioprophylaxie parentérale peropératoire.

Patient allergique à la pénicilline

L'antibioprophylaxie reposant majoritairement sur des bêtalactamines de large spectre, les recommandations prévoient un schéma de seconde intention en cas d'allergie à la pénicilline. Bien que parfois nécessaire, l'utilisation de molécules de seconde intention doit être limitée aux vraies indications car elle est associée à une augmentation du risque d'ISO [17].

Les allergies aux antibiotiques à base d'un anneau bêtalactame sont fréquemment rapportées. Cinq à 10 % des patients déclarent un antécédent d'allergie à la pénicilline. Cependant, seulement 10 à 15 % de ces patients présentent une allergie avérée et documentée par des tests allergologiques [18]. Alors que les allergies croisées entre pénicillines et céphalosporines sont faibles (1 à 3 %), la grande majorité des patients allergiques aux pénicillines reçoivent des molécules de seconde intention [19].

La confirmation des allergies médicamenteuses avant l'intervention chirurgicale est primordiale. Elle permet le choix de l'antibiotique le plus pertinent et efficace, et doit être faite, dans l'idéal, par un spécialiste en allergologie [20]. Chez les patients allergiques avérés à la pénicilline, plusieurs études ont montré que la céfazoline peut être administrée sans augmentation des réactions allergiques [21].

Ainsi, plusieurs questions doivent trouver réponse lors de la consultation d'anesthésie, le but étant de choisir la meilleure molécule pour l'antibioprophylaxie de notre patient :

- Quel est le statut allergique du patient ?
- Quel était l'antibiotique de la classe des pénicillines pouvant être en cause ?
- Combien de temps après la prise de l'antibiotique la réaction s'est-elle déclenchée ?
- Quels étaient les principaux signes, symptômes ou atteintes observées, ainsi que leurs sévérités et critères de gravité ?

Par la suite, en fonction de la stratification de l'allergie, nous pouvons établir un algorithme de prise en charge ayant pour but de clarifier l'allergie rapportée par le patient (figure 5.1) [22].

Conclusion

La prévention des ISO est un enjeu de santé publique et nécessite l'implémentation d'un ensemble de mesures préventives en pré-, per- et postopératoire. Le dépistage ciblé du portage de *S. aureus* et des entérobactéries BLSE, la toilette de l'opéré, ainsi que l'antibioprophylaxie jouent un rôle indispensable.

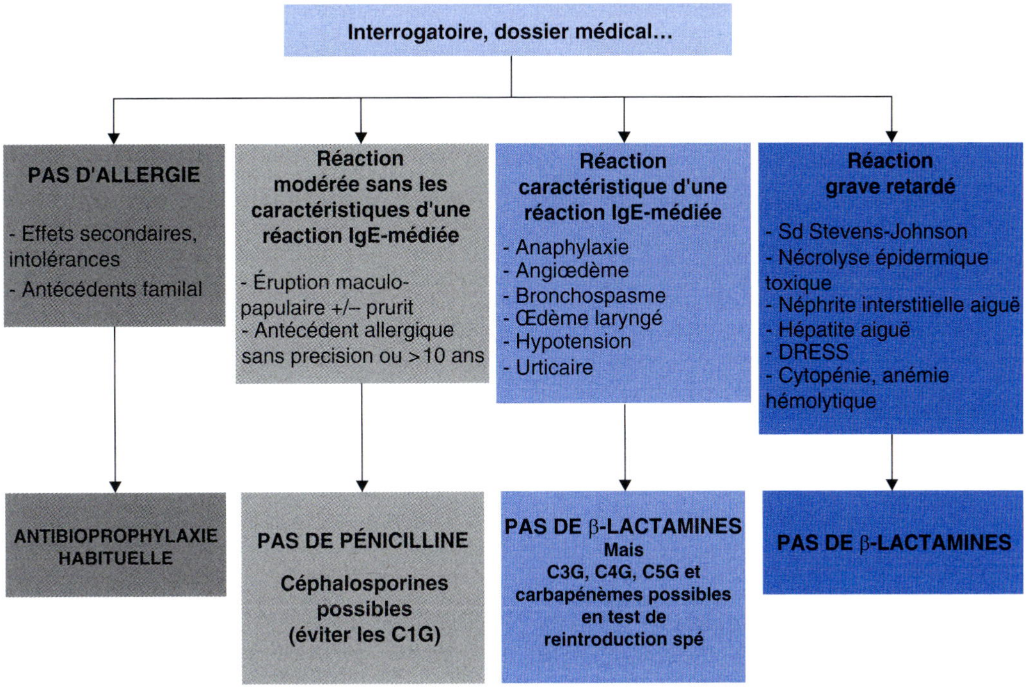

Figure 5.1. Proposition d'un algorithme de prise en charge en fonction de la stratification du statut allergique.

Références

[1] Santé Publique France. Principaux résultats de l'enquête nationale de prévalence 2022 des infections nosocomiales et des traitements anti-infectieux en établissement de santé. 2023. Disponible sur : https://www.santepubliquefrance.fr/content/download/535840/3919340?version=1.

[2] Allegranzi B, Zayed B, Bischoff P, et al. New WHO recommendations on intraoperative and postoperative measures for surgical site infection prevention: an evidence-based global perspective. Lancet Infect Dis 2016;16:e288–303.

[3] Pfeffer I, Zemel M, Kariv Y, et al. Prevalence and risk factors for carriage of extended-spectrum β-lactamase-producing Enterobacteriaceae among patients prior to bowel surgery. Diagn Microbiol Infect Dis 2016;85:377–80.

[4] Dubinsky-Pertzov B, Temkin E, Harbarth S, et al. Carriage of extended-spectrum beta-lactamase-producing Enterobacteriaceae and the risk of surgical site infection after colorectal surgery: A prospective cohort study. Clin Infect Dis 2019;68:1699–704.

[5] SFAR. Antibioprophylaxie en chirurgie et médecine interventionnelle. 2024. Disponible sur : https://sfar.org/antibioprophylaxie-en-chirurgie-et-medecine-interventionnelle/ (accédé le 19/01/2024).

[6] Allegranzi B, Bischoff P, de Jonge S, et al. New WHO recommendations on preoperative measures for surgical site infection prevention: an evidence-based global perspective. Lancet Infect Dis 2016;16:e276–87.

[7] Webster J, Osborne S. Preoperative bathing or showering with skin antiseptics to prevent surgical site infection. Cochrane Database Syst Rev 2015;2015(2):CD004985. https://doi.org/10.1002/14651858.CD004985.pub5.

[8] Mimoz O, Lucet JC, Kerforne T, et al. Skin antisepsis with chlorhexidine–alcohol versus povidone iodine–alcohol, with and without skin scrubbing, for prevention of intravascular-catheter-related infection (CLEAN): an open-label, multicentre, randomised, controlled, two-by-two factorial trial. Lancet 2015;386:2069–77.

[9] Guenezan J, Drugeon B, O'Neill R, et al. Skin antisepsis with chlorhexidine–alcohol versus povidone iodine–alcohol, combined or not with use of a bundle of new devices, for prevention of short-term peripheral venous catheter-related infectious complications and catheter failure: an open-label, single-centre, randomised, four-parallel group, two-by-two factorial trial: CLEAN 3 protocol study. BMJ Open 2019;9, e028549.

[10] Société française d'hygiène hospitalière. Antisepsie de la peau saine avant un geste invasif chez l'adulte. 2016.

Disponible sur : https://sf2h.net/publications/antisepsie-de-peau-saine-geste-invasif-chez-ladulte.
[11] Tuuli MG, Liu J, Stout MJ, et al. A randomized trial comparing skin antiseptic agents at cesarean delivery. N Engl J Med 2016;374:647–55.
[12] Jalalzadeh H, Groenen H, Buis DR, et al. Efficacy of different preoperative skin antiseptics on the incidence of surgical site infections: a systematic review, GRADE assessment, and network meta-analysis. Lancet Microbe 2022;3:e762–71.
[13] Hawn MT, Richman JS, Vick CC, et al. Timing of surgical antibiotic prophylaxis and the risk of surgical site infection. JAMA Surg 2013;148:649.
[14] de Jonge SW, Gans SL, Gans SL, et al. Timing of preoperative antibiotic prophylaxis in 54,552 patients and the risk of surgical site infection: A systematic review and meta-analysis. Medicine (Baltimore) 2017;96, e6903.
[15] Weber WP, Mujagic E, Mujagic E, et al. Timing of surgical antimicrobial prophylaxis: a phase 3 randomised controlled trial. Lancet Infect Dis 2017;17:605–14.
[16] de Jonge SW, Boldingh QJJ, Solomkin JS, et al. Effect of postoperative continuation of antibiotic prophylaxis on the incidence of surgical site infection: a systematic review and meta-analysis. Lancet Infect Dis 2020;20:1182–92.
[17] Blumenthal KG, Ryan EE, Li Y, et al. The impact of a reported penicillin allergy on surgical site infection risk. Clin Infect Dis 2018;66:329–36.
[18] Comte D, Petitpierre S, Spertini F, Bart PA. Allergy to beta-lactam antibiotics. Rev Med Suisse 2012;8(836):838–42.
[19] Sousa-Pinto B, Blumenthal KG, Courtney L, Mancini CM, Jeffres MN. Assessment of the frequency of dual allergy to penicillins and cefazolin: a systematic review and meta-analysis. JAMA Surg 2021;156, e210021.
[20] VanderVelde KA, Suppes SL, Gibbs KA, et al. Increasing cefazolin use for surgical prophylaxis in penicillin-allergy–labeled patients. Antimicrob Steward Healthc Epidemiol 2023;3, e11.
[21] Grant JM, Song WHC, Shajari S, et al. Safety of administering cefazolin versus other antibiotics in penicillin-allergic patients for surgical prophylaxis at a major Canadian teaching hospital. Surgery 2021;170:783–9.
[22] Kwiatkowski S, Mulugeta S, Davis S, et al. Optimizing preoperative antibiotics in patients with β-lactam allergies: A role for pharmacy. Am J Health Syst Pharm 2021;78:S76–82.

Chapitre 6

Fragilité : concept et mise en évidence en préopératoire

P. Seguin

Points clés

- La fragilité est un concept gériatrique défini comme une diminution des capacités physiologiques de réserve conduisant à une altération des mécanismes d'adaptation au stress dont la nature et l'intensité sont éminemment variables.
- Une fragilité préopératoire est associée à un risque au moins deux fois plus important de complications postopératoires précoces, de handicap(s) « de novo » à distance, d'institutionnalisation et/ou de décès.
- La fragilité doit être dépistée en préopératoire chez tous les patients d'au moins 65 ans quelle que soit la nature de la procédure chirurgicale.
- Plusieurs échelles d'évaluation sont disponibles. Le choix doit être consensuel au sein d'un établissement, dicté en fonction des avantages et inconvénients de chacune d'entre elles et des organisations locales.
- Idéalement, un patient fragile dépisté en préopératoire devrait bénéficier d'une évaluation gériatrique complète.
- Les mesures spécifiques visant à améliorer une fragilité préopératoire restent à démontrer.

Le vieillissement de la population est un constat mondialement partagé. Les Nations unies faisaient état en 2019 de 9 % de personnes âgées de ≥65 ans (703 millions), et cette proportion devrait atteindre 16 % en 2050 [1]. En France, on estime qu'en 2030, 12,2 % de la population sera âgée de plus de 75 ans. Sur 30 ans, entre 2020 et 2050, cette proportion va quasiment doubler (de 9 à 16 %) alors qu'il aura fallu 60 ans pour une même augmentation (de 4 à 9 %) entre 1950 et 2010 [2].

Parallèlement, le nombre d'actes chirurgicaux réalisés chez les sujets âgés est en augmentation constante. Une étude épidémiologique effectuée au Royaume-Uni a montré que le pourcentage d'interventions chirurgicales réalisées chez des personnes âgées ≥75 ans est passé de 14,9 % en 1999 à 22,9 % en 2015 et il est estimé qu'en 2030, une intervention chirurgicale sera pratiquée chez un cinquième d'entre eux chaque année [3]. De façon générale, le recours à un acte chirurgical chez les plus âgés expose à une morbi-mortalité accrue postopératoire [4–6]. Dans ce contexte, reconnaître en préopératoire les personnes âgées à risque de complications postopératoires ou de décès est un enjeu majeur de santé publique.

La fragilité est un concept gériatrique en plein essor, initialement identifié dans les années 1980–1990. Il s'agit d'un syndrome clinique défini comme une diminution des capacités physiologiques de réserve conduisant à une altération des mécanismes d'adaptation au stress dont la nature est éminemment variable dans son intensité [7]. La fragilité augmente avec l'avancée en âge mais n'explique pas à elle seule ce syndrome [7]. Conceptuellement, la fragilité est distincte du handicap et de la présence de comorbidité(s) même s'ils existent un lien entre ces différentes entités [8]. Dans la population générale, sa prévalence augmente avec l'âge : 4 % (65–69 ans), 7 % (70–74 ans), 9 % (75–79 ans), 16 % (80–84 ans) et 26 % (≥ 85 ans) mais varie en fonction de la méthode d'évaluation utilisée [7, 9]. Il est désormais démontré qu'une fragilité préopératoire est associée à un risque au moins deux fois plus important de complications postopératoires précoces, de handicap(s) « de novo » à distance, d'institutionnalisation et/ou de décès [10]. Par ailleurs, à partir de 2 larges cohortes regroupant plus de 2,7 millions patients, il a été montré que même pour des chirurgies à faible risque, une fragilité préopératoire était un facteur de risque indépendant de mortalité à 30 et 180 jours [11]. Des résultats similaires étaient retrouvés pour les urgences chirurgicales avec une mortalité accrue à J30 en présence d'une fragilité que l'acte chirurgical pratiqué soit à faible ou haut risque de morbi-mortalité postopératoire [12].

Dès lors, si la démarche n'a pas été préalablement effectuée, telle qu'elle peut l'être en oncogériatrie notamment, reconnaître à partir d'une évaluation simple, une fragilité préopératoire chez un patient âgé d'au moins 65 ans est une recommandation forte [13]. L'objectif relève alors du dépistage et non d'une évaluation gériatrique standardisée qui devrait être réalisée dans un deuxième temps, par un spécialiste en gériatrie, en fonction des contraintes chirurgicales et des ressources locales.

Fragilité : du concept aux outils opérationnels

Modèles

Il existe 2 principaux modèles de fragilité [14] :

- le modèle américain de Fried ou phénotype de fragilité repose sur la reconnaissance de marqueurs caractéristiques de fragilité que sont une diminution de la masse maigre, de la force, de l'endurance, de l'équilibre, de la marche et un faible niveau d'activité physique [15]. Ces marqueurs, pour la plupart liés entre eux, peuvent être regroupés et s'intégrer dans un cycle théorique de fragilité dont les éléments principaux caractérisent le syndrome de fragilité [15];
- le modèle canadien de Rockwood repose sur l'accumulation de déficits dans différents domaines conduisant à la fragilité [16]. La sélection des déficits explorés doit répondre à un certain nombre de prérequis. En effet, outre la diversité des domaines explorés, ils doivent refléter l'état de santé, s'accentuer avec l'âge et ne pas saturer précocement [16].

Outils d'évaluation

À partir de ces modèles, des échelles de mesure ont été proposées afin d'évaluer le degré de fragilité.

Le phénotype de fragilité est construit à partir de 5 items : la perte de poids, la fatigabilité subjective, l'activité physique, la vitesse de la marche et la force (tableau 6.1) et repose majoritairement sur des mesures objectives [15]. Chaque item a une valeur de 0 ou 1. Un patient est fragile s'il a plus de 3 critères de fragilité sur 5, « préfragile » de 1 à 2 critères et robuste s'il ne remplit aucun des critères [15].

L'indice de fragilité (« *Frailty Index* ») est basé sur un large recueil de données qui intéresse plusieurs domaines d'investigations (comorbidités, troubles de l'humeur et cognitifs, statut fonctionnel, activités élémentaires, activité physique, nutrition...) regroupant initialement 70 items puis réduit à 40 [16, 17]. À chaque item est attribuée une valeur (de 0,25 à 1) et il faut être en capacité de répondre

Tableau 6.1. Phénotype de fragilité selon Fried.

Caractéristiques de la fragilité	Mesures
Perte de poids	Perte de poids non intentionnelle ≥ 5 % dans l'année précédente
Fatigabilité	Sensation d'épuisement 3 à 4 jours par semaine
Activité physique	Dépense énergétique/activité physique (homme < 383 kcal/semaine, femme < 270 kcal/semaine)
Performance	Vitesse de marche mesurée sur 15 pas*
Force	Force de préhension mesurée par un dynamomètre manuel**

* Valeurs déterminées en fonction du sexe et de la taille.
** Valeurs déterminées en fonction du sexe et de l'indice de masse corporelle.
Robuste = 0, vulnérable ou préfragile = 1 et 2, fragile ≥ 3.
Source : Fried LP, Tangen CM, Walston J, Newman AB, Hirsch C, Gottdiener J, et al. Frailty in older adults: evidence for a phenotype. J Gerontol A Biol Sci Med Sci 2001 ; 56 : M146–56 [15].

à au moins 30 items (exemple : réponse à 35 items sur 40 et un total de 20 points soit un score de 0,57 [20/35]). Plus le nombre d'items inclus dans l'indice de fragilité est élevé et plus l'évaluation est précise. De même, lorsque le nombre de déficits (items) exploré est faible, l'évaluation devient imprécise [16]. Un sujet est considéré comme fragile si le score est ≥ 0,21, sévèrement fragile si le score est ≥ 0,4 et un score > 0,67 est incompatible avec la vie à court terme [14, 18].

Ces 2 échelles sont validées mais difficiles à utiliser en pratique clinique quotidienne. Ainsi, des échelles simplifiées dérivées de ces deux concepts ont été développées. Dans cet objectif, il est possible de prendre des critères de substitution et/ou d'introduire d'autres variables et/ou encore de réduire le nombre de ceux inclus [19, 20] avec le risque potentiel d'erreur dans l'estimation de la fragilité. Il a été ainsi proposé un questionnaire de fragilité, dérivé du phénotype de fragilité (tableau 6.2) ou encore un indice de fragilité modifié mais qui s'apparente plus à un indice de comorbidités, car il mesure seulement 11 items dont 10 portent uniquement sur des comorbidités [19, 21]. De même, l'évaluation ne doit pas se limiter à un élément isolé de mesure car par définition la fragilité se caractérise par une déficience intéressant plusieurs systèmes physiologiques [22].

Au-delà de ce constat, la multiplicité et/ou la complexité de certaines échelles d'évaluation peuvent être source d'interrogations quant à la validité et la pertinence des informations fournies

Tableau 6.2. Questionnaire simplifié de fragilité : le score de fragilité (*Frail Scale*).

Caractéristiques de la fragilité	Mesures
Fatigue	Êtes-vous fatigué ?
Résistance	Arrivez-vous à monter un escalier ?
Aérobie	Pouvez-vous marcher 100 m ?
Maladie	Avez-vous plus de 5 maladies sous-jacentes ?
Perte de poids	Avez-vous perdu plus de 5 % de votre poids au cours des 6 derniers mois

Réponse : Oui = 1 - Non = 0. Robuste = 0, vulnérable ou préfragile = 1 et 2, fragile ≥ 3.
Source : Abellan van Kan G, Rolland YM, Morley JE, Vellas B. Frailty: toward a clinical definition. J Am Med Dir Assoc 2008 ; 9 : 71-2 [21].

et/ou constituer un frein à l'évaluation systématique d'une fragilité préopératoire [23]. Ainsi, une méta-analyse recensait 35 méthodes différentes d'évaluation préopératoire de la fragilité [10] et une revue de la littérature retenait 9 échelles en excluant celles qui n'étaient pas validées [24].

Idéalement, une échelle de mesure de la fragilité en préopératoire doit être suffisamment discriminante et précise pour permettre d'identifier les personnes vulnérables présentant un risque accru de complications postopératoires, s'affranchir de considérations pratiques telles que l'espace disponible (tests de marche) ou techniques (dynamomètres pour mesurer la force de préhension), être réalisable par des non spécialistes en gériatrie et par différents intervenants (internes, médecins seniors…), sans recours à des ressources extérieures (évaluation des troubles cognitifs) et dans un temps de consultation le plus souvent contraint. Dans cette problématique, il faut sélectionner l'échelle d'évaluation qui apporte le meilleur compromis entre ces différentes conditions.

Une méta-analyse incluait 45 études en chirurgie programmée et urgente, et évaluait plusieurs échelles de fragilité sur la mortalité (hospitalière ou dans les 30 jours), les complications postopératoires au sens large, la survenue d'un delirium et la structure d'orientation à la sortie de l'hôpital [10]. Le phénotype de fragilité, l'indice de fragilité et les échelles de fragilité clinique et d'Edmonton prédisaient bien chacun de ces risques mais leurs performances variaient en fonction de l'échelle utilisée. Ainsi, le score de fragilité clinique (« *Clinical Frailty Scale* ») prédisait mieux la mortalité et le risque d'institutionnalisation définitive ou temporaire à la sortie de l'hôpital. Par contre, les complications et le risque de delirium postopératoires étaient mieux prédits par l'échelle d'Edmonton et le phénotype de fragilité. Dans cette méta-analyse, la faisabilité était évaluée à partir de 32 études [10]. L'échelle de fragilité clinique était la plus facile à utiliser en pratique clinique suivie de celle d'Edmonton et l'indice de fragilité ; le phénotype de fragilité étant la plus difficile à mettre en œuvre [10]. Par ailleurs, l'échelle de fragilité clinique était rapportée comme la plus rapidement réalisable comparée aux autres échelles d'évaluation [24].

Évaluation de la fragilité en pratique

Pour repérer une fragilité préopératoire, 3 échelles sont fréquemment proposées. Il s'agit du phénotype de fragilité, de l'échelle clinique de fragilité et celle d'Edmonton [25]. En raison des difficultés de mise en œuvre du phénotype de fragilité en pratique courante, les échelles de fragilité clinique et d'Edmonton ainsi que l'échelle de fragilité (*Frail Scale*) doivent être privilégiées. Plus récemment, le « *Risk Analysis Index* » est un score de fragilité validé à partir de larges cohortes de patients chirurgicaux de diverses spécialités [11, 26–28].

Échelle de fragilité clinique

Cette échelle a été développée et validée initialement à partir d'une large cohorte canadienne de sujets âgés d'au moins 65 ans [17] et depuis largement utilisée que ce soit en réanimation, en médecine d'urgence et en préopératoire. Elle se présente sous forme de repères visuels accompagnés de commentaires brefs pour représenter différents niveaux d'activités physiques, de comorbidités et d'activités instrumentales et élémentaires de la vie quotidienne (figure 6.1). Elle se construit à partir de l'interrogatoire du patient ou des proches et/ou le dossier médical du patient, est facilement réalisable par un non spécialiste, applicable en situation d'urgence chez un patient incapable de fournir les informations nécessaires et peu consommatrice de temps pour sa réalisation (estimation <5 minutes) mais ne peut pas s'intégrer dans un auto-questionnaire [24]. Au terme de cette évaluation, il est possible de catégoriser le patient de 1 (grande forme) à 9 (fin de vie) ; la fragilité étant définie par un score ≥5. Une version française décrivant ces différents stades est disponible (figure 6.1) [29]. Un module de formation à l'utilisation du score de fragilité, développé par un groupe de recherche canadien (*Aging Innovation In Perioperative Medicine & Surgery*), est dis-

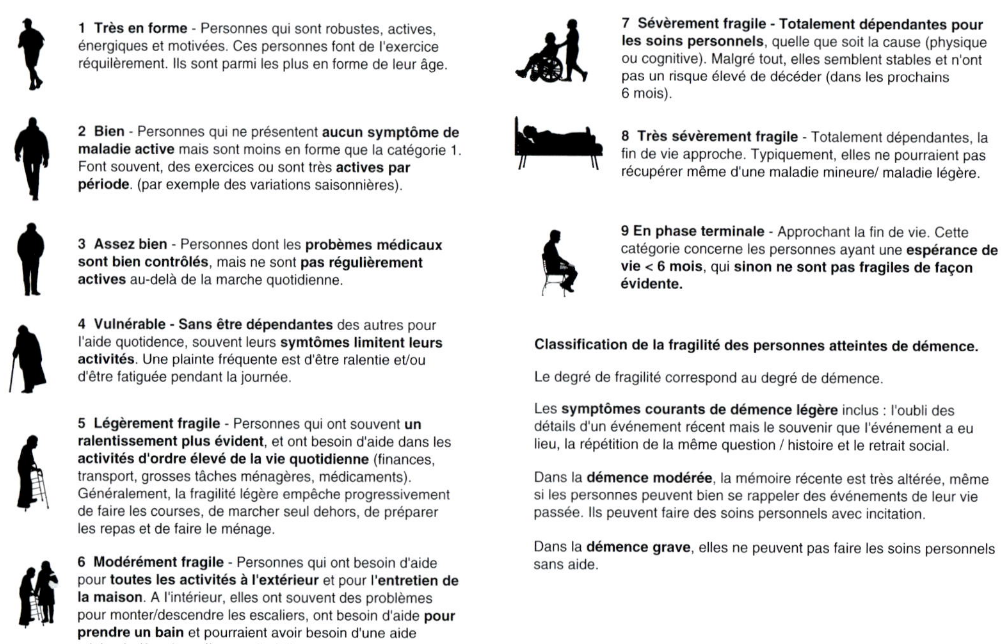
1 Très en forme - Personnes qui sont robustes, actives, énergiques et motivées. Ces personnes font de l'exercice réquilèrement. Ils sont parmi les plus en forme de leur âge.
2 Bien - Personnes qui ne présentent aucun symptôme de maladie active mais sont moins en forme que la catégorie 1. Font souvent, des exercices ou sont très actives par période. (par exemple des variations saisonnières).
3 Assez bien - Personnes dont les probèmes médicaux sont bien contrôlés, mais ne sont pas régulièrement actives au-delà de la marche quotidienne.
4 Vulnérable - Sans être dépendantes des autres pour l'aide quotidence, souvent leurs symtômes limitent leurs activités. Une plainte fréquente est d'être ralentie et/ou d'être fatiguée pendant la journée.
5 Légèrement fragile - Personnes qui ont souvent un ralentissement plus évident, et ont besoin d'aide dans les activités d'ordre élevé de la vie quotidienne (finances, transport, grosses tâches ménagères, médicaments). Généralement, la fragilité légère empêche progressivement de faire les courses, de marcher seul dehors, de préparer les repas et de faire le ménage.
6 Modérément fragile - Personnes qui ont besoin d'aide pour toutes les activités à l'extérieur et pour l'entretien de la maison. A l'intérieur, elles ont souvent des problèmes pour monter/descendre les escaliers, ont besoin d'aide pour prendre un bain et pourraient avoir besoin d'une aide minimale (être à coté) pour s'habiller.
7 Sévèrement fragile - Totalement dépendantes pour les soins personnels, quelle que soit la cause (physique ou cognitive). Malgré tout, elles semblent stables et n'ont pas un risque élevé de décéder (dans les prochains 6 mois).
8 Très sévèrement fragile - Totalement dépendantes, la fin de vie approche. Typiquement, elles ne pourraient pas récupérer même d'une maladie mineure/ maladie légère.
9 En phase terminale - Approchant la fin de vie. Cette catégorie concerne les personnes ayant une espérance de vie < 6 mois, qui sinon ne sont pas fragiles de façon évidente.
Classification de la fragilité des personnes atteintes de démence.
Le degré de fragilité correspond au degré de démence.
Les symptômes courants de démence légère inclus : l'oubli des détails d'un événement récent mais le souvenir que l'événement a eu lieu, la répétition de la même question / histoire et le retrait social.
Dans la démence modérée, la mémoire récente est très altérée, même si les personnes peuvent bien se rappeler des événements de leur vie passée. Ils peuvent faire des soins personnels avec incitation.
Dans la démence grave, elles ne peuvent pas faire les soins personnels sans aide.

Figure 6.1. Version française du score de fragilité clinique.
Source : Abraham, P., Courvoisier, D.S., Annweiler, C. et al. Validation of the clinical frailty score (CFS) in French language. BMC Geriatr 19, 322 (2019). https://doi.org/10.1186/s12877-019-1315-8

ponible en ligne (https://www.ohri.ca/aims/Resources.aspx). Récemment, un arbre décisionnel prenant en compte de façon hiérarchisée les différents items du score a été proposé et évalué dans un service d'urgence, en comparant les résultats obtenus entre des médecins inexpérimentés et des gériatres [30]. Le degré d'accord entre évaluateurs, mesuré par un coefficient de corrélation intraclasse (CCI) indiquait une bonne concordance (CCI = 0,833 [IC 95 % : 0,768–0,882]) [30].

Échelle de fragilité d'Edmonton

Elle explore 9 domaines et est cotée de 0 à 17 (fragilité maximale = 17). Un patient est robuste (<4), vulnérable (4–5) et fragile pour des scores plus élevés en distinguant légèrement (6–7), modérément (8–9) et sévèrement fragile (≥10) (tableau 6.3). L'évaluation est plus exhaustive que l'échelle de fragilité clinique en intégrant l'environnement social et plus précisément la fonction cognitive. Elle est facile à utiliser par des non spécialistes et peut être complétée en moins de 5 min. Sur les 11 items de l'échelle, 9 sont des questions simples qui peuvent être remplies en amont de la consultation. Un module de formation à son utilisation est disponible en ligne (https:/edmontonfrailscale.org). Une échelle simplifiée a été évaluée en supprimant l'évaluation cognitive (test de l'horloge) et de performance (test « *up and go* ») en préopératoire de chirurgies non urgentes. Cette dernière (score ≥5) était aussi performante que la version complète (score ≥6) pour prédire la perte d'autonomie à la sortie de l'hôpital (définie par la nécessité d'un transfert dans une structure de soins de plus haut niveau qu'en préopératoire) et la mortalité à 30 jours [30]. L'inconvénient de cette échelle est qu'elle nécessite la coopération du patient et par conséquent peut s'avérer impossible à réaliser en situation d'urgence.

Tableau 6.3. Échelle de fragilité d'Edmonton.

Domaines explorés		0 point	1 point	2 points
Cognitif	Imaginez que ce cercle est une horloge. Je vous demande de placer les chiffres et ensuite de placer les aiguilles à 11 h 10	Pas d'erreur	Erreurs minimes de positionnement	Autres erreurs
Santé générale	Au cours de l'année écoulée, combien de fois avez-vous été admis(e) à l'hôpital ?	0	1–2	≥ 3
	En général, comment appréciez-vous votre état de santé ?	Excellente, très bonne	Correcte, passable	Mauvaise
Indépendance fonctionnelle	Pour combien des activités suivantes nécessitez-vous de l'aide : déplacements, courses, préparation de repas, faire le ménage, téléphoner, gérer vos médicaments, gérer vos finances, la lessive	0–1	2–4	4–8
Aide sociale	Si vous avez besoin d'aide, pouvez-vous compter sur quelqu'un qui est d'accord pour vous aider et en mesure de le faire ?	Toujours	Parfois	Jamais
Médicaments	Prenez-vous régulièrement ≥ 5 médicaments ?	Non	Oui	
	Vous arrive-t-il d'oublier de prendre un médicament prescrit ?	Non	Oui	
Nutrition	Avez-vous récemment perdu du poids au point d'avoir des vêtements trop larges ?	Non	Oui	
Humeur	Vous sentez-vous triste ou déprimé ?	Non	Oui	
Continence	Vous arrive-t-il de perdre des urines sans le vouloir ?	Non	Oui	
Performance	Test « *up and go* » chronométré. Asseyez-vous tranquillement sur cette chaise, levez-vous, marchez trois mètres jusqu'au repère et venez-vous rasseoir	< 10 s	11–20 s	> 20 s

Calcul du nombre de points (maximum 17 points). Robuste : 0–4. Légèrement fragile : 4–5, modérément fragile : 6–8, sévèrement fragile : 9–17.

Source : d'après Rolfson DB, Majumdar SR, Tsuyuki RT, Tahir A, Rockwood K. Validity and reliability of the Edmonton Frail Scale. Age Ageing 2006 ; 35 : 526–9. doi: 10.1093/ageing/afl041.

Le « Risk Analysis Index »

Cet indice d'analyse de risque, dérivé du modèle d'accumulation de déficits, repose sur 11 variables (âge, sexe, perte d'appétit, perte de poids non intentionnelle, diagnostic de cancer [disséminé, chimiothérapie et/ou radiothérapie préopératoire], insuffisance rénale, insuffisance cardiaque, dyspnée, lieu de vie [autre que le domicile], trouble cognitif et capacité fonctionnelle [activité élémentaire]) [11]. Il est facilement réalisable en moins de 2 minutes [26, 28] et applicable à tous les patients chirurgicaux (hors chirurgie cardiaque) avec des valeurs pondérées en fonction de l'âge. Ce score s'étend de 0 à 81 points et lorsqu'il est inférieur à 30, il classe précisément les patients à faible risque de décès [27]. Par contre, la catégorisation plus précise des patients diffère en fonction des études (tableau 6.4) [11, 26, 28]. Cet indice est significativement associé à un risque accru de décès à court (J30) et plus long terme (jusqu'à 365 jours) quelle que soit la nature de la procédure chirurgicale (majeure ou mineure ou ambulatoire) [11, 26–28]. Le problème essentiel de cet indice est qu'il ne fournit des informations clairement validées que sur la mortalité.

Échelle de fragilité (*Frail Scale*)

Cette échelle est dérivée du phénotype de fragilité et validée sur des cohortes de sujets âgées [31]. Ce score est, comme le phénotype de fragilité, basé sur 5 items (tableau 6.2) [21]. Un patient est fragile s'il a plus de 3 critères de fragilité sur 5, « préfragile » de 1 à 2 critères et robuste s'il ne remplit aucun des critères. Une revue de la littérature et méta-analyse récente a montré, en chirurgie programmée (15 études) et urgente (4 études), qu'un statut de fragilité était associé à un risque significativement plus élevé de décès à 30 jours et 6 mois, de complications (cardiovasculaires, respiratoires, infectieuses et rénales) et de delirium postopératoires [32]. Son utilisation est simple, rapide à réaliser (<2 minutes) et peut s'intégrer dans un auto-questionnaire. Par contre, elle nécessite la participation du patient ce qui peut poser des difficultés en situation d'urgence.

Tableau 6.4. Catégorisation des patients selon le « *Risk Analysis Index* ».

	George EL et al. [11]	Shah S et al. [25] ; et Varley PR et al. [27]
Robuste	≤ 20	< 29
Normal	21–29	30–36
Préfragile	–	37–44
Fragile	30–39	45–52
Sévèrement fragile	≥ 40	≥ 53

Conclusion

L'évaluation d'une fragilité devrait désormais faire partie intégrante de l'évaluation préopératoire d'un patient d'au moins 65 ans et le choix de l'outil idéal dans cet objectif n'est pas clairement défini (tableau 6.5). Cependant, il se doit d'être consensuel au sein d'un établissement au regard des organisations locales. L'échelle clinique de fragilité, celle d'Edmonton et l'échelle de fragilité répondent à la plupart des prérequis d'un test d'évaluation de dépistage de fragilité préopératoire, notamment l'échelle clinique de fragilité. À ce stade, la reconnaissance d'un patient fragile, idéalement enrichie par une évaluation gériatrique standardisée, fournit des informations essentielles quant aux risques de complications postopératoires. Les recommandations générales pour la gestion péri-opératoire des sujets âgés constituent un socle de bonne pratique commun à l'ensemble de cette population [33–36]. Par contre, peu de recommandations sont spécifiquement centrées sur le patient âgé fragile [37–39]. Dans ce contexte, les risques doivent être partagés avec le patient et/ou les proches et l'équipe médicochirurgicale afin d'élaborer en concertation la meilleure stratégie de prise en charge péri-opératoire [34–36]. Cette approche pourrait réduire la mortalité postopératoire [40]. Par ailleurs, un programme de réhabilitation préopératoire ciblé sur les aspects nutritionnels, les activités physiques ou un soutien psychologique pourrait améliorer la fragilité et le devenir postopératoire mais son intérêt n'est pas clairement démontré et un tel programme doit rester compatible avec les contraintes chirurgicales (délai d'intervention, urgences…) [13, 39].

Tableau 6.5. Échelles d'évaluation de la fragilité.

	Échelles de référence		→	Échelles dérivées			
	Phénotype de fragilité	Indice de fragilité		Score clinique de fragilité (*Clinical Frailty Scale*)	Échelle de fragilité d'Edmonton (*Edmonton Frail Scale*)	Échelle de fragilité* (*Frail Scale*)	Indice d'analyse du risque* (*Risk Analysis Index*)
Faisabilité en chirurgie							
– Programmée	+	+		+	+	+	+
– Urgente	–	–		+	±*	±*	±*
Facilité de mise en œuvre	–	–		+	±*	+	±
Auto-questionnaire	–	–		–	±	+	–
Prédiction du risque postopératoire :							
– Mortalité	+	+		+	+	+	+
– Complications postopératoires**	+	+		+	+	+	±
– Delirium	+	+		/	+	+	/
– Durée de séjour prolongée	+	+		+	/	±	±
– Sortie en structure de soins	+	+		+	–	±	–

* Nécessite la coopération du patient. L'échelle d'Edmonton simplifiée permet de s'affranchir de la participation du patient au calcul du score (*cf.* texte).
** Complications postopératoires variables selon les études. / : Données insuffisantes.
Source : Aucoin SD, Hao M, Sohi R, Shaw J, Bentov I, Walker D, et al. Accuracy and Feasibility of Clinically Applied Frailty Instruments before Surgery: A Systematic Review and Meta-analysis. Anesthesiology 2020 ; 133 : 78–95 [10].

Références

[1] Department of Economic and Social Affairs Population Division. World Population Ageing 2019. Disponible sur : https://www.un.org/en/development/desa/population/publications/pdf/ageing/WorldPopulationAgeing2019-Report.pdf.

[2] Nathalie Blanpain, Guillemette Buisson. division Enquêtes et études épidémiologique, Insee. Projections de population à l'horizon 2070. In: Deux fois plus de personnes de 75 ans ou plus qu'en 2013 ; 2016. Disponible sur : https://www.insee.fr/fr/statistiques/2496228 [accessed 3 November.

[3] Fowler AJ, Abbott TEF, Prowle J, Pearse RM. Age of patients undergoing surgery. Br J Surg 2019 ;106:1012–8. https://doi:10.1002/bjs.11148.

[4] Hamel MB, Henderson WG, Khuri SF, Daley J. Surgical outcomes for patients aged 80 and older: morbidity and mortality from major noncardiac surgery. J Am Geriatr Soc 2005 ;53:424–9. https://doi:10.1111/j.1532-5415.2005.53159.x.

[5] Pearse RM, Moreno RP, Bauer P, Pelosi P, Metnitz P, Spies C, et al. Mortality after surgery in Europe: a 7 day cohort study. Lancet 2012 ;380:1059–65. https://doi:10.1016/S0140-6736(12)61148-9.

[6] International Surgical Outcomes Study group. Global patient outcomes after elective surgery: prospective cohort study in 27 low-, middle- and high-income countries. Br J Anaesth 2016 ;117:601–9. https://doi:10.1093/bja/aew316.

[7] Rolland Y, Benetos A, Gentric A, Ankri J, Blanchard F, Bonnefoy M, et al. Frailty in older population: a brief position paper from the French society of geriatrics and gerontology. Geriatr Psychol Neuropsychiatr Vieil 2011 ;9:387–90. https://doi:10.1684/pnv.2011.0311.

[8] Fried LP, Ferrucci L, Darer J, Williamson JD, Anderson G. Untangling the concepts of disability, frailty, and comorbidity: implications for improved targeting and care. J Gerontol A Biol Sci Med Sci 2004 ;59:255–63. https://doi:10.1093/gerona/59.3.m255.

[9] Collard RM, Boter H, Schoevers RA, Oude Voshaar RC. Prevalence of frailty in community-dwelling older persons: a systematic review. J Am Geriatr Soc 2012 ;60:1487–92. https://doi:10.1111/j.1532-5415.2012.04054.x.

[10] Aucoin SD, Hao M, Sohi R, Shaw J, Bentov I, Walker D, et al. Accuracy and Feasibility of Clinically Applied Frailty Instruments before Surgery: A Systematic Review and Meta-analysis. Anesthesiology 2020 ;133:78–95. https://doi:10.1097/ALN.0000000000003257.

[11] George EL, Hall DE, Youk A, Chen R, Kashikar A, Trickey AW, et al. Association Between Patient Frailty and Postoperative Mortality Across Multiple Noncardiac Surgical Specialties. JAMA Surg 2021 ;156, e205152. https://doi:10.1001/jamasurg.2020.5152.

[12] Castillo-Angeles M, Cooper Z, Jarman MP, Sturgeon D, Salim A, Havens JM. Association of Frailty With Morbidity and Mortality in Emergency General Surgery by Procedural Risk Level. JAMA Surg 2021 ;156:68–74. https://doi:10.1001/jamasurg.2020.5397.

[13] Engel JS, Tran J, Khalil N, Hladkowicz E, Lalu MM, Huang A, et al. A systematic review of perioperative clinical practice guidelines for care of older adults living with frailty. Br J Anaesth 2023 ;130(3):262–71. https://doi:10.1016/j.bja.2022.12.010.

[14] Clegg A, Young J, Iliffe S, Rikkert MO, Rockwood K. Frailty in elderly people. Lancet 2013 ;381:752–62. https://doi:10.1016/S0140-6736(12)62167-9.

[15] Fried LP, Tangen CM, Walston J, Newman AB, Hirsch C, Gottdiener J, et al. Frailty in older adults: evidence for a phenotype. J Gerontol A Biol Sci Med Sci 2001 ;56:M146–56. https://doi:10.1093/gerona/56.3.m146.

[16] Searle SD, Mitnitski A, Gahbauer EA, Gill TM, Rockwood K. A standard procedure for creating a frailty index. BMC Geriatr 2008 ;8:24. https://doi:10.1186/1471-2318-8-24.

[17] Rockwood K, Song X, MacKnight C, Bergman H, Hogan DB, McDowell I, et al. A global clinical measure of fitness and frailty in elderly people. CMAJ 2005 ;173:489–95. https://doi:10.1503/cmaj.050051.

[18] Hoover M, Rotermann M, Sanmartin C, Bernier J. Validation of an index to estimate the prevalence of frailty among community-dwelling seniors. Health Rep 2013 ;24:10–7.

[19] Farhat JS, Velanovich V, Falvo AJ, Horst HM, Swartz A, Patton Jr JH, et al. Are the frail destined to fail? Frailty index as predictor of surgical morbidity and mortality in the elderly. J Trauma Acute Care Surg 2012 ;72:1526–30. https://doi:10.1097/TA.0b013e3182542fab.

[20] Revenig LM, Canter DJ, Kim S, Liu Y, Sweeney JF, Sarmiento JM, et al. Report of a Simplified Frailty Score Predictive of Short-Term Postoperative Morbidity and Mortality. J Am Coll Surg 2015 ;220:904–911.e1. https://doi:10.1016/j.jamcollsurg.2015.01.053.

[21] Abellan van Kan G, Rolland YM, Morley JE, Vellas B. Frailty: toward a clinical definition. J Am Med Dir Assoc 2008 ;9:71–2. https://doi:10.1016/j.jamda.2007.11.005.

[22] McIsaac DI, MacDonald DB, Aucoin SD. Frailty for Perioperative Clinicians: A Narrative Review. Anesth Analg 2020 ;130:1450–60. https://doi:10.1213/ANE.0000000000004602.

[23] Eamer G, Gibson JA, Gillis C, Hsu AT, Krawczyk M, MacDonald E, et al. Surgical frailty assessment: a missed opportunity. BMC Anesthesiol 2017 ;17:99. https://doi:10.1186/s12871-017-0390-7.

[24] Nidadavolu LS, Ehrlich AL, Sieber FE, Oh ES. Preoperative Evaluation of the Frail Patient. Anesth Analg 2020;130:1493–503. https://doi:10.1213/ANE.0000000000004735.
[25] Thillainadesan J, Hilmer SN, Fleury AM, Naganathan V. New horizons in the perioperative care of older adults. Age Ageing 2022;51:afab245. https://doi:10.1093/ageing/afab245.
[26] Shah R, Borrebach JD, Hodges JC, Varley PR, Wisniewski MK, Shinall Jr MC, et al. Validation of the Risk Analysis Index for Evaluating Frailty in Ambulatory Patients. J Am Geriatr Soc 2020;68:1818–24. https://doi:10.1111/jgs.16453.
[27] Arya S, Varley P, Youk A, Borrebach JD, Perez S, Massarweh NN, et al. Recalibration and External Validation of the Risk Analysis Index: A Surgical Frailty Assessment Tool. Ann Surg 2020;272:996–1005. https://doi:10.1097/SLA.0000000000003276.
[28] Varley PR, Borrebach JD, Arya S, Massarweh NN, Bilderback AL, Wisniewski MK, et al. Clinical Utility of the Risk Analysis Index as a Prospective Frailty Screening Tool within a Multi-practice. Multi-hospital Integrated Healthcare System Ann Surg 2021;274:e1230–7. https://doi:10.1097/SLA.0000000000003808.
[29] Abraham P, Courvoisier DS, Annweiler C, Lenoir C, Millien T, Dalmaz F, et al. Validation of the clinical frailty score (CFS) in French language. BMC Geriatr 2019;19:322. https://doi:10.1186/s12877-019-1315-8.
[30] Theou O, Pérez-Zepeda MU, van der Valk AM, Searle SD, Howlett SE, Rockwood K. A classification tree to assist with routine scoring of the Clinical Frailty Scale. Age Ageing 2021;50:1406–11. https://doi:10.1093/ageing/afab006.
[31] Sirisegaram L, Owodunni OP, Ehrlich A, Qin CX, Bettick D, Gearhart SL. Validation of the self-reported domains of the Edmonton Frail Scale in patients 65 years of age and older. BMC Geriatr 2023;23:15. https://doi:10.1186/s12877-022-03623-1.
[32] Gong S, Qian D, Riazi S, Chung F, Englesakis M, Li Q, et al. Association Between the FRAIL Scale and Postoperative Complications in Older Surgical Patients: A Systematic Review and Meta-Analysis. Anesth Analg 2023;136:251–61. https://doi:10.1213/ANE.0000000000006272.
[33] Griffiths R, Beech F, Brown A, Dhesi J, Foo I, Goodall J, et al. Peri-operative care of the elderly 2014: Association of Anaesthetists of Great Britain and Ireland. Anaesthesia 2014;69(Suppl 1):81–98. https://doi:10.1111/anae.12524.
[34] Mohanty S, Rosenthal RA, Russell MM, Neuman MD, Ko CY, Esnaola NF. Optimal Perioperative Management of the Geriatric Patient: A Best Practices Guideline from the American College of Surgeons NSQIP and the American Geriatrics Society. J Am Coll Surg 2016;222:930–47. https://doi:10.1016/j.jamcollsurg.2015.12.026.
[35] Aubrun F, Baillard C, Beuscart JB, Billard V, Boddaert J, Boulanger E, et al. Recommandation sur l'anesthésie du sujet âgé : l'exemple de fracture de l'extrémité supérieure du fémur. Anesthésie & Réanimation 2019;5:122–38.
[36] Aceto P, Antonelli Incalzi R, Bettelli G, Carron M, Chiumiento F, Corcione A, et al. Perioperative Management of Elderly patients (PriME): recommendations from an Italian intersociety consensus. Aging Clin Exp Res 2020;32:1647–73. https://doi:10.1007/s40520-020-01624-x.
[37] Alvarez-Nebreda ML, Bentov N, Urman RD, Setia S, Huang JC, Pfeifer K, et al. Recommendations for Preoperative Management of Frailty from the Society for Perioperative Assessment and Quality Improvement (SPAQI). J Clin Anesth 2018;47:33–42. https://doi:10.1016/j.jclinane.2018.02.011.
[38] Subramaniam A, Tiruvoipati R, Lodge M, Moran C, Srikanth V. Frailty in the older person undergoing elective surgery: a trigger for enhanced multidisciplinary management - a narrative review. ANZ J Surg 2020;90:222–9. https://doi:10.1111/ans.15633.
[39] Partridge JSL, Ryan J, Dhesi JK. CPOC-BGS perioperative frailty guideline group. New guidelines for the perioperative care of people living with frailty undergoing elective and emergency surgery-a commentary. Age Ageing 2022;51:afac237. https://doi:10.1093/ageing/afac237.
[40] Varley PR, Buchanan D, Bilderback A, Wisniewski MK, Johanning J, Nelson JB, et al. Association of Routine Preoperative Frailty Assessment With 1-Year Postoperative Mortality. JAMA Surg 2023;22, e228341. https://doi:10.1001/jamasurg.2022.8341.

Chapitre 7

Gestion préopératoire des médications antalgiques chroniques

C. Quemeneur

Points clés

- Il faut une évaluation systématique du patient et de sa pathologie douloureuse de fond et du risque de douleurs postopératoires avant toute gestion antalgique préopératoire.
- Poursuivre en préopératoire la dose de morphine habituelle ou initier un relais équi-analgésique avec un autre opioïde.
- Ne pas sevrer brutalement les opioïdes dits « faibles » en préopératoire (risque de syndrome de sevrage).
- Poursuivre la méthadone, évaluer le risque de douleur postopératoire pour la buprénorphine.
- Continuer les autres traitements et notamment les cannabinoïdes médicamenteux.

Un Européen sur 5 souffre de douleurs chroniques et, parmi eux, la moitié consomme activement des antalgiques, qu'ils soient prescrits par un médecin ou pris en automédication [1].

La présence d'une douleur préopératoire ainsi que la prise chronique de médicaments antalgiques, en particulier d'opiacés, ont été identifiées comme des facteurs de risque de développer des douleurs postopératoires [2, 3]. Par conséquent, une attention toute particulière doit être portée à ces patients en péri-opératoire. En effet, une mauvaise gestion péri-opératoire de la médication antalgique par méconnaissance de la pathologie douloureuse ou du traitement peut avoir des conséquences majeures sur l'intensité et la durée des douleurs postopératoires ressenties [4].

La gestion d'une analgésie efficace peut s'avérer complexe notamment par la tentation de suspendre les médicaments habituels en raison du jeûne préopératoire, pouvant entraîner une aggravation des symptômes ou l'apparition de syndrome de sevrage. Parallèlement, la prescription d'antalgiques supplémentaires pendant la période péri-opératoire peut accroître le risque d'effets secondaires et d'interactions médicamenteuses. Les dernières recommandations de la Société française d'anesthésie et de réanimation sur le sujet datent de 2009 [5]. Une mise à jour de ces dernières sera faite au regard de la littérature récente. Ce chapitre détaillera à la fois l'évaluation et la gestion préopératoire des médicaments opioïdes mais également des médicaments utilisés couramment dans la gestion de la douleur chronique qu'elle soit nociceptive, neuropathique ou nociplastique.

Les différents traitements antalgiques et leur classification

En 1986, l'Organisation mondiale de la santé a proposé une échelle de gestion des antalgiques pour le contrôle de la douleur chez les patients atteints de cancer [6]. Cette classification, longtemps utilisée également en anesthésie, semble aujourd'hui désuète dans ce domaine. Par exemple, 2 antalgiques de palier 1 (paracétamol et anti-inflammatoires [AI]) ne présentent pas la même efficacité, et certains antalgiques de palier 1 (AI) s'avèrent aussi efficaces voire supérieurs aux antalgiques de palier 3 dans le contrôle de la douleur postopératoire [7].

La classification de Lussier et Beaulieu [8], basée sur le mécanisme d'action des antalgiques, est la nouvelle référence à utiliser en douleur péri-opératoire (figure 7.1). Nous repartirons de celle-ci dans ce chapitre en détaillant les molécules pouvant être rencontrées en préopératoire.

Évaluation préopératoire des patients sous médications antalgiques

Généralités sur l'évaluation

Les patients atteints de douleurs chroniques doivent faire l'objet d'une évaluation particulière lors de la consultation d'anesthésie [9]. Le but de cette évaluation sera d'identifier :

- le risque de douleurs aiguës intenses postopératoires;
- le risque de douleurs chroniques postopératoires;
- le risque de mésusage d'opioïdes;
- le risque d'effets secondaires dus aux thérapeutiques en cours ou prévisibles après chirurgie.

L'évaluation devra être composée au minimum du recueil des éléments suivants :

- nature de la pathologie douloureuse de fond;
- traitements antalgiques actuels et leurs posologies;
- chirurgie permettant d'améliorer la douleur de fond ou non;
- nature de la chirurgie et intensité prévue de la douleur postopératoire;
- dépistage des facteurs psychologiques prédisposant à la douleur postopératoire par l'utilisation de scores adaptés (anxiété, dépression, catastrophisme);
- dépistage d'une toxicomanie ou d'un mésusage opioïdes (score POMI [*Prescription Opioid Misuse Index*]) [10].

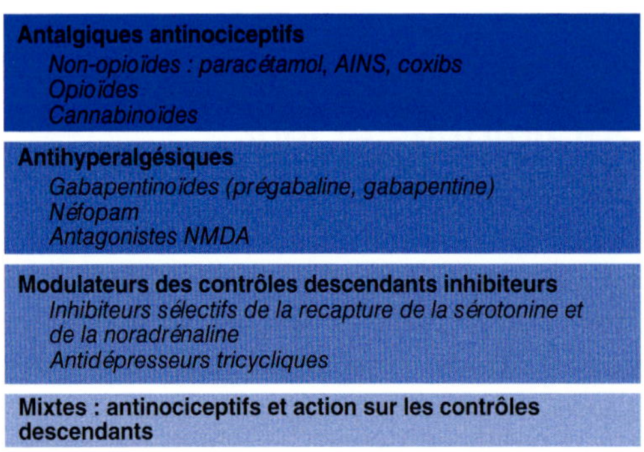

Figure 7.1. Classification de Lussier et Beaulieu.
Source : Lussier D, Beaulieu P. Toward a rational taxonomy of analgesic treatments. In : Pharmacology of Pain. IASP Press; p. 27-40 [8].

Stratégies à établir

Chaque situation à risque devra faire l'objet d'une stratégie particulière anticipée dès la consultation d'anesthésie :

- optimiser l'analgésie per- et postopératoire sur les terrains et chirurgies à risque;
- prescrire des médicaments antihyperalgésiques si nécessaire;
- lutter contre le stress, la dépression et l'anxiété en péri-opératoire;
- éviter les interactions médicamenteuses;
- éviter les syndromes de sevrage médicamenteux;
- gérer les opioïdes et dépister un mésusage ou une dépendance.

Gestion des traitements

Antalgiques antinociceptifs

Non opioïdes

Paracétamol

Le paracétamol, lorsqu'il est utilisé aux doses recommandées, est bien toléré et présente peu d'interactions médicamenteuses. Les revues systématiques consacrées à son évaluation en termes de toxicité n'ont pas relevé d'augmentation des événements indésirables par rapport au placebo après son administration [11]. Le continuer ou l'introduire en préopératoire est donc justifié à la vue de son innocuité aux doses usuelles et son efficacité analgésique notamment en prémédication (analgésie préemptive) [12].

AINS (anti-inflammatoires non stéroïdiens)

Sujets à de nombreuses controverses, les AINS ont montré ces dernières années leur bénéfice analgésique. Il s'agit des antalgiques permettant la plus grande épargne morphinique péri-opératoire [13]. Par ailleurs, à condition du respect des contre-indications (pathologie cardiovasculaire évolutive, ulcères multiples, ulcère actif, ulcère dû aux AINS, clairance de la créatinine < 50 ml/min, traitement anticoagulant curatif, allergie), et d'une utilisation en cure courte, il n'est pas retrouvé de surrisque hémorragique, rénal ou digestif [14]. À la vue de l'efficacité analgésique des AINS en péri-opératoire, leur utilisation, en l'absence de contre-indications, doit être systématique avant le bloc opératoire en analgésie préemptive [12] ainsi qu'en postopératoire [13]. L'arrêt péri-opératoire reste de mise par mesure de précaution concernant les chirurgies à risque hémorragique.

Les dernières recommandations de la SFAR en 2009 préconisent le maintien des AINS non sélectifs (prescrits dans le respect des contre-indications) en péri-opératoire (Grade B). Cette recommandation ne s'applique pas aux chirurgies hémorragiques pour lesquelles l'hémostase péri-opératoire est difficile à contrôler : neurochirurgie intracrânienne, chirurgie urologique, amygdalectomie, chirurgie ophtalmologique autre que la cataracte, chirurgie orthopédique lourde (arthrodèse de rachis, prothèse totale de hanche [PTH], prothèse totale de genou [PTG]) où il est alors recommandé d'arrêter les AINS non sélectifs (Grade B) [5]. La stratégie d'arrêt recommandée pour les chirurgies à risque hémorragique est d'interrompre la prise d'AINS de longue demi-vie (oxicams, naproxène), 7 à 10 jours avant la chirurgie et 24 heures avant pour les AINS de demi-vie courte (ibuprofène, kétoprofène).

Coxibs

Les coxibs, de par leur inhibition « sélective » de la Cox-2, présentent un effet minime sur l'hémostase avec un risque de saignement réduit [15]. Les dernières recommandations de la SFAR de 2009 sur le sujet sont en faveur d'un maintien en péri-opératoire (Grade B), dans le respect des contre-indications [5]. La balance bénéfice/risque sur les chirurgies dont le saignement peut être difficile à contrôler (neurochirurgie, chirurgie ophtalmologique) se doit cependant d'être évaluée. Un arrêt court pour le célécoxib, molécule la plus utilisée en France (demi-vie 8–12 h supérieure à celle du kétoprofène), ferait préconiser un arrêt de 48 heures dans le cas de situations à balance bénéfice/risque défavorable. **À la vue de l'efficacité analgésique des coxibs en péri-opératoire, leur utilisation, en l'absence de contre-indications, doit être systématique avant le bloc opératoire en analgésie préemptive [12] ainsi qu'en postopératoire avec une durée limitée [13].**

Opioïdes

Agonistes morphiniques (morphine et dérivés)

L'utilisation d'opioïdes en préopératoire est un facteur de risque identifié de vulnérabilité à la douleur, de risques de douleurs aiguës et chroniques postopératoires et donc d'augmentations posologiques postopératoires nécessaires. En revanche la période péri-opératoire est une période à risque et non adaptée pour envisager un sevrage en opioïdes. Le risque de syndrome de sevrage et le risque de majoration des douleurs en préopératoire sont 2 éléments devant faire continuer les opioïdes jusqu'au matin de l'intervention [16]. Il est donc recommandé d'administrer en préopératoire la dose habituelle de morphinique, ou la dose équi-analgésique d'un autre opioïde soit par voie orale ou IV à l'induction anesthésique [5].

Pour ces patients, il est essentiel de mettre en œuvre une analgésie multimodale comprenant une anesthésie locorégionale et une prévention de l'hyperalgésie postopératoire dès leur admission au bloc opératoire.

En postopératoire, 2 situations distinctes se détacheront :

- la chirurgie permet de traiter l'étiologie douloureuse : une décroissance posologique d'opioïdes sera à accompagner d'une tentative de sevrage progressif;
- la prise d'opioïdes au long cours est indépendante de la chirurgie et l'objectif sera, après une

majoration initiale des posologies pour traiter la douleur postopératoire, un retour à la posologie initiale lors de la résolution de la douleur postopératoire.

Cas particuliers des patchs

Un patch de fentanyl ne doit pas être retiré dans la période péri-opératoire ou alors une substitution par un autre opioïde est nécessaire. 25 µg/h de fentanyl transdermique équivalent à environ 40–60 mg de morphine orale par jour. Une conversion doit être réalisée pour relayer au mieux (opioconvert.fr). **Attention il ne faudra introduire une dose LP qu'au minimum 12 heures après l'ablation du patch** [17].

Opioïdes dits faibles hors tramadol (codéine, poudre d'opium)

Le sevrage des opioïdes dits « faibles » (codéine, poudre d'opium) peut avoir les mêmes conséquences que les opioïdes dits « forts » (syndrome de sevrage, majoration des douleurs). Ils doivent également être poursuivis, voire substitués par un autre opioïde, y compris d'un palier supérieur en tenant compte des doses équi-analgésiques [5].

Cas particulier du tramadol

Le tramadol est un analgésique mixte agissant à la fois sur les récepteurs µ pour environ 30 % de son effet analgésique et sur les contrôles descendants en inhibant la recapture de la sérotonine et de la noradrénaline (IRSN) pour les 70 % restants. Conformément à la règle mentionnée précédemment, il est recommandé de continuer ce traitement ou de le remplacer par un autre opioïde à dose équi-analgésique.

Toutefois, lors de l'utilisation du tramadol, il est essentiel de prendre en compte le risque d'interactions médicamenteuses, notamment le syndrome sérotoninergique, qui peut survenir en cas de co-administration avec d'autres inhibiteurs sélectifs de la recapture de la sérotonine (ISRS) ou de la noradrénaline (IRSN) [5, 18].

Gestion des médicaments substitutifs aux opioïdes

La gestion des substituts morphiniques en péri-opératoire a fait l'objet de recommandations récentes (2022) par la Haute Autorité de santé (HAS) [16]. Une distinction de gestion y est faite entre la méthadone (agoniste pure) et la buprénorphine (agoniste-antagoniste) en péri-opératoire.

Agoniste pur (méthadone)

Pour un patient sous traitement de substitution à la méthadone, il est préconisé de maintenir la dose habituelle de méthadone tout au long de la période péri-opératoire, y compris le matin de l'opération.

Si la prise de médicaments par voie orale devient impossible, il est alors recommandé de convertir la dose orale totale de méthadone sur 24 heures en une administration intraveineuse de méthadone ou de procéder à une titration avec de la morphine intraveineuse. Selon les directives de la HAS (Haute Autorité de santé) de mars 2022 [16], il est également conseillé d'associer un agoniste à courte durée d'action pour contrôler les douleurs péri-opératoires supplémentaires. Une fois la période péri-opératoire passée, il est essentiel de planifier l'arrêt progressif des opioïdes ajoutés temporairement.

Agoniste-antagoniste (buprénorphine)

Pour la buprénorphine, une distinction en fonction du niveau prévisible de douleurs postopératoires est faite [16] :

- lorsqu'une chirurgie programmée est susceptible d'entraîner une douleur légère à modérée, il est recommandé, en période postopératoire, d'augmenter temporairement les doses de buprénorphine tout en les fractionnant ;
- en cas de chirurgie programmée générant une **douleur modérée à intense**, voici les recommandations :
  - interruption de la prise de buprénorphine 24 heures avant l'intervention,
  - prescription d'une analgésie postopératoire avec un opioïde agoniste pur à courte durée d'action,
  - doses analgésiques initiales supérieures à celles généralement prescrites pour le type de procédure, suivies d'un ajustement progressif jusqu'à l'obtention de l'effet analgésique souhaité,

- réévaluation quotidienne de l'analgésie pour adapter les doses et prendre la décision d'arrêter l'opioïde lorsque l'analgésie postopératoire n'est plus nécessaire,
- reprendre la dose de buprénorphine préopératoire en général 24 heures après la fin du traitement morphinique.

Cannabinoïdes médicamenteux

Les traitements à base de cannabidiol (CBD) ou tétrahydrocannabinol (THC) à usage thérapeutique sont autorisés depuis le 9 octobre 2020 en France et font actuellement l'objet d'une expérimentation jusqu'en 2024 dans certaines indications (douleurs neuropathiques réfractaires, épilepsie pharmacorésistante, douleurs rebelles en oncologie, soins palliatifs, spasticité douloureuse dans la sclérose en plaques). La gestion de ces traitements en péri-opératoire a fait l'objet de recommandations de l'ASRA (American Society of Regional Anesthesia and Pain Medicine) en 2023. Ces dernières déconseillent d'interrompre brusquement ces médicaments à base de cannabinoïdes pendant la période péri-opératoire.

La recommandation émise est donc de continuer les médicaments cannabinoïdes pendant la période péri-opératoire jusqu'à ce que de nouvelles données de sécurité soient disponibles.

Une recommandation de 2021 basée sur un consensus d'experts se prononçait de façon plus prudente sur la réduction de l'utilisation des cannabinoïdes pendant les 7 jours précédant la chirurgie (300 mg/j d'huile de CBD, 20 mg/j d'huile de THC), tout en avertissant qu'il ne fallait pas essayer de diminuer les doses dans les 6 jours précédant une chirurgie programmée, ni d'essayer de le faire la veille de l'intervention [19].

Antihyperalgésiques

Gabapentinoïdes (gabapentine, prégabaline)

Autrefois sollicités pour leurs vertus antihyperalgésiques en péri-opératoire, aucun effet analgésique cliniquement significatif n'a été observé concernant l'utilisation péri-opératoire des gabapentinoïdes [20, 21].

Il ne semble pas non plus exister d'effet sur la prévention de la douleur chronique postopératoire. En revanche, il existe un risque plus élevé d'événements indésirables [20].

Ces résultats ne soutiennent pas l'utilisation systématique de la prégabaline ou de la gabapentine pour la prise en charge de la douleur postopératoire chez les patients adultes [22]. Pour les patients déjà traités par des gabapentinoïdes dans le cadre de douleurs chroniques neuropathiques préopératoires ou d'épilepsie, il est recommandé de poursuivre en péri-opératoire les traitements par antiépileptiques à visée antalgique [5].

Néfopam

Il ne semble pas exister à ce jour de recommandations françaises ou internationales sur la gestion du néfopam en péri-opératoire. Par analogie avec les autres traitements antihyperalgésiques, une poursuite du traitement semble indiquée en préopératoire.

En revanche, le risque d'interactions médicamenteuses est à prendre en compte, en péri-opératoire de par la multiplicité des mécanismes d'action de la molécule (inhibiteurs de la recapture des monoamines : sérotonine, noradrénaline, dopamine) [23].

Modulateurs des contrôles descendants inhibiteurs

Les principaux antidépresseurs utilisés dans le traitement de la douleur chronique sont :

- les tricycliques (amitriptyline principalement);
- les inhibiteurs de la recapture de la sérotonine et de la noradrénaline (duloxetine, venlafaxine).

Les douleurs neuropathiques représentent le type de douleur le plus sensible à leurs effets.

Inhibiteurs de la recapture de la sérotonine et de la noradrénaline

Des préoccupations concernant un risque accru de saignement péri-opératoire cliniquement significatif (par effet sur l'agrégation plaquettaire) se posent avec les inhibiteurs sélectifs de la recapture de la sérotonine (ISRS) et, par extension, avec les inhibiteurs de la recapture de la sérotonine et de la noradrénaline (IRSN) [24, 25].

Les autres effets secondaires retrouvés en péri-opératoire sont une hypertension, une augmentation de l'intervalle QT, et une prolongation de l'effet des benzodiazépines et des curares [26].

L'arrêt brusque des IRSN à action rapide doit cependant être évité, devant le risque de syndrome de sevrage.

Les recommandations françaises s'accordent pour poursuivre en péri-opératoire les traitements par antidépresseurs à visée antalgique [5].

Le praticien doit être informé qu'en raison des effets sérotoninergiques additifs, il est déconseillé de les associer avec des médicaments tels que le tramadol car cela pourrait entraîner un syndrome sérotoninergique [27].

Antidépresseurs tricycliques

Les antidépresseurs tricycliques peuvent abaisser le seuil épileptogène et ont des effets anticholinergiques, antihistaminiques et alpha-1 inhibiteurs.

De plus, en péri-opératoire, ces agents peuvent entraîner un retard de la vidange gastrique, un allongement de l'intervalle QTc et un surrisque d'arythmies lorsqu'ils sont associés à certains anesthésiques volatiles ou agents sympathomimétiques [28].

Aux États-Unis, la Food and Drug Administration (FDA) conseille l'arrêt des antidépresseurs tricycliques avant une intervention chirurgicale programmée [29]. Les recommandations françaises s'accordent en revanche pour poursuivre en péri-opératoire les traitements par antidépresseurs à visée antalgique [5]. D'autant plus qu'un sevrage des antidépresseurs tricycliques par les conséquences (nausées, insomnies…) qu'il entraîne pourrait être très délétère en péri-opératoire.

Le praticien doit être informé qu'en raison des effets sérotoninergiques additifs, il est déconseillé de les associer avec des médicaments tels que le tramadol car cela pourrait entraîner un syndrome sérotoninergique [27].

Conclusion

La gestion des antalgiques en péri-opératoire repose sur 3 piliers :
- évaluer le patient et sa pathologie ;
- évaluer la chirurgie ;
- optimiser les traitements.

La gestion préopératoire des traitements antalgiques est résumée dans le tableau 7.1 afin de simplifier la prise de décision lors de la consultation d'anesthésie.

Tableau 7.1. Tableau récapitulatif de la gestion préopératoire des médicaments antalgiques chroniques.

Classe médicamenteuse	Gestion péri-opératoire	Situations particulières
Paracétamol	Poursuivre	
AINS	Poursuivre si chirurgie non hémorragique	Arrêt pour les chirurgies à risque hémorragique : 24 h AINS demi-vie courte, 7–10 jours demi-vie longue
Coxibs	Poursuivre	Chirurgies à risque hémorragique ?
Opioïdes	Poursuivre	
Méthadone	Poursuivre	
Buprénorphine	Poursuivre si chirurgie à faible risque de douleur postopératoire	Arrêt chirurgie à haut risque de douleur postopératoire
Tramadol	Poursuivre	Possibilité de substituer par un agoniste morphinique pur
Cannabinoïdes	Poursuivre	Tenter une réduction posologique en cas de posologies élevées
Gabapentinoïdes	Poursuivre	
Néfopam	Poursuivre	
IRSN	Poursuivre	Risque de syndrome sérotoninergique
Antidépresseurs tricycliques	Poursuivre	Risque de syndrome sérotoninergique

Source : d'après SFAR [Internet]. Gestion périopératoire des traitements chroniques et dispositifs médicaux. Anti-infectieux. 2015. Disponible sur : https://sfar.org/gestion-perioperatoire-des-traitements-chroniques-et-dispositifs-medicaux-anti-infectieux-immunosuppresseurs/ [5].

Références

[1] Breivik H, Collett B, Ventafridda V, Cohen R, Gallacher D. Survey of chronic pain in Europe: prevalence, impact on daily life, and treatment. Eur J Pain Lond Engl 2006;10(4):287–333.

[2] Kehlet H, Jensen TS, Woolf CJ. Persistent postsurgical pain: risk factors and prevention. Lancet 2006;367(9522):1618–25.

[3] Rosenberger DC, Pogatzki-Zahn EM. Chronic post-surgical pain – update on incidence, risk factors and preventive treatment options. BJA Educ 2022;22(5):190–6.

[4] Kubulus C, Mahlstedt S, Wagenpfeil G, Sessler DI, Volk T, net-ra investigators. Chronic pain patients and time to sustained acceptable pain scores after major surgery - A retrospective registry analysis. J Clin Anesth 2023;89, 111152.

[5] SFAR [Internet]. Gestion périopératoire des traitements chroniques et dispositifs médicaux. Anti-infectieux, immunosuppresseurs 2015. Disponible sur : https://sfar.org/gestion-perioperatoire-des-traitements-chroniques-et-dispositifs-medicaux-anti-infectieux-immunosuppresseurs/.

[6] Ventafridda V, Saita L, Ripamonti C, De Conno F. WHO guidelines for the use of analgesics in cancer pain. Int J Tissue React 1985;7(1):93–6.

[7] Carter JA, Black LK, Sharma D, Bhagnani T, Jahr JS. Efficacy of non-opioid analgesics to control postoperative pain: a network meta-analysis. BMC Anesthesiol 2020;20(1):272.

[8] Lussier D, Beaulieu P. Toward a rational taxonomy of analgesic treatments. In : Beaulieu P, Lussier D, Porreca F, Dickenson A (eds). Pharmacology of Pain. IASP Press; p. 27-40.

[9] Doan LV, Blitz J. Preoperative Assessment and Management of Patients with Pain and Anxiety Disorders. Curr Anesthesiol Rep 2020;10(1):28–34.

[10] Knisely JS, Wunsch MJ, Cropsey KL, Campbell ED. Prescription Opioid Misuse Index: A brief questionnaire to assess misuse. J Subst Abuse Treat 2008;35(4):380–6.

[11] Oscier CD, Milner QJW. Peri-operative use of paracetamol. Anaesthesia 2009;64(1):65–72.

[12] Xuan C, Yan W, Wang D, Li C, Ma H, Mueller A, et al. Efficacy of preemptive analgesia treatments for the management of postoperative pain: a network meta-analysis. Br J Anaesth 2022;129(6):946–58.

[13] Martinez V, Beloeil H, Marret E, Fletcher D, Ravaud P, Trinquart L. Non-opioid analgesics in adults after major surgery: systematic review with network meta-analysis of randomized trials. Br J Anaesth 2017;118(1):22–31.

[14] Chang RW, Tompkins DM, Cohn SM. Are NSAIDs Safe? Assessing the Risk-Benefit Profile of Nonsteroidal Anti-inflammatory Drug Use in Postoperative Pain Management. Am Surg 2021;87(6):872–9.

[15] Teerawattananon C, Tantayakom P, Suwanawiboon B, Katchamart W. Risk of perioperative bleeding related to highly selective cyclooxygenase-2 inhibitors: A systematic review and meta-analysis. Semin Arthritis Rheum 2017;46(4):520–8.

[16] HAS [Internet]. Recommandation de bonne pratique. Bon usage des médicaments opioïdes : antalgie, prévention et prise en charge du trouble de l'usage et des surdoses. 2022. Disponible sur : https://www.has-sante.fr/jcms/p_3215131/fr/bon-usage-des-medicaments-opioides-antalgie-prevention-et-prise-en-charge-du-trouble-de-l-usage-et-des-surdoses.

[17] ANSM. Résumé des caractéristiques du produit. Patch Fentanyl (Durogesic) 2011. Disponible sur : http://agence-prd.ansm.sante.fr/php/ecodex/rcp/R0197915.htm.

[18] Ogbemudia B, Qu G, Henson C, Esfandiary L, Przkora R, Victor S. Tramadol Use in Perioperative Care and Current Controversies. Curr Pain Headache Rep 2022;26(3):241–6.

[19] Ladha KS, McLaren-Blades A, Goel A, Buys MJ, Farquhar-Smith P, Haroutounian S, et al. Perioperative Pain and Addiction Interdisciplinary Network (PAIN): consensus recommendations for perioperative management of cannabis and cannabinoid-based medicine users by a modified Delphi process. Br J Anaesth 2021;126(1):304–18.

[20] Kharasch ED, Clark JD, Kheterpal S. Perioperative gabapentinoids: Deflating the bubble. Anesthesiology 2020;133(2):251–4.

[21] Patel AS, Abrecht CR, Urman RD. Gabapentinoid Use in Perioperative Care and Current Controversies. Curr Pain Headache Rep 2022;26(2):139–44.

[22] SFAR [Internet]. Réactualisation de la recommandation sur la douleur postopératoire. 2016. Disponible sur : https://sfar.org/reactualisation-de-la-recommandation-sur-la-douleur-postoperatoire/.

[23] Evans MS, Lysakowski C, Tramèr MR. Nefopam for the prevention of postoperative pain: quantitative systematic review. Br J Anaesth 2008;101(5):610–7.

[24] Roose SP, Rutherford BR. Selective Serotonin Reuptake Inhibitors and Operative Bleeding Risk: A Review of the Literature. J Clin Psychopharmacol 2016;36(6):704–9.

[25] Yang SH, Seifert CF. Evaluation of Bleeding in Orthopedic Surgery With Perioperative Use of Serotonergic Antidepressants. Ann Pharmacother 2023;57(8):885–91.

[26] Harbell MW, Dumitrascu C, Bettini L, Yu S, Thiele CM, Koyyalamudi V. Anesthetic Considerations for Patients on Psychotropic Drug Therapies. Neurol Int 2021;13(4):640–58.

[27] Park SH, Wackernah RC, Stimmel GL. Serotonin syndrome: is it a reason to avoid the use of tramadol with antidepressants? J Pharm Pract 2014;27(1):71–8.
[28] Peck T, Wong A, Norman E. Anaesthetic implications of psychoactive drugs. Contin Educ Anaesth Crit Care Pain 2010;10(6):177–81.
[29] Amitriptyline Hydrochloride Tablets, USP [Internet]. Disponible sur : https://www.accessdata.fda.gov/spl/data/0f12f50f-7087-46e7-a2e6-356b4c566c9f/0f12f50f-7087-46e7-a2e6-356b4c566c9f.xml.

Chapitre 8

Gestion préopératoire des médicaments antithrombotiques

F. Bonhomme

Points clés

- Une bonne connaissance de l'indication des médicaments anticoagulants et/ou antiagrégants est nécessaire pour leur gestion (risque thrombotique lié au patient).
- Une évaluation du risque hémorragique lié à l'intervention est également nécessaire.
- Les délais d'arrêt de ces traitements reposent sur leur pharmacocinétique, sauf pour les AVK.
- L'indication d'un relais d'anticoagulant est relativement rare.

Les troubles acquis de l'hémostase liés à une prise médicamenteuse sont fréquents dans la population générale : près de 2 % de la population prend un traitement anticoagulant par voie orale et 5 % un traitement antiagrégant plaquettaire.

Les antiagrégants plaquettaires (AAP) sont prescrits principalement pour la prévention primaire ou secondaire des maladies cardiovasculaires (syndrome coronarien aigu, accident vasculaire cérébral, fibrillation atriale à faible risque, maladie artérielle périphérique). L'aspirine entraîne une inhibition irréversible de la cyclooxygénase (voie du thromboxane A2). Les thiénopyridines (clopidogrel, prasugrel) inhibent la fixation de l'ADP à son récepteur plaquettaire (P2Y12) tout comme les analogues de l'ATP (ticagrelor).

Les traitements anticoagulants oraux sont nombreux : les antagonistes de la vitamine K (AVK) inhibent la synthèse des facteurs vitamino-K-dépendants (facteurs II, VII, IX, X); les anticoagulants oraux directs (AOD) ont un effet inhibiteur direct du facteur Xa (rivaroxaban, apixaban, édoxaban) ou du facteur IIa (dabigatran).

Les indications à un traitement anticoagulant au long cours sont : la fibrillation atriale, la présence de valve cardiaque mécanique, la maladie thromboembolique veineuse (à la phase aiguë et en prévention des récidives).

L'évaluation préopératoire des patients sous traitement anticoagulant ou antithrombotique est une étape cruciale pour minimiser les complications hémorragiques et limiter la survenue d'événements thrombotiques pendant la période péri-opératoire.

La gestion d'un traitement antithrombotique avant un geste invasif ou une chirurgie doit prendre en compte la pharmacologie des différents antithrombotiques, le caractère urgent ou non de la procédure invasive, le risque hémorragique lié à la procédure elle-même ou associé à la technique anesthésique notamment lorsqu'une anesthésie neuraxiale ou un bloc nerveux périphérique profond est envisagé, le risque thrombotique lié au patient (indication du traitement antithrombotique au long cours).

Risque hémorragique péri-opératoire

Classiquement les actes invasifs sont classés en 3 niveaux de risque de saignement [1] :

- à faible risque de saignement (autour de 0 %) : interventions dermatologiques, extractions dentaires simples, chirurgies ophtalmologiques de la chambre antérieure, colonoscopies avec polypectomie inférieure à 1 cm... ;
- à risque modéré de saignement (risque <2 %) : interventions orthopédiques, chirurgies viscérales, colonoscopies avec polypectomie de plus de 1 cm... ;
- à risque élevé de saignement (risque >2 %) : chirurgies cardiaques et vasculaires centrales, neurochirurgies, chirurgies prostatiques, chirurgies ophtalmologiques de la chambre postérieure...

De façon pragmatique, il est plus simple d'utiliser 2 catégories :

- les interventions à faible risque hémorragique sont des actes invasifs pour lesquels le risque de saignement est rare, de faible intensité, facilement contrôlable et sans conséquence grave (chirurgie de la cataracte, chirurgies dermatologiques mineures, extractions dentaires, endoscopies diagnostiques avec ou sans biopsies muqueuses, etc.) ;
- les interventions à risque hémorragique modéré ou élevé sont des actes invasifs pour lesquels un saignement significatif est probable sous traitement antithrombotique (hors aspirine) ou pour lesquels un saignement même minime pourrait avoir des conséquences graves.

Il faut également prendre en compte le risque hémorragique lié à certaines procédures d'anesthésie locorégionale [2]. L'anesthésie neuraxiale (rachidienne ou péridurale) ainsi que les blocs nerveux profonds non accessibles à une compression externe en cas de ponction vasculaire sont considérés comme des anesthésies ne pouvant être réalisées chez un patient sous antithrombotique (hors aspirine). Les anesthésies locorégionales par blocs nerveux superficiels, accessibles à une compression, peuvent être réalisées sans arrêt des traitements antithrombotiques.

Certaines procédures sont préférentiellement réalisées sans aspirine, lorsque le risque hémorragique induit par l'aspirine est jugé inacceptable ou associé à un risque létal ou fonctionnel (ex. : certains actes en urologie, neurochirurgie intracrânienne, interventions chirurgicales avec résections tissulaires majeures).

Gestion péri-opératoire des anticoagulants oraux

Délais d'arrêt

Ainsi, en fonction du risque hémorragique lié au(x) geste(s) envisagé(s), les anticoagulants oraux seront poursuivis ou arrêtés avec des délais d'arrêt prenant en compte la pharmacologie de la molécule anticoagulante, mais aussi certaines caractéristiques propres au patient notamment pour les AOD (tableau 8.1) [3, 4]. Les délais d'arrêt recommandés peuvent varier entre les directives nationales et internationales de différentes sociétés savantes.

Lors de l'arrêt des AVK en préopératoire, il est recommandé de contrôler l'INR la veille de l'intervention pour l'acénocoumarol ou deux jours avant pour la phenprocoumone. Si l'INR mesuré est supérieur à 1,5, il est proposé d'administrer de la vitamine K per os à une faible dose (maximum 5 mg) afin de s'assurer que l'INR le jour de l'intervention soit inférieur au seuil de sécurité théorique (1,5 pour la majorité des gestes invasifs, 1,2 pour la neurochirurgie intracrânienne). Pour les AOD, il n'est pas recommandé de doser de routine l'activité résiduelle de l'activité anticoagulante, sauf chez les patients pour lesquels une accumulation de l'AOD ou une élimination ralentie sont suspectées (insuffisance rénale avec clairance de la créatinine selon la formule de Cockroft-Gault <50 ml/min, âge >75 ans, sexe féminin, comédications et interactions médicamenteuses). Le seuil de sécurité théorique des AOD (c'est-à-dire la concentration en dessous de laquelle le risque hémorragique n'est pas augmenté) reste incertain, mais les cohortes observationnelles publiées ces dernières années suggèrent que le seuil de 30 ng/ml est probablement très conservateur et trop restrictif;

Tableau 8.1. Délai d'arrêt des anticoagulants selon le risque hémorragique.

	AVK	AOD
Procédures à faible risque hémorragique (chirurgie de la cataracte, chirurgies dermatologiques mineures, extractions dentaires, endoscopies diagnostiques, etc.)	Pas d'arrêt	Pas de prise la veille au soir ni le matin de l'intervention*
Procédures à risque hémorragique modéré ou élevé	Acénocoumarol : dernière prise à J-4, et contrôle de l'INR à J-1 Phenprocoumone : dernière prise à J-7, et contrôle de l'INR à J-2 Si INR > 1,5 : administrer 5 mg de vitamine K per os	Anti-Xa directs (rivaroxaban, apixaban, édoxaban) : dernière prise à J-3 Dabigatran : dernière prise – J-3 si clairance** > 80 ml/min – J-4 si clairance** : 50–80 ml/min – J-5 si clairance** < 50 ml/min Pas de dosage de l'activité anticoagulante résiduelle sauf si suspicion d'accumulation

* Certaines sociétés savantes recommandent de ne pas interrompre le traitement par AOD pour les procédures à faible risque hémorragique, ou seulement de ne pas prendre la dose du matin le jour de l'intervention.

** Clairance de la créatinine calculée selon la formule de Cockroft-Gault.

Source : d'après Albaladejo P, Bonhomme F, Blais N, et al. Management of direct oral anticoagulants in patients undergoing elective surgeries and invasive procedures: Updated guidelines from the French Working Group on Perioperative Hemostasis (GIHP) - September 2015. Anaesth Crit Care Pain Med 2017 ; 36 : 73–6 [3]

actuellement, la majorité des experts s'accordent sur un seuil de sécurité théorique à 50 ng/ml pour les AOD, exception faite de l'anesthésie neuraxiale et la chirurgie intracrânienne pour lesquelles des concentrations inférieures à 30 ng/ml sont recommandées [5].

Relais anticoagulant

Deux études randomisées contrôlées ont comparé les stratégies d'arrêt des AVK avec ou sans relais anticoagulant.

L'étude BRIDGE a comparé chez 1 884 patients avec fibrillation atriale (FA) valvulaire et non valvulaire, traités par AVK au long cours, une stratégie associant un relais préopératoire par héparine de bas poids moléculaire (HBPM) et une reprise précoce de l'anticoagulation par HBPM en postopératoire à une stratégie d'arrêt de la warfarine sans relais préopératoire et une reprise différée de l'anticoagulation en postopératoire [6]. Les patients inclus n'étaient pas à haut risque thrombotique (score CHADS2 médian à 2,3) et les patients avec un antécédent de thrombose artérielle récente (< 12 semaines) étaient exclus de l'étude. Les taux d'événements thrombotiques artériels (AVC, accident ischémique transitoire [AIT], embolie artérielle systémique) étaient respectivement de 0,4 et 0,3 %, sans et avec relais par HBPM. Par contre, les saignements majeurs et mineurs étaient 3 fois plus fréquents dans le groupe ayant eu un relais par HBPM.

Plus récemment, l'étude PERIOP2 a étudié le bénéfice d'une reprise précoce de l'anticoagulation postopératoire par HBPM chez les patients à haut risque thrombotique artériel (FA ou prothèse valvulaire mécanique) [7]. L'administration d'un relais postopératoire par HBPM augmentait le risque de saignement non majeur, et ne diminuait pas le risque d'événements thrombotiques artériels et veineux. Cette étude renforce donc les résultats de l'étude BRIDGE pour les patients avec fibrillation atriale, et permet d'envisager, dans les situations à risque hémorragique élevé ou très élevé, une reprise différée de l'anticoagulation en postopératoire pour les patients porteurs de valves cardiaques mécaniques, le faible nombre de patients porteurs de valve(s) inclus dans cette étude ne permettant toutefois pas d'établir des recommandations de grade fort.

En ce qui concerne les AOD, les résultats des études de phase 3 concernant le dabigatran (étude RE-LY), le rivaroxaban (étude ROCKET-AF), l'apixaban (étude ARISTOTLE) sont très rassurants quant à l'arrêt des AOD avant un geste invasif sans relais anticoagulant. Les taux d'événements thrombotiques observés dans ces études étaient faibles.

Les stratégies concernant un éventuel relais des anticoagulants oraux en préopératoire sont résumées dans la figure 8.1.

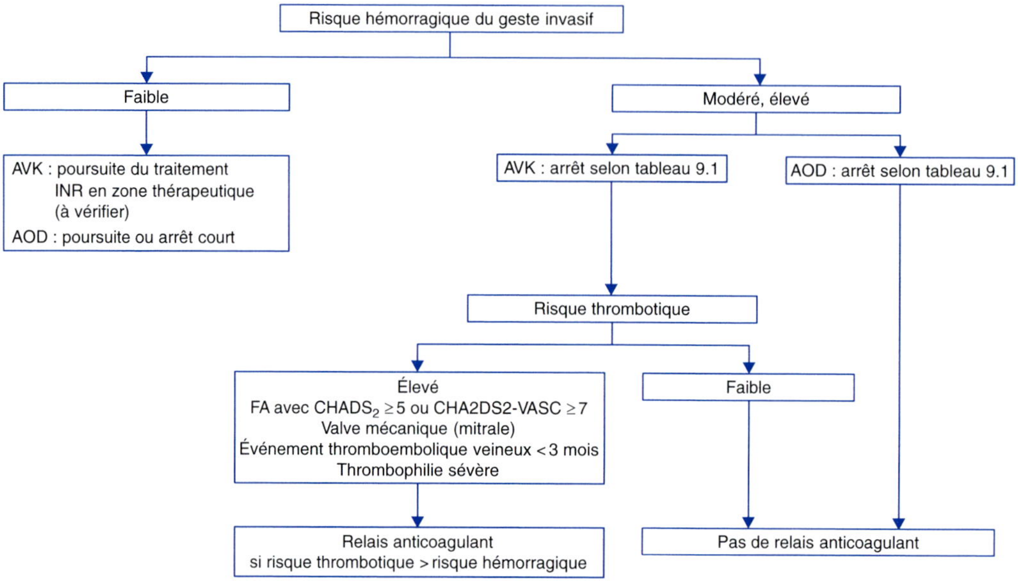

Figure 8.1. Stratégies de gestion des anticoagulants oraux en péri-opératoire.

Gestion péri-opératoire des antiplaquettaires

La durée optimale d'arrêt d'un traitement AAP dépend des caractéristiques pharmacocinétiques et pharmacodynamiques de l'AAP. La récupération complète des fonctions plaquettaires dépendantes du thromboxane A2 ou de l'ADP n'est pas nécessaire pour obtenir une compétence hémostatique adéquate et suffisante en cas de geste invasif. Aucun seuil de sécurité hémostatique péri-opératoire lié aux effets résiduels des AAP n'est établi, quels que soient les tests de fonction plaquettaire utilisés.

Un arrêt préopératoire des AAP selon des durées standardisées et anticipées est plus pratique au quotidien que des délais d'arrêt basés sur les résultats de tests de fonction plaquettaire, même si cette stratégie individualisée peut être proposée pour certains patients à risque thrombotique élevé ou lors de chirurgies semi-urgentes à risque hémorragique élevé.

Lorsque le traitement AAP doit être interrompu, les délais d'arrêt recommandés sont :

- dernière prise de clopidogrel : J-5 ;
- dernière prise de ticagrélor : J-5 ;
- dernière prise de prasugrel : J-7 ;
- dans les rares cas où l'arrêt de l'aspirine est souhaitable, dernière prise d'aspirine : J-3.

Pour les procédures à très haut risque hémorragique, essentiellement la neurochirurgie intracrânienne, ces délais sont augmentés de 2 jours pour toutes les molécules, soit dernière prise à J-5 pour l'aspirine, J-7 pour le clopidogrel et le ticagrélor, J-9 pour le prasugrel [8].

La réalisation d'une anesthésie locorégionale de quelque type que ce soit n'est pas une indication à l'arrêt de l'aspirine, par contre la réalisation d'une anesthésie neuraxiale ou d'un bloc profond nécessite l'arrêt des inhibiteurs du récepteur P2Y12 (dernière prise à J-5 pour le clopidogrel et le ticagrélor, J-7 pour le prasugrel) [2].

L'arrêt d'un traitement AAP avant une intervention élective s'associe à une augmentation du risque d'événements vasculaires (cardiaques ou neurologiques) ; ce risque thrombotique doit être évalué en préopératoire afin de choisir une stratégie d'arrêt des molécules AAP en fonction de l'indication du traitement et du risque thrombotique associé [9, 10].

Ces stratégies sont résumées dans le tableau 8.2.

Tableau 8.2. Gestion des AAP avant un geste invasif électif.

Indications du traitement AAP = risque thrombotique		Risque hémorragique de la procédure		
		Faible	**Élevé**	**Très élevé**
Aspirine en prévention primaire		Poursuite ou arrêt	Arrêt	Arrêt
Monothérapie en prévention secondaire (prévention cardiaque, artériopathie des membres inférieurs, antécédent AVC/AIT)	Aspirine en monothérapie	Poursuite	Poursuite	Arrêt
	Clopidogrel en monothérapie	Poursuite	Arrêt, et remplacement par aspirine	Arrêt
Maladie coronarienne avec double AAP[a]	– Stent < 1 mois – Stent < 6 mois à haut risque thrombotique[b] – Infarctus < 6 mois	Si procédure non différable : poursuite des 2 AAP	Si procédure non différable : – poursuite de l'aspirine – arrêt de l'inhibiteur du P2Y12	Si procédure non différable : – arrêt des 2 AAP – possible relais par AAP intraveineux
	Aucun des critères ci-dessus	Poursuite des 2 AAP	– Poursuite de l'aspirine – Arrêt de l'inhibiteur du P2Y12	Arrêt des 2 AAP

[a] Si possible, attendre la fin de l'indication de la double antiagrégation plaquettaire si le geste invasif peut être différé sans risque vital ou fonctionnel.
[b] Critères pour un stent à haut risque thrombotique : insuffisance rénale avec ClCr < 60 ml/min, maladie diffuse chez le diabétique, antécédent de thrombose de stent, > 3 stents, > 3 lésions traitées, bifurcation avec implantation de 2 stents, longueur stentée > 60 mm, occlusion chronique totale.
Source : d'après Godier A, Fontana P, Motte S, et al. Arch Cardiovasc Dis 2018 ; 111(3) : 210–23 [8].

Conclusion

La décision de poursuivre ou d'arrêter un traitement antithrombotique en péri-opératoire se base sur l'évaluation du risque hémorragique en lien avec le geste invasif ou la chirurgie, ou en lien avec la technique anesthésique (notamment en cas d'anesthésie neuraxiale ou de bloc profond). Les délais d'arrêt recommandés sont basés sur les propriétés pharmacologiques des antithrombotiques et sur les seuils concentration/effet de sécurité des différentes molécules. La réalisation d'un relais anticoagulant en préopératoire, tout comme la reprise précoce de l'anticoagulation en postopératoire, expose le patient à un risque hémorragique qui surpasse le risque thrombotique, limitant l'indication des relais anticoagulants aux patients traités par antivitamine K au long cours et à haut risque thrombotique.

Références

[1] Spyropoulos AC, Brohi K, Caprini J, et al. Scientific and Standardization Committee Communication: Guidance document on the periprocedural management of patients on chronic oral anticoagulant therapy: Recommendations for standardized reporting of procedural/surgical bleed risk and patient-specific thromboembolic risk. J Thromb Haemost 2019;17:1966–72.

[2] Kietaibl S, Ferrandis R, Godier A, et al. Regional anaesthesia in patients on antithrombotic drugs: Joint ESAIC/ESRA guidelines. Eur J Anaesthesiol 2022;39:100–32.

[3] Albaladejo P, Bonhomme F, Blais N, et al. Management of direct oral anticoagulants in patients undergoing elective surgeries and invasive procedures: Updated guidelines from the French Working Group on Perioperative Hemostasis (GIHP) - September 2015. Anaesth Crit Care Pain Med 2017;36:73–6.

[4] Douketis JD, Spyropoulos AC, Murad MH, et al. Perioperative Management of Antithrombotic Therapy: An American College of Chest Physicians Clinical Practice Guideline. Chest 2022;162:e207–43.

[5] Albaladejo P, Pernod G, Godier A, et al. Management of bleeding and emergency invasive procedures in patients on dabigatran: Updated guidelines from the French Working Group on Perioperative Haemostasis (GIHP) - September 2016. Anaesth Crit Care Pain Med 2018;37:391–9.

[6] Douketis JD, Spyropoulos AC, Kaatz S, et al. Perioperative bridging anticoagulation in patients with atrial fibrillation. N Engl J Med 2015;373:823–33.

[7] Kovacs MJ, Wells PS, Anderson DR, et al. Postoperative low molecular weight heparin bridging

treatment for patients at high risk of arterial thromboembolism (PERIOP2): double blind randomised controlled trial. BMJ 2021;373, n1205.
[8] Godier A, Fontana P, Motte S, et al. Management of antiplatelet therapy in patients undergoing elective invasive procedures: Proposals from the French Working Group on perioperative hemostasis (GIHP) and the French Study Group on thrombosis and hemostasis (GFHT). In collaboration with the French Society for Anesthesia and Intensive Care (SFAR). Arch Cardiovasc Dis 2018;111(3):210–23.
[9] Valgimigli M, Bueno H, Byrne RA, et al. 2017 ESC focused update on dual antiplatelet therapy in coronary artery disease developed in collaboration with EACTS: The Task Force for dual antiplatelet therapy in coronary artery disease of the European Society of Cardiology (ESC) and of the European Association for Cardio-Thoracic Surgery (EACTS). Eur Heart J 2018;39:213–60.
[10] Halvorsen S, Mehilli J, Cassese S, et al. 2022 ESC guidelines on cardiovascular assessment and management of patients undergoing non-cardiac surgery: developed by the task force for cardiovascular assessment and management of patients undergoing non-cardiac surgery of the European society of Cardiology (ESC) Endorsed by the European Society of Anaesthesiology and Intensive Care (ESAIC). Eur Heart J 2022;43:3826–924.

Chapitre 9

Prise en charge préopératoire du patient diabétique

G. Cheisson

Points clés

- Le diabète est une maladie fréquente. Le patient diabétique présente un risque de morbi-mortalité plus élevé.
- L'évaluation des complications du diabète est indispensable car certaines atteintes peuvent modifier la prise en charge anesthésique.
- La gestion des traitements antidiabétiques doit faire l'objet d'une évaluation soigneuse en préopératoire car de nouvelles molécules (iSGLT2, GLP-1RA) sont actuellement utilisées à grande échelle et peuvent avoir des effets secondaires graves qu'il est indispensable de connaître.

Quelques rappels

Dans ce chapitre, nous allons traiter de la préparation des patients diabétiques. Le diabète est une maladie très fréquente qu'il convient de prendre en charge spécifiquement. On l'évalue à 8 % des adultes dans le monde, 20 % des patients hospitalisés en chirurgie générale et jusqu'à 40 % en chirurgie vasculaire. Afin de bien comprendre la prise en charge du diabète, la première étape consiste à définir son type car il va conditionner sa prise en charge péri-opératoire. Le diabète de type 2 (DT2) est le plus fréquent; il est souvent découvert à l'occasion d'un dépistage dans une population à risque ou à l'occasion d'une hospitalisation. Son traitement requiert initialement la prise d'hypoglycémiants non insuliniques et peut nécessiter le recours à un traitement par insuline à la phase tardive de la maladie. On parle alors de DT2 insulinorequérant. A contrario, le diabète de type 1 (DT1) est la conséquence d'une destruction auto-immune des cellules β pancréatiques synthétisant l'insuline conduisant à une insulinopénie. Dans le cas du DT1, la sécrétion physiologique d'insuline disparaît dans ses 2 composantes : la sécrétion «basale» et la sécrétion prandiale. Le traitement repose sur un apport exogène d'insuline, vitale pour le patient DT1. Le schéma thérapeutique le plus utilisé est appelé schéma basal-bolus. La sécrétion d'insuline basale est substituée par une injection d'insuline lente et la sécrétion prandiale par un analogue rapide de l'insuline. Ainsi, nous recommandons de ne jamais arrêter l'insuline basale d'un patient DT1 en péri-opératoire, même en situation d'urgence, en raison du risque d'acidocétose. La pompe à insuline sous-cutanée est souvent utilisée pour le traitement du patient DT1 mais aussi parfois en cas de DT2 sur le modèle thérapeutique du schéma basal-bolus. Enfin, les diabètes dits «pancréatiques», secondaires aux pathologies du pancréas ou aux pancréatectomies totales, sont nettement moins fréquents et s'accompagnent d'une insulinopénie qui peut être totale. L'hospitalisation et, particulièrement, l'acte chirurgical et ses agressions associées induisent un état de stress responsable d'une hyperglycémie péri-opératoire. Ce stress métabolique est transitoire chez des patients non diabétiques antérieurement [1] ou à l'origine d'un déséquilibre glycémique chez un diabétique connu. **Le mécanisme est une insulinorésistance périphérique [2] constituant un facteur pronostique indépendant de morbi-mortalité [3] et dépendant du type de chirurgie, de l'agressivité du geste et de sa durée [4]**. Enfin, nous pouvons souligner que l'hyperglycémie (> 1,80 g/l ou 10 mmol/l) en période péri-opératoire augmente la morbidité [5, 6] (en particulier les infections) et la mortalité [7, 8]. Sa prise en charge est maintenant admise et le bénéfice passe par la diminution de la glycémie. Ainsi en période péri-opératoire, un contrôle glycémique compris entre 0,90 et 1,80 g/l (5 à 10 mmol/l) permet d'éviter les hypoglycémies et de maintenir la glycémie en dessous de 1,80 g/l (10 mmol/l). Le contrôle de la glycémie doit débuter en préopératoire et se poursuivre en postopératoire [9].

Évaluation préopératoire

Nous aborderons dans ce chapitre l'évaluation préopératoire des risques qui est fondamentale et spécifique de la prise en charge du patient diabétique. Il convient de rechercher les éléments qui peuvent modifier nos décisions et attitudes en péri-opératoire.

Évaluer l'équilibre glycémique préopératoire

Le déséquilibre glycémique est fréquent en péri-opératoire en raison de nombreux facteurs tels le stress, le jeûne, l'hypo- ou l'hyperthermie, l'hypoxie cellulaire, le sepsis, le traumatisme mais aussi l'utilisation de catécholamines, de glucocorticoïdes… et ce d'autant plus que le déséquilibre glycémique existait en préopératoire. Plusieurs études ont montré une corrélation entre la glycémie à l'admission (> 2 g/l ou 11 mmol/l) et la morbi-mortalité postopératoire [10, 11], ainsi qu'un risque dix fois plus important de complications lorsqu'il existait un déséquilibre glycémique avant une chirurgie [5]. Le dosage d'hémoglobine glyquée (ou HbA1c) est un paramètre intéressant en préopératoire car sa valeur permet d'estimer l'équilibre glycémique des trois derniers mois. Plusieurs études ont montré que chez le patient diabétique, la morbi-mortalité était plus importante et on retrouvait un risque augmenté de complications cardiovasculaires et d'infections postopératoires [12, 13]. Des valeurs extrêmes d'HbA1c doivent faire envisager des ajustements thérapeutiques (renforcement quand elle est supérieure à 8 % ou allégement quand elle est inférieure à 6 %) par le médecin généraliste ou le diabétologue en préopératoire pour diminuer ainsi le risque de déséquilibre glycémique péri-opératoire [14].

Rechercher les complications spécifiques du diabète

Il est important pour l'anesthésiste en préopératoire d'évaluer les complications qui peuvent avoir une influence sur la prise en charge anesthésique. En revanche, la recherche et la prise en charge des complications micro- et macrovasculaires du diabète incombent au diabétologue et l'anesthésiste pourra réorienter le patient vers le spécialiste le cas échéant.

Gastroparésie

Cette complication spécifique du diabète est la manifestation la plus fréquente de la dysautonomie digestive. Elle concerne 30 à 50 % des patients avec un DT1 ou un DT2 et affecte les patients ayant le plus souvent d'autres atteintes neuropathiques. Elle se définit par une vidange gastrique retardée en l'absence d'obstruction mécanique. On doit la rechercher en consultation d'anesthésie par la présence de signes cliniques tels que les douleurs abdominales, les sensations de ballonnement, les vomissements ou une lenteur à la digestion [15]. La gastropérésie est associée à un risque de stase (estomac plein) et d'inhalation à l'induction anesthésique. S'il existe des signes cliniques faisant évoquer une gastroparésie, on peut s'aider de l'échographie qui permet de distinguer si l'estomac est plein par la mesure de l'aire antrale [16]. En cas de doute, nous recommandons une induction anesthésique type « estomac plein ». L'érythromycine et le métoclopramide qui accélèrent la motilité gastrique peuvent être utilisés [17, 18].

Atteintes cardiaques du diabète

On considère que 75 % des diabétiques décèdent des complications de l'athérosclérose et la maladie coronaire représente la cause principale de décès.

Maladie coronaire

L'ischémie myocardique silencieuse (IMS) est présente chez 30 à 50 % des DT2. Nous considérons que son dépistage s'appuie sur la réalisation de tests de provocation (épreuve d'effort, scintigraphie myocardique couplée à l'effort et/ou à l'administration de dipyridamole, échographie de stress voire imagerie par résonance magnétique de stress). Sa détection semble logique pour prévenir les événements cardiaques mais sa place doit être réservée aux patients à risque cardiovasculaire très élevé.

Insuffisance cardiaque

Le risque d'insuffisance cardiaque (IC) serait 2 à 3 fois plus élevé chez les diabétiques. Ce surrisque est aggravé par l'âge, l'ancienneté du diabète, la maladie coronaire et la présence d'une albuminurie. La mortalité après une première poussée d'IC serait 10 fois plus élevée chez les DT2 que chez les non-diabétiques.

Neuropathie autonome cardiaque

Il s'agit de la complication la plus fréquente du diabète. Sa prévalence augmente avec l'ancienneté du diabète et le déséquilibre glycémique. Elle est longtemps asymptomatique (révélée par des anomalies des variations de la fréquence cardiaque au cours d'épreuves standardisées) mais déjà grave lorsqu'elle devient symptomatique (tachycardie permanente, hypotension orthostatique, hypotension postprandiale ou hypoglycémies graves non ressenties). Ses risques sont l'infarctus du myocarde indolore, une augmentation des événements cardiovasculaires, de la mortalité, notamment du risque de mort subite secondaire à des troubles graves du rythme cardiaque. Il existe un risque accru d'instabilité hémodynamique péri-opératoire lié aux effets prononcés sur le tonus nerveux sympathique de l'anesthésie générale ou locorégionale. La dysautonomie préopératoire a un impact pronostique postopératoire à long terme chez le patient diabétique. La présence d'une neuropathie autonome cardiaque doit conduire à un monitorage hémodynamique et une surveillance per- et postopératoire rapprochée.

Évaluation de la fonction rénale et recherche d'une néphropathie préexistante

Nous allons aborder les complications rénales dans cette partie. La néphropathie diabétique est la complication microvasculaire la plus fréquente de la maladie diabétique, elle touche 30 % des DT1 et environ 20 % des DT2. Le diabète est un facteur de risque indépendant de survenue d'insuffisance rénale aiguë en période péri-opératoire. Elle peut se développer en dehors de toute dysfonction rénale préalable ou sur une néphropathie diabétique. L'évaluation du rapport albuminurie/créatinine urinaire et du débit de filtration glomérulaire est donc indispensable pour la chirurgie majeure, en urgence, ou si le patient présente un diabète déséquilibré ou mal équilibré. La prise en charge péri-opératoire de la maladie rénale chronique diabétique n'a rien de spécifique. Cependant, il convient de porter une attention particulière à l'administration péri-opératoire d'agents ou médicaments néphrotoxiques et d'optimiser l'hémodynamique pour maintenir la pression de perfusion rénale. Pour atteindre cet objectif, nous recommandons de faire appel à un monitorage hémodynamique permettant d'évaluer le volume d'éjection systolique pour guider le remplissage vasculaire et l'administration de vasopresseurs en cas de chirurgie à risque d'instabilité hémodynamique (chirurgie hémorragique, chirurgie majeure ou en urgence). Toutes les autres stratégies n'ont rien de spécifique et doivent obéir aux recommandations de prise en charge de l'insuffisance rénale aiguë. Les modalités d'administration des agents anesthésiques doivent tenir compte des modifications pharmacocinétiques et pharmacodynamiques résultant d'une dysfonction rénale chronique si celle-ci est présente sans spécificité particulière en rapport avec le diabète.

Gestion des traitements hypoglycémiants

Insulines

Les insulines sont le traitement indispensable à la survie des patients DT1 (schéma basal-bolus ou pompe à insuline) mais elles sont aussi utilisées chez de nombreux DT2 lorsque les médicaments non insuliniques ne sont plus suffisants. Dans le DT1, l'insuline basale ne doit jamais être arrêtée, qu'elle soit utilisée en 1 ou 2 injections, en raison du risque d'acidocétose qui survient en quelques heures. Pour les patients sous pompe, le risque d'acidocétose est majeur quand le relais à l'arrêt de la pompe n'est pas immédiatement fait. Si dans certaines situations (chirurgie de courte durée), la pompe peut être laissée en place, dans toutes les autres situations, le relais doit être immédiatement réalisé par injection sous-cutanée selon le schéma basal-bolus ou insuline intraveineuse à la seringue électrique (IVSE).

Traitements non insuliniques

Les traitements non insuliniques ne sont pas pris le matin d'une chirurgie mineure ou majeure et sont poursuivis en cas de chirurgie ambulatoire. La metformine a des effets potentiellement délétères dans les situations à risque d'insuffisance rénale. Aussi, la fonction rénale doit être surveillée en péri-opératoire pour éviter son accumulation. Le groupe de travail SFAR/SFD propose de suspendre la metformine uniquement le jour de la chirurgie sur la base de la faible prévalence des acidoses lactiques et des études récentes montrant un bénéfice à son utilisation. Nous insistons sur le fait que cette attitude doit s'accompagner d'une surveillance du DFG en pré- et postopératoire. La nouvelle classe thérapeutique des GLP-1 récepteurs agonistes (GLP-1RA) et celle des inhibiteurs du SGLT2 (sodium/glucose cotransporteur 2) ou iSGLT2 ont montré des effets bénéfiques sur le contrôle glycémique mais également des effets bénéfiques cardio- et néphroprotecteurs très significatifs [19]. Elles ont fait évoluer les recommandations internationales avec une prescription beaucoup plus précoce dans une stratégie de protection d'organes plutôt qu'intégrée à une escalade thérapeutique. Ces médicaments présentent des effets secondaires qu'il convient de connaître pour notre prise en charge péri-opératoire :

- les GLP-1RA ralentissent la vidange gastrique particulièrement en début de traitement. Il peut être intéressant de pratiquer une échographie gastrique avant l'induction anesthésique et de réaliser une induction en séquence rapide si la vidange gastrique n'est pas satisfaisante. Compte tenu de la très longue durée de vie de ces molécules, il ne paraît pas pertinent de les faire arrêter en préopératoire ;
- les iSGLT2 favorisent la survenue d'acidocétose diabétique qui présente 2 caractéristiques : 1) elle est euglycémique ou peu hyperglycémique (modification du rapport insuline/glucagon, augmentation de la réabsorption tubulaire des corps cétoniques, et le stress et le jeûne qui augmentent la production des corps cétoniques) entraînant un retard au diagnostic et 2) sa détection est prise en défaut avec les bandelettes urinaires (seul l'acétoacétate est détecté par la bandelette urinaire alors qu'il s'agit d'une surproduction de bêta-hydroxybutyrate). La recherche d'une cétose impose donc de réaliser une cétonémie plasmatique [20].

Nous proposons de synthétiser les modalités d'arrêt des différents médicaments antidiabétiques en préopératoire par le tableau 9.1.

Règles de jeûne

Si le patient doit être laissé à jeun alors qu'il est traité par insuline, nous recommandons de mettre en place un soluté glucosé (à partir de 7 heures le matin) qui sera arrêté si la glycémie est supérieure à 16,5 mmol/l [14]. La prise de sulfamides ou de glinides avant une chirurgie en urgence impose également de mettre en place une perfusion de soluté glucosé s'il reste à jeun. Si le patient n'a pas d'insuline, il n'est pas nécessaire de lui apporter un soluté glucosé. Le jeûne prolongé est un facteur de risque majeur d'insulinorésistance et il convient de le limiter au maximum.

Tableau 9.1. Modalité d'arrêt des antidiabétiques selon les recommandations SFAR-SFD 2023 en cours de réactualisation.

	Chirurgie avec ≤ 1 repas jeûné	Chirurgie mineure ou majeure	Chirurgie urgente
Biguanides	Pas d'arrêt	Pas de prise le matin	Arrêt
Sulfamides et glinides	Pas d'arrêt	Pas de prise le matin	Arrêt
Inhibiteurs alpha-1 glucosidases	Pas d'arrêt	Pas de prise le matin	Arrêt
Inhibiteurs DDP-4	Pas d'arrêt	Pas de prise le matin	Arrêt
Agonistes récepteurs GLP-1	Pas d'arrêt	Pas de prise le matin	Arrêt
Inhibiteurs SGLT2	Pas d'arrêt (surveillance cétonémie)	Arrêt 3 jours avant (surveillance cétonémie)	Arrêt (surveillance cétonémie)
Insulines SC	Pas d'arrêt	Pas d'injection le matin (sauf DT1)	Arrêt et relais
Pompe à insuline	Pas d'arrêt	Arrêt de la pompe à l'arrivée au bloc	Arrêt et relais

Source : Cheisson G, Jacqueminet S, Cosson E, et al. Perioperative management of adult diabetic patients. Preoperative period. Anaesth Crit Care Pain Med 2018 ; 37Suppl 1 : S9-S19 [14].

Cas particulier de la chirurgie ambulatoire

Le patient diabétique est parfaitement éligible à la chirurgie ambulatoire. Par une approche organisationnelle et technique plus fine, elle minimise le risque de déséquilibre et permet au patient un retour plus rapide à ses conditions de vie antérieures. Compte tenu du contexte de cette chirurgie avec retour à domicile le jour même, nos objectifs seront de minimiser les modifications du traitement antidiabétique, de maintenir un contrôle glycémique adéquat, de reprendre une alimentation orale le plus rapidement possible. L'évaluation préopératoire est de même nature que pour le patient hospitalisé et un contrôle récent d'HbA1c est nécessaire.

Conclusion

La prise en charge du patient diabétique en préopératoire nécessite en premier lieu de connaître le type de diabète dont il est atteint. Le patient diabétique de type 1 ne doit jamais avoir de carence en insuline, notamment basale, au risque de voir survenir une acidocétose en quelques heures. Le diabétique de type 2 a des besoins en insuline augmentés en péri-opératoire en raison d'une insulinorésistance. Ces besoins seront d'autant plus augmentés qu'il existe un déséquilibre préexistant qu'on évalue par le dosage d'HbA1c. Nous nous attacherons à rechercher lors de l'évaluation préopératoire les complications spécifiques du diabète influençant la prise en charge anesthésique telles la gastroparésie, l'ischémie myocardique, la neuropathie autonome cardiaque, l'atteinte rénale. Les traitements antidiabétiques doivent faire l'objet d'une adaptation en préopératoire et leurs complications doivent être connues.

Références

[1] American Diabetes Association. 2. Classification and Diagnosis of Diabetes. Diabetes Care 2017 ;40(Suppl 1):S11–24.

[2] Tsubo T, Kudo T, Matsuki A, Oyama T. Decreased glucose utilization during prolonged anaesthesia and surgery. Can J Anaesth 1990 ;37(6):645–9.

[3] Gandhi GY, Nuttall GA, Abel MD, et al. Intensive intraoperative insulin therapy versus conventional glucose management during cardiac surgery: a randomized trial. Ann Intern Med 2007 ;146(4):233–43.

[4] Bagry HS, Raghavendran S, Carli F. Metabolic syndrome and insulin resistance: perioperative considerations. Anesthesiology 2008 ;108(3):506–23.

[5] Fish LH, Weaver TW, Moore AL, Steel LG. Value of postoperative blood glucose in predicting complications and length of stay after coronary artery bypass grafting. Am J Cardiol 2003 ;92(1):74–6.

[6] Doenst T, Wijeysundera D, Karkouti K, et al. Hyperglycemia during cardiopulmonary bypass is an independent risk factor for mortality in patients undergoing cardiac surgery. J Thorac Cardiovasc Surg 2005 ;130(4):1144.

[7] van den Berghe G, Wouters P, Weekers F, et al. Intensive insulin therapy in critically ill patients. N Engl J Med 2001 ;345(19):1359–67.

[8] Furnary AP, Gao G, Grunkemeier GL, et al. Continuous insulin infusion reduces mortality in patients with diabetes undergoing coronary artery bypass grafting. J Thorac Cardiovasc Surg 2003;125(5):1007–21.
[9] Cosson E, Catargi B, Cheisson G, et al. Practical management of diabetes patients before, during and after surgery: A joint French diabetology and anaesthesiology position statement. Diabetes Metab 2018;44(3):200–16.
[10] Bhamidipati CM, LaPar DJ, Stukenborg GJ, et al. Superiority of moderate control of hyperglycemia to tight control in patients undergoing coronary artery bypass grafting. J Thorac Cardiovasc Surg 2011;141(2):543–51.
[11] Desai SP, Henry LL, Holmes SD, et al. Strict versus liberal target range for perioperative glucose in patients undergoing coronary artery bypass grafting: a prospective randomized controlled trial. J Thorac Cardiovasc Surg 2012;143(2):318–25.
[12] Gruenbaum SE, Toscani L, Fomberstein KM, et al. Severe Intraoperative Hyperglycemia Is Independently Associated With Postoperative Composite Infection After Craniotomy: An Observational Study. Anesth Analg 2017;125(2):556–61.
[13] Sato H, Carvalho G, Sato T, et al. The association of preoperative glycemic control, intraoperative insulin sensitivity, and outcomes after cardiac surgery. J Clin Endocrinol Metab 2010;95(9):4338–44.
[14] Cheisson G, Jacqueminet S, Cosson E, et al. Perioperative management of adult diabetic patients. Preoperative period. Anaesth Crit Care. Pain Med 2018;37(Suppl 1):S9–S19.
[15] Kempler P, Amarenco G, Freeman R, et al. Management strategies for gastrointestinal, erectile, bladder, and sudomotor dysfunction in patients with diabetes. Diabetes Metab Res Rev 2011;27(7):665–77.
[16] Bouvet L, Mazoit JX, Chassard D, et al. Clinical assessment of the ultrasonographic measurement of antral area for estimating preoperative gastric content and volume. Anesthesiology 2011;114(5):1086–92.
[17] Janssens J, Peeters TL, Vantrappen G, et al. Improvement of gastric emptying in diabetic gastroparesis by erythromycin. Preliminary studies N Engl J Med 1990;322(15):1028–31.
[18] Jellish WS, Kartha V, Fluder E, Slogoff S. Effect of metoclopramide on gastric fluid volumes in diabetic patients who have fasted before elective surgery. Anesthesiology 2005;102(5):904–9.
[19] Brown E, Heerspink HJL, Heerspink HJL, Wilding JPH. SGLT2 inhibitors and GLP-1 receptor agonists: established and emerging indications. Lancet 2021;398:262–76.
[20] Musso G, Saba F, Cassader M, Gambino R. Diabetic ketoacidosis with SGLT2 inhibitors. BMJ 2020;371, m4147.

Chapitre 10

Endocrinologie et médecine péri-opératoire

S. Latreille, S. Lamothe

Points clés

- Un dosage de TSH doit être intégré au bilan préopératoire en cas d'antécédent de dysthyroïdie.
- Les traitements de toutes dysthyroïdies doivent être maintenus pendant la période péri-opératoire.
- Le coma myxœdémateux et la thyrotoxicose sont des complications rares mais redoutables.
- La première cause d'insuffisance surrénalienne en contexte péri-opératoire est d'origine centrale et liée à la prise au long cours de corticoïdes, même à faible dose. Une substitution par hydrocortisone doit être administrée en per- et postopératoire.
- Une hypotension résistante au remplissage doit faire évoquer le diagnostic d'insuffisance surrénalienne.
- Le risque d'hypocalcémie postopératoire est d'autant plus élevé que l'hypercalcémie préopératoire est importante pour une chirurgie de l'hyperparathyroïdie primaire.

Dysthyroïdies

Dépistage préopératoire des maladies thyroïdiennes

Il n'est pas recommandé un dépistage systématique des maladies thyroïdiennes chez le patient asymptomatique sans histoire de dysthyroïdie. Cependant, un dosage de TSH doit être proposé en consultation à tous patients présentant des signes fonctionnels ou cliniques évocateurs d'une pathologie thyroïdienne [1].

Chez tout patient avec un antécédent de maladie thyroïdienne traitée, un dosage de TSH doit être intégré dans le bilan préopératoire afin d'optimiser la thérapie thyroïdienne en vue de la chirurgie. Une attention particulière doit être portée aux patients présentant un volumineux goitre thyroïdien, complétée si besoin par un bilan d'imagerie et une évaluation ORL afin d'anticiper la stratégie de prise en charge des voies aériennes supérieures.

Hypothyroïdie

Complication péri-opératoire de l'hypothyroïdie

Les hormones thyroïdiennes jouent un rôle important dans l'homéostasie des systèmes nerveux central, rénal, digestif, hématologique, respiratoire et cardiovasculaire. Les complications cardiovasculaires sont les plus concernées dans la période péri-opératoire [2]. L'hypothyroïdie est associée à une baisse du débit cardiaque secondaire à un effet chronotrope et inotrope négatif [3]. Même si les taux de catécholamines semblent augmentés chez les patients en situation d'hypothyroïdie, ces patients sont prédisposés à développer une hypotension artérielle sous anesthésie, probablement secondaire à la régulation négative des récepteurs β-adrénergiques [1]. Le risque d'événement coronaire est lui aussi augmenté, secondaire au profil lipidique athérogène [4] (hypercholestérolémie) et à l'anémie (normochrome normocytaire ou macrocytaire).

Les complications respiratoires à type d'épanchement pleural, défaillance des muscles respiratoires [5] ou majoration du risque de SAOS peuvent également compliquer la prise en charge péri-opératoire [6].

Une complication rare de la chirurgie mais redoutable est le coma myxœdémateux [7], secondaire à une insuffisance thyroïdienne profonde. Il doit être suspecté chez tout patient présentant une défaillance neurologique inexpliquée (troubles de la conscience, coma calme, convulsions) associée à une hypothermie (≤36 °C). Il s'accompagne fréquemment d'une défaillance respiratoire (hypoventilation alvéolaire), hémodynamique (bradycardie, hypotension artérielle) et de troubles hydroélectrolytiques en rapport avec un état d'hyperhydratation globale (hyponatrémie souvent profonde). Le traitement spécifique consiste à débuter le plus précocement possible l'administration d'hormone substitutive (T3 ou T4) par voie parentérale.

Prise en charge préopératoire de l'hypothyroïdie

La plupart des recommandations suggèrent que les patients atteints d'hypothyroïdie doivent avoir des niveaux de TSH inférieurs à 4 mUI/l avant la chirurgie [8]. Le cas contraire, il conviendra de différer la chirurgie dans l'attente d'une substitution par lévothyroxine jusqu'à euthyroïdie, excepté dans les situations d'insuffisance coronarienne avec indication à un geste de reperfusion coronaire (possibilité d'aggravation des lésions d'ischémie myocardique) [9].

Si la voie orale ou entérale est impossible en postopératoire, la substitution peut être momentanément interrompue si elle n'excède pas 5 jours. Sinon, une substitution parentérale est recommandée à la dose de 60 à 80 % de la dose orale [9].

Dans le contexte de chirurgie urgente, la substitution doit être débutée le plus rapidement possible et les complications de l'hypothyroïdie anticipées.

Hyperthyroïdie

Complications péri-opératoires de l'hyperthyroïdie

Les risques péri-opératoires de l'hyperthyroïdie impliquent également des complications multiorganiques. Cette condition peut conduire à un état d'hyperdébit cardiaque, caractérisé par une augmentation de la fréquence cardiaque et de la contractilité cardiaque [10]. L'hypermétabolisme cellulaire entraîne une demande accrue en oxygène et en nutriments cellulaires. L'hyperdébit cardiaque (augmenté de 50 jusqu'à 300 %) est une réponse adaptative à cette demande [1]. L'hyperthyroïdie active également le système nerveux sympathique, qui est responsable de l'augmentation de la fréquence cardiaque et de la contractilité cardiaque. Cet état d'hyperdébit est responsable d'une augmentation du risque de troubles du rythme cardiaque tels que la fibrillation auriculaire, ainsi que de l'augmentation du risque de cardiopathie ischémique et d'insuffisance cardiaque congestive [11]. Des complications supplémentaires sont liées à l'hypercatabolisme dans les cas d'hyperthyroïdie sévère entraînant malnutrition, hyponatrémie, hypercalcémie et myopathie intéressant les muscles respiratoires.

La complication péri-opératoire la plus redoutable est la crise aiguë thyrotoxique associant hyperthermie, tachycardie, défaillance neurologique (confusion, coma), défaillance cardiaque avec état de choc susceptible d'évoluer jusqu'au décès. Elle est rarement inaugurale de la maladie thyroïdienne et résulte d'une hyperthyroïdie sévère non traitée ou mal traitée [12].

Prise en charge préopératoire de l'hyperthyroïdie

En contexte de chirurgie programmée et en raison des risques péri-opératoires importants, les patients atteints d'hyperthyroïdie cliniquement symptomatique doivent être programmés en contexte d'euthyroïdie. Les traitements médicaux doivent être poursuivis pendant toute cette période. Pour les patients souffrant d'une hyperthyroïdie manifeste nécessitant une prise en charge chirurgicale urgente, un monitorage cardiovasculaire continu est indispensable ainsi qu'une prémédication par bêtabloquant par voie orale ou intraveineuse tel que l'esmolol, permettant une titration rapide [9].

Prise en charge péri-opératoire de l'insuffisance surrénale

Le cortisol est principalement produit dans la zone fasciculée du cortex surrénalien. La libération de cortisol suit un rythme circadien, étant plus élevée le matin et plus basse la nuit. L'hormone corticotrope (ACTH) contrôle la production et la libération du cortisol. Après une chirurgie programmée majeure non compliquée, il y a une augmentation proportionnelle des cytokines pro-inflammatoires, de la CRH, de l'ACTH et du cortisol (augmentation de 5 fois de la sécrétion, atteignant environ 100 mg de cortisol par jour), revenant à la normale en 1 à 2 jours [13]. Le métabolisme et l'élimination du cortisol sont réduits, entraînant une augmentation de sa concentration. Cette réponse à un stress chirurgical est absente chez le patient en situation d'insuffisance surrénale et doit donc être palliée par le praticien en charge du patient.

En effet, cette production insuffisante de cortisol entraîne une perte progressive du tonus vasomoteur et une altération des réponses des récepteurs alpha-adrénergiques à la noradrénaline. À moins que le stress ne soit bref, une réduction continue du tonus vasculaire entraîne une hypotension orthostatique, suivie d'une hypotension en position allongée, puis d'un choc fatal s'il n'est pas rapidement corrigé [14]. Une hyponatrémie parfois profonde est associée, secondaire à la rétention d'eau induite par l'hormone antidiurétique, majorée chez les patients ayant une production insuffisante d'aldostérone.

L'hypotension résistante au remplissage a longtemps été considérée comme le signe cardinal de l'insuffisance surrénalienne aiguë, mais elle peut être un signe tardif. Il est essentiel de rester vigilant à l'apparition de signes précoces tels que les plaintes de malaise, somnolence, hypotension orthostatique, hyponatrémie ou fièvre isolée [16].

Les patients atteints d'insuffisance surrénalienne sont souvent bien informés sur leur maladie, tandis que d'autres peuvent avoir une connaissance limitée de leurs besoins en glucocorticoïdes pendant la période péri-opératoire. La consultation d'anesthésie doit donc détailler l'autogestion des stéroïdes par le patient, les crises surrénaliennes antérieures éventuelles et sa capacité à ajuster les médicaments en fonction de son état de santé [9].

La thérapie glucocorticoïde prescrite (prednisolone ≥ 5 mg par jour chez l'adulte) par tous les modes d'administration (oral, inhalé, topique, intranasal) peut entraîner une suppression de l'axe corticotrope et constitue la cause la plus fréquente d'insuffisance corticotrope en contexte péri-opératoire [15].

Chez les patients atteints d'insuffisance surrénalienne de toutes causes, une dose de 100 mg d'hydrocortisone par injection intraveineuse doit être administrée lors de l'induction de l'anesthésie, suivie d'une perfusion continue d'hydrocortisone à raison de 200 mg par 24 heures, jusqu'à ce que le patient puisse prendre le double de sa dose habituelle de glucocorticoïdes par voie orale. Par la suite, la dose doit être progressivement réduite à la dose d'entretien appropriée, dans la plupart des cas dans les 48 heures, bien que cette période puisse être prolongée en cas de chirurgie majeure ou de complications postopératoires [16]. La dexaméthasone n'est pas une substitution adéquate chez les patients atteints d'insuffisance surrénalienne périphérique car elle a une activité minéralocorticoïde faible. Néanmoins, il n'y a pas d'indication à augmenter les doses de fludrocortisone chez ces patients [14].

Prise en charge péri-opératoire de l'hyperparathyroïdie

La parathormone (PTH) est l'hormone principale impliquée dans le contrôle de l'équilibre du calcium dans l'organisme. Elle agit en libérant le calcium et le phosphore des os (activité ostéoclastique), en réduisant l'excrétion rénale du calcium et en augmentant l'excrétion du phosphore, ainsi qu'en favorisant la production de la forme active de la vitamine D. L'équilibre calcique est maintenu grâce à la présence de récepteurs sensibles au calcium dans divers tissus. Ces récepteurs sont présents dans les glandes parathyroïdes et dans les cellules des tubules rénaux, ce qui permet une régulation fine [17].

On distingue les hyperparathyroïdies primitives (80 % des cas), le plus souvent dues à un adénome parathyroïdien unique responsable d'une hypercalcémie. L'hyperparathyroïdie primitive est due à une indépendance entre la sécrétion de PTH et les modifications de concentration du calcium extracellulaire secondaire à une insensibilité des récepteurs sensibles au calcium et donc responsable d'une hypercalcémie. Le diagnostic repose sur le dosage d'une calcémie corrigée supérieure à 2,5 mmol/l associée à une PTH anormalement normale ou augmentée. Le traitement est la résection chirurgicale du tissu anormalement sécrétant [18].

L'hyperparathyroïdie secondaire est liée à une carence en vitamine D et son traitement est toujours médical par supplémentation en vitamine D. L'hyperparathyroïdie tertiaire est en rapport avec une augmentation de la PTH en réponse à l'hypocalcémie chez l'insuffisant rénal. Le traitement est soit médical par apport de calcium et vitamine D soit chirurgical par parathyroïdectomie subtotale. Les patients réfractaires au traitement médical développent ainsi une ostéite fibreuse kystique ou une ostéomalacie responsable de déformations squelettiques ou de fractures. Il s'y associe des atteintes valvulaires ou des tissus de conduction par les dépôts calciques et une hypertrophie myocardique corrélée à l'augmentation de la PTH.

La consultation d'anesthésie apprécie la gravité de la maladie, avec des profils de patients différents, du patient ASA 1 de l'hyperparathyroïdie primitive asymptomatique au patient atteint d'hyperparathyroïdie secondaire ou tertiaire, insuffisant rénal chronique terminal ASA 3 dont l'évaluation anesthésique sera spécifique à ce terrain morbide.

En cas d'hypercalcémie sévère de l'hyperparathyroïdien primaire, celle-ci impose une hospitalisation en urgence afin de débuter un traitement par hyperhydratation et biphosphonates [19]. La chirurgie réglée ne doit être considérée qu'en dehors d'un épisode d'hypercalcémie sévère, en effet plus l'hypercalcémie préopératoire pour exérèse d'adénome parathyroïdien est sévère, plus le risque d'hypocalcémie sévère est important en postopératoire immédiat [17].

Références

[1] Palace MR. Perioperative Management of Thyroid Dysfunction. Health Serv Insights 2017;10. 1178632916689677. https://doi.org/https://doi.org/10.1177/1178632916689677.

[2] Udovcic M, Pena RH, Pena RH, et al. Hypothyroidism and the Heart. Methodist Debakey Cardiovasc J 2017;13(2):55–9. https://doi.org/10.14797/mdcj-13-2-55.

[3] Biondi B, Palmieri EA, Lombardi G, Fazio S. Subclinical Hypothyroidism and Cardiac Function. Thyroid 2002;12(6):505–10. https://doi.org/https://doi.org/10.1089/105072502760143890.

[4] Hak AE, Pols HA, Visser TJ, et al. Subclinical Hypothyroidism Is an Independent Risk Factor for Atherosclerosis and Myocardial Infarction in Elderly Women: The Rotterdam Study. Ann Intern Med 2000;132(4):270–8. https://doi.org/https://doi.org/10.7326/0003-4819-132-4-200002150-00004.

[5] Siafakas NM, Salesiotou V, Filaditaki V, et al. Muscle Strength in Hypothyroidism. Chest 1992;102(1):189–94. https://doi.org/https://doi.org/10.1378/chest.102.1.189.

[6] Pancholi C, Chaudhary SC, Gupta KK, et al. Obstructive Sleep Apnea in Hypothyroidism. Ann Afr Med 2022;21(4):403–9. https://doi.org/https://doi.org/10.4103/aam.aam_134_21.

[7] Bridwell RE, Willis GC, Gottlieb M, et al. Decompensated Hypothyroidism: A Review for the Emergency Clinician. Am J Emerg Med 2021;39:207–12. https://doi.org/https://doi.org/10.1016/j.ajem.2020.09.062.

[8] Jonklaas J, Bianco AC, Bauer AJ, et al. Guidelines for the Treatment of Hypothyroidism: Prepared by the American Thyroid Association Task Force on Thyroid Hormone Replacement. Thyroid 2014;24(12):1670–751. https://doi.org/https://doi.org/10.1089/thy.2014.0028.

[9] Himes CP, Ganesh R, Wight EC, et al. Perioperative Evaluation and Management of Endocrine Disorders. Mayo Clin Proc 2020;95(12):2760–74. https://doi.org/https://doi.org/10.1016/j.mayocp.2020.05.004.

[10] Khan R, Sikanderkhel S, Gui J, et al. Thyroid and Cardiovascular Disease: A Focused Review on the Impact of Hyperthyroidism in Heart Failure. Cardiol Res 2020;11(2):68–75. https://doi.org/10.14740/cr1034.

[11] Kohl BA, Schwartz S. Surgery in the Patient with Endocrine Dysfunction. Med Clin North Am 2009;93(5):1031–47. https://doi.org/https://doi.org/10.1016/j.mcna.2009.05.003.

[12] Ross DS, Burch HB, Cooper DS, et al. 2016 American Thyroid Association Guidelines for Diagnosis and Management of Hyperthyroidism and Other Causes of Thyrotoxicosis. Thyroid 2016;26(10):1343–421. https://doi.org/https://doi.org/10.1089/thy.2016.0229.

[13] Woodcock T, Barker P, Daniel S, et al. Guidelines for the Management of Glucocorticoids during the Peri-Operative Period for Patients with Adrenal Insufficiency: Guidelines from the Association of Anaesthetists, the Royal College of Physicians and

the Society for Endocrinology UK. Anaesthesia 2020;75(5):654–63. https://doi.org/https://doi.org/10.1111/anae.14963.

[14] Prete A, Yan Q, Al-Tarrah K, et al. The Cortisol Stress Response Induced by Surgery: A Systematic Review and Meta-Analysis. Clin Endocrinol (Oxf) 2018;89(5):554–67. https://doi.org/https://doi.org/10.1111/cen.13820.

[15] Bornstein SR, Allolio B, Arlt W, et al. Diagnosis and Treatment of Primary Adrenal Insufficiency: An Endocrine Society Clinical Practice Guideline. J Clin Endocrinol Metab 2016;101(2):364–89. https://doi.org/https://doi.org/10.1210/jc.2015-1710.

[16] Husebye ES, Allolio B, Arlt W, et al. Consensus Statement on the Diagnosis, Treatment and Follow-up of Patients with Primary Adrenal Insufficiency. J Intern Med 2014;275(2):104–15. https://doi.org/https://doi.org/10.1111/joim.12162.

[17] Khan AA, Hanley DA, Rizzoli R, et al. Primary Hyperparathyroidism: Review and Recommendations on Evaluation, Diagnosis, and Management. A Canadian and International Consensus. Osteoporos Int 2017;28(1):1–19. https://doi.org/https://doi.org/10.1007/s00198-016-3716-2.

[18] Bollerslev J, Rejnmark L, Zahn A, et al. European Expert Consensus on Practical Management of Specific Aspects of Parathyroid Disorders in Adults and in Pregnancy: Recommendations of the ESE Educational Program of Parathyroid Disorders. Eur J Endocrinol 2022;186(2):R33–63. https://doi.org/https://doi.org/10.1530/EJE-21-1044.

[19] Minisola S, Pepe J, Piemonte S, Cipriani C. The Diagnosis and Management of Hypercalcaemia. BMJ 2015;350, h2723. https://doi.org/https://doi.org/10.1136/bmj.h2723.

Chapitre 11

Évaluation préopératoire des pathologies cardiaques

J. Guillemin, A. Bouglé

Points clés

- Les complications cardiovasculaires peuvent survenir particulièrement chez les patients atteints de maladie coronarienne documentée ou asymptomatique, de dysfonction ventriculaire gauche, de maladie valvulaire cardiaque et d'arythmies, qui subissent des procédures chirurgicales associées à un stress hémodynamique et cardiaque prolongé.
- Les risques liés au patient sont déterminés par l'âge, la présence ou non de facteurs de risque cardiovasculaire ou de maladies cardiovasculaires établies, et les autres comorbidités.
- L'évaluation du risque comprend les risques liés à la chirurgie et ceux liés au patient.
- Chez les patients de moins de 65 ans sans signe, symptôme ou antécédent de maladie cardiovasculaire : ECG et mesure des biomarqueurs cardiaques uniquement après 45 ans, et en cas de chirurgie à risque élevé.
- Chez les patients de 65 ans et plus ou avec une maladie cardiovasculaire établie, l'évaluation préopératoire dépend du niveau de risque de la chirurgie.
- Le traitement des maladies cardiovasculaires et des facteurs de risque cardiovasculaire doit être individualisé en fonction du risque préopératoire.
- Une évaluation multidisciplinaire du timing de la chirurgie chez des patients à haut risque bénéficiant d'une chirurgie à haut risque est recommandée.

L'évaluation préopératoire des pathologies cardiaques est devenue un aspect fondamental de la prise en charge anesthésique. Le volume d'interventions considérées à « risque majeur » augmente dans le monde et en Europe (300 millions d'interventions par an dans le monde dont environ 85 % de chirurgie non cardiaque [1]). Par ailleurs, la population concernée présente une prévalence élevée de maladie cardiovasculaire documentée ou asymptomatique : on retrouvait un facteur de risque cardiovasculaire chez 44 % des plus de 45 ans, et un antécédent de maladie athéromateuse chez 24 % des plus de 45 ans [2]. Les projections vont vers un vieillissement de la population avec une augmentation du recours à la chirurgie majeure. Les complications cardiovasculaires peuvent survenir particulièrement chez les patients atteints de maladie coronarienne documentée ou asymptomatique, de dysfonction ventriculaire gauche, de maladie valvulaire cardiaque et d'arythmies, qui subissent des procédures chirurgicales associées à un stress hémodynamique et cardiaque prolongé.

Les recommandations sur l'évaluation cardiovasculaire avant chirurgie non cardiaque publiées en 2022 par la Société européenne de cardiologie (ESC) et la Société européenne d'anesthésiologie et de réanimation (ESAIC) [3] complètent les recommandations formalisées d'experts SFAR/SFC 2011 [4] et appuient la nécessité d'une médecine péri-opératoire forte afin de minimiser la morbi-mortalité cardiovasculaire (infarctus du myocarde péri-opératoire, thrombose de stent, insuffisance cardiaque aiguë, arythmies sévères, embolie pulmonaire et AVC ischémique).

Médecine péri-opératoire

Évaluation cardiovasculaire en chirurgie non cardiaque

Évaluation clinique

L'évaluation clinique comprend l'évaluation des risques liés à la chirurgie et au patient.

Les risques liés à la chirurgie dépendent :

- du type de chirurgie : 3 niveaux de risque définis selon l'incidence de morbidité cardiovasculaire péri-opératoire majeure [4–7] (tableau 11.1). En effet, le degré de lésions tissulaires chirurgicales détermine le niveau de « stress » (inflammation, déséquilibre sympathicovagal, augmentation des catécholamines et du cortisol). Celui-ci, combiné avec les modifications de température et de volémie, modifie la balance énergétique myocardique et favorise un état prothrombotique. Les chirurgies réduisant le niveau de lésions tissulaires comme les chirurgies thoraciques vidéo-assistées, la chirurgie par laparoscopie et la chirurgie endovasculaire doivent donc être privilégiées chez les patients à « haut risque » ;
- du caractère urgent (ne pouvant pas être reporté sans altération du pronostic vital ou fonctionnel), semi-urgent (nécessitant une évaluation bénéfice/risque du report) ou programmé (pouvant être reporté) de la chirurgie ;
- de sa réalisation dans un centre de proximité ou expert.

Les **risques liés au patient** sont déterminés par l'âge [8, 9], la présence ou non de facteurs de risque cardiovasculaire ou de maladies cardiovasculaires établies [10], et les autres comorbidités. Les recommandations ESAIC/ESC proposent un **algorithme d'évaluation et de stratification du risque cardiaque** (figure 11.1). Si le temps le permet, il est recommandé d'optimiser le traitement des maladies cardiovasculaires et des facteurs de risque cardiovasculaire avant la chirurgie. L'attitude doit ensuite s'adapter à la situation :

- **en cas de découverte d'un souffle cardiaque** symptomatique, il est recommandé de réaliser une échocardiographie avant la chirurgie ;
- **en cas de découverte d'un angor,** il est recommandé d'avoir recours à l'algorithme diagnostique de la maladie coronaire chronique. Si la chirurgie est urgente, une évaluation multidisciplinaire est recommandée ;
- **en cas de découverte d'une dyspnée ou d'un œdème périphérique**, un ECG et un dosage du NT-proBNP/BNP sont recommandés. En cas d'élévation du NT-proBNP/BNP, une échocardiographie est recommandée.

Outils de l'évaluation préopératoire

Scores de risque

Les nouvelles recommandations ne se positionnent pas pour l'utilisation spécifique d'un

Tableau 11.1. Niveaux de risque (morbi-mortalité) selon le type de chirurgie non cardiaque.

Faible risque (<1 %)	Risque intermédiaire (1–5 %)	Haut risque (>5 %)
– Mammaire – Dentaire – Thyroïde – Oculaire – Gynécologique ou orthopédique ou urologique mineure – Reconstructrice – Chirurgie thoracique vidéo-assistée de résection pulmonaire mineure	– Carotidienne asymptomatique ou symptomatique (si endartériectomie) – Aortique endovasculaire – Tête et cou – Intrapéritonéale : splénectomie, hernie hiatale – Intrathoracique : non majeure – Neurochirurgie ou orthopédique majeure (hanche et rachis) – Angioplastie artérielle périphérique – Transplantation rénale – Gynécologique ou urologique majeure	– Surrénalienne – Aortique ou vasculaire majeure – Carotidienne symptomatique (*stenting*) – Duodénopancréatectomie céphalique – Hépatectomie, chirurgie des voies biliaires – Œsophagectomie – Revascularisation par voie élective pour ischémie de membre ou amputation – Pneumonectomie (élective ou vidéo-assistée) Transplantation pulmonaire ou hépatique Perforation digestive Résection de vessie

Sources : d'après Halvorsen S, Mehilli J, Cassese S, Hall TS, Abdelhamid M, Barbato E, et al. ; ESC Scientific Document Group. 2022 ESC Guidelines on cardiovascular assessment and management of patients undergoing non-cardiac surgery. Eur Heart J 2022 ; 43(39) : 3826-924 [3] et Derumeaux G, Piriou V, Marret E, et al. Recommandations formalisées d'experts SFAR/SFC. Prise en charge du coronarien opéré en chirurgie non cardiaque. Ann Fr Anesth Reanim 2011 ; 30 : e5-e29 [4].

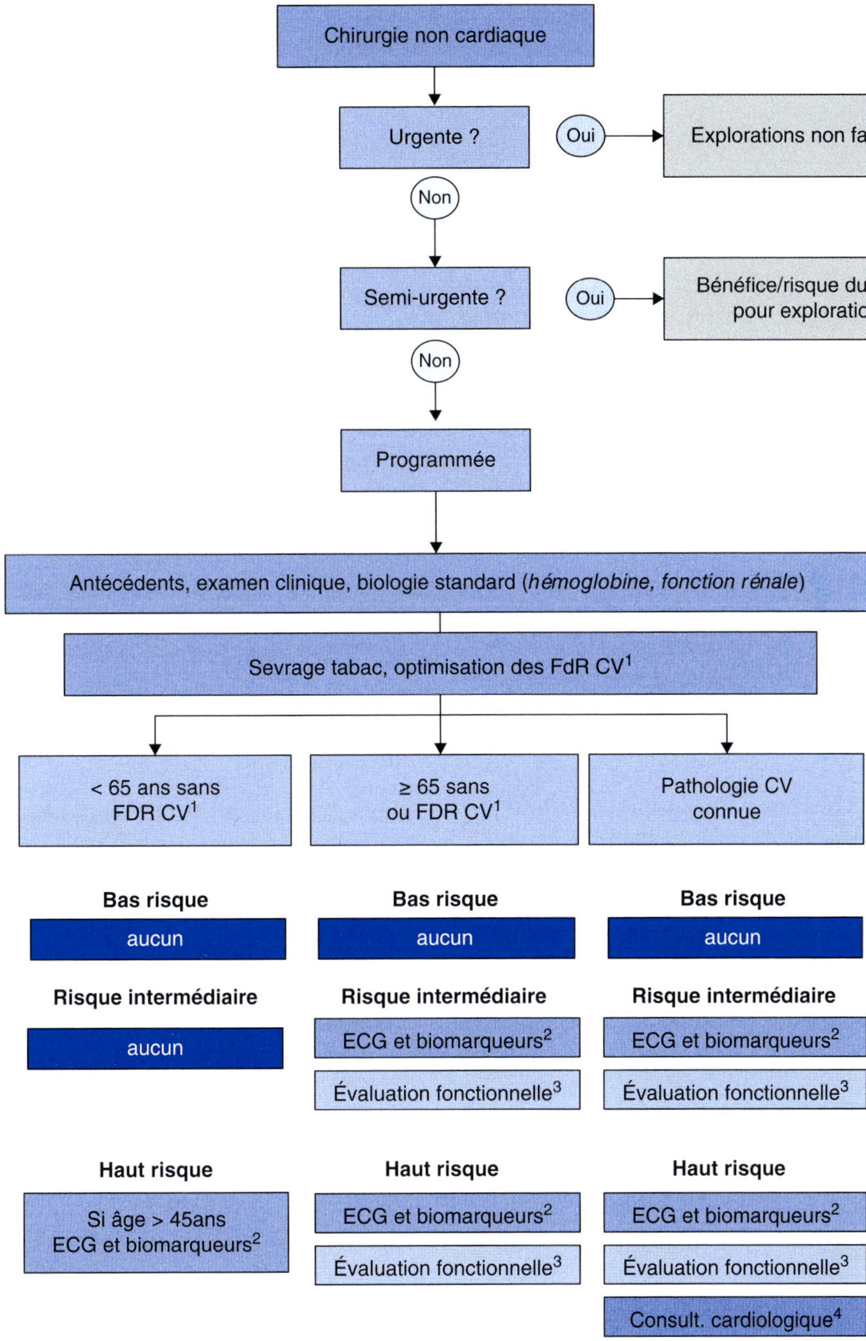

Figure 11.1. Algorithme d'évaluation et de stratification du risque cardiaque.
1. FDR CV (facteurs de risque cardiovasculaire) : HTA, tabagisme, diabète, dyslipidémie, hérédité). 2. Biomarqueurs : troponine et BNP/NT-proBNP. 3. Évaluation fonctionnelle basée sur un score spécifique ou la capacité à monter 2 étages. 4. Consultation cardiologique à visée diagnostique ou d'optimisation thérapeutique.
Source : Halvorsen S, Mehilli J, Cassese S, Hall TS, Abdelhamid M, Barbato E, et al. ; ESC Scientific Document Group. 2022 ESC Guidelines on cardiovascular assessment and management of patients undergoing non-cardiac surgery. Eur Heart J 2022 ; 43(39) : 3826-924 [3].

score de risque. En revanche, l'**évaluation de la fragilité** [11–13] par des outils de screening validés doit être envisagée chez les patients de plus de 70 ans. De plus, l'évaluation de la **capacité fonctionnelle** est recommandée en cas de chirurgie à risque modéré ou élevé et peut se faire simplement par la capacité à monter 2 étages (≥4 MET) [14].

ECG

L'ECG 12 dérivations [15] et les biomarqueurs cardiaques [16–20] : troponine en préopératoire puis à 24 et à 48 heures après l'intervention, dans le but de détecter précocement un infarctus du myocarde péri-opératoire ainsi que NT-proBNP/BNP préopératoire.

Examens cardiaques non invasifs

Une **échocardiographie transthoracique** (ETT) est réservée aux patients avec une capacité fonctionnelle abaissée et/ou une élévation du NT-proBNP/BNP, ou si un souffle cardiaque *de novo* ou une maladie cardiovasculaire symptomatique a été détecté avant une chirurgie à haut risque. Elle peut être discutée dans la même situation en cas de chirurgie à risque intermédiaire. Une **imagerie de stress** [21–24] (échographie de stress, scintigraphie myocardique, IRM de stress) est recommandée avant une chirurgie à haut risque en cas de capacité fonctionnelle abaissée et de forte probabilité de maladie coronarienne ou antécédent d'angioplastie coronaire ou de pontage aortocoronarien. Elle peut être discutée dans la même situation en cas de chirurgie à risque intermédiaire.

Examens invasifs

Il est recommandé de suivre les mêmes indications de coronarographie et de revascularisation myocardique avant une chirurgie que dans un contexte non opératoire.

Stratégies de réduction du risque préopératoire

Tout d'abord il s'agit du contrôle des facteurs de risque cardiovasculaire avec notamment l'arrêt du tabagisme au moins 4 semaines [25, 26] avant toute chirurgie non cardiaque. Ensuite, la gestion des traitements médicamenteux et de l'anémie préopératoire qui font l'objet de chapitres distincts. Enfin, en cas de chirurgie à haut risque non urgente, la mise en évidence d'une cardiopathie instable (*maladie coronarienne chronique sévère, syndrome coronarien aigu datant de moins de 3 mois, insuffisance cardiaque non compensée, valvulopathie jugée sévère en échocardiographie ou symptomatique, troubles du rythme graves et non équilibrés comme une fibrillation atriale à fréquence ventriculaire rapide ou des salves de tachycardie ventriculaire ou encore des extrasystoles ventriculaires polymorphes, troubles de la conduction graves et non équilibrés comme un bloc trifasciculaire ou un bloc atrioventriculaire du second ou du troisième degré*) doit faire différer l'intervention chirurgicale et adresser le patient vers un cardiologue pour une prise en charge spécialisée et la rééquilibration du traitement selon les recommandations en vigueur.

Références

[1] Weiser TG, Haynes AB, Molina G, Lipsitz SR, Esquivel MM, Uribe-Leitz T, et al. Estimate of the global volume of surgery in 2012: an assessment supporting improved health outcomes. Lancet (London, England) 2015;385(Suppl 2):S11.

[2] Smilowitz NR, Gupta N, Guo Y, Beckman JA, Bangalore S, Berger JS. Trends in cardiovascular risk factor and disease prevalence in patients undergoing non-cardiac surgery. Heart 2018;104(14):1180–6.

[3] Halvorsen S, Mehilli J, Cassese S, Hall TS, Abdelhamid M, Barbato E, et al, ESC Scientific Document Group. ESC Guidelines on cardiovascular assessment and management of patients undergoing non-cardiac surgery. Eur Heart J 2022 2022;43(39):3826–924.

[4] Derumeaux G, Piriou V, Marret E, et al. Recommandations formalisées d'experts SFAR/SFC. Prise en charge du coronarien opéré en chirurgie non cardiaque. Ann Fr Anesth Reanim 2011;30:e5–e29.

[4] Glance LG, Lustik SJ, Hannan EL, Osler TM, Mukamel DB, Qian F, et al. The surgical mortality probability model: Derivation and validation of a simple risk prediction rule for noncardiac surgery. Ann Surg 2012;255(4):696–702.

[5] Müller MD, Lyrer P, Brown MM, Bonati LH. Carotid artery stenting versus endarterectomy for treatment of carotid artery stenosis. Cochrane Database Syst Rev 2020;2(2):CD000515.

[6] Bendixen M, Jørgensen OD, Kronborg C, Andersen C, Licht PB. Postoperative pain and quality of life

after lobectomy via video-assisted thoracoscopic surgery or anterolateral thoracotomy for early stage lung cancer: a randomised controlled trial. Lancet Oncol 2016;17(6):836–44.

[7] Falcoz PE, Puyraveau M, Thomas PA, et al. ESTS Database Committee and ESTS Minimally Invasive Interest Group. Video-assisted thoracoscopic surgery versus open lobectomy for primary non-small-cell lung cancer: a propensity-matched analysis of outcome from the European Society of Thoracic Surgeon database. Eur J Cardiothoracic Surg 2016;49(2):602–9.

[8] Botto F, Alonso-Coello P, Chan MTV, Villar JC, Xavier D, Srinathan SK, et al. Myocardial Injury after Noncardiac SurgeryA Large, International, Prospective Cohort Study Establishing Diagnostic Criteria, Characteristics, Predictors, and 30-day Outcomes. Anesthesiology 2014;120(3):564–78.

[9] Hallqvist L, Granath F, Bell M. Myocardial infarction after noncardiac surgery in Sweden: a national, retrospective observational cohort study. Br J Anaesth 2020;125(1):47–54.

[10] Visseren FLJ, MacH F, Smulders YM, Carballo D, Koskinas KC, Bäck M, et al. 2021 ESC Guidelines on cardiovascular disease prevention in clinical practice. Eur Heart J 2021;42(34):3227–337.

[11] Mosquera C, Spaniolas K, Fitzgerald TL. Impact of frailty on surgical outcomes: The right patient for the right procedure. Surg (United States) 2016;160(2):272–80.

[12] Rockwood K, Song X, MacKnight C, Bergman H, Hogan DB, McDowell I, et al. A global clinical measure of fitness and frailty in elderly people. CMAJ 2005;173(5):489–95.

[13] Alvarez-Nebreda ML, Bentov N, Urman RD, Setia S, Huang JCS, Pfeifer K, et al. Recommendations for Preoperative Management of Frailty from the Society for Perioperative Assessment and Quality Improvement (SPAQI). J Clin Anesth 2018;47:33–42.

[14] Lurati Buse GAL, Puelacher C, Menosi Gualandro D, Genini AS, Hidvegi R, Bolliger D, et al. Association between self-reported functional capacity and major adverse cardiac events in patients at elevated risk undergoing noncardiac surgery: a prospective diagnostic cohort study. Br J Anaesth 2021;126(1):102–10.

[15] Noordzij PG, Boersma E, Bax JJ, Feringa HHH, Schreiner F, Schouten O, et al. Prognostic value of routine preoperative electrocardiography in patients undergoing noncardiac surgery. Am J Cardiol 2006;97(7):1103–6.

[16] Duceppe E, Patel A, Chan MTV, Berwanger O, Ackland G, Kavsak PA, et al. Preoperative N-Terminal Pro-B-Type Natriuretic Peptide and Cardiovascular Events After Noncardiac Surgery: A Cohort Study. Ann Intern Med 2020;172(2):96–104.

[17] Lee G, Sou SM, Twerenbold R, Reichlin T, Oshima S, Hochgruber T, et al. B-type natriuretic peptide and clinical judgment in the detection of exercise-induced myocardial ischemia. Am J Med 2014;127(5):427–35.

[18] Huelsmann M, Neuhold S, Resl M, Strunk G, Brath H, Francesconi C, et al. PONTIAC (NT-proBNP selected prevention of cardiac events in a population of diabetic patients without a history of cardiac disease): a prospective randomized controlled trial. J Am Coll Cardiol 2013;62(15):1365–72.

[19] Mueller C, McDonald K, de Boer RA, Maisel A, Cleland JGF, Kozhuharov N, et al. Heart Failure Association of the European Society of Cardiology practical guidance on the use of natriuretic peptide concentrations. Eur J Heart Fail 2019;21(6):715–31.

[20] Ledwidge M, Gallagher J, Conlon C, Tallon E, O'Connell E, Dawkins I, et al. Natriuretic peptide-based screening and collaborative care for heart failure: the STOP-HF randomized trial. JAMA 2013;310(1):66–74.

[21] Neumann FJ, Sechtem U, Banning AP, Bonaros N, Bueno H, Bugiardini R, et al. 2019 ESC Guidelines for the diagnosis and management of chronic coronary syndromes. Eur Heart J 2020;41(3):407–77.

[22] Cullen MW, McCully RB, Widmer RJ, Schroeder DR, Salonen BR, Raslau D, et al. Preoperative Dobutamine Stress Echocardiography and Clinical Factors for Assessment of Cardiac Risk after Noncardiac Surgery. J Am Soc Echocardiogr 2020;33(4):423–32.

[23] Boersma E, Poldermans D, Bax JJ, Steyerberg EW, Thomson IR, Banga JD, et al. Predictors of cardiac events after major vascular surgery: Role of clinical characteristics, dobutamine echocardiography, and beta-blocker therapy. JAMA 2001;285(14):1865–73.

[24] Van Damme H, Piérard L, Gillain D, Benoit T, Rigo P, Limet R. Cardiac risk assessment before vascular surgery: a prospective study comparing clinical evaluation, dobutamine stress echocardiography, and dobutamine Tc-99m sestamibi tomoscintigraphy. Cardiovasc Surg 1997;5(1):54–64.

[25] Musallam KM, Rosendaal FR, Zaatari G, Soweid A, Hoballah JJ, Sfeir PM, et al. Smoking and the risk of mortality and vascular and respiratory events in patients undergoing major surgery. JAMA Surg 2013;148(8):755–62.

[26] Turan A, Mascha EJ, Roberman D, Turner PL, You J, Kurz A, et al. Smoking and perioperative outcomes. Anesthesiology 2011;114(4):837–46.

Chapitre 12

Gestion des traitements cardiovasculaires

A. Gerbaud, N. Nesseler

Points clés

- Les recommandations de la Société française d'anesthésie et de réanimation sur la gestion péri-opératoire des médicaments à tropisme cardiovasculaire peuvent être complétées par les récentes recommandations européennes de 2022.
- Les recommandations concernant les bêtabloquants, les inhibiteurs du système rénine-angiotensine-aldostérone et les statines sont relativement consensuelles malgré des niveaux de preuve variable.
- Une bonne connaissance des indications, de la pharmacocinétique et de la pharmacodynamie est indispensable pour les molécules les plus récentes ou les moins étudiées.

La gestion péri-opératoire des traitements cardiovasculaires est, à juste titre, une question qui suscite un intérêt important chez l'anesthésiste-réanimateur. Plusieurs objectifs sont à considérer :

- restaurer les réponses physiologiques au stress chirurgical potentiellement altérées par ces molécules (hypovolémie) ;
- limiter les effets secondaires cardiovasculaires qui pourraient se conjuguer aux effets des drogues de l'anesthésie (hypotension) ;
- ne pas interrompre, ou limiter l'interruption, du traitement d'une maladie cardiovasculaire équilibrée (insuffisance cardiaque) ;
- introduire une thérapeutique dans la période péri-opératoire quand des indications ont été mises en évidence à l'occasion de l'évaluation anesthésique.

Malgré l'importance de ces questions les données issues de la littérature restent parcellaires, voire inexistantes pour certaines molécules. Elles sont essentiellement issues d'études observationnelles, et si certaines cohortes rassemblent des effectifs importants, les méthodes d'ajustement ne permettent pas d'éliminer de potentiels facteurs confondants. À l'inverse, les essais randomisés contrôlés (RCT) sont très rigoureux méthodologiquement mais plus rares. Ils évaluent des protocoles de gestion spécifiques ou centrés sur une molécule donnée à une posologie donnée ce qui peut réduire leur validité externe, et limite leur généralisation. Enfin, le dynamisme de la recherche en pharmacologie cardiovasculaire a pour conséquence positive l'apparition de nouvelles molécules. L'anesthésiste-réanimateur devra s'approprier les indications de ces nouveaux traitements et leurs conséquences péri-opératoires seront déduites des seules données pharmacologiques disponibles en attendant la publication de données de cohorte.

Dans ce chapitre, la gestion péri-opératoire des principales molécules à tropisme cardiovasculaire sera passée en revue en s'appuyant sur les nouvelles recommandations de l'European Society of Cardiology publiées en 2022 pour la chirurgie non cardiaque [1], en apportant au lecteur un éclairage sur le niveau des preuves disponibles qui supportent les conduites à tenir proposées.

Bêtabloquants

Ce sont sans doute les molécules pour lesquelles, les données sont les plus nombreuses. Pourtant les sujets de controverse persistent. Antagonistes compétitifs des récepteurs bêta-adrénergiques du myocarde, les bêtabloquants réduisent la consommation en oxygène du myocarde par réduction de la force contractile et de la fréquence cardiaque. Ils possèdent également des propriétés antiarythmiques et certains présentent des propriétés anti-inflammatoires. En conséquence, l'initiation en routine de bêtabloquants en préopératoire pour bénéficier de potentiels effets cardioprotecteurs en chirurgie non cardiaque a été proposée chez les sujets à risque de complications cardiovasculaires. Cette pratique est débattue et ne semble pas confortée par le RCT POISE-1 [2] qui avait inclus plus de 8 000 patients. Si l'introduction d'un bêtabloquant (métoprolol 100 mg) dans les heures précédant une chirurgie non cardiaque réduisait le risque d'infarctus du myocarde, de revascularisation cardiaque ou de fibrillation atriale dans les 30 jours après randomisation, le groupe « métoprolol » présentait un excès de risque de mortalité, d'accident vasculaire cérébral, d'hypotension et de bradycardies comparativement au groupe contrôle. Une méta-analyse du groupe Cochrane [3] a analysé en 2019 plus de 14 000 patients issus de 83 RCT (incluant POISE-1). Le type de bêtabloquants variait selon les études, ainsi que le timing de son introduction, sa durée ou encore la dose, parfois titrée sur la fréquence cardiaque ou la pression artérielle. Ce travail retrouvait peu d'arguments pour un effet du traitement bêtabloquant sur la mortalité à 30 jours, la survenue d'AVC ou d'arythmies ventriculaires. Le traitement par bêtabloquant pourrait cependant réduire la survenue de fibrillation atriale et d'infarctus du myocarde même si le niveau de confiance de données probantes était limité du fait de l'inclusion d'études à risque élevé de biais dans cette analyse. Le bénéfice d'une initiation des bêtabloquants avant une chirurgie non cardiaque est donc loin d'être certain mais la discussion reste ouverte pour des profils à haut risque cardiovasculaire ou des chirurgies à haut risque. Dans ce cas, le choix d'un bêtabloquant hautement sélectif pour les récepteurs bêta-1 serait à privilégier [4]. Enfin, chez les patients bénéficiant d'un traitement bêtabloquant au long cours, il est recommandé de les poursuivre durant la période péri-opératoire, plusieurs travaux observationnels ayant mis en évidence une surmortalité associée leur interruption [1].

Inhibiteurs du système rénine-angiotensine-aldostérone (SRAA)

Ils sont représentés par les inhibiteurs de l'enzyme de conversion (IEC) ou les antagonistes des récepteurs de l'angiotensine II (ARA II). Leurs indications sont larges, et outre le traitement de l'hypertension artérielle et de l'insuffisance cardiaque, incluent également la prévention des pathologies coronariennes et cérébrovasculaires, ou le traitement des néphropathies. La plupart des travaux disponibles confirment la survenue plus fréquente d'hypotension et de recours aux vasopresseurs lors de leur maintien péri-opératoire [5]. À l'inverse, l'arrêt de ces molécules expose au risque de développer des épisodes hypertensifs.

Une méta-analyse incluant plus de 16 000 patients, dont 5 RCT, aux effectifs cependant limités et non dénués de biais, confirmait des hypotensions plus fréquentes lorsque le traitement était poursuivi mais l'absence de surmortalité ou de survenue d'événements cardiovasculaires majeurs (*major adverse cardiovascular events* [ou MACE]) [6]. Ces données contrastaient pourtant avec le lien entre hypotension peropératoire et complications postopératoires qui a été identifié dans plusieurs études observationnelles de grande ampleur [7]. Des questions restent ouvertes : quelle durée d'interruption préopératoire ? Doit-elle être adaptée aux différences de demi-vie entre les molécules ? Doit-on limiter l'arrêt à l'indication antihypertensive uniquement, et maintenir le traitement pour les insuffisants cardiaques ?

L'essai randomisé multicentrique français StopOrNot (NCT03374449) qui vise à comparer une stratégie d'arrêt 48 heures avant une chirurgie non cardiaque majeure à une stratégie de poursuite de ces molécules sur la survenue d'un critère de jugement composite associant mortalité et complications postopératoires apportera sans aucun de doute de nouvelles informations à même de guider utilement le clinicien. Enfin, il semble également important d'être attentif à reprendre ces thérapeutiques dès que possible en postopératoire, l'absence de reprise étant associée à une surmortalité dans plusieurs études observationnelles [8].

L'association sacubitril-valsartan a été récemment positionnée comme une thérapeutique essentielle de l'insuffisance cardiaque à fraction d'éjection réduite soit en première intention, soit en remplacement des inhibiteurs de l'enzyme de conversion chez le patient qui demeure symptomatique malgré un traitement médical optimal [9]. Composée d'un inhibiteur de la néprilysine, qui est impliquée dans la dégradation des peptides natriurétiques, et d'un ARA II, cette association s'est montrée pourvoyeuse d'hypotensions plus fréquentes comparativement aux IEC. En l'absence de données, et par analogie avec les autres inhibiteurs du SRAA, un arrêt la veille de l'intervention peut être suggéré.

Inhibiteur du cotransporteur sodium-glucose de type 2 (gliflozines)

En bloquant le cotransporteur sodium-glucose de type 2 rénal, ces molécules inhibent la réabsorption rénale du glucose à l'origine d'une glycosurie. Ces antidiabétiques oraux sont maintenant recommandés chez l'insuffisant cardiaque à fraction d'éjection réduite, diabétique ou non, et déjà traité par l'association bêtabloquant, IEC et antagoniste du récepteur minéralocorticoïde [9]. Ils réduisent en effet les risques d'aggravation de l'insuffisance cardiaque et la mortalité cardiovasculaire [10]. Des cas d'acidocétoses diabétiques euglycémiques péri-opératoires ont cependant été rapportés [11] et un arrêt de 3 jours (canagliflozine, dapagliflozine et empagliflozine) à 4 jours (ertugliflozine) avant une chirurgie est recommandé en conséquence par la Food and Drug Administration [1].

Statines

Les statines, en réduisant le LDL-cholestérol, diminuent la morbi-mortalité liée à l'athérosclérose cardiovasculaire [12]. En conséquence, il paraît assez consensuel de ne pas interrompre le traitement d'un patient traité au long cours [1].

En revanche, l'initiation préopératoire systématique chez un patient naïf n'est pas recommandée du fait de l'absence de bénéfice retrouvé sur l'incidence d'événements majeurs lorsque le traitement est débuté peu de temps avant la chirurgie. Les essais disponibles étaient cependant de faibles effectifs ou présentaient des bais méthodologiques [13, 14]. La discussion de l'introduction préopératoire reste ouverte pour les patients chez qui il existe une réelle indication et qui doivent bénéficier d'une chirurgie à haut risque [1].

Amiodarone

L'amiodarone est médicament antiarythmique indiqué notamment dans le traitement des tachycardies supraventriculaires. Ce traitement a l'avantage de pouvoir être utilisé chez les patients présentant une maladie coronarienne et/ou une altération de la fonction ventriculaire.

En cas de maintien du traitement, il existerait un risque théorique de bradycardies sévères ou de collapsus au moment de l'induction anesthésique mais les données hors de la chirurgie cardiaque sont rares. En raison de sa demi-vie longue et de la prévention de survenue de troubles du rythme supraventriculaires en postopératoire, il est tout de même recommandé de maintenir le traitement jusqu'au jour de l'intervention chirurgicale [15].

Inhibiteurs calciques

Principalement utilisés dans l'hypertension artérielle, les inhibiteurs calciques sont de puissants vasodilatateurs qui diminuent la postcharge ventriculaire gauche. Certains inhibiteurs calciques qui ont un effet chronotrope négatif rentrent dans la classe IV des antiarythmiques selon la classification de Vaughan-Williams et sont donc indiqués dans l'angor. Selon une méta-analyse [16], la poursuite du traitement par inhibiteurs calciques réduirait le nombre d'événements cardiovasculaire tels que l'ischémie myocardique ou les troubles du rythme supraventriculaires. Il est donc recommandé de poursuivre le traitement par inhibiteur calcique pendant la période péri-opératoire en suspendant éventuellement la dose le jour du bloc opératoire afin d'éviter d'éventuelles hypotensions peropératoires.

Diurétiques

Les diurétiques sont largement utilisés dans le cadre de l'insuffisance cardiaque ou de l'hypertension artérielle. Chez l'insuffisant cardiaque, il convient d'optimiser la dose afin d'éviter la surcharge hydrique ou l'hypovolémie. Il est également nécessaire de prendre en compte et de corriger les troubles hydroélectrolytiques éventuels, tels que l'hypokaliémie ou l'hypomagnésémie. Chez le patient hypertendu, le bénéfice de la poursuite des diurétiques en période péri-opératoire n'est pas certain. La suspension du diurétique le jour de l'intervention, et l'utilisation d'une autre classe thérapeutique serait à privilégier [1].

En conclusion, la gestion péri-opératoire des médicaments à tropisme cardiovasculaire est une préoccupation majeure pour le médecin anesthésiste-réanimateur. Les conséquences pour la gestion hémodynamique peropératoire sont évidemment importantes, mais l'impact sur le devenir postopératoire doit préoccuper tout autant les professionnels. Si les données actuelles de la littérature permettent de proposer une attitude pratique (tableau 12.1), le niveau de preuve reste globalement faible ou intermédiaire. Une bonne connaissance des indications, de la pharmacocinétique et de la pharmacodynamie est donc indispensable pour prendre les décisions les plus éclairées au lit du malade.

Tableau 12.1. Synthèse et comparaison des propositions de la Société française d'anesthésie et de réanimation et de l'European Society of Cardiology.

Traitements	SFAR 2009	ESC 2022
Bêtabloquants	Pas d'interruption	Pas d'interruption
Amiodarone	Pas d'interruption	Pas de recommandation
Antiarythmiques classe 1	Arrêt 24 h	Pas de recommandation
Statines	Pas d'interruption	Pas d'interruption
IEC/ARA II	HTA : arrêt 24 h	HTA : arrêt 24 h
	IC : pas d'interruption	IC : pas d'interruption
Sacubitril-valsartan	Pas de recommandation	Pas de recommandation
Inhibiteurs calciques	Pas d'interruption	Arrêt 24 h
Agoniste alpha-2	Pas de recommandation	Arrêt (durée ?)
Diurétique	Arrêt 24 h	Arrêt 24 h
Ivabradine	Pas de recommandation	Pas de recommandation
Inhibiteurs du SGLT2	Pas de recommandation	Arrêt 72 h–96 h

ARA II : antagonistes des récepteurs de l'angiotensine II ; IC : insuffisance cardiaque ; IEC : inhibiteurs de l'enzyme de conversion ; SGLT2 : cotransporteur sodium-glucose de type 2.

Sources : d'après SFAR. Gestion périopératoire des traitements chroniques et dispositifs médicaux. Préambule. Ann Fr Anesth Reanim 2009 ; 28(12) : 1035-6 [15] et Halvorsen S, Mehilli J, Cassese S, Hall TS, Abdelhamid M, Barbato E, et al. 2022 ESC Guidelines on cardiovascular assessment and management of patients undergoing non-cardiac surgery. Eur Heart J 2022 ; 43(39) : 3826-924 [1].

Références

[1] Halvorsen S, Mehilli J, Cassese S, Hall TS, Abdelhamid M, Barbato E, et al. 2022 ESC Guidelines on cardiovascular assessment and management of patients undergoing non-cardiac surgery. Eur Heart J 2022;43(39):3826–924.

[2] POISE Trial Investigators, Devereaux PJ, Yang H, Guyatt GH, Leslie K, Villar JC, Monteri VM, et al. Rationale, design, and organization of the PeriOperative ISchemic Evaluation (POISE) trial: a randomized controlled trial of metoprolol versus placebo in patients undergoing noncardiac surgery. Am Heart J 2006;152(2):223–30.

[3] Blessberger H, Lewis SR, Pritchard MW, Fawcett LJ, Domanovits H, Schlager O, et al. Perioperative beta-blockers for preventing surgery-related mortality and morbidity in adults undergoing cardiac surgery. Cochrane Database Syst Rev 2019;2019(9):CD013435.

[4] Ashes C, Judelman S, Wijeysundera DN, Tait G, Mazer CD, Hare GMT, et al. Selective β1-Antagonism with Bisoprolol Is Associated with Fewer Postoperative Strokes than Atenolol or Metoprolol: A Single-center Cohort Study of 44,092 Consecutive Patients. Anesthesiology 2013;119(4):777–87.

[5] Shiffermiller JF, Monson BJ, Vokoun CW, Beachy MW, Smith MP, Sullivan JN, et al. Prospective Randomized Evaluation of Preoperative Angiotensin-Converting Enzyme Inhibition (PREOP-ACEI). J Hosp Med 2018;13(10):661–7.

[6] Hollmann C, Fernandes NL, Biccard BM. A Systematic Review of Outcomes Associated With Withholding or Continuing Angiotensin-Converting Enzyme Inhibitors and Angiotensin Receptor Blockers Before Noncardiac Surgery. Anesth Analg 2018;127(3):678.

[7] Sessler DI, Short TG. Intraoperative Hypotension and Complications. J Am Coll Cardiol 2021;78(18):1765–7.

[8] Shrimpton AJ, Walker SLM, Ackland GL. Angiotensin converting enzyme inhibitors and angiotensin receptor blockers. BJA Educ 2020;20(11):362–7.

[9] McDonagh TA, Metra M, Adamo M, Gardner RS, Baumbach A, Böhm M, et al. 2021 ESC Guidelines for the diagnosis and treatment of acute and chronic heart failure: Developed by the Task Force for the diagnosis and treatment of acute and chronic heart failure of the European Society of Cardiology (ESC) With the special contribution of the Heart Failure Association (HFA) of the ESC. Eur Heart J 2021;42(36):3599–726.

[10] McMurray JJV, Solomon SD, Inzucchi SE, Køber L, Kosiborod MN, Martinez FA, et al. Dapagliflozin in Patients with Heart Failure and Reduced Ejection Fraction. N Engl J Med 2019;381(21):1995–2008.

[11] Preiser JC, Provenzano B, Mongkolpun W, Halenarova K, Cnop M. Perioperative Management of Oral Glucose-lowering Drugs in the Patient with Type 2 Diabetes. Anesthesiology 2020;133(2):430–8.

[12] Visseren FLJ, Mach F, Smulders YM, Carballo D, Koskinas KC, Bäck M, et al. 2021 ESC Guidelines on cardiovascular disease prevention in clinical practice: Developed by the Task Force for cardiovascular disease prevention in clinical practice with representatives of the European Society of Cardiology and 12 medical societies With the special contribution of the European Association of Preventive Cardiology (EAPC). Eur Heart J 2021;42(34):3227–337.

[13] Sanders RD, Nicholson A, Lewis SR, Smith AF, Alderson P. Perioperative statin therapy for improving outcomes during and after noncardiac vascular surgery. Cochrane Database Syst Rev 2013;2013(7), CD009971. https://www.cochranelibrary.com/cdsr/doi/10.1002/14651858.CD009971.pub2/full.

[14] Berwanger O, de Barros E, Silva PGM, Barbosa RR, Precoma DB, Figueiredo EL, Hajjar LA, et al. Atorvastatin for high-risk statin-naïve patients undergoing noncardiac surgery: The Lowering the Risk of Operative Complications Using Atorvastatin Loading Dose (LOAD) randomized trial. Am Heart J 2017;184:88–96.

[15] SFAR. Gestion périoperatoire des traitements chroniques et dispositifs medicaux. Préambule Ann Fr Anesth Reanim 2009;28(12):1035–6.

[16] Wijeysundera DN, Beattie WS. Calcium channel blockers for reducing cardiac morbidity after noncardiac surgery: a meta-analysis. Anesth Analg 2003;97(3):634–41.

Chapitre 13

Gestion préopératoire des pathologies respiratoires

S. Virolle, V. Degos

Points clés

- La bronchopneumopathie chronique obstructive (BPCO) et le syndrome d'apnées du sommeil (SAOS) sont les 2 maladies les plus fréquentes concernant le risque de complications respiratoires.
- La présence d'une bronchorrhée conditionne en partie l'encombrement bronchique postopératoire et constitue un facteur prédictif très puissant du développement de complications respiratoires postopératoires.
- La SFAR recommande de ne pas prescrire de manière systématique des EFR préinterventionnelles en chirurgie non cardiothoracique, quel que soit l'âge du patient, sauf en cas de pathologie pulmonaire évolutive ou aiguë.
- L'augmentation du risque de complications pulmonaires postopératoires chez les fumeurs actifs est bien établie.
- Le score STOP BANG peut permettre de dépister les patients à risque de SAOS.

La bronchopneumopathie chronique obstructive (BPCO) et le syndrome d'apnées obstructives du sommeil (SAOS) sont les 2 maladies les plus fréquentes concernant le risque de complications respiratoires [1]. Bien que la morbi-mortalité péri-opératoire ait diminué ces dernières années, il existe un risque accru de complications postopératoires respiratoires pour ces 2 sous-groupes de patients avec des modalités d'anticipation. L'évaluation dès la consultation d'anesthésie de la sévérité de la maladie respiratoire offre aux patients la possibilité d'une optimisation, diminuant le surrisque de l'intervention.

Modalité de l'examen clinique préopératoire du patient à risque respiratoire

Les critères cliniques sont presque toujours accessibles durant la période préopératoire. L'examen clinique fournit les renseignements fondamentaux qui ne sont pas pris en compte par les EFR comme le volume et le caractère purulent ou non de la bronchorrhée.

Dyspnée

L'appréciation de la gravité de la dyspnée est fondamentale, car celle-ci conditionne très largement la capacité qu'aura le patient à faire face à l'augmentation du travail respiratoire au cours de la période postopératoire. Le score de dyspnée du Medical Research Council (mMRC) (tableau 13.1) permet une appréciation objective et reproductible de ce symptôme [1].

Bronchorrhée

La présence d'une bronchorrhée conditionne en partie l'encombrement bronchique postopératoire et constitue un facteur prédictif très puissant du développement de complications respiratoires postopératoires. Elle nécessite d'instaurer une kinésithérapie respiratoire, si possible

Tableau 13.1. Score de dyspnée du Medical Research Concil (modified MRC).

Grade de dyspnée	Description
0	Pas de dyspnée sauf en cas d'exercices soutenus
1	Dyspnée lors de la marche rapide sur terrain plat ou en montant une pente douce
2	Dyspnée à la marche sur terrain plat en suivant quelqu'un de son âge ou nécessité de s'arrêter en raison de dyspnée en marchant à son rythme en terrain plat
3	Dyspnée obligeant à s'arrêter pour reprendre son souffle après avoir marché une centaine de mètres ou après quelques minutes en terrain plat
4	Dyspnée empêchant de quitter la maison ou présente à l'habillage et au déshabillage

Source : Mahler DA, Wells CK. Evaluation of clinical methods for rating dyspnea. Chest 1988 ; 93 : 580-6 [1].

avant l'intervention, dont l'objectif principal, nécessairement limité en raison des délais souvent brefs, sera d'enseigner au patient des manœuvres simples améliorant et facilitant l'expectoration. Si celle-ci est purulente, associée à une surinfection bronchique, elle peut nécessiter l'introduction d'une antibiothérapie et/ou de surseoir transitoirement à l'intervention.

Cyanose

L'inspection recherche une cyanose, reflet de la désaturation du sang artériel, mais celle-ci peut être difficile à mettre en évidence. La mesure non invasive de la saturation artérielle (SaO_2) en consultation fait partie des bonnes pratiques. Le prélèvement des gaz du sang se justifie pour une SaO_2 inférieure à 90 % afin de mieux dépister les patients à risque postopératoire.

Respiration

L'inspection évalue également le degré de la distension thoracique et précise le mode ventilatoire du patient (fréquence respiratoire, ampliation abdominothoracique, prédominance thoracique ou abdominale…). Cette observation fournit des indications précieuses sur la fonction des muscles de la pompe ventilatoire. La présence d'une respiration paradoxale et d'une alternance thoracoabdominale fait suspecter une fatigue du muscle diaphragmatique. Il en est de même lorsque la ventilation de repos nécessite la mise en jeu des muscles respiratoires accessoires comme le classique tirage des muscles du cou. Quand de tels signes sont présents, ils indiquent que le travail des muscles respiratoires est considérablement accru pour faire face à une augmentation des résistances des voies aériennes. La présence ou l'absence de ces signes a pu être corrélée à la gravité du syndrome obstructif.

Obésité

L'obésité est un facteur important de surmorbidité respiratoire postopératoire. Cela est lié d'une part aux altérations de la mécanique respiratoire (diminution de la compliance pariétothoracique, baisse de la capacité résiduelle fonctionnelle [CRF]), et d'autre part, chez certains de ces sujets obèses, à une sensibilité plus importante des centres respiratoires aux agents de l'anesthésie et de l'analgésie. L'obèse a par ailleurs un risque élevé de présenter un syndrome d'apnées du sommeil qui sera suspecté en cas de somnolence diurne, d'apnées et de ronflements nocturnes.

Dénutrition

La dénutrition chronique accroît également le risque respiratoire postopératoire. Les surinfections bronchopulmonaires sont favorisées par la baisse des mécanismes de défense immunitaire. La force des muscles respiratoires est diminuée, d'une part en raison de la réduction de la masse musculaire et, d'autre part, de la présence de carences métaboliques, minérales et hydroélectrolytiques associées (hypophosphorémie, hypomagnésémie, hypokaliémie, etc.) qui altèrent la contractilité des muscles respiratoires. Ces anomalies favorisent le développement d'une fatigue des muscles de la pompe ventilatoire.

Auscultation

L'auscultation pulmonaire permet de juger du degré de l'encombrement et de l'obstruction bronchiques. La tolérance fonctionnelle du ventricule droit doit également être appréciée par l'examen clinique, mettant en évidence des signes d'insuffisance cardiaque droite, couplé éventuellement à un examen échocardiographique. Ce dernier peut être difficile à réaliser par voie transthoracique si le patient est très distendu, mais permet le plus souvent d'apprécier la fonction ventriculaire droite et de calculer les résistances artérielles pulmonaires.

Tolérance à l'effort

Lorsqu'il n'est pas possible de réaliser des EFR, soit pour des raisons pratiques, soit du fait d'une incapacité du patient à les pratiquer correctement, la fonction respiratoire peut être approchée de manière globale en évaluant la capacité du patient à la montée d'un escalier. Ce test simple est assez bien corrélé aux différents paramètres spirométriques, indiquant en particulier que si le patient est incapable de monter plus de 2 étages, son VEMS est inférieur à 1,7 l. Une relation linéaire a également été observée entre le nombre de marches gravies et le pic de la consommation en oxygène (VO_2) ainsi que la ventilation minute.

Places des examens paracliniques

Explorations fonctionnelles respiratoires (EFR)

La spirométrie objective l'obstruction pulmonaire, mais fournit peu d'éléments opérationnels d'évaluation du risque pour un patient donné. Plusieurs études ont comparé les données spirométriques avec les informations cliniques et n'ont pas montré la supériorité de la spirométrie à l'interrogatoire et à l'examen physique dans la prédiction des complications pulmonaires postopératoires.

Les EFR quantifient objectivement les conséquences d'anomalies pariétothoraciques, parenchymateuses et/ou bronchiques mais il n'existe pas de consensus dans la littérature concernant un niveau d'altération à partir duquel le risque de la chirurgie serait inacceptable et prohibitif même s'il existe une assez bonne corrélation entre la sévérité de l'obstruction bronchique et la morbidité respiratoire postopératoire.

Seule l'incidence du bronchospasme peropératoire était plus fréquente en cas d'obstruction mais cela n'avait pas de conséquence sur la durée de la ventilation postopératoire. Ceci signifie qu'en cas de tabagisme chronique, très fréquent dans la BPCO, l'obstruction bronchique n'est pas un élément déterminant au plan physiopathologique mais que d'autres facteurs de comorbidité pourraient intervenir. Il y a désormais un consensus fort pour considérer que la valeur pronostique de la spirométrie est faible en regard des informations dérivées de l'interrogatoire et de l'examen clinique pour stratifier le risque de complications respiratoires postopératoires.

La SFAR recommande de ne pas prescrire de manière systématique des EFR préinterventionnelles en chirurgie non cardiothoracique, quel que soit l'âge du patient, sauf en cas de pathologie pulmonaire évolutive ou aiguë [2]. En pratique, ces recommandations réservent très justement les EFR aux patients BPCO devant subir une intervention chirurgicale avec de fortes conséquences pulmonaires (chirurgie abdominale haute, chirurgie cardiothoracique) et qui présentent une symptomatologie importante en termes de toux, de dyspnée ou d'intolérance à l'exercice et dont l'origine reste inexpliquée au terme d'un examen clinique soigneux. Il est également possible d'envisager la prescription des EFR lors d'une préparation respiratoire préopératoire chez des patients souffrant d'insuffisance respiratoire très sévère pour quantifier le bénéfice obtenu et s'assurer que la fonction respiratoire est proche de l'état basal (figure 13.1). Toutefois, il faut considérer qu'un gain fonctionnel net (réduction de la dyspnée d'effort par exemple) ne s'accompagne pas systématiquement d'une amélioration significative des paramètres spirométriques. Enfin, les EFR sont utiles chez des patients pour lesquels l'évaluation de la tolérance à l'effort n'est pas possible (artériopathie des membres inférieurs, arthrose sévère, etc.).

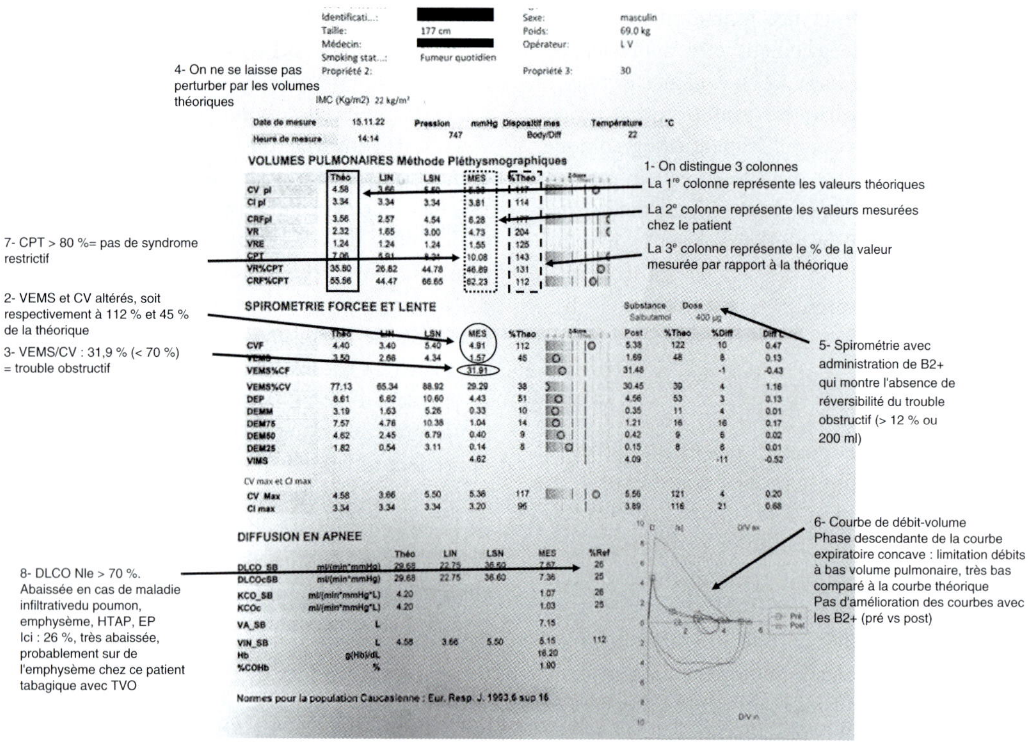

Figure 13.1. Exemple de lecture des EFR d'un patient type.
TVO : trouble ventilatoire obstructif.

Radiographie de thorax

Le taux d'anomalies inattendues sur une radiographie de thorax systématique au terme de l'interrogatoire et de l'examen clinique n'est que de 4 %. Le taux d'anomalies est plus élevé lorsque la prescription de l'examen repose sur des critères cliniques plutôt que sur une prescription de routine. Ces anomalies n'entraînent de modifications de la prise en charge péri-opératoire que dans moins de 1 % des cas. La valeur prédictive positive de la radiographie de thorax est médiocre pour la survenue de complications ventilatoires postopératoires. Seule sa négativité est rassurante. Très logiquement, la SFAR recommande de ne pas prescrire de manière systématique une radiographie de thorax préinterventionnelle en chirurgie non cardiothoracique, quel que soit l'âge du patient, sauf en cas de pathologie cardiopulmonaire évolutive ou aiguë [2].

Gaz du sang artériel

Les gaz du sang artériel sont faciles à recueillir et fournissent des informations sur l'équilibre acidobasique, l'oxygénation et le contenu en hémoglobine. Toutefois, la revue systématique de la littérature qui accompagne les RFE de la SFAR souligne que sur l'ensemble des études, le taux d'anomalies était de 20 % pour la PaO_2 (valeur seuil : 80 mmHg) et de 6 % pour la $PaCO_2$ (valeur seuil : 45 mmHg) mais qu'elles ne sont pas associées à des modifications de la prise en charge péri-opératoire des patients. La SFAR recommande de ne pas prescrire de manière systématique des gaz du sang artériel préinterventionnels en chirurgie non cardiothoracique, quel que soit l'âge du patient, sauf en cas de pathologie pulmonaire évolutive ou aiguë [2]. Ceci écarte de la prescription les patients BPCO dès lors que leur condition ventilatoire est stable.

Évaluation cardiaque et cathétérisme droit

Il existe beaucoup de données dans la littérature qui identifient l'insuffisance cardiaque congestive comme un facteur de risque très significatif de complications pulmonaires postopératoires. Par ailleurs, en préopératoire d'une chirurgie vasculaire, la présence d'une dysfonction cardiaque gauche, souvent asymptomatique, a été retrouvée plus fréquemment chez les patients BPCO, même à des stades d'atteinte pulmonaire mineure ou modérée, et sa présence était associée à une augmentation de la mortalité postopératoire toutes causes confondues. Une échographie transthoracique préopératoire paraît donc licite dans le cadre de chirurgie à risque chez les patients présentant une BPCO.

Une altération de la fonction cardiaque droite avec une hypertension artérielle pulmonaire (HTAP) entraînant des manifestations cliniques est classique dans les formes très sévères de BPCO et au cours des phases d'exacerbation. Bien souvent cependant, l'HTAP est asymptomatique. Des données récentes indiquent que même en absence de signe clinique, l'HTAP est un facteur de risque de surmorbidité et surmortalité important dans cette population. L'HTAP se définit par une PAP systolique >25 mmHg au repos et 30 mmHg à l'effort. La méthode diagnostique de référence est le cathétérisme droit. Les autres indications sont l'évaluation de la PAP avant transplantation cardiaque et/ou pulmonaire. Il permet l'évaluation du débit cardiaque, des shunts intracardiaques et des dysfonctions vasculaires.

Gestion du tabagisme

L'augmentation du risque de complications pulmonaires postopératoires chez les fumeurs actifs est bien établie [2]. L'odds ratio chez le fumeur est de 1,26 (IC 95 % [1,01–1,56]). Il est important d'évaluer le niveau de la dépendance tabagique chez les patients et de mettre en place des interventions pour aider à l'arrêt de manière précoce dans la période préopératoire d'une chirurgie réglée. Le bénéfice de l'arrêt du tabac augmente avec la durée de l'abstinence préopératoire et il est identique à celui des patients non fumeurs après 6 à 8 semaines.

Bronchopneumopathie chronique obstructive (BPCO)

L'atteinte respiratoire liée à la BPCO est un continuum qui va d'une atteinte mineure avec une symptomatologie modérée aux formes les plus sévères d'insuffisance respiratoire terminale. Dans la population générale, la grande majorité des patients ne présentent pas d'insuffisance respiratoire au sens propre du terme. Toutefois, le sujet BPCO est à risque d'exacerbation de sa pathologie et peut décompenser à cette occasion. La BPCO est caractérisée par une limitation du débit aérien qui n'est pas complètement réversible. Des études de prévalence suggèrent que près d'un quart des adultes de plus de 40 ans souffrent d'un certain degré d'obstruction des voies aériennes et si la BPCO est actuellement la 4e cause de mortalité, l'OMS projette qu'elle devienne la 3e cause à l'horizon 2030.

La majorité des études utilisent la définition de la *Global Initiative on Obstructive Lung Disease* (GOLD) de l'obstruction chronique des voies aériennes avec un seuil constitué par un rapport du volume expiratoire maximal en 1 seconde (VEMS 1) sur la capacité vitale forcée (index de Tiffeneau) de 0,7 (soit VEMS/CV <70 %) [3]. Dans la mesure où ce rapport diminue avec l'âge, il est discuté comme outil épidémiologique parce que son utilisation peut conduire à un surdiagnostic de BPCO chez des patients âgés. C'est pourquoi l'exposition à des facteurs de risque et la présence de symptômes respiratoires ou un VEMS 1 inférieur à 80 % des valeurs prédites doivent également être prises en compte. Cette méthode d'appréciation de la BPCO, qui est simple et facile à mettre en œuvre en pratique clinique, aboutit à 4 stades GOLD [4] sur la base de la sévérité de l'obstruction bronchique (tableau 13.2) :

- stade I (mineur) VEMS 1 ≥ à 80 % des valeurs prédites;
- stade II (modéré) VEMS 1 : 50–80 % des valeurs prédites;

Tableau 13.2. Évaluation de la sévérité de la BPCO par la classification GOLD [5] et la spirométrie.

Grade GOLD	Critères cliniques	Stade mMRC et CAT	Stade BPCO	Spirométrie
I	< 2 exacerbations/an Pas d'hospitalisation	mMRC < 2 ou CAT < 10	Stade 1 (mineur)	VEMS ≥ 80 %
II	< 2 exacerbations/an Pas d'hospitalisation	mMRC ≥ 2 ou CAT ≥ 10	Stade 2 (modéré)	50 % > VEMS < 80 %
III	≥ 2 exacerbations/an Hospitalisation pour exacerbation au cours de l'année précédente	mMRC < 2 ou CAT < 10	Stade 3 (sévère)	30 % > VEMS < 50 %
IV	≥ 2 exacerbations/an Hospitalisation pour exacerbation au cours de l'année précédente	mMRC ≥ 2 ou CAT ≥ 10	Stade 4 (très sévère)	VEMS < 30 %

CAT : COPD Assessment Test ; mMRC : Modified Medical Research Council.
Source : Venkatesan P. GOLD COPD report: 2023 update. Lancet Respir Med 2023 ; 11(1) : 18 [3].

- stade III (sévère) VEMS 1 : 30–50 % des valeurs prédites ;
- stade IV (très sévère) VEMS 1 < à 30 % des valeurs prédites.

L'évolution de la BPCO est très fréquemment aggravée par des épisodes d'exacerbation qui sont des périodes courtes d'augmentation de la toux, de la dyspnée et des expectorations qui peuvent devenir purulentes. Les exacerbations mineures nécessitent une augmentation des doses de bronchodilatateur, les exacerbations modérées le recours aux corticoïdes systémiques, aux antibiotiques ou aux deux et les exacerbations sévères conduisent fréquemment à l'admission à l'hôpital.

L'intérêt et l'efficacité de l'association fixe à un agoniste bêtamimétique de longue durée d'action d'un corticoïde inhalé ou d'un agent anticholinergique à longue durée d'action ont été démontrés dans le traitement au long cours de la BPCO stable. La bronchodilatation observée aux EFR est modeste (gain d'environ 100 l pour le VEMS), mais elle améliore la symptomatologie en réduisant l'hyperinflation, en augmentant la tolérance à l'exercice, et en réduisant la fréquence des épisodes d'exacerbation (14 à 25 %).

Plusieurs étiologies favorisent la survenue d'exacerbation comme une insuffisance cardiaque, une pneumopathie, une embolie pulmonaire, une absence de compliance au traitement inhalé ou encore l'inhalation d'irritants comme la fumée de cigarettes et des particules. La cause la plus fréquente est cependant une infection virale ou bactérienne.

Chez le patient hospitalisé pour poussées de BPCO, une infection virale ou bactérienne est présente dans près de 80 % des cas et le tableau est souvent plus sévère que pour les poussées d'origine non infectieuse. Les infections virales sont à l'origine d'environ 15 à 25 % de toutes les poussées infectieuses et les agents pathogènes les plus fréquemment isolés sont les rhinovirus et les virus influenza et para-influenza. L'infection virale peut faciliter une surinfection bactérienne et des infections concomitantes virales et bactériennes sont observées chez 25 % des patients.

La préparation préopératoire et l'optimisation cardiopulmonaire des patients BPCO [4] intègrent la gestion des bronchorrhées purulentes via les antibiothérapies, l'utilisation des bronchodilatateurs et des corticothérapies, l'apprentissage préopératoire des manœuvres respiratoires et de kinésithérapie et l'intervention nutritionnelle. Cette partie sera abordée dans le chapitre 26.

Syndrome d'apnées-hypopnées obstructives du sommeil (SAHOS)

Le SAHOS est un trouble respiratoire caractérisé par la survenue répétée d'épisodes d'interruption ou de réduction significative de la ventilation au cours du sommeil. Il touche 9 à 14 % des hommes et 7 à 10 % des femmes. Les facteurs de risque sont le sexe masculin, l'âge et le surpoids. Il existe souvent des comorbidités associées, notamment l'obésité

(60 %); ainsi que des morbidités vasculaires et neurophysique : HTA, ischémie myocardique, AVC, syndrome dépressif, accident de la voie publique, ce qui diminue l'espérance de vie jusqu'à 20 ans quand il n'est pas traité. Le SAHOS est sous-évalué, seulement 20 % des patients seraient diagnostiqués [5].

La prise en charge consiste au respect des règles hygiénodiététiques (absence d'alcool, de somnifères, perte de poids), et des traitements instrumentaux tels que la pression positive continue (PPC) et l'orthèse d'avancée mandibulaire.

Les patients présentant un SAHOS, diagnostiqué ou non, sont plus à risque d'apnées postopératoires. En effet, les sédatifs et opioïdes diminuent la tonicité laryngée et accentuent les prédispositions anatomiques à l'obstruction des voies aériennes supérieures (VAS) par diminution de l'espace rétrolingual, dépôts de tissus adipeux sur les parois du pharynx, obstruction laryngée durant le sommeil.

Le score STOP-BANG peut permettre de dépister les patients à risque de SAOS (tableau 13.3) [6]. Chaque item cote pour 1 point :

- risque faible de SAHOS: score de 0 à 2;
- risque modéré de SAHOS: score de 3 à 4;
- risque élevé de SAHOS: score de 5 à 8, ou STOP ≥ 2 et sexe masculin, ou STOP ≥ 2 et IMC > 35, ou STOP ≥ 2 et tour de cou > 40 cm.

Le SAHOS est accompagné de plusieurs signes et symptômes qu'il faut savoir rechercher lors de la consultation d'anesthésie.

- Ronflement ancien et constant (jusqu'à 50 dB) et constituant une plainte du conjoint. Aggravé par la prise d'alcool, de benzodiazépines, de neuroleptiques.
- Hypersomnolence diurne gênant l'activité professionnelle (évaluée par le score d'Epworth), sensation de sommeil non réparateur.
- Troubles mnésiques et de la concentration.
- Sudation nocturne.
- Sécheresse buccale matinale.
- À l'examen clinique : un long voile du palais, un élargissement de la base de langue, une rétrognathie, une hypertrophie amygdalienne, un pharynx rétréci.

Tableau 13.3. Score STOP-BANG de dépistage des SAHOS.

***S**noring*	Avez-vous un ronflement sonore (parole, porte close)?
***T**iredness*	Êtes-vous fatigué, somnolent pendant la journée?
***O**bserved*	A-t-on observé des pauses respiratoires pendant votre sommeil?
***P**ressure*	Avez-vous une HTA, traitée ou non?
***B**MI*	> 35 kg/m²?
***A**ge*	> 50 ans?
***N**eck*	> 40 cm de tour de cou?
***G**ender*	Sexe masculin?

Source : Chung F, Yegneswaran B, Liao P, et al. STOP questionnaire: a tool to screen patients for obstructive sleep apnea. Anesthesiology 2008 ; 108(5) : 812-21 [6].

Le diagnostic est confirmé par :

- une polygraphie avec enregistrement des conséquences de l'apnée et capteurs de mouvements;
- une polysomnographie qui est l'examen de référence.

Il faut ensuite envisager un appareillage dans les 4 à 6 semaines avant l'intervention (après avoir pesé la balance bénéfice/risque d'un report de la chirurgie).

La préhabilitation opératoire des patients porteurs d'un SAHOS repose sur l'appareillage quand il est possible, en fonction de l'urgence de la chirurgie. Il est prouvé un bénéfice après 15 jours de PPC, sous condition d'une bonne observance, qui reste limitée dans cette pathologie (environ 30 %).

Les patients porteurs d'un SAHOS sont à risque d'intubation et de ventilation difficiles et ce surrisque est proportionnel à la gravité du SAHOS. L'American Anesthesiologist Society recommande :

- un bilan cardiovasculaire si le patient a des comorbidités associées au SAHOS;
- la PPC poursuivie jusqu'au matin du geste et poursuivie en postopératoire (demander au patient d'apporter sa machine);
- éviter les prémédications à base de benzodiazépines.

Conclusion

Dans le cadre du bilan préopératoire, l'examen clinique, éventuellement associé à des tests simples de mesure des volumes et des débits, est le plus souvent suffisant pour quantifier objectivement la sévérité du handicap respiratoire. La présence d'une BPCO est un facteur de risque important de complication pulmonaire postopératoire, surtout au décours d'interventions diminuant la fonction pulmonaire, comme la chirurgie abdominale haute ou la chirurgie thoracique. La qualité de la prise en charge respiratoire au cours de la période pré- et postopératoire pourra jouer un rôle plus important que le choix de la technique anesthésique (anesthésie générale, anesthésie locorégionale).

Références

[1] Mahler DA, Wells CK. Evaluation of clinical methods for rating dyspnea. Chest 1988;93:580–6.

[2] SFAR. RFE. Examens pré-interventionnels systématiques; 2012. Disponible sur : https://sfar.org/wp-content/uploads/2015/10/AFAR_Examens-preinterventionnels-systematiques.pdf.

[3] Venkatesan P. GOLD COPD report: 2023 update. Lancet Respir Med 2023;11(1):18.

[4] Selim J, Dureuil B. Prise en charge anesthésique péri-opératoire du patient BPCO. Anesthésie & Réanimation 2022;8(3):257–68.

[5] Payen JF. Le syndrome d'apnée obstructive du sommeil : prise en charge anesthésique. SFAR 2016.

[6] Chung F, Yegneswaran B, Liao P, et al. STOP questionnaire: a tool to screen patients for obstructive sleep apnea. Anesthesiology 2008;108(5):812–21.

Chapitre 14

Gestion préopératoire du patient en cours de traitement oncologique

L. Bordenave

Points clés

- Les principales indications des traitements systémiques dans le cas d'un cancer localisé ou localement avancé sont les cancers gynécologiques (sein, ovaire, col de l'utérus), digestif (côlon, rectum, œsophage et estomac), vessie, ORL, bronchique et sarcome.
- L'action des chimiothérapies sur les cellules en prolifération est responsable d'effets secondaires aigus et le principal effet secondaire redouté en préopératoire est l'apparition d'une cytopénie pouvant toucher une ou plusieurs lignées sanguines.
- Le nadir de la neutropénie, lorsqu'elle survient, se situe à environ 15 jours après la chimiothérapie.
- Il est recommandé de réaliser une numération-formule sanguine (NFS) la veille de la chirurgie en cas de chimiothérapie néoadjuvante dans les semaines qui ont précédé avec un objectif de PNN >1 000/mm^3 et une cinétique en hausse. Le taux de plaquettes communément admis pour autoriser un geste invasif doit être >80 000/mm^3.
- La toxicité des immunothérapies se manifeste sur le moyen et long terme par des tableaux auto-immuns pouvant toucher les systèmes endocrinien (fréquent), pulmonaire, digestif, cardiaque ou encore neurologique. Ses atteintes protéiformes peuvent être sévères et sont plus ou moins réversibles sous corticothérapie.

Chaque année en France, plus de 400 000 personnes sont opérées d'un cancer selon l'Institut national du cancer. La chirurgie oncologique est un traitement local curatif pour de nombreux cancers, conservateur d'organe ou non, qui peut être proposé seul ou en association avec un traitement médical néoadjuvant et/ou adjuvant. Ces traitements médicaux peuvent être systémiques (chimiothérapie, immunothérapie, thérapies ciblées et hormonothérapie) ou locaux (radiothérapie).

Traitements systémiques

En préopératoire, les traitements systémiques des cancers peuvent réduire la taille de la lésion primitive pour favoriser des stratégies chirurgicales de conservation d'organe, traiter une éventuelle maladie micrométastatique ou encore tester la sensibilité de la tumeur au traitement néoadjuvant en vue d'adapter les thérapeutiques ultérieures. En contexte métastatique, ces traitements permettent d'améliorer la survie et de réduire les symptômes liés au cancer.

Les principales indications des traitements systémiques dans le cas d'un cancer localisé ou localement avancé sont les cancers gynécologiques (sein, ovaire, col de l'utérus), digestif (côlon, rectum, œsophage et estomac), vessie, ORL, bronchique et sarcome.

Chimiothérapies cytotoxiques

Les agents cytotoxiques ou agents antimitotiques sont des molécules agissant directement ou indirectement sur l'ADN des cellules.

Il en existe 4 classes (tableau 14.1).

Les chimiothérapies sont utilisées en association pour cibler des mécanismes distincts dans le but de limiter l'émergence de clones tumoraux résistants. L'action de ces molécules sur les cellules en prolifération est responsable d'effets secondaires aigus, et le principal effet secondaire redouté en préopératoire est l'apparition d'une cytopénie pouvant toucher une ou plusieurs lignées sanguines. Ces cytopénies exposent à un risque infectieux d'une part lorsqu'elles touchent la lignée des polynucléaires neutrophiles (PNN) et hémorragique d'autre part lorsqu'elles touchent la lignée des plaquettes. L'existence d'une anémie chimio-induite peut également représenter un surrisque de transfusion péri-opératoire.

Le nadir de la neutropénie, lorsqu'elle survient, se situe à environ 15 jours après la chimiothérapie.

Tableau 14.1. Principaux agents cytotoxiques anticancéreux.

Classe	Mécanisme d'action	Exemples
Antimétabolites	Inhibition de la synthèse des acides nucléiques ou de l'élongation des brins d'ADN lors de la réplication cellulaire	5-FU Hydroxycarbamide, Hydrea® Capécitabine, Xeloda®
Alkylants et sels de platine	Lésions directes simple et double brin sur l'ADN cellulaire	Cyclophosphamide, Endoxan® Cisplatine, carboplatine, oxaliplatine
Poisons du fuseau : vinca-alcaloïdes et taxanes	Inhibition de la réplication de l'ADN	Vincristine, vinorelbine Paclitaxel, Taxol®, docétaxel, Taxotère®
Inhibiteurs de topo-isomérases	Inhibition de la polymérisation et dépolymérisation des microtubules	Irinotécan

Il est recommandé de réaliser une numération-formule sanguine (NFS) la veille de la chirurgie en cas de chimiothérapie néoadjuvante dans les semaines qui ont précédé avec un objectif de PNN >1 000/mm³ et une cinétique en hausse. Le taux de plaquettes communément admis pour autoriser un geste invasif doit être >80 000/mm³.

Les chimiothérapies cytotoxiques sont également responsables d'une diminution des résistances vasculaires périphériques pouvant s'exprimer sous la forme d'un profil vasoplégique sous anesthésie. L'usage de vasoconstricteurs à faible dose s'avère souvent nécessaire de l'induction jusqu'en phase de réveil. Par ailleurs, une déshydratation peut être présente lorsque la chimiothérapie entraîne des nausées, vomissements et diarrhée et ces effets potentialisent le profil vasoplégique décrit ci-dessus.

Concernant les effets spécifiques de la chimiothérapie sur les différentes fonctions d'organes, retenons les plus fréquents.

5-FU, taxanes et anthracyclines

Ils ont une toxicité cardiaque avec un risque d'angor, de vasospasme, de troubles du rythme ou de la conduction. Ces molécules nécessitent une évaluation cardiaque préopératoire avec un tracé de référence électrocardiographique et une échographie cardiaque transthoracique.

Bléomycine

Elle peut être responsable d'une atteinte pulmonaire pouvant aller jusqu'à la fibrose chimio-induite. Ces effets ont des répercussions sur la capacité fonctionnelle respiratoire. Des gaz du sang en air ambiant et une imagerie peuvent compléter le bilan à la recherche d'un syndrome restrictif avec atteinte de la diffusion.

Sels de platine

Ils sont tubulotoxiques et peuvent entraîner une altération de la fonction rénale. Leur administration est toujours encadrée par des perfusions de cristalloïdes pour maintenir une diurèse et limiter la tubulopathie chimio-induite. Un ionogramme sanguin avec créatininémie préopératoire permettra de connaître la fonction rénale et de la protéger le cas échéant.

Oxaliplatine

Elle entraîne des lésions nerveuses périphériques au niveau des microfibres et peut provoquer un tableau douloureux nécessitant des antalgiques de palier 2 ou 3 en préopératoire.

Immunothérapie

Le principe de l'immunothérapie repose sur l'activation du système immunitaire pour obtenir l'acquisition d'une immunité antitumorale. La stratégie la plus récente est basée sur l'inhibition de points de contrôle immunitaire au niveau des récepteurs de surface des cellules tumorales pour induire une anergie lymphocytaire ciblée. Cette inhibition des points de contrôle peut entraîner des réponses durables même dans des situations métastatiques et permettre un contrôle de la maladie. Les principaux inhibiteurs de contrôle sont dirigés contre les récepteurs PD1 ou CTL-4 et sont utilisés seuls ou en association. La toxicité de ces molécules se manifeste sur le moyen et long terme par des tableaux auto-immuns pouvant toucher les systèmes endocrinien (fréquent), pulmonaire, digestif, cardiaque ou encore neurologique. Ses atteintes protéiformes peuvent être sévères et sont plus ou moins réversibles sous corticothérapie.

Thérapies ciblées

Les anti-angiogéniques (bévacizumab, Avastin®) ont pour rôle de contrôler l'hyperdéveloppement des vaisseaux sanguins au sein de la tumeur. Cette angiogenèse permet à la tumeur de croître et de se disséminer. Les anti-angiogéniques peuvent être responsables d'une hypertension artérielle, de manifestations thrombotiques ou hémorragiques ou d'une protéinurie [1]. Ils peuvent également provoquer des troubles de la cicatrisation et favoriser les lâchages anastomotiques, les désunions de cicatrice et les infections du site opératoire. Leur arrêt (durée ≥5 demi-vies) est recommandé en cas de chirurgie et cette décision doit être prise en concertation avec l'oncologue référent.

D'autres thérapies ciblées sont dirigées contre des voies de signalisation cellulaire oncogéniques plus spécifiques. Il en existe deux grands ensembles :

- les petites molécules inhibitrices (-ib), de courte durée d'action et administrées par voie orale ;
- les anticorps (-ab) administrés par voie intraveineuse et dont la demi-vie est plus longue.

La toxicité des thérapies ciblées est très variable d'une molécule à l'autre car elle dépend de sa cible biologique [2].

Hormonothérapie

L'hormonothérapie dans le cancer du sein fait appel à des molécules choisies en fonction du profil tumoral. Il faut retenir que le traitement par tamoxifène® (anti-œstrogènes) est un facteur de risque de maladie thromboembolique pour lequel il est conseillé de réaliser une fenêtre péri-opératoire 15 jours avant et 15 jours après l'intervention en accord avec l'oncologue référent.

Traitements locaux : la radiothérapie

La radiothérapie externe repose sur l'utilisation d'un rayonnement ionisant pour détruire la tumeur (rayons X, photons). Ce rayonnement est absorbé par les tissus biologiques et produit des réactions physicochimiques telles que la fragmentation de l'ADN ou la production de radicaux libres. Les schémas de radiothérapie (dose totale, fractionnement, étalement) s'appuient sur le pouvoir mitotique des cellules tumorales et la capacité de régénération des tissus sains autour. Toutefois, les tissus sains ne sont qu'imparfaitement épargnés et les effets secondaires liés à la radiothérapie constituent un continuum dans le temps de remaniements tissulaires inflammatoires puis fibrotiques qui peuventt se poursuivre au-delà de la période du traitement.

Au niveau du système vasculaire, la radiothérapie peut entraîner des lésions vasculaires responsables de sténoses ou d'une fragilité vasculaire avec risque hémorragique ou de rupture des vaisseaux [3]. Un antécédent d'irradiation au niveau thoracique pour une maladie de Hodgkin ou un cancer du sein gauche est un facteur de risque de coronaropathie qu'il faut savoir dépister dès la consultation préopératoire.

Au niveau respiratoire, une irradiation thoracique peut être responsable d'un tableau inflammatoire appelé BOOP (*radiation-induced bronchiolitis obliterans with organizing pneumonia*) [4]. L'apparition de cette bronchiolite oblitérante avec organisation pneumonique dépend du statut immunitaire, de la radiosensibilité individuelle et de l'étendue de la zone irradiée. Elle se manifeste par un tableau de dyspnée, toux sèche et fièvre. C'est une complication rare qui peut survenir dans 1 % des cancers du sein irradiés, jusqu'à un an après la fin du traitement. Son traitement repose sur la corticothérapie ou les immunosuppresseurs. Dans 1 cas sur 6, le passage à la chronicité peut être responsable d'un tableau d'insuffisance respiratoire chronique.

L'irradiation cervicale dans le cas d'une pathologie carcinologique ORL peut constituer une entité pathologique à part entière compte tenu de la complexité et de la richesse de cette zone anatomique [5]. Les implications pour l'anesthésie peuvent être :

- une fibrose cervicale responsable d'un trismus et/ou d'une diminution de la mobilité cervicale entraînant un risque de ventilation et d'intubation impossibles [6, 7];
- un tableau de dysthyroïdie;
- un tableau de dysautonomie par altération des barorécepteurs des sinus carotidiens qui génère un risque d'instabilité hémodynamique peropératoire avec labilité tensionnelle;
- une fragilité dentaire avec risque de bris dentaires lors de la gestion des voies aériennes supérieures;
- des douleurs chroniques, des fausses routes avec pneumopathie de déglutition, une dénutrition associée;
- un tableau d'ostéonécrose radio-induite.

Conclusion

La gestion préopératoire d'un patient en cours de traitement oncologique repose sur l'intégration des vulnérabilités liées au terrain et à la pathologie cancéreuse d'une part et sur la prise en compte des effets secondaires et de la toxicité des traitements médicaux néoadjuvants d'autre part.

La pratique en onco-anesthésie fait appel à une bonne connaissance de ces différentes thérapies, expertise qui peut être développée grâce à un dialogue constant entre l'oncologue référent, l'opérateur et l'anesthésiste-réanimateur responsable de la médecine péri-opératoire.

Ces connaissances réclament d'être régulièrement actualisées au regard de la vitesse avec laquelle les nouvelles thérapies notamment immunes et ciblées se développent. Il est attendu que l'évolution des possibles en oncologie va vers un emploi de plus en plus large de ces thérapies en phase néoadjuvante préopératoire.

Références

[1] Bailey CE, Parikh AA. Assesment of the risk of antiangiogenic agents before and after surgery. Cancer Treat Rev 2018;68:38–46.

[2] Haanen JBAG, Carbonnel F, Robert C, et al. ESMO Guidelines Committee. Management of toxicities from immunotherapy, ESMO Clinical Practice Guidelines for diagnosis, treatment and foolow-up. Ann Oncol 2018;29. iv264-iv266.

[3] David Hoare D, Maw A, Gollins S. does pre-operative chemoradiotherapy cause wound complications after abdominoperineal excision for rectal cancer? An observational study Int J Surg 2013;11(5):395–9.

[4] Ducray J, Vignot S, Lacout A, et al. Radiation-induced bronchiolitis obliterans with organizing pneumonia. Cancer Radiother 2017;21(2):148–54.

[5] Stubblefield MD. Radiation fibrosis syndrome: neuromuscular and musculoskeletal complications in cancer survivors. PM R 2011;3(11):1041–54.

[6] Bensadoun RJ, Riesenbeck D, Lockhart PB, et al. A systematic review of trismus induced by cancer therapies in head and neck cancer patients. Support Care Cancer 2010;18(8):1033–8.

[7] Kheterpal S, Healy D, Aziz MF, et al. Incidence, predictors and outcomes of difficult mask ventilation combined with difficult laryngoscopy: a report from the multicenter perioperative otucomes group. Anesthesiology 2013;119(6):1360–9.

Chapitre 15

Gestion préopératoire des insuffisances hépatocellulaires

A. Carval, E. Weiss

Points clés

- Le patient cirrhotique présente une morbidité péri-opératoire importante qui doit faire peser le bénéfice et le risque de chaque intervention.
- Il est important d'opérer les patients avant que l'hépatopathie ne soit trop avancée, et ce avec les techniques les moins invasives.
- Les patients les plus sévères devront être pris en charge par des centres experts avec des équipes formées et entraînées.
- Dans tous les cas, une évaluation des comorbidités et des conséquences de l'hépatopathie devra être réalisée afin d'optimiser la prise en charge de ces patients.

Épidémiologie et histoire naturelle de la cirrhose

La cirrhose, stade le plus avancé des hépatopathies chroniques, touche 0,3 % de la population française. Malgré l'amélioration des prises en charge des hépatites virales, une augmentation du nombre de patients cirrhotiques est à prévoir au vu de l'importance croissante de l'obésité et des hépatopathies dysmétaboliques.

La cirrhose est caractérisée par une fibrose extensive déstructurant le parenchyme hépatique et aboutissant à une altération des fonctions de synthèse et d'épuration du foie. Elle est initialement asymptomatique et sera alors qualifiée de compensée. Avec l'aggravation de la pathologie sous-jacente, des symptômes liés à l'hypertension portale et à l'insuffisance hépatocellulaire peuvent apparaître, on parle alors de cirrhose décompensée. Cette décompensation est chronique lorsqu'elle survient progressivement, sans facteur déclenchant; elle est aiguë lorsqu'un facteur aggravant déclenchant peut être identifié. Quand la décompensation aiguë est associée à une ou plusieurs défaillances d'organes, on utilisera le terme de « acute-on-chronic liver failure » ou ACLF [1].

L'acte chirurgical et l'anesthésie qui lui est liée sont, tout comme les infections et les complications de l'hypertension portale, des facteurs reconnus de décompensation de cirrhose, entraînant ainsi chez ces patients une morbidité importante. Une étude de cohorte, menée pendant 7 jours, incluant 46 539 patients ayant subi une intervention chirurgicale dans 498 hôpitaux de 28 pays européens, a montré que la cirrhose du foie multiplie par 3,6 le risque de décès postopératoire [2]. On peut ainsi observer selon le type de chirurgie des taux de mortalité postopératoire de l'ordre de 2 à 15 % [3]. Cependant, les améliorations de la prise en charge médicale et de l'espérance de vie ont augmenté l'éligibilité de ces patients à la chirurgie et les actes chirurgicaux réalisés chez ces patients ont augmenté de 20 % ces dernières années.

Si la cirrhose est donc aujourd'hui considérée comme un facteur de risque péri-opératoire majeur, il est possible d'améliorer la prise en charge de ces patients, en optimisant leur évaluation préopératoire qui repose notamment sur l'évaluation de la gravité de l'hépatopathie, de ses

Médecine péri-opératoire

conséquences sur les autres organes et sur l'estimation du risque péri-opératoire.

Évaluation de l'hépatopathie et de son impact sur les autres organes

Évaluation de l'hépatopathie

La sévérité de l'hépatopathie conditionne le risque péri-opératoire. La recherche de signes cliniques de décompensation est importante : ascite éventuellement traitée par diurétiques, encéphalopathie. Les scores de Child-Pugh et *Model for Endstage Liver Disease* (MELD) permettent une évaluation globale.

L'hypertension portale (HTP) peut être objectivée et quantifiée via la mesure d'un gradient de pression portocave grâce au cathétérisme des veines sus-hépatiques. Il permet de prédire la mortalité postopératoire de manière fiable mais son utilisation est limitée à des centres experts [4]. Il est parfois proposé la réalisation d'un shunt portosystémique (TIPS) en préopératoire afin de diminuer le degré d'hypertension portale et les complications qui lui sont liées. Peu d'études à ce jour ont permis d'étudier avec précision l'impact postopératoire de cette pratique.

Effets cardiovasculaires

La cirrhose a de multiples conséquences hémodynamiques. L'HTP est la plus classique et résulte de l'obstruction du flux porte par les nodules de régénération et les remaniements fibreux du parenchyme hépatique. L'HTP est à l'origine de l'apparition progressive de voies de dérivation veineuses et d'une vasodilatation splanchnique et systémique secondaire à la production de facteurs vasodilatateurs par la microcirculation intestinale. S'ensuit une diminution de la volémie artérielle efficace qui aura pour conséquence une rétention hydrosodée via la mise en jeu excessive du système rénine-angiotensine-aldostérone (SRAA) et une augmentation du débit cardiaque (circulation hyperdynamique).

En parallèle de l'HTP, ces patients peuvent développer une authentique cardiomyopathie du cirrhotique, qui associe à des degrés variables des dysfonctions diastolique et systolique ainsi que des troubles de la conduction. On peut voir sur le plan électrophysiologique un allongement de l'espace QT et une incompétence chronotrope qui se traduit par l'incapacité du cœur à adapter sa fréquence lors d'une situation de stress. La dysfonction diastolique, souvent associée à une hypertrophie myocardique, engendre peu d'épisodes d'insuffisance cardiaque congestive du fait de la baisse de postcharge secondaire à la vasodilatation systémique majeure. On n'observe que rarement une dysfonction systolique au repos, mais celle-ci peut se manifester à l'effort, traduisant l'incapacité d'adaptation de l'inotropisme.

Il est important en préopératoire de dépister les troubles de conduction et d'être vigilant à la présence potentielle d'une coronaropathie surajoutée, qui sera dépistée selon les recommandations actuelles de la SFAR, sur la base du score de Lee et de l'évaluation de la capacité fonctionnelle. Il est toutefois important de noter que les examens d'évaluation de réserve coronaire par dipyridamole ou régadénoson (Rapiscan®) seront à éviter du fait de la vasodilatation majeure préexistante chez ces patients. En cas d'examen sous dobutamine, il sera nécessaire d'optimiser l'épreuve en arrêtant si nécessaire les β-bloquants (fréquemment prescrits en cas d'HTP) 48 heures avant, afin d'attendre une fréquence cardiaque maximale supérieure à 85 % de la théorique.

Impact sur l'hémostase

Contrairement aux idées reçues, le patient cirrhotique ne doit pas être considéré comme naturellement anticoagulé. Les altérations ayant un effet prohémorragique telles que le déficit de production des facteurs de la coagulation sont compensées par d'autres perturbations prohémostatiques, aboutissant à une situation d'équilibre [5] comme présentée dans la figure 15.1. Ce nouvel état d'équilibre hémostatique est cependant précaire, avec une bascule rapide vers des états hémorragiques ou prothrombotiques selon les circonstances.

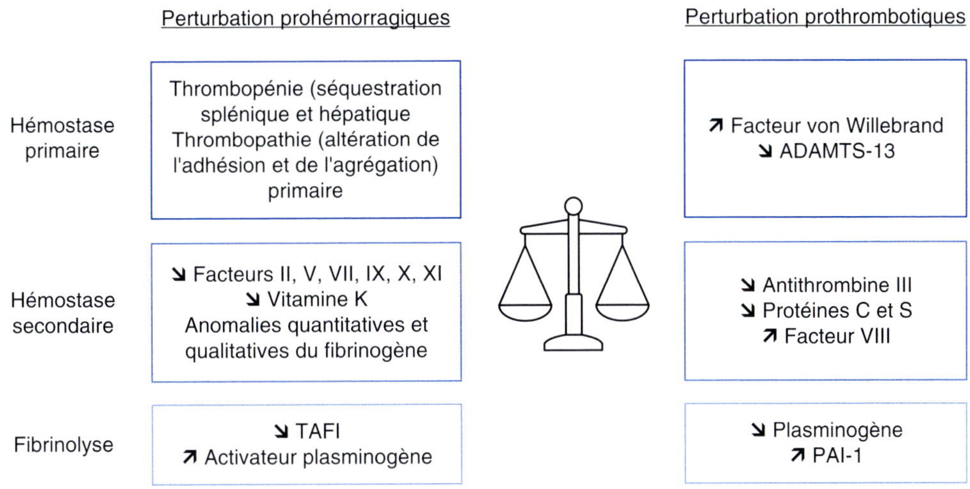

Figure 15.1. Anomalies de l'hémostase chez le patient cirrhotique.
PAI-1 : inhibiteur de l'activateur du plasminogène ; TAFI : inhibiteur de la fibrinolyse activée par la thrombine.

Il est important de retenir que les tests usuels d'hémostase ne sont pas fiables pour prédire le risque de saignement peropératoire. Plus important encore, ils ne doivent pas motiver une transfusion prophylactique de plaquettes, plasma ou fibrinogène qui ne permettra pas une diminution des pertes sanguines. Cette transfusion pourrait même être à l'origine d'une augmentation de la pression veineuse centrale, de l'hypertension portale, et donc du risque de saignement veineux per- et postopératoire [6].

Si leur capacité à prédire le risque hémorragique n'est pas démontrée, les tests viscoélastiques pourraient être utiles en cas de saignement afin de détecter de manière précoce les altérations globales de l'hémostase. Il semblerait que leur utilisation conduise à une diminution de consommation de plasma frais congelé au profit d'une augmentation de celle de fibrinogène [5]. De nouvelles données et une standardisation de ces tests semblent nécessaires pour proposer leur utilisation systématique chez le patient cirrhotique.

Conséquences rénales

La survenue d'une insuffisance rénale est fréquente chez le patient cirrhotique et souvent d'origine multifactorielle. Dans plus de deux tiers des cas, celle-ci est prérénale du fait d'une hypoperfusion fréquemment retrouvée chez ces patients. Il faudra donc rechercher et prévenir les facteurs déclenchants potentiels, comme les hémorragies gastro-intestinales, les épisodes de sepsis, l'utilisation excessive de diurétiques ou la réalisation de ponctions d'ascite évacuatrices insuffisamment compensées.

En préopératoire, il est important de noter que le chiffre de créatinine sérique isolé est difficile d'interprétation du fait de l'état nutritionnel et musculaire de ces patients. Il conviendra de disposer au minimum d'une valeur à l'état stable en préopératoire afin d'interpréter les variations de la créatinine péri-opératoire.

Du fait d'une sensibilité plus importante aux agressions rénales, il conviendra d'éviter au maximum les médicaments potentiellement néphrotoxiques comme les anti-inflammatoires non stéroïdiens en période péri-opératoire.

Impact sur le système respiratoire

L'atteinte respiratoire en cas d'hépatopathie est fréquente et d'origine multiple. On observe des syndromes restrictifs en présence d'ascite volumineuse avec de potentiels épanchements pleuraux associés (ascite pleurale). Ceux-ci favorisent les atélectasies et complications respiratoires en période péri-opératoire, et le contrôle de l'ascite doit être si possible optimisé avant l'intervention.

Les complications respiratoires spécifiques de la cirrhose sont les atteintes vasculaires pulmonaires, notamment le syndrome hépatopulmonaire (SHP) et le syndrome portopulmonaire (SPP).

L'incidence du SHP est peu corrélée au degré de sévérité de l'hépatopathie et de l'hypertension portale. Il associe une altération de l'hématose et une vasodilatation capillaire pulmonaire. Cliniquement, on peut observer une dyspnée, ainsi qu'un syndrome « platypnée-orthodéoxie » caractéristique, qui correspond à une majoration de l'hypoxémie en position assise par rapport à la position allongée via l'augmentation du shunt vasculaire en zone pulmonaire déclive. Le diagnostic de SHP repose peu sur les EFR qui ne monteront qu'une altération de la DLCO, mais plutôt sur la mise en évidence des dilatations capillaires par l'échographie cardiaque de contraste. Celle-ci, tout en éliminant un shunt intracardiaque, permet d'observer des microbulles dans les cavités gauches après 4 à 6 cycles cardiaques suivant leur injection systémique. Sa sévérité est évaluée par le degré d'hypoxémie. Il peut être reversé par la transplantation hépatique, mais constitue un facteur de mauvais pronostic indépendamment des comorbidités et de la sévérité de l'hépatopathie sous-jacente.

Le syndrome portopulmonaire est quant à lui retrouvé en situation d'HTP et d'hépatopathie sévère. Il est caractérisé par la présence d'une hypertension pulmonaire précapillaire via le remodelage structurel des artères pulmonaires de petit calibre. Il peut aboutir à une défaillance ventriculaire droite dans les stades les plus avancés. L'échographie cardiaque permet d'estimer la pression artérielle pulmonaire systolique, qui sera reconfirmée par le cathétérisme cardiaque droit. Celui-ci pourra éliminer une HTP postcapillaire ainsi qu'une HTAP secondaire à l'hyperdébit du patient cirrhotique, auquel cas les résistances vasculaires pulmonaires seront normales. Une fois le diagnostic posé, il peut être proposé, en centre expert, l'instauration d'un traitement par vasodilatateurs (analogues de la prostaglandine, inhibiteurs de la phosphodiestérase, antagonistes des récepteurs de l'endothéline).

Dénutrition et risque infectieux

Les patients cirrhotiques présentent une susceptibilité importante aux infections. Celle-ci est médiée par une dysfonction immunitaire quasi constante qui associe une immunoparalysie face aux agents pathogènes et un état d'inflammation systémique important favorisant les défaillances d'organes.

La dénutrition, présente chez deux tiers des patients atteints de cirrhose avancée, favorise également leur prédisposition au sepsis. Elle est difficile à évaluer car les paramètres habituellement utilisés comme l'albuminémie et la préalbuminémie ne sont pas ou peu interprétables dans le cadre des hépatopathies chroniques. De même, la présence d'une ascite et la rétention hydrosodée importante masquent les variations de poids. Une des méthodes d'évaluation de l'état nutritionnel repose sur la mesure par tomodensitométrie de la surface des psoas et des muscles paravertébraux en coupe axiale au niveau lombaire [7]. Cette sarcopénie est fréquente et corrélée au risque infectieux et à la morbi-mortalité des patients en postopératoire. Il est donc primordial de dépister et de lutter contre cette dénutrition, et de favoriser la préhabilitation à travers des protocoles de kinésithérapie et de supplémentation calorique et vitaminique.

Prédiction de la mortalité postopératoire

La prédiction de la morbi-mortalité de ces patients a longtemps reposé sur la sévérité de la cirrhose. On observe par exemple en chirurgie cardiaque, une mortalité de l'ordre de 3 à 11 % en cas de Child A, de 18 à 41 % en cas de Child B et de 100 % chez les Child C. Une relation quasi linéaire entre le score MELD et la mortalité postopératoire a également été retrouvée [1]. Ainsi, un MELD <8 est associé à une mortalité postopératoire de 6 %, alors qu'elle est de 50 % s'il est supérieur à 20 [8].

L'inconvénient majeur de cette approche est la non-prise en compte des comorbidités du patient et des caractéristiques de la chirurgie. On a donc pu voir apparaître plus récemment des scores composites comme le *Mayo Risk Score* qui associe notamment l'âge, la classe ASA, et l'étiologie de l'hépatopathie à la bilirubine, l'INR et la créatininémie inclus dans le score MELD. Le VOCAL-Penn quant à lui, ajoute la dimension chirurgicale en ajoutant au score le type d'intervention et son degré d'urgence. La précision et la fiabilité de ces scores ont été comparées dans une étude de 2021 [9]. On retiendra en définitive que le MELD et le VOCAL-Penn semblent les plus performants et seront donc à privilégier, le *Mayo Risk Score* ayant tendance à surestimer le risque postopératoire.

Optimisation de la prise en charge chirurgicale et anesthésique

Le risque péri-opératoire est multiplié par 2 en cas de chirurgie urgente [8]. Il est donc essentiel de privilégier si possible les interventions électives qui permettent une optimisation des patients et la mise en place d'un parcours de soins adapté. L'évaluation précise du risque péri-opératoire permet ainsi une individualisation de l'indication et de la prise en charge, tel que décrit sur la figure 15.2. D'une manière générale, les interventions les moins invasives doivent être privilégiées, comme les techniques laparoscopiques qui sont associées à une réduction des complications chirurgicales [10].

La prise en charge anesthésique doit être discutée en amont. L'anesthésie locorégionale périphérique peut être privilégiée si l'intervention et les comorbidités du patient le permettent. Du fait de la susceptibilité du foie cirrhotique à l'hypoxie, le monitorage et l'optimisation hémodynamique sont particulièrement importants et le recours aux agents vasopresseurs plus fréquent. Un monitorage de l'anesthésie doit également être anticipé tant l'effet des agents anesthésiques est difficile à anticiper en raison des modifications pharmacocinétiques et pharmacodynamiques chez ces patients.

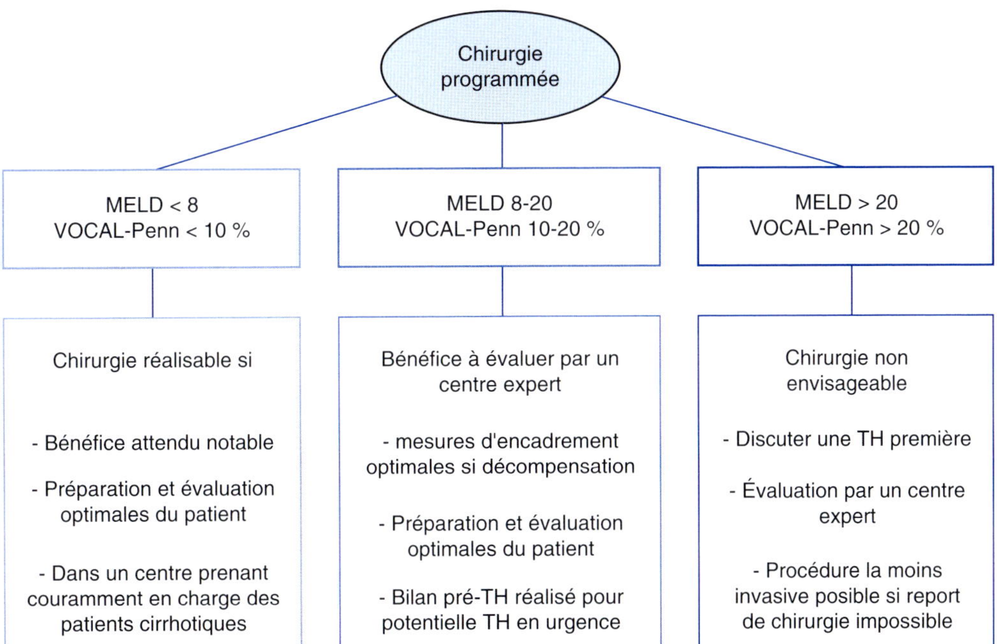

Figure 15.2. Stratégie d'individualisation de la prise en charge en fonction du risque péri-opératoire.
MELD : *Model for Endstage Liver Disease* ; TH : transplantation hépatique ; VOCAL : *Veterans Outcomes and Costs Associated with Liver Disease.*

Références

[1] Arroyo V, Moreau R, Jalan R. Acute-on-Chronic Liver Failure. N Engl J Med 2020;382(22):2137–45.

[2] Pearse RM, Moreno RP, Bauer P, Pelosi P, Metnitz P, Spies C, et al. Mortality after surgery in Europe: a 7 day cohort study. Lancet 2012;380(9847):1059–65.

[3] Tessiatore KM, Mahmud N. Trends in surgical volume and in-hospital mortality among United States cirrhosis hospitalizations. Ann Gastroenterol 2021;34(1):85–92.

[4] Reverter E, Cirera I, Albillos A, Debernardi-Venon W, Abraldes JG, Llop E, et al. The prognostic role of hepatic venous pressure gradient in cirrhotic patients undergoing elective extrahepatic surgery. J Hepatol 2019;71(5):942–50.

[5] Biancofiore G, Blasi A, De Boer MT, Franchini M, Hartmann M, Lisman T, et al. Perioperative hemostatic management in the cirrhotic patient: a position paper on behalf of the Liver Intensive Care Group of Europe (LICAGE). Minerva Anestesiol 2019;85(7):782–98.

[6] Paugam-Burtz C, Levesque E, Louvet A, Thabut D, Amathieu R, Bureau C, et al. Management of liver failure in general intensive care unit. Anaesth Crit Care Pain Med 2020;39(1):143–61. https://doi.org/10.1016/j.accpm.2019.06.014. Epub 2019 Sep 13 31525507.

[7] Durand F, Buyse S, Francoz C, Laouénan C, Bruno O, Belghiti J, et al. Prognostic value of muscle atrophy in cirrhosis using psoas muscle thickness on computed tomography. J Hepatol 2014;60(6):1151–7.

[8] Teh SH, Nagorney DM, Stevens SR, Offord KP, Therneau TM, Plevak DJ, et al. Risk factors for mortality after surgery in patients with cirrhosis. Gastroenterology 2007;132(4):1261–9.

[9] Mahmud N, Panchal S, Turrentine FE, Kaplan DE, Zaydfudim VM. Performance of risk prediction models for post-operative mortality in patients undergoing liver resection. Am J Surg 2023;225(1):198–205.

[10] Kabir T, Tan ZZ, Syn NL, Wu E, Lin JD, Zhao JJ, et al. Laparoscopic versus open resection of hepatocellular carcinoma in patients with cirrhosis: meta-analysis. Br J Surg 2021;109(1):21–9.

Chapitre 16

Évaluation préopératoire du sujet avec obésité pour une chirurgie bariatrique

A. De Jong, C. Laatar, A. Cuny, T. Sfara, Y. Pouzeratte, S. Jaber

Points clés

- Avant une chirurgie de l'obésité, les comorbidités cardiovasculaires ou métaboliques seront recherchées, notamment une hypertension artérielle, un diabète de type 2, une dyslipidémie. Un bilan complémentaire cardiaque et respiratoire pourra être demandé selon l'anamnèse et l'examen clinique.
- Il est également recommandé de rechercher et prendre en charge un syndrome d'apnées-hypopnées obstructives du sommeil (SAHOS).
- La recherche d'un reflux gastro-œsophagien à l'interrogatoire est systématique, ainsi que la réalisation d'une endoscopie œsogastroduodénale.
- L'arrêt du tabac et la perte de poids doivent être encouragés en préopératoire.
- Le choix de la destination postopératoire dépendra du degré d'obésité du patient, de la présence d'un SAHOS et de l'observance à un éventuel appareillage, et des autres comorbidités, notamment respiratoires et cardiovasculaires.

La chirurgie bariatrique est un traitement très efficace contre l'obésité pour aider à la perte de poids et agir sur les comorbidités métaboliques. Elle est souvent classée parmi les chirurgies à risque intermédiaire [1]. Les patients subissant ces procédures doivent avoir une évaluation préopératoire approfondie pour garantir les meilleurs résultats grâce à une sélection appropriée des patients.

L'évaluation anesthésique est d'une grande importance, diverses comorbidités étant associées à l'obésité et pouvant rendre la prise en charge peropératoire difficile et compliquer le déroulement postopératoire [2]. Les pathologies associées à l'obésité comprennent de façon non exhaustive les maladies cardiaques, l'hypertension artérielle, les accidents vasculaires cérébraux, le diabète de type 2, et le reflux gastro-œsophagien. Ces comorbidités doivent être recherchées, dont certaines pourront être corrigées ou améliorées en peropératoire (par exemple, amélioration de la glycémie, de la pression artérielle).

La décision de chirurgie sera issue d'une réunion de concertation pluridisciplinaire, et cette décision devra être communiquée au médecin traitant. Le patient devra être informé de manière orale et écrite, des risques et bénéfices attendus de la chirurgie.

Ce chapitre détaille l'évaluation préopératoire du sujet avec obésité pour une chirurgie bariatrique.

Indications de la chirurgie bariatrique et principales techniques

La Haute Autorité de santé (HAS) rappelle que la chirurgie est un traitement de seconde intention de l'obésité, c'est-à-dire après échec d'un traitement médical, nutritionnel, diététique et psychothérapeutique bien conduit pendant 6–12 mois.

> La chirurgie concerne les patients dont l'indice de masse corporelle (IMC) est supérieur ou égal à 40 kg/m^2, ou dont l'IMC est supérieur ou égal à 35 kg/m^2 associé à au moins une comorbidité susceptible d'être améliorée après la chirurgie.

Les principales techniques existantes sont le court-circuit (« bypass ») gastrojéjunal de Roux-en-Y, la gastrectomie longitudinale (ou *sleeve gastrectomy*) de plus en plus fréquemment réalisée et l'anneau périgastrique ajustable.

Contre-indications

Il existe plusieurs contre-indications aux procédures de chirurgie bariatrique, notamment :

- dépression majeure, problème psychiatrique non contrôlé ou à risque d'être déstabilisé ;
- abus de substances ;
- patients jugés non compliants aux exigences nutritionnelles et à la supplémentation vitaminique suivant une chirurgie bariatrique ;
- coagulopathies sévères ;
- contre-indications de l'intervention chirurgicale liées au patient (risque cardiovasculaire sévère [fraction d'éjection ≤ 30 %, hypertension artérielle pulmonaire [HTAP] sévère, coronaropathie instable...], risque respiratoire sévère, autres).

Une contre-indication relative à la procédure de gastrectomie en manchon est le reflux gastro-œsophagien qui peut s'aggraver considérablement après une gastrectomie longitudinale [3, 4]. Des techniques associant fundoplicature de Nissen à la gastrectomie longitudinale (type « Nissen-Sleeve ») sont en cours de développement [4].

Évaluation préopératoire

L'évaluation préopératoire doit être holistique et nécessite une évaluation par une équipe multidisciplinaire incluant des endocrinologues, des diététiciens, des psychologues/psychiatres, des anesthésistes-réanimateurs médecins péri-opératoires, des cardiologues, des infirmières et des chirurgiens. Plusieurs étapes sont obligatoires pour permettre un pronostic favorable après la chirurgie bariatrique et sont résumées dans la figure 16.1.

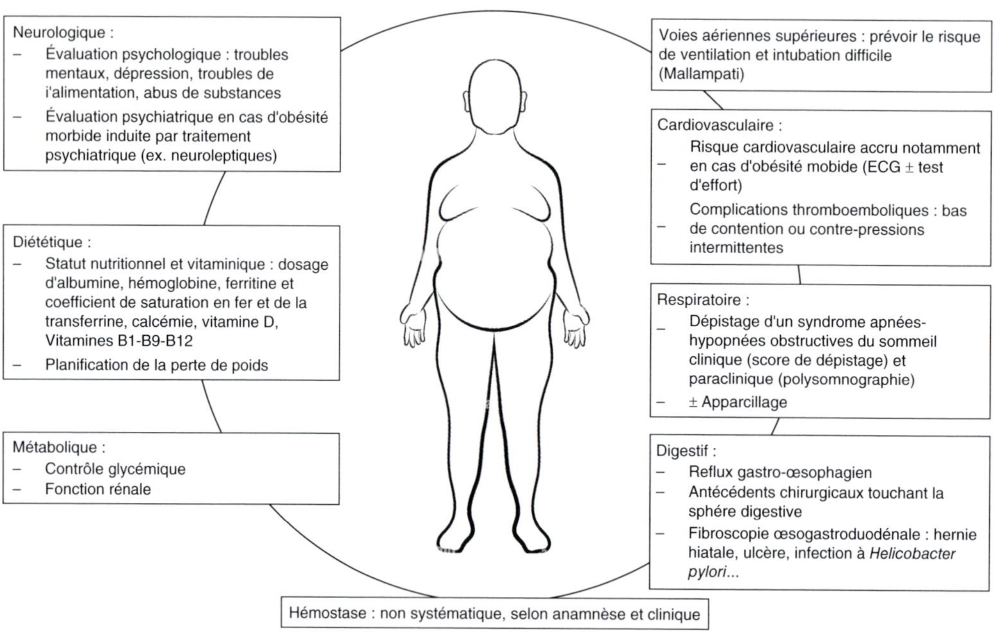

Figure 16.1. Évaluation préopératoire du sujet obèse pour une chirurgie bariatrique.

Évaluation psychologique

Les patients doivent être psychologiquement aptes à subir une chirurgie bariatrique. Une évaluation psychologique est l'une des premières étapes du bilan préopératoire du patient, recherchant des antécédents de troubles mentaux, de dépression, de troubles de l'alimentation, et d'abus de substances.

> Les patients identifiés comme dépendants à une substance doivent être orientés vers un addictologue avant la procédure. Le patient doit avoir au moins un an d'abstinence avant la chirurgie, solidement documentée.
> L'arrêt du tabac doit être encouragé avant de procéder à la chirurgie. L'arrêt du tabac réduit les complications postopératoires.

Le système de soutien du patient doit également être évalué, les patients bénéficiant d'un solide support familial et communautaire étant plus susceptibles d'avoir de meilleurs résultats de la chirurgie bariatrique.

Une entité particulière est celle des obésités morbides induites par un traitement psychiatrique (par exemple des neuroleptiques), qui devra particulièrement être évaluée de façon multidisciplinaire, avec l'implication du psychiatre du patient.

Évaluation nutritionnelle et planification de la perte de poids

L'évaluation nutritionnelle et la planification de la perte de poids sont réalisées par une diététicienne. L'éducation du patient à la perte de poids attendue après la chirurgie est fondamentale [5], ainsi qu'au contrôle glycémique chez le patient diabétique.

> Il est recommandé de préciser le statut nutritionnel et vitaminique des patients : dosages d'albumine, hémoglobine, ferritine et coefficient de saturation en fer de la transferrine, calcémie, vitamine D, vitamines B1, B9, B12. Des dosages supplémentaires pourront être réalisés en cas de point d'appel clinique ou biologique.
> Avant la chirurgie, une perte de poids est conseillée à travers un programme mis en place par la diététicienne, comprenant règles hygiénodiététiques et activité physique.

Les déficits vitaminiques et nutritionnels peuvent conduire à une polyneuropathie postopératoire, également appelée « neuropathie aiguë post-réduction gastrique », une maladie nutritionnelle de système caractérisée par des vomissements postopératoires, une hyporéflexie et une faiblesse musculaire [6]. Un déficit chronique en vitamine K peut entraîner des anomalies de la coagulation, rendant nécessaire l'administration de vitamine K ou de plasma frais congelé en peropératoire.

Évaluation respiratoire

Physiopathologie

Chez les patients avec obésité, la pression intra-abdominale est majorée, ce qui favorise la formation d'atélectasies [7–9]. De plus, la consommation d'oxygène et le travail respiratoire sont augmentés [10], ce qui amène à une oxygénation diminuée [7]. La capacité pulmonaire totale, la capacité vitale et la capacité résiduelle fonctionnelle (CRF) sont diminuées. Lors de l'anesthésie, la compliance pulmonaire diminue, essentiellement suite à la diminution de la CRF. Un syndrome d'apnées-hypopnées obstructives du sommeil (SAHOS) est souvent associé à l'obésité [11]. Chez les patients à haut risque respiratoire, de la ventilation non invasive (VNI) préventive pourra être réalisée suivant l'extubation [12].

Recherche d'un SAHOS et d'un syndrome obésité-hypoventilation

> Même si des scores existent pour dépister un SAHOS, tels que le score STOP-BANG [13] ou le score DES-OSA [14], un dépistage par enregistrement du sommeil est souvent effectué de manière systématique avant une chirurgie bariatrique.

Le diagnostic paraclinique se fait par polysomnographie, examen de référence, ou polygraphie respiratoire. La polygraphie respiratoire permet la confirmation du diagnostic du SAHOS chez les patients présentant une probabilité clinique modérée à élevée, sans autres troubles du sommeil associés.

Le **SAHOS** est défini par l'association d'une somnolence diurne et de critères polysomnographiques (indice d'apnées-hypopnées [IAH] ≥5). La sévérité du SAHOS dépend des symptômes cliniques et de l'IAH. Un IAH entre 5 et 15 définit un SAHOS léger, entre 15 et 30 un SAHOS modéré et ≥30 un SAHOS sévère [15, 16]. Les différentes indications de traitement du SAHOS sont établies par la Haute Autorité de santé (HAS). Un appareillage nocturne par pression positive continue (PPC) est indiqué chez les patients ayant un SAHOS sévère (IAH supérieur à 30 événements obstructifs par heure). Pour les valeurs d'IAH inférieures, un appareillage nocturne par PPC est indiqué en cas de comorbidité cardiovasculaire grave. Afin de diminuer la somnolence diurne, un traitement par orthèses d'avancée mandibulaire peut être également proposé aux patients ayant un SAHOS avec un IAH inférieur à 30 et sans comorbidité cardiovasculaire grave associée [17].

Le **syndrome obésité-hypoventilation** est défini par l'existence d'une hypoventilation alvéolaire chronique $PaCO_2$ >45 mmHg (PaO_2 <70 mmHg), d'une obésité (IMC > 30 kg/m²), l'absence d'affection respiratoire associée, indépendamment de l'association ou non avec un SAHOS [18].

Les explorations fonctionnelles respiratoires, les gaz du sang et la polysomnographie montrent un trouble restrictif modéré, une hypercapnie et une hypoxémie diurnes, une majoration de l'hypoventilation au cours du sommeil et un SAHOS associé très fréquent.

En cas de SAHOS associé et d'hypercapnie modérée entre 45 et 55 mmHg, un appareillage par PPC sera proposé en première intention, suivi d'un appareillage par ventilation non invasive (VNI) en cas d'échec, permettant une ventilation à 2 niveaux de pression afin de lutter contre l'hypoventilation alvéolaire [18]. En cas d'antécédent de décompensation respiratoire à type d'insuffisance respiratoire aiguë hypercapnique, d'hypercapnie supérieure à 55 mmHg et/ou en l'absence de SAHOS associé, un appareillage par VNI sera proposé [18].

La prescription d'une radiographie de thorax, d'une analyse des gaz du sang et d'explorations fonctionnelles respiratoires ne doit pas être systématique sauf en cas de suspicion de pathologie cardiopulmonaire évolutive [19].

Évaluation des voies aériennes

L'obésité est en elle-même un facteur de risque de ventilation au masque difficile et d'intubation difficile [20]. Des facteurs de risque spécifiques d'intubation difficile chez le patient avec obésité ont été identifiés au bloc opératoire, tels qu'un score de Mallampati à 3 ou 4, une faible ouverture de bouche ou la présence d'un SAHOS associé [20]. Le patient devra être informé des risques liés à l'intubation et des moyens de prévenir ces risques, tels qu'un choix adapté du matériel incluant l'utilisation des vidéolaryngoscopes en première intention [21–23] et une préoxygénation optimisée par pression positive [24] ± oxygénation apnéique [25].

Évaluation cardiovasculaire et métabolique

Le patient avec obésité présente un risque cardiovasculaire accru [26], ainsi qu'une augmentation des complications thromboemboliques [27]. L'obésité entraîne une hypertension artérielle, une augmentation du débit cardiaque et du travail cardiaque, ainsi que des troubles du rythme cardiaque [28]. L'incidence du QT long est également augmentée [29]. Les maladies cardiaques ischémiques et la défaillance cardiaque sont plus fréquentes dans la population avec obésité [26]. Les patients atteints d'obésité morbide ont souvent une mobilité très limitée et peuvent être asymptomatiques même quand ils ont une maladie cardiovasculaire. L'examen physique est également difficile. Ils doivent être évalués de la même façon que les autres patients sans obésité, un ECG sera réalisé selon le degré de tolérance à l'exercice et la présence de comorbidités additionnelles, parfois suivi d'une consultation cardiologique avec test d'effort [19, 30, 31].

Un bon contrôle glycémique est recommandé dans la période péri-opératoire [32]. Une glycémie à jeun sera réalisée, ainsi qu'une recherche de dyslipidémie. L'évaluation préopératoire inclut les traitements antidiabétiques et hypolipidémiants, leur dernière prise en préopératoire, et les valeurs habituelles de glycémie pour chaque patient. L'équilibre ionique et la fonction rénale seront vérifiés avant la chirurgie [19]. Un bilan d'hémostase ne sera pas réalisé de façon systématique, mais selon l'anamnèse et l'examen clinique du patient [33].

L'incidence augmentée des complications thromboemboliques doit être prévenue dès la prise en charge préopératoire, avec prescription systématique de bas de contention adaptés au patient avec obésité, voire de bas de compression intermittente qui seront mis en place la veille ou le jour de l'opération.

Évaluation du reflux gastro-œsophagien

La fréquence du reflux gastro-œsophagien est fortement corrélée à l'augmentation de l'IMC [34]. La présence d'une hernie hiatale initiale est plus fréquente chez les patients avec obésité. L'obésité est également associée à une augmentation de la pression intra-abdominale et des volumes gastriques. Un reflux gastro-œsophagien devra être systématiquement recherché à l'interrogatoire. S'il est sévère, ou en cas d'antécédent de chirurgie gastrique, le patient devra être considéré estomac plein et pris en charge en tant que tel lors de l'anesthésie.

Il est recommandé par la HAS de réaliser une endoscopie œsogastroduodénale afin de dépister et traiter une infection à *Helicobacter pylori* et de rechercher une autre pathologie digestive associée (ex. : hernie hiatale importante, ulcère, gastrite, etc.) pouvant contre-indiquer certaines procédures ou nécessitant d'être prise en charge avant la chirurgie.

Les patients ayant des anneaux ajustables sont à haut risque d'inhalation pulmonaire pendant l'anesthésie générale à cause d'un trouble de la motilité œsophagienne et d'une dilatation au-dessus de l'anneau. La dilatation peut persister même après avoir desserré l'anneau.

Évaluation du matériel nécessaire

Le capital veineux devra être évalué et un éventuel abord veineux échoguidé (périphérique ou central) anticipé.

Le matériel devra être adapté à la morphologie du patient (brassard tensionnel, table opératoire, autres).

Choix de la destination postopératoire

La grande majorité des patients avec obésité sont relativement en bonne santé et leurs risques péri-opératoires sont similaires à ceux des patients sans obésité. Les patients à haut risque de complications péri-opératoires sont ceux avec une obésité androïde et un syndrome métabolique [35], et un SAHOS associé. Le risque thromboembolique est également de plus élevé chez ces patients.

Les critères d'éligibilité des patients atteints d'obésité à l'ambulatoire reposent sur des données de niveau de preuve peu élevé et sur les critères habituels d'ambulatoire (HAS). Les patients avec un IMC < 50 kg/m^2 présentant des comorbidités pourraient être pris en charge en chirurgie ambulatoire à condition que les comorbidités soient bien prises en charge de façon optimale en amont; l'IMC > 50 kg/m^2 serait un critère d'exclusion pour plusieurs experts sauf cas spécifique après évaluation de chaque patient (comorbidités fréquentes telles qu'un syndrome obésité-hypoventilation, un SAHOS, une hypertension pulmonaire, hypertension artérielle résistante, une atteinte majeure des artères coronaires, une insuffisance cardiaque résistante aux traitements).

Les patients ayant un SAHOS non appareillé seront préférentiellement orientés vers une surveillance postopératoire scopée la première nuit, à cause du risque d'apnées et d'hypoxémie (figure 16.2). Les patients n'ayant pas de SAHOS ou ayant un SAHOS appareillé et bien toléré, sans autre comorbidité, pourront être admis en service de chirurgie en postopératoire, ou être éligibles à une prise en charge ambulatoire lorsque la structure est organisée pour celle-ci (figure 16.2).

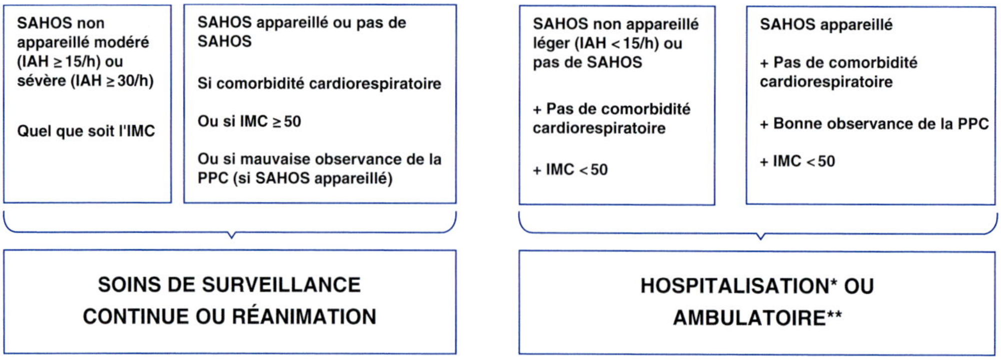

Figure 16.2. Proposition d'algorithme de prise en charge postopératoire des patients de chirurgie bariatrique.
* La prise en charge en hospitalisation de patients avec obésité morbide présentant un SAHOS (syndrome d'apnées-hypopnées obstructives du sommeil) appareillé ou non impose la possibilité :
- d'une surveillance des constantes vitales toutes les 4 heures : FC; PA; Temp; douleur; conscience ± glycémie capillaire;
- la possibilité de nicardipine IVSE à la demande;
- la possibilité d'Insuline IVSE à la demande.
** Ambulatoire si comorbidités stabilisées, aptitude à utiliser la PPC (pression positive continue) après la sortie et si sufentanil peropératoire cumulé ou équivalents morphiniques < 0,30 µmg/kg de poids idéal (max 15 à 20 µmg total en peropératoire).

Références

[1] Fellahi JL, Schweizer R. Algorithme simplifié SFAR/SFC d'évaluation et de stratification du risque. Anesthésie & Réanimation 2017;3(4):308–12.
[2] Schetz M, De Jong A, Deane AM, Druml W, Hemelaar P, Pelosi P, et al. Obesity in the critically ill: a narrative review. Intensive Care Med 2019;45(6):757–69.
[3] Nocca D, Nedelcu M, Loureiro M, Palermo M, Silvestri M, Jong Ad, et al. The Nissen sleeve gastrectomy: technical considerations. J Laparoendosc Adv Surg Tech A 2020;30(11):1231–6.
[4] Nedelcu M, Noel P, Loureiro M, Palermo M, Nedelcu A, Nocca D. Bariatric Surgery and the Mechanisms of Gastroesophageal Reflux Disease. J Laparoendosc Adv Surg Tech A 2020;30(8):907–11.
[5] Edholm D, Kullberg J, Haenni A, Karlsson FA, Ahlstrom A, Hedberg J, et al. Preoperative 4-week low-calorie diet reduces liver volume and intrahepatic fat, and facilitates laparoscopic gastric bypass in morbidly obese. Obes Surg 2011;21(3):345–50.
[6] Chang CG, Adams-Huet B, Provost DA. Acute post-gastric reduction surgery (APGARS) neuropathy. Obes Surg 2004;14(2):182–9.
[7] Pelosi P, Croci M, Ravagnan I, Cerisara M, Vicardi P, Lissoni A, Gattinoni L. Respiratory system mechanics in sedated, paralyzed, morbidly obese patients. J Appl Physiol 1985;82(3):811–8. 1997.
[8] Hedenstierna GL, A. Influence of abdominal pressure on respiratory and abdominal organ function. Curr Opin Crit Care 2012;18(1):80–5.
[9] Hedenstierna G, Tokics L, Scaramuzzo G, Rothen HU, Edmark L, Öhrvik J. Oxygenation Impairment during Anesthesia: Influence of Age and Body Weight. Anesthesiology 2019;131(1):46–57.
[10] Kress JP, Pohlman AS, Alverdy J, Hall JB. The impact of morbid obesity on oxygen cost of breathing (VO(2RESP)) at rest. Am J Respir Crit Care Med 1999;160(3):883–6.
[11] De Jong A, Verzilli D, Geniez M, Chanques G, Nocca D, Jaber S. Pourquoi le patient obèse morbide est-il un patient à risque anesthésique élevé? Presse Med 2018;47(5):453–63.
[12] De Jong A, Bignon A, Stephan F, Godet T, Constantin JM, Asehnoune K, et al. Effect of non-invasive ventilation after extubation in critically ill patients with obesity in France: a multicentre, unblinded, pragmatic randomised clinical trial. Lancet Respir Med 2023;11(6):530–9.
[13] Chung F, Yang Y, Liao P. Predictive performance of the STOP-Bang score for identifying obstructive sleep apnea in obese patients. Obes Surg 2013;23(12):2050–7.
[14] Deflandre E, Degey S, Brichant JF, Donneau AF, Frognier R, Poirrier R, et al. Pre-Operative Ability of Clinical Scores to Predict Obstructive Sleep Apnea (OSA) Severity in Susceptible Surgical Patients. Obes Surg 2017;27(3):716–29.
[15] De Jong A, Rollé A, Souche FR, Yengui O, Verzilli D, Chanques G, et al. How can I manage anaesthesia in obese patients? Anaesth Crit Care Pain Med 2020;39(2):229–38.
[16] De Jong A, Verzilli D, Chanques G, Futier E, Jaber S. Risque pré-opératoire et gestion péri-opératoire des patients obèses. Rev Mal Respir 2019;36(8):985–1001.

[17] De Jong A, Verzilli D, Monet C, Monnin M, Imhoff E, Chanques G, et al. Optimisation du parcours de soins en chirurgie du patient obèse. Le Praticien en Anesthésie Réanimation 2018;22(2):69–76.
[18] De Jong A, Rollé A, Aarab Y, Capdevila M, Ramin S, Jaber S. Spécificités ventilatoires du patient obèse. Le Praticien en Anesthésie Réanimation 2019;23(6):285–91.
[19] Molliex S, Pierre S, Bléry C, Marret E, Beloeil H. Examens préinterventionnels systématiques-Routine preinterventional tests. Ann Fr Anesth Reanim 2012;31:752–63.
[20] De Jong A, Molinari N, Pouzeratte Y, Verzilli D, Chanques G, Jung B, et al. Difficult intubation in obese patients: incidence, risk factors, and complications in the operating theatre and in intensive care units. Br J Anaesth 2015;114(2):297–306.
[21] De Jong A, Pouzeratte Y, Laplace A, Normanno M, Rollé A, Verzilli D, et al. Macintosh videolaryngoscope for intubation in the operating room: a comparative quality improvement project. Anesth Analg 2021;132(2):524–35.
[22] De Jong A, Pardo E, Rolle A, Bodin-Lario S, Pouzeratte Y, Jaber S. Airway management for COVID-19: a move towards universal videolaryngoscope? Lancet Respir Med 2020;8(6):555.
[23] De Jong A, Sfara T, Pouzeratte Y, Pensier J, Rolle A, Chanques G, et al. Videolaryngoscopy as a first-intention technique for tracheal intubation in unselected surgical patients: a before and after observational study. Br J Anaesth 2022;129(4):624–34.
[24] Vourc'h M, Baud G, Feuillet F, Blanchard C, Mirallie E, Guitton C, et al. High-flow Nasal Cannulae Versus Non-invasive Ventilation for Preoxygenation of Obese Patients: The PREOPTIPOP Randomized Trial. EClinicalMedicine 2019;13:112–9.
[25] Wong DT, Dallaire A, Singh KP, Madhusudan P, Jackson T, Singh M, et al. High-Flow Nasal Oxygen Improves Safe Apnea Time in Morbidly Obese Patients Undergoing General Anesthesia: A Randomized Controlled Trial. Anesth Analg 2019;129(4):1130–6.
[26] Hernandez AF, Whellan DJ, Stroud S, Sun JL, O'Connor CM, Jollis JG. Outcomes in heart failure patients after major noncardiac surgery. J Am Coll Cardiol 2004;44(7):1446–53.
[27] Blokhin IO, Lentz SR. Mechanisms of thrombosis in obesity. Curr Opin Hematol 2013;20(5):437–44.
[28] Peeters A, Barendregt JJ, Willekens F, Mackenbach JP, Al Mamun A, Bonneux L. Obesity in adulthood and its consequences for life expectancy: a life-table analysis. Ann Intern Med 2003;138(1):24–32.
[29] Lavie CJ, Milani RV, Ventura HO. Obesity and cardiovascular disease: risk factor, paradox, and impact of weight loss. J Am Coll Cardiol 2009;53(21):1925–32.
[30] McCullough PA, Gallagher MJ, Dejong AT, Sandberg KR, Trivax JE, Alexander D, et al. Cardiorespiratory fitness and short-term complications after bariatric surgery. Chest 2006;130(2):517–25.
[31] Hennis PJ, Meale PM, Hurst RA, O'Doherty AF, Otto J, Kuper M, et al. Cardiopulmonary exercise testing predicts postoperative outcome in patients undergoing gastric bypass surgery. Br J Anaesth 2012;109(4):566–71.
[32] Frisch A, Chandra P, Smiley D, Peng L, Rizzo M, Gatcliffe C, et al. Prevalence and clinical outcome of hyperglycemia in the perioperative period in noncardiac surgery. Diabetes Care 2010;33(8):1783–8.
[33] Bonhomme F, Ajzenberg N, Schved JF, Molliex S, Samama CM. Pre-interventional haemostatic assessment: Guidelines from the French Society of Anaesthesia and Intensive Care. Eur J Anaesthesiol 2013;30(4):142–62.
[34] Jacobson BC, Somers SC, Fuchs CS, Kelly CP, Camargo Jr CA. Body-mass index and symptoms of gastroesophageal reflux in women. N Engl J Med 2006;354(22):2340–8.
[35] Glance LG, Wissler R, Mukamel DB, Li Y, Diachun CA, Salloum R, et al. Perioperative outcomes among patients with the modified metabolic syndrome who are undergoing noncardiac surgery. Anesthesiology 2010;113(4):859–72.

Chapitre 17

Évaluation et gestion préopératoires des traitements à visée neurologique

M. Lamamri, S. Sigaut

Points clés

- La maladie de Parkinson est une destruction d'une population de neurones dévolue au contrôle des mouvements : les neurones dopaminergiques des noyaux gris centraux.
- La maladie de Parkinson est caractérisée par des symptômes moteurs handicapants, mais aussi par des troubles du sommeil, du langage, par des douleurs chroniques et à un certain stade de la maladie par des troubles cognitifs.
- Lorsque cela est possible, il est préférable de proposer une ALR à l'anesthésie générale (AG) afin d'éviter le risque de complications respiratoires notamment l'inhalation et de maintenir les traitements de fond à heure fixe.
- Le sévoflurane, les opioïdes et l'étomidate ont aussi des propriétés proconvulsivantes cependant la dose semble jouer un rôle important dans la survenue d'une crise mais ne sont pas contre-indiqués.
- Dans le cas de maladie d'Alzheimer, il convient de se mettre en relation avec le spécialiste « mémoire » suivant le patient, pour évoquer avec lui des possibilités de préhabilitation cognitive.

Les maladies neurologiques sont une cause majeure d'invalidité, de dépendance, d'institutionnalisation et d'hospitalisation. Elles ont un impact très important sur la qualité de vie des personnes atteintes ainsi que sur celle de leurs proches et de leurs aidants. Les traitements actuellement disponibles sont à visée essentiellement symptomatique et d'efficacité variable. Les particularités de ces pathologies et de leurs traitements influent sur la prise en charge péri-opératoire des patients atteints. Nous détaillerons ici la prise en charge de trois des plus fréquentes de ces pathologies neurologiques.

Maladie de Parkinson

Définition et épidémiologie de la maladie de Parkinson

La maladie de Parkinson est la deuxième pathologie neurologique progressivement dégénérative la plus fréquente après la maladie d'Alzheimer. À travers le monde, la maladie de Parkinson touche près de 6 millions de personnes. Le handicap qu'elle engendre augmente plus rapidement que celui de n'importe quel autre trouble neurologique. En France, la prévalence de la maladie est de 270 000 patients et l'incidence de 27 000 nouveaux cas par an [1]. Elle est liée à une destruction d'une population de neurones dévolue au contrôle des mouvements : les neurones dopaminergiques des noyaux gris centraux. Lorsqu'au moins la moitié de cette population de neurones est atteinte, le stade clinique de la maladie débute avec les premiers symptômes moteurs. De plus, elle touche le système nerveux autonome avec une atteinte bulbaire et de la moelle épinière donnant lieu à une dysautonomie parfois sévère.

Elle est caractérisée par des symptômes moteurs handicapants, mais aussi par des troubles du sommeil, du langage, par des douleurs chroniques et à un certain stade de la maladie par des troubles cognitifs. Les causes exactes de la maladie demeurent inconnues, cependant l'association de facteurs génétiques et environnementaux semble être prédisposante.

À ce jour, il n'existe aucun traitement curatif de la maladie, tous les traitements antiparkinsoniens sont introduits dans le but de pallier les symptômes handicapants tant sur le plan moteur que non moteur.

Il est à noter que chaque patient sera différent à la fois selon son stade de la maladie mais aussi selon ses propres symptômes évolutifs y compris au cours d'une même journée. Ainsi, la prise en charge péri-opératoire doit être spécifique à chaque patient et connue par les anesthésistes-réanimateurs.

Évaluation préopératoire spécifique aux patients atteints de Parkinson

Évaluation de la sévérité des symptômes moteurs et non moteurs, des comorbidités et des complications associées

Dans le contexte péri-opératoire un certain nombre de troubles spécifiques (moteurs ou non) sont à identifier dès la consultation d'anesthésie afin d'anticiper les complications qui peuvent survenir durant la période péri-opératoire.

Troubles moteurs

La triade classique du syndrome extrapyramidal doit être recherchée : tremblement de repos, akinésie et rigidité plastique avec la roue dentée. En effet, cela donnera des indications sur le degré de contrôle de la maladie sous traitement chronique [2]. Le nombre de prises de L-dopa par jour permettant de contrôler les troubles moteurs est elle aussi indicative du degré de sévérité de la pathologie.

L'anesthésie locorégionale (ALR) n'est contre-indiquée qu'en cas de tremblements importants empêchant la réalisation du geste en toute sécurité. Aucun médicament utilisé lors d'une ALR n'interfère avec les traitements antiparkinsoniens ou n'est délétère au cours de la maladie de Parkinson.

Troubles respiratoires

Classiquement, la rigidité thoracique ainsi que l'akinésie entraînent un syndrome restrictif. Cependant, du fait de l'atteinte bulbaire, des troubles obstructifs ne sont pas rares et sont donc à investiguer [3]. Du fait de l'hypertonie axiale de certains patients, l'intubation orotrachéale peut être difficile. Le vidéo-laryngoscope peut être nécessaire dans ce contexte.

L'atteinte des muscles respiratoires peut entraîner des complications postopératoires à type d'inhalation, d'encombrement bronchique, de toux inefficace ainsi que des pneumonies [4, 5]. L'extubation de ces patients est donc à risque et doit être réalisée dans les meilleures conditions. Idéalement chez un patient en position demi-assise, cavité buccale aspirée et présentant une déglutition efficace.

Lorsque cela est possible, l'avantage de préférer l'ALR à l'anesthésie générale (AG) est d'éviter le risque de complications respiratoires notamment l'inhalation. La sédation ajoutée à une ALR est à proscrire devant le risque d'obstruction des voies aériennes supérieures. Le risque lié aux complications respiratoires doit être considéré avec une balance bénéfice/risque soigneusement évaluée. La prise en charge postopératoire peut justifier une surveillance respiratoire prolongée en salle de surveillance post-interventionnelle ou en unité de soins continus. Il n'existe à ce jour aucune étude randomisée contrôlée évaluant l'intérêt de la mise en place de séances de ventilation non invasive préventives en postopératoire afin de diminuer les complications respiratoires chez ces patients.

Troubles dysautonomiques

L'atteinte du système nerveux autonome se traduit par une symptomatologie variable : cardiovasculaire, digestive, urinaire, et moins fréquemment par des troubles de la thermorégulation.

L'atteinte cardiovasculaire avec l'hypotension orthostatique doit être recherchée lors de la consultation. Cette dernière entraîne une instabilité hémodynamique peropératoire pouvant justifier la mise en place d'un cathéter artériel. En peropératoire, une évaluation préalable de l'état de volémie du patient est nécessaire. La noradrénaline reste la drogue vasoactive de choix en cas d'instabilité hémodynamique [6].

L'atteinte digestive touche près de la moitié des patients avec une gastroparésie pouvant inciter, si elle est marquée, une induction en séquence rapide [7]. Il est à noter qu'en cas d'oubli des antiparkinsoniens aux heures habituelles pendant le bloc opératoire, la présence de trouble de la déglutition répond de façon remarquable aux agonistes dopaminergiques [8].

Évaluation des médicaments antiparkinsoniens et gestion péri-opératoire

Les traitements antiparkinsoniens doivent être poursuivis durant toute la période péri-opératoire y compris au bloc opératoire aux heures habituelles de prise. En effet, l'interruption des traitements peut entraîner un syndrome de sevrage compliquant de fait la période postopératoire [9]. Ainsi, les troubles moteurs déséquilibrés au cours de cette période conditionnent les durées de ventilation mécanique, les durées de séjour en soins critiques et les coûts. Il est donc nécessaire dès la consultation d'anesthésie d'anticiper la prise de ces traitements au cours du bloc opératoire notamment par la commande d'antiparkinsoniens sous forme orodispersible, sous-cutanée ou transdermique (tableau 17.1) [10–12].

Le deuxième avantage à préférer l'ALR à l'AG lorsque cela est possible tient au fait que le patient pourra prendre ses traitements de fond à heure fixe de manière plus aisée. Cependant, en cas d'AG, il est possible de mettre en place une sonde nasogastrique afin d'administrer les médicaments au cours du bloc opératoire [13]. Il n'existe aucune interaction entre les médicaments (par voie IV ou volatile) utilisés lors d'une AG et les antiparkinsoniens. Il existe des données suggérant d'une part que le propofol pourrait induire des dyskinésies et d'autre part que certains opioïdes renforcent la rigidité thoracique [14, 15]. Aucun de ces médicaments n'est contre-indiqué au cours de la maladie de Parkinson et ils peuvent donc être utilisés en toute sécurité.

Tableau 17.1. Alternative peropératoire aux traitements oraux antiparkinsoniens.

Médicament	Équivalent pour 100 mg de lévodopa	Schéma thérapeutique
Apomorphine sous-cutanée	10	Peut s'administrer soit en continu ou en bolus Délai d'action : 5–10 min pour une durée d'action de 45–60 min
Rotigotine par voie transdermique	3,3	Administrer le patch la veille de la chirurgie
Traitement oral habituel		Administrer la même posologie aux heures habituelles par SNG

Source : d'après [10–12].

Il est à noter que la succinylcholine peut elle aussi être utilisée, en effet, le risque d'hyperkaliémie lors des états de dénervation ne se rencontre pas au cours de la maladie de Parkinson.

En ce qui concerne les interactions médicamenteuses qui peuvent survenir au cours de cette période péri-opératoire, il est important d'identifier les éventuels traitements antidopaminergiques qui peuvent être administrés tels que le métoclopramide ou l'halopéridol. Des hypotensions sévères et des pertes de connaissance ont été rapportées lors de l'association d'ondansétron avec l'apomorphine. La dexaméthasone est donc à privilégier. En cas de décompensation postopératoire à type de delirium hyperactif avec agitation dangereuse pour le patient, il est préférable quand cela s'avère nécessaire d'utiliser des benzodiazépines plutôt que les neuroleptiques (loxapine, halopéridol) qui eux sont formellement interdits [16].

Chez les patients appareillés d'un stimulateur cérébral profond, il est recommandé de limiter les périodes où le dispositif est éteint et les interférences éléctromagnétiques avec les équipements chirurgicaux [17].

Prise en charge des patients atteints de Parkinson en péri-opératoire

Récapitulatif de la prise en charge péri-opératoire des patients atteints de Parkinson

Préopératoire
- Contacter le neurologue référent : optimisation des traitements antiparkinsoniens en cas de symptômes moteurs déséquilibrés.
- Documenter les symptômes moteurs et non moteurs.
- Éviter les prémédications.
- Continuer la prise d'antiparkinsoniens aux heures habituelles comme prescrit la veille de la chirurgie.

Peropératoire
- Préférer l'ALR à l'AG si possible.
- Réaliser l'induction en séquence rapide en cas d'AG si gastroparésie.
- Administrer les traitements antiparkinsoniens : pose de SNG si nécessaire.
- Monitorer la profondeur de l'anesthésie.
- Éviter l'hypothermie.
- Évaluation de la volémie.
- Ne pas donner d'antagoniste dopaminergique : dropéridol (Droleptan®), métoclopramide.
- Minimiser les interférences électromagnétiques en cas de stimulation cérébrale profonde.

Postopératoire
- Poursuite des antiparkinsoniens aux heures habituelles en utilisant la SNG si besoin.
- Gestion multimodale de la douleur.
- Éviter les triggers de décompensation neuropsychique : environnement limité en bruit.
- Réhabilitation précoce : kinésithérapie motrice et respiratoire en postopératoire.
- Ne pas donner d'antagoniste dopaminergique en cas de delirium (halopéridol, loxapine).

Épilepsie

Définition et épidémiologie de l'épilepsie

L'épilepsie en tant que maladie neurologique correspond à une répétition au cours du temps de décharges corticales d'une population de neurones dont la symptomatologie clinique varie en fonction de la zone atteinte. La crise d'épilepsie peut être focale et se généraliser secondairement ou être d'emblée généralisée. L'épilepsie touche environ 0,8 % de la population générale. En fonction de la cause, la maladie épileptique présente une sévérité différente. En fonction de l'âge, la fréquence de la maladie dans la population fluctue, en effet, elle est plus fréquente chez l'enfant et les personnes âgées [18]. L'épilepsie de l'enfant peut rester figée durant cette période et guérir à l'âge adulte. Ainsi, au cours de ce chapitre, nous aborderons les épilepsies de l'adulte qu'elles soient secondaires à une cause connue (traumatique, alcoolique, vasculaire, immune) ou de cause inconnue.

Évaluation préopératoire spécifique aux patients atteints d'épilepsie

Évaluation de la fréquence et de la sévérité des crises épileptiques, des complications associées au cours de la période péri-opératoire et des comorbidités

Au cours de la consultation d'anesthésie d'un patient épileptique sous traitement de fond, il est important de préciser la symptomatologie, la fréquence des crises et bien entendu le traitement de fond. Les patients étiquetés épileptiques sous traitement de fond sont considérés comme étant à haut risque de récidive de crises au cours de leur vie. La présence de plusieurs traitements antiépileptiques chez un même patient donne l'indication d'une maladie pouvant être difficile à contrôler et donc d'un patient plus à risque au cours de cette période péri-opératoire. En effet, la période péri-opératoire est à risque de déséquilibrer la maladie épileptique [19]. Ainsi, une vigilance particulière doit être portée sur ces patients tout au long de la prise en charge péri-opératoire devant la possibilité de symptômes frustes et d'évolution vers un état de mal épileptique.

Environ 65 % des épilepsies sont contrôlées avec le traitement médical seul [19]. En cas de persistance de crises rapportées par le patient au cours de la consultation, il est nécessaire de se rapprocher du neurologue référent afin d'envisager éventuellement une adaptation de son traitement de fond avant le passage au bloc opératoire. Le dosage des antiépileptiques dans le but de vérifier l'observance du traitement peut être aussi envisagé en cas de doute.

Les traitements utilisés au cours d'une AG notamment le propofol, et le midazolam et la kétamine ont des propriétés antiépileptiques [20, 21]. Néanmoins, il est rapporté dans la littérature des cas de crises épileptiques survenant à la suite d'une anesthésie intraveineuse à objectif de concentration au propofol [22]. En effet, d'un point de vue pharmacologique, à faible dose, le propofol présente un profil proconvulsivant avec une modification du tracé d'électroencéphalogramme chez les patients épileptiques connus [23]. En pratique, l'utilisation du propofol dans ce contexte au cours d'une anesthésie générale est courante et ne présente pas de contre-indication.

Le sévoflurane, les opioïdes et l'étomidate ont aussi des propriétés proconvulsivantes cependant la dose semble jouer un rôle important dans la survenue d'une crise [24, 25]. Ils ne sont pas contre-indiqués au cours d'une anesthésie générale dans ce contexte.

À ce jour, il n'existe aucune étude randomisée contrôlée prouvant la supériorité d'une anesthésie intraveineuse à objectif de concentration (AIVOC) comparativement à une anesthésie volatile dans le contrôle de la survenue de crise épileptique en péri-opératoire chez l'adulte épileptique. En cas de crise épileptique survenant directement en peropératoire, il est possible d'utiliser du propofol ou du midazolam en raison de leur court délai d'action.

Aucun anesthésique local aux posologies usuelles n'est contre-indiqué pour un patient épileptique. L'ALR est à risque dans ce contexte uniquement en cas de diffusion systémique du produit ou de surdosage [26]. Il est à noter que la mise en place d'une péridurale n'est pas contre-indiquée. En effet, lors de l'anesthésie péridurale chez une patiente épileptique, le risque n'est présent qu'en cas de brèche vasculaire.

Le retard de réveil après une anesthésie générale peut être un symptôme fruste de crise et faire le lit de l'état de mal épileptique. Il convient, en cas de doute, d'administrer un traitement antiépileptique de courte durée d'action tel que le diazépam. En cas d'évolution vers un état de mal épileptique larvé, la prise en charge thérapeutique reste similaire à celle survenant en dehors de la période péri-opératoire.

Il est à noter que près de la moitié des patients épileptiques souffrent de comorbidités psychiatriques tels que la dépression, l'anxiété ou encore de troubles psychotiques. Ces comorbidités peuvent être aussi à l'origine d'un déséquilibre de la maladie épileptique et doivent donc bénéficier d'une attention particulière.

Évaluation des traitements antiépileptiques et gestion péri-opératoire

Les traitements antiépileptiques doivent être pris aux heures habituelles jusqu'au passage au bloc opératoire et en postopératoire. En cas d'impossibilité de la voie orale en postopératoire, il est possible d'administrer un certain nombre de traitements par voie intraveineuse tels que le lévétiracéam, l'acide valproïque, la phénytoïne et le lacosamide. De plus, toutes les causes d'abaissement du seuil épileptogène doivent être prises en compte au cours de la période péri-opératoire notamment les troubles métaboliques survenant au décours du bloc opératoire mais aussi les médicaments introduits contre les nausées et vomissements mais aussi contre la douleur [27, 28]. En outre, les chirurgies lourdes impactant la volémie des patients peuvent altérer les paramètres de pharmacocinétique des traitements antiépileptiques pris avant le bloc opératoire. En pratique, en cas de forte variation du volume sanguin au cours d'une chirurgie imposant une transfusion massive, il est licite d'administrer de nouveau un antiépileptique par voie intraveineuse au cours du peropératoire sans attendre la prochaine administration a fortiori si celle-ci est prévue à distance de la fin de l'intervention.

Il existe des interactions médicamenteuses possibles avec les traitements antiépileptiques inducteurs enzymatiques tels que la carbamazépine et la phénytoïne, mais aussi inhibiteur enzymatique comme l'acide valproïque. En ce qui concerne l'anesthésie, ces interactions sont essentiellement liées à l'introduction de traitement anti-infectieux.

Il existe des données rétrospectives suggérant un lien entre l'administration d'une antibioprophylaxie par bêtalactamine et la survenue de crises épileptiques en péri-opératoire [29]. En pratique, aux posologies usuelles ce risque est théorique cependant la multiplication des facteurs abaissant le seuil épileptogène peut entraîner l'apparition de crises et doit donc en être limitée.

Prise en charge des patients atteints d'épilepsie en péri-opératoire

Récapitulatif de la prise en charge péri-opératoire des patients atteints d'épilepsie

Préopératoire

- Contacter le neurologue référent : optimisation des traitements antiépileptiques en cas de persistance des crises.
- Documenter les manifestations épileptiques.
- Identifier les éléments déclencheurs d'une crise épileptique.
- Doser les traitements épileptiques en cas d'inobservance.
- Continuer la prise d'antiépileptique aux heures habituelles comme prescrit jusqu'à la chirurgie.

Peropératoire

- Aucune supériorité de l'anesthésie générale ou de l'anesthésie locorégionale.
- En cas d'anesthésie générale, aucun traitement hypnotique ou morphinique n'est contre-indiqué.
- Monitorer la profondeur de l'anesthésie.
- Éviter l'hypothermie.
- Évaluation de la volémie : réadministrer les antiépileptiques en cas de variation majeure du volume sanguin.
- Éviter les interactions médicamenteuses.

Postopératoire

- Poursuivre les antiépileptiques y compris par voie IV si la voie orale est impossible.
- Limiter les facteurs abaissant le seuil épileptogène.
- Éviter les interactions médicamenteuses.
- Prendre en charge de l'état de mal épileptique selon les recommandations en vigueur.

Maladie d'Alzheimer

Définition et épidémiologie de la maladie d'Alzheimer

Le terme de démence fait référence à une perte progressive d'une capacité cognitive précédemment acquise et peut être utilisé comme un terme générique englobant plusieurs types de déclin cognitif progressif. On estime que 50 millions de personnes sont atteintes de démence dans le monde, et ce chiffre devrait tripler d'ici 2050. Parmi ces démences, la plus fréquente est la maladie d'Alzheimer (MA), qui se manifeste par une perte progressive des capacités cognitives, souvent la mémoire, mais incluant également le langage, l'orientation et la capacité à effectuer les tâches quotidiennes [30].

Sur le plan physiopathologique la MA se caractérise par 2 types de lésions à l'anatomopathologie cérébrale : les plaques séniles constituées de l'accumulation de peptides amyloïdes (Aβ), et les dégénérescences neurofibrillaires caractérisées par l'enchevêtrement de protéines Tau anormalement hyperphosphorylées.

Le diagnostic sera posé dans le cadre d'un bilan dans un centre spécialisé « mémoire », permettant la réalisation d'une batterie de tests neurocognitifs, le dosage de biomarqueurs spécifiques (dosage des taux de protéines bêta-amyloïdes et Tau dans le liquide cérébrospinal), et la réalisation d'examens d'imagerie (IRM cérébrale, TEP).

Évaluation préopératoire spécifique aux patients atteints de la maladie d'Alzheimer

Les patients atteints de MA qui doivent subir une intervention chirurgicale sous anesthésie posent des défis concernant la capacité de prise de décision, la planification procédurale et les complications. En effet, la littérature rapporte par exemple que les personnes âgées ayant un trouble neurocognitif majeur présentent plus souvent une mauvaise préparation intestinale avant une coloscopie, des taux plus élevés de non-présentation aux procédures, une augmentation de l'utilisation des services d'urgence et de réadaptation, ainsi qu'une hospitalisation prolongée et plus de complications postopératoires [31]. Ne pas identifier les vulnérabilités cognitives préopératoires diminue donc l'efficacité des soins péri-opératoires.

Évaluation du stade de la maladie et de la sévérité des symptômes cognitifs

Pour les patients avec un diagnostic établi de MA, les documents des bilans cognitifs réalisés lors du diagnostic et du suivi en centre mémoire doivent être joints aux dossiers médicaux pour que les équipes de soins multidisciplinaires péri-opératoires qui auront en charge le patient puissent les consulter. Cela permettra de planifier de façon adaptée le parcours péri-opératoire du patient en s'adaptant à ses déficiences, et d'évaluer le risque de complications, notamment de delirium postopératoire, dont les troubles cognitifs préexistants sont un facteur de risque (*cf.* chapitre 44). Connaître précisément l'état cognitif de base permet aussi de différencier plus aisément le delirium de la démence en postopératoire. Cette distinction peut en effet s'avérer particulièrement difficile en l'absence de ces données si aucun proche n'est présent pour établir qu'il existe une rupture avec l'état cognitif habituel. Les principales différences entre la présentation de la MA et du delirium sont résumées dans le tableau 17.2. Par ailleurs, il convient de se mettre en relation avec le spécialiste « mémoire » suivant le patient, pour évoquer avec lui des possibilités de préhabilitation cognitive.

En l'absence de bilan cognitif déjà disponible lors de l'évaluation préanesthésique, il peut être pertinent d'adresser les patients présentant une plainte cognitive, en particulier ceux devant bénéficier d'une chirurgie majeure, à un gériatre pour la réalisation d'une évaluation gériatrique préopératoire complète, pouvant déboucher sur une préhabilitation notamment cognitive. Enfin, des tests cognitifs de dépistage peuvent permettre de dépister rapidement les patients à risque : Mini-Cog© ou 6-CIT par exemple peuvent être réalisés en moins de 5 minutes.

Tableau 17.2. Caractéristiques de la maladie d'Alzheimer et du delirium.

Caractéristiques	Démence due à la maladie d'Alzheimer	Delirium
Caractéristiques principales	Troubles de la mémoire, ainsi que des troubles dans plusieurs autres domaines cognitifs	Inattention, altération de la mémoire immédiate
Apparition	Insidieuse	Aiguë, épisodique
Durée	Mois à années	Heures à mois
Évolution	Chronique, progressive	Fluctuante, peut être plus grave la nuit et au réveil
Éveil	Normal	Altéré
Réversibilité	Non	Habituellement
Attention	Généralement normale, mais peut être altérée aux stades avancés	Altérée par définition
Orientation	Non orienté	Fluctuante
Discours	Difficultés à trouver ses mots	Incohérent
Pensée	Difficultés avec la pensée abstraite	Pensées désorganisées et déconnectées, par exemple, « fuite des idées »
Perception	Délires de vol ou de persécution, plus fréquents aux stades avancés ; hallucinations (auditives, distinctes) peu fréquentes	Déformée : illusions, délires et/ou hallucinations (souvent visuelles, tactiles ou mal formées)
Changements psychomoteurs	Inconsistants	Fréquents
Agitation	Peut survenir avec le syndrome du coucher ou lors de la résistance aux activités de la vie quotidienne	Se produit avec des symptômes de delirium tout au long de la journée
Cycle veille-sommeil	Peut être fragmenté, mais la rythmicité circadienne est conservée	Souvent inversé

Évaluation des médicaments anti-Alzheimer et gestion péri-opératoire

Malgré l'impact mondial de la MA, les options de traitement sont limitées. Beaucoup d'efforts ont été consacrés à la recherche de médicaments modifiant le cours de la maladie mais aucun nouveau traitement pour la démence n'a été approuvé par l'Agence européenne du médicament depuis 20 ans. La principale classe de médicaments actuellement utilisée pour le traitement de la MA est celle des inhibiteurs de l'acétylcholinestérase/cholinestérase (ChE-I). Les ChE-I actuellement disponibles sont le donépézil, la rivastigmine et la galantamine. Les ChE-I sont classés en agents à action courte ou réversible tels que le donépézil et la galantamine, et en agent à action intermédiaire ou pseudo-irréversible tel que la rivastigmine. Dans l'ensemble, l'efficacité des ChE-I est limitée et rarement cliniquement significative [32]. Il est important de se renseigner sur la prise de ChE-I car ces médicaments diminuent l'activité de l'acétylcholinestérase périphérique [33]. Ainsi, ces patients présentent un risque de développer un bloc neuromusculaire persistant après avoir reçu de la succinylcholine [33, 34], et ils peuvent également présenter des réponses altérées aux curares non dépolarisants [33, 35] et aux agents de décurarisation tels que la néostigmine [34], qui est elle-même un inhibiteur de l'acétylcholinestérase. Il n'est pas clair si les ChE-I doivent être arrêtés chez les patients atteints de la MA avant une intervention chirurgicale. D'une part, l'arrêt de ces médicaments peut contribuer à éviter les complications liées à une curarisation prolongée, mais d'autre part, cela pourrait aggraver la cognition chez ces patients qui sont déjà exposés à un risque élevé de delirium. En cas de maintien du traitement, on recommande donc d'éviter l'utilisation de la succinylcholine car les curares dépolarisants ont une durée d'action prolongée. Si un bloc neuromusculaire est nécessaire, des curares non dépolarisants peuvent être utilisés, mais des doses plus élevées peuvent être nécessaires [33, 35]. On peut envisager l'utilisation de curares de courte durée d'action et monitorer une décurarisation spontanée (par métabolisme), car les agents d'antagonisation peuvent être inefficaces chez les patients prenant déjà des inhibiteurs de l'acétylcholinestérase [34].

Les patients atteints de MA sont plus à risque de développer une dysfonction cognitive postopératoire (delirium et troubles neurocognitifs persistants). Il convient donc d'optimiser les soins péri-opératoires comme décrit au chapitre 44 (Delirium et troubles cognitifs postopératoires) afin de prévenir au maximum cette complication. Les patients présentant une altération cognitive de base sont significativement plus sensibles aux médicaments anesthésiques [36], ont des valeurs de BIS de référence plus basses [37]. Certaines études ont suggéré que les patients atteints de déficience cognitive légère avaient des résultats cognitifs améliorés 2 ans après une intervention chirurgicale s'ils recevaient du propofol (par rapport au sévoflurane) [38]. Il n'existe actuellement aucune étude de haut niveau de preuve suggérant un bénéfice de l'ALR sur l'AG pour le pronostic cognitif dans cette population. Les patients atteints de MA sont également particulièrement sensibles aux médicaments anticholinergiques, probablement en raison de la perte de neurones cholinergiques provenant du noyau basal de Meynert [39]. Ainsi, dans la prise en charge de ces patients, les médicaments anticholinergiques à action centrale, tels que l'atropine, la scopolamine ou le néfopam, doivent être évités.

Prise en charge des patients atteints de la maladie d'Alzheimer en péri-opératoire

Récapitulatif de la prise en charge péri-opératoire des patients atteints de maladie d'Alzheimer

Préopératoire

- Contacter le neurologue référent : récupérer le bilan mémoire, discuter l'arrêt des inhibiteurs de la cholinestérase et la préhabilitation cognitive.
- Documenter les caractéristiques des troubles cognitifs.
- Informer le patient et sa famille du risque accru de delirium et de troubles neurocognitifs postopératoires.
- Éviter les prémédications.

Peropératoire

- En cas d'anesthésie générale, ajuster l'administration des agents de l'anesthésie en fonction du monitorage de la profondeur anesthésique et envisager une anesthésie totale intraveineuse lorsque cela est possible.
- Éviter les agents anticholinergiques à action centrale et utiliser les curares avec précaution et sous couvert d'un monitorage.

Postopératoire

- Éviter les agents anticholinergiques à action centrale.
- Prévention non pharmacologique multimodale du delirium et des troubles neurocognitifs postopératoires.

Références

[1] Santé Publique France. Maladie de Parkinson : données. 2023. Disponible sur : https://www.santepubliquefrance.fr/maladies-et-traumatismes/maladies-liees-au-travail/maladie-de-parkinson/donnees/#:~:text=Environ%20175%20000%20personnes%20étaient,cas%20pour%201%20000%20personnes.

[2] Simonet C, Tolosa E, Camara A, et al. Emergencies and critical issues in Parkinson's disease. Pract Neurol 2020;20:15–25. https://doi.org/10.1136/practneurol-2018-002075.

[3] Hampson NB, Kieburtz KD, LeWitt PA, et al. Prospective evaluation of pulmonary function in Parkinson's disease patients with motor fluctuations. Int J Neurosci 2017;127:276–84. https://doi.org/10.1080/00207454.2016.1194274.

[4] Ebihara S, Saito H, Kanda A, et al. Impaired Efficacy of Cough in Patients With Parkinson Disease. Chest 2003;124:1009–15. https://doi.org/10.1378/chest.124.3.1009.

[5] Easdown LJ, Tessler MJ, Minuk J. Upper airway involvement in Parkinson's disease resulting in postoperative respiratory failure. Can J Anaesth 1995;42:344–7. https://doi.org/10.1007/BF03010713.

[6] Kitaura A, Houri K, Nakao S. Ephedrine-Induced Increases in Blood Pressure and Heart Rate Due to Suspected Cardiac Sympathetic Denervation Supersensitivity in a Patient with Parkinson's Disease Under Spinal Anesthesia. Am J Case Rep 2019;20:1104–7. https://doi.org/10.12659/AJCR.916188.

[7] Soliman H, Coffin B, Gourcerol G. Gastroparesis in Parkinson Disease: Pathophysiology, and Clinical Management. Brain Sci 2021;11:831. https://doi.org/10.3390/brainsci11070831.

[8] Troche MS, Okun MS, Rosenbek JC, et al. Aspiration and swallowing in Parkinson disease and rehabilitation with EMST: A randomized trial. Neurology 2010;75:1912–9. https://doi.org/10.1212/WNL.0b013e3181fef115.

[9] Stotz M, Thümmler D, Schürch M, et al. Fulminant neuroleptic malignant syndrome after perioperative withdrawal of antiParkinsonian medication. Br J Anaesth 2004;93:868–71. https://doi.org/10.1093/bja/aeh269.

[10] Broussolle E, Marion MH, Pollak P. Continuous subcutaneous apomorphine as replacement for levodopa in severe parkinsonian patients after surgery. Lancet Lond Engl 1992;340:859–60. https://doi.org/10.1016/0140-6736(92)92744-z.

[11] Wüllner U, Kassubek J, Odin P, et al. Transdermal rotigotine for the perioperative management of Parkinson's disease. J Neural Transm (Vienna) 2010;117:855–9. https://doi.org/10.1007/s00702-010-0425-4.

[12] Thobois S. Proposed dose equivalence for rapid switch between dopamine receptor agonists in Parkinson's disease: a review of the literature. Clin Ther 2006;28:1–12. https://doi.org/10.1016/j.clinthera.2005.12.003.

[13] Stagg P, Grice T. Nasogastric medication for perioperative Parkinson's rigidity during anaesthesia emergence. Anaesth Intensive Care 2011;39:1128–30. https://doi.org/10.1177/0310057X1103900623.

[14] Deogaonkar A, Deogaonkar M, Lee JYK, et al. Propofol-induced Dyskinesias Controlled with Dexmedetomidine during Deep Brain Stimulation Surgery. Anesthesiology 2006;104:1337–9. https://doi.org/10.1097/00000542-200606000-00029.

[15] Zesiewicz TA, Hauser RA, Freeman A, et al. Fentanyl-Induced Bradykinesia and Rigidity After Deep Brain Stimulation in a Patient With Parkinson Disease. Clin Neuropharmacol 2009;32:48–50. https://doi.org/10.1097/WNF.0b013e31817e23e3.

[16] Yim RLH, Leung KMM, Poon CCM, et al. Perioperative management of patients with Parkinson's disease. Anaesthesia 2022;77:123–33. https://doi.org/10.1111/anae.15617.

[17] Yeoh TY, Manninen P, Kalia SK, et al. Anesthesia considerations for patients with an implanted deep brain stimulator undergoing surgery: a review and update. Can J Anesth Can Anesth 2017;64:308–19. https://doi.org/10.1007/s12630-016-0794-8.

[18] Falco-Walter J. Epilepsy—Definition, Classification, Pathophysiology, and Epidemiology. Semin Neurol 2020;40:617–23. https://doi.org/10.1055/s-0040-1718719.

[19] Chang CC, Hu CJ, Lam F, et al. Postoperative adverse outcomes in surgical patients with epilepsy: a population-based study. Epilepsia 2012;53:987–94. https://doi.org/10.1111/j.1528-1167.2012.03448.x.

[20] Sutherland MJ, Burt P. Propofol and Seizures. Anaesth Intensive Care 1994;22:733–7. https://doi.org/10.1177/0310057X9402200620.

[21] Lumley LA, Marrero-Rosado B, Rossetti F, et al. Combination of antiseizure medications phenobarbital, ketamine, and midazolam reduces soman-induced epileptogenesis and brain pathology in rats. Epilepsia Open 2021;6:757–69. https://doi.org/10.1002/epi4.12552.

[22] Mounir K, Bensghir M, Drissi Kamili N. Cinq cas de convulsions sous anesthésie intraveineuse au propofol pour neurochirurgie. Can J Anesth Can Anesth 2009;56:986–7. https://doi.org/10.1007/s12630-009-9176-9.

[23] Smith M, Smith SJ, Scott CA, et al. Activation of the electrocorticogram by propofol during surgery for epilepsy. Br J Anaesth 1996;76:499–502. https://doi.org/10.1093/bja/76.4.499.

[24] Adachi M, Ikemoto Y, Kubo K, et al. Seizure-like movements during induction of anaesthesia with sevoflurane. Br J Anaesth 1992;68:214–5. https://doi.org/10.1093/bja/68.2.214.

[25] Lammeren AV, Dols A, Van De Ven PM, et al. Etomidate and Seizure Duration in Electroconvulsive Therapy: Is There a Dose-Dependent Relation? J ECT 2013;29:101–5. https://doi.org/10.1097/YCT.0b013e31827a7ebb.

[26] Auroy Y, Narchi P, Messiah A, et al. Serious Complications Related to Regional Anesthesia. Anesthesiology 1997;87:479–86. https://doi.org/10.1097/00000542-199709000-00005.

[27] Hassamal S, Miotto K, Dale W, et al. Tramadol: Understanding the Risk of Serotonin Syndrome and Seizures. Am J Med 2018;131(1382):e1–1382.e6. https://doi.org/10.1016/j.amjmed.2018.04.025.

[28] Durrieu G, Olivier P, Bagheri H, et al. Overview of adverse reactions to nefopam: an analysis of the French Pharmacovigilance database. Fundam Clin Pharmacol 2007;21:555–8. https://doi.org/10.1111/j.1472-8206.2007.00499.x.

[29] Michenfelder JD, Cucchiara RF, Sundt TM. Influence of intraoperative antibiotic choice on the incidence of early postcraniotomy seizures. J Neurosurg 1990;72:703–5. https://doi.org/10.3171/jns.1990.72.5.0703.

[30] Patterson C. World Alzheimer Report 2018 The state of the art of dementia research: New frontiers. In: Alzheimer's Disease International (ADI), London; 2018. Disponible sur : https://www.alzint.org/resource/world-alzheimer-report-2018/.

[31] Price CC. The New Frontier of Perioperative Cognitive Medicine for Alzheimer's Disease and Related Dementias. Neurotherapeutics 2022;19:132–42. https://doi.org/10.1007/s13311-021-01180-w.

[32] Marucci G, Buccioni M, Ben DD, et al. Efficacy of acetylcholinesterase inhibitors in Alzheimer's disease. Neuropharmacology 2021;190, 108352. https://doi.org/10.1016/j.neuropharm.2020.108352.

[33] Sánchez Morillo J, Demartini Ferrari A. Roca de Togores López A. [Interaction of donepezil and muscular blockers in Alzheimer's disease]. Rev Esp Anestesiol Reanim 2003;50:97–100.

[34] Sprung J, Castellani WJ, Srinivasan V, et al. The effects of donepezil and neostigmine in a patient with unusual pseudocholinesterase activity. Anesth Analg 1998;87:1203–5. https://doi.org/10.1097/00000539-199811000-00043.

[35] Baruah J, Easby J, Kessell G. Effects of acetylcholinesterase inhibitor therapy for Alzheimer's disease on neuromuscular block. Br J Anaesth 2008;100:420. https://doi.org/10.1093/bja/aen010.

[36] Erdogan MA, Demirbilek S, Erdil F, et al. The effects of cognitive impairment on anaesthetic requirement in the elderly. Eur J Anaesthesiol 2012;29:326–31. https://doi.org/10.1097/EJA.0b013e32835475c6.

[37] Renna M, Handy J, Shah A. Low baseline Bispectral Index of the electroencephalogram in patients with dementia. Anesth Analg 2003;96:1380–5. https://doi.org/10.1213/01.ANE.0000059223.78879.0F.

[38] Liu Y, Pan N, Ma Y, et al. Inhaled Sevoflurane May Promote Progression of Amnestic Mild Cognitive Impairment: A Prospective, Randomized Parallel-Group Study. Am J Med Sci 2013;345:355–60. https://doi.org/10.1097/MAJ.0b013e31825a674d.

[39] Whitehouse PJ, Price DL, Clark AW, et al. Alzheimer disease: Evidence for selective loss of cholinergic neurons in the nucleus basalis. Ann Neurol 1981;10:122–6. https://doi.org/10.1002/ana.410100203.

Chapitre 18

Gestion péri-opératoire des psychotropes

A. Besnard

Points clés

- Toute interruption de traitement expose au risque de résurgence des symptômes.
- L'arrêt d'une benzodiazépine ou d'un antiépileptique expose au risque de crise convulsive.
- Les benzodiazépines, ISRS, IRSN, antidépresseurs atypiques, antiépileptiques et antipsychotiques doivent être poursuivis y compris le matin de l'intervention.
- Les antidépresseurs tricycliques, IMAO, lithium et méthylphénidate doivent faire l'objet d'une attention particulière. Leur remplacement ou interruption préopératoire doit être considéré dans certains cas.
- Le bilan préopératoire d'un patient sous antipsychotiques comprend a minima un ECG, un ionogramme sanguin et une évaluation par un cardiologue au moindre doute.

Les maladies psychiatriques concernent une personne sur cinq à travers le monde [1]. La France est le deuxième pays européen prescripteur d'anxiolytiques et parmi les plus gros consommateurs d'antidépresseurs au monde. La gestion péri-opératoire des traitements psychotropes est donc une préoccupation quotidienne des médecins anesthésistes [2]. Des recommandations récentes ont été publiées par la Société européenne d'anesthésiologie et la Mayo Clinic, pour orienter les cliniciens dans leur pratique [3–5].

Anxiolytiques de type benzodiazépines

Les benzodiazépines modulent l'activité des récepteurs GABA [6]. Utilisées de manière ponctuelle en prémédication, elles majorent les effets dépresseurs centraux (notamment respiratoires) des opioïdes et diminuent les besoins en agents hypnotiques. Les patients sous traitement chronique par benzodiazépines développent une forme d'accoutumance, de sorte qu'ils nécessitent davantage d'hypnotiques inhalés pour assurer une profondeur d'anesthésie équivalente. Le monitorage de la profondeur d'anesthésie est utile chez ces patients.

Les benzodiazépines doivent être poursuivies en période préopératoire y compris le jour de l'intervention. Leur arrêt expose à un syndrome de sevrage (anxiété, confusion, convulsions). En salle de soins post-interventionnelle, ces patients sont à risque accru de dépression respiratoire. Leur fréquence respiratoire doit être surveillée, et la titration en agents morphiniques doit être prudente.

Antidépresseurs

Les antidépresseurs sont une classe médicamenteuse regroupant des molécules de mécanismes d'action différents. Cinq classes pharmacologiques sont disponibles : les inhibiteurs sélectifs de la recapture de la sérotonine (ISRS), les inhibiteurs de la recapture de la sérotonine et de la noradrénaline (ISRN), les tricycliques (ou imipraminiques), les inhibiteurs de la dégradation des monoamines (IMAO) et les antidépresseurs atypiques, de mécanisme différent [7].

Médecine péri-opératoire

L'arrêt brutal d'un antidépresseur expose au risque de récidive de dépression et de syndrome de sevrage dans les 4 à 8 jours (anxiété, irritabilité, cauchemars, insomnie, vertiges, nausées, céphalées). Ces symptômes cèdent à la reprise du traitement à la dose antérieure [8].

Le bilan préopératoire d'un patient sous antidépresseur doit comprendre un ECG (dépistage d'un QT allongé) et un ionogramme sanguin (dépistage du SIADH). Une numération plaquettaire et un bilan d'hémostase sont utiles pour les patients sous ISRS.

ISRS

Les ISRS sont la classe la plus largement prescrite du fait d'un meilleur profil de tolérance. Ils sont peu sédatifs, ont peu d'effets cardiovasculaires et des propriétés anticholinergiques modérées. Leur prise expose au risque de syndromes anticholinergique et sérotoninergique. Pour limiter le risque de syndrome sérotoninergique, il faudra éviter la prescription de tramadol et lui préférer d'autres dérivés morphiniques comme la morphine ou la codéine [9]. De plus, certains ISRS inhibent le cytochrome 2D6, responsable du métabolisme de certains opioïdes en métabolites actifs. Il est préférable d'orienter la stratégie analgésique vers des molécules actives directement, comme la morphine ou le fentanyl.

Les ISRS diminuent également l'agrégation plaquettaire et majorent le risque hémorragique, d'autant plus en présence d'AINS. Les patients sous ISRS semblent exposés à davantage de transfusions ou de reprises pour hématomes postopératoires [10, 11]. Avant une procédure à haut risque, l'avis d'un psychiatre peut être précieux pour discuter du sevrage progressif de l'ISRS ou de son remplacement par une autre classe. Dans tous les autres cas, **le maintien de l'ISRS y compris le matin de l'intervention est recommandé**.

IRSN

Les IRSN ont des caractéristiques proches de celles des ISRS. Leurs risques sont superposables, à l'exception d'un surrisque cardiaque arythmogène. La venlafaxine est particulièrement concernée. Il convient d'éviter chez ces patients l'utilisation de molécules allongeant le QT (tableau 18.1). **La poursuite de l'ISRN y compris le matin de l'intervention est recommandée.**

Tricycliques

Les antidépresseurs tricycliques inhibent la recapture synaptique de noradrénaline et de sérotonine. Ils ont aussi des propriétés alpha-bloquantes, anticholinergiques et antihistaminiques. Ils sont

Tableau 18.1. Molécules à risque anesthésique en présence d'un psychotrope.

Allongement du QT	Syndrome sérotoninergique	Syndrome anticholinergique	Syndrome malin des neuroleptiques
Allongement QT, torsades de pointes, fibrillation ventriculaire	Tremblements, hyperréflexie, clonus, mydriase, tachycardie, sueurs, tachypnée, agitation, confusion, delirium	Confusion, tachycardie, sécheresse des muqueuses, érythème, mydriase, rétention d'urine, constipation	Hypertension artérielle, tachycardie, tachypnée, hyperthermie, rigidité, troubles de conscience, élévation CK
Halogénés Dexmédétomidine Amiodarone Dropéridol Ondansétron Pantoprazole Macrolides Métronidazole Méthadone Salbutamol	Tricycliques ISRS ISRN IMAO Fentanyl Tramadol Méthadone Ondansétron	Tricycliques Carbamazépine Atropine Cimétidine Hydroxyzine Ipratropium Néfopam Tramadol Oxybutynine	Dropéridol Halopéridol Ondansétron Lithium Métoclopramide Acétylleucine

Source : vidal.fr.

davantage tachycardisants, hypotenseurs et sédatifs que les autres classes. Au niveau électrique, ils peuvent induire une inversion de l'onde T, un élargissement du QRS, un allongement du QT. Les interactions médicamenteuses avec les tricycliques sont nombreuses et potentiellement dangereuses. Les patients sous tricycliques sont sujets à une instabilité hémodynamique peropératoire avec d'une part, tendance à l'hypotension par carence en catécholamines endogènes et, d'autre part, modification de la sensibilité aux catécholamines alpha (éphédrine, noradrénaline et adrénaline), responsable de poussées hypertensives et d'arythmie. Il est ainsi conseillé d'avoir recours au remplissage vasculaire en premier traitement de cette hypotension. Les halogénés peuvent également favoriser la survenue de troubles du rythme ventriculaires. Les agents dépresseurs du système nerveux central (opioïdes, barbituriques et benzodiazépines) sont potentialisés par les tricycliques. Enfin, les tricycliques exposent au risque de syndrome anticholinergique et doivent faire éviter les associations avec le néfopam, l'atropine, le tramadol ou l'ipratropium.

La poursuite des tricycliques est toutefois recommandée en préopératoire, y compris le jour de l'intervention. Les recommandations françaises de 2011 nuancent cette idée en proposant la poursuite du traitement pour les patients ASA 1 et 2 indemnes de pathologie cardiovasculaire, et leur relais avec l'accord d'un psychiatre pour les classes ASA 3 et plus, dès la consultation d'anesthésie [7]. En absence de relais, un bilan cardiologique devrait être réalisé en préopératoire [12].

IMAO

Les IMAO lient la monoamine oxydase, ce qui accroît les concentrations intraneuronales d'amines (sérotonine, dopamine, noradrénaline). Cette liaison peut être réversible ou irréversible selon la molécule utilisée. Les patients sous IMAO peuvent présenter une sensibilité exacerbée aux catécholamines, et sont sujets à l'hypotension comme aux poussées hypertensives. Les poussées hypertensives sont favorisées par la consommation de tyramine (chocolat, fromage, banane, vin...), ou, en peropératoire par les stimulations sympathiques. Du fait de l'interaction hépatique des IMAO avec certains cytochromes, les opioïdes comme la morphine, le fentanyl, l'alfentanil, et le rémifentanil sont à préférer. Tous les agents anesthésiques peuvent être utilisés, à l'exception de la kétamine en raison de ses propriétés hypertensives potentielles. Les recommandations européennes proposent **l'arrêt des IMAO irréversibles 2 semaines avant l'intervention et leur remplacement par le moclobémide, qui sera interrompu 24 heures avant l'intervention**. Il arrive fréquemment que les IMAO soient malgré tout poursuivis, sur avis neurologique (Parkinson) ou psychiatrique notamment. Dans ce cas, les patients devraient suivre un régime pauvre en tyramine pour éviter les accès hypertensifs peropératoires.

Antidépresseurs atypiques

La mirtazapine n'interfère pas avec l'anesthésie. Le bupropion doit faire éviter l'utilisation peropératoire de kétamine en raison d'un abaissement du seuil épileptogène. L'eskétamine, antagoniste des récepteurs NMDA, sensibilise les patients aux effets des hypnotiques. **Ces molécules peuvent être poursuivies y compris le matin de l'intervention**.

Stabilisateurs de l'humeur

Anticonvulsivants

Certaines molécules utilisées dans le traitement de l'épilepsie appartiennent à l'arsenal thérapeutique des troubles de l'humeur. Quelle que soit l'indication initiale, **ces molécules doivent être poursuivies jusqu'à l'intervention**. Leur interruption expose à la survenue de crises d'épilepsie, y compris chez les patients non épileptiques par abaissement du seuil épileptogène. Certaines interactions avec les médicaments couramment utilisés en anesthésie sont toutefois à connaître. La carbamazépine et l'oxcarbazépine sont inducteurs des cytochromes CYP3A4 et CYP3A5. Elles réduisent les concentrations plasmatiques de nombreux agents anesthésiques dont les benzodiazépines, le propranolol et les inhibiteurs calciques de type dihydropyridine. L'acide valproïque et la carbamazépine confèrent une résistance aux curares non dépolarisants.

Lithium

Le lithium possède une fenêtre thérapeutique étroite et une demi-vie variable (12 à 60 heures), dépendante de la fonction rénale. Ses interactions médicamenteuses sont nombreuses, et doivent faire éviter l'utilisation d'AINS et d'agents sérotoninergiques. Il potentialise aussi l'action des curares non dépolarisants. Les patients exposés à l'hypovolémie et à la déshydratation péri-opératoires sont ainsi à risque de surdosage (agitation, ataxie, délire, coma, myoclonies, épilepsie, arythmie ventriculaire). **Il est recommandé de poursuivre le lithium au décours de procédures mineures** (ambulatoires ou sous anesthésie locorégionale), **et de l'interrompre 72 heures avant les interventions majeures**, c'est-à-dire exposant à des perturbations de la fonction rénale postopératoire (instabilité hémodynamique, remplissage vasculaire massif, polytransfusion...). Le bilan préopératoire d'un patient sous lithium devra comprendre un ECG, un ionogramme sanguin (électrolytes et créatinine) et un bilan thyroïdien.

Antipsychotiques

Les antipsychotiques de première génération bloquent les récepteurs dopaminergiques, muscariniques et histaminiques. Leurs effets secondaires sont principalement la survenue d'un syndrome extrapyramidal, de symptômes anticholinergiques et d'un effet sédatif. Au niveau cardiovasculaire, ils entraînent un allongement du PR, du QT et des QRS, des troubles du rythme ventriculaires, une tachycardie (anticholinergique) et une hypotension orthostatique (alpha-adrénergique). L'utilisation de molécules allongeant le QT doit être évitée chez ces patients.

Les antipsychotiques de seconde génération ont moins d'effets extrapyramidaux mais une action sérotoninergique accrue. Les antipsychotiques exposent quelle que soit leur génération au risque de syndrome malin des neuroleptiques (hyperréflexie, rigidité, rhabdomyolyse, instabilité hémodynamique), dont la mortalité reste proche de 20 %. Les interactions avec les médicaments communément utilisés en anesthésie sont nombreuses. Il est ainsi recommandé d'éviter la prescription de molécules allongeant le QT et d'exercer une surveillance ionique rapprochée (risques d'hypokaliémie, hypomagnésémie, hyponatrémie par SIADH, d'hyperglycémie et d'acidocétose). Le blocage des récepteurs dopaminergiques hypothalamiques expose à une dysrégulation thermique. La température corporelle des patients doit ainsi faire l'objet d'une surveillance accrue. **Il est recommandé de poursuivre les traitements antipsychotiques, y compris le jour de l'intervention**, et de les reprendre de manière précoce par la suite.

Amphétamines/méthylphénidate

Les amphétamines peuvent faire partie du traitement du trouble de l'attention avec hyperactivité, de la narcolepsie, de l'obésité, de la dépression ou de la maladie de Parkinson. Elles augmentent les concentrations synaptiques de dopamine et noradrénaline et bloquent leur recapture. Leurs conséquences cliniques sont une hypertension artérielle en condition physiologique, et une hypotension avec bradycardie, à l'extrême réfractaire aux catécholamines. Ces patients sont également à risque d'arythmie et d'épilepsie. Les données de sécurité pharmacologique suggèrent de **poursuivre le traitement par méthylphénidate jusqu'à la veille de l'intervention incluse, sans prise le jour de l'intervention**.

Conclusion

Les psychotropes regroupent des molécules de mécanismes divers, pourvoyeuses de nombreuses interactions et d'effets secondaires potentiellement graves (tableau 18.2). L'identification des patients concernés dès la consultation d'anesthésie permet l'anticipation du risque, et le choix d'une stratégie psychiatrique et anesthésique adaptée.

Tableau 18.2. Résumé.

Classe pharmacologique	Conduite préopératoire	Risques
Benzodiazépines	Poursuite – Dernière prise J0	Potentialisation opioïdes
ISRS	Poursuite – Dernière prise J0	Syndrome sérotoninergique Antiagrégation plaquettaire
ISRN	Poursuite – Dernière prise J0	Syndrome sérotoninergique Allongement QT
Tricycliques	Poursuite – Dernière prise J0	Syndrome sérotoninergique Syndrome anticholinergique Hypotension peropératoire Modification sensibilité catécholamines Allongement QT
IMAO	Arrêt IMAO irréversible J-15 Relais par moclobémide, dernière prise J-1	Hypotension peropératoire Modification sensibilité catécholamines Allongement QT
Antidépresseurs atypiques	Poursuite – Dernière prise J0	
Carbamazépine	Poursuite – Dernière prise J0	Inducteur enzymatique Résistance aux curares
Lithium	Poursuite si chirurgie mineure, sinon dernière prise J-3	Syndrome sérotoninergique Potentialisation des curares Insuffisance rénale
Neuroleptiques	Poursuite – Dernière prise J0	Syndrome malin des neuroleptiques Syndrome sérotoninergique Syndrome anticholinergique Allongement QT
Méthylphénidate	Poursuite – Dernière prise J-1	Résistance aux catécholamines Bradycardie

Source : Baillard C, Blanloeil Y, Gabriel I, Melon E, Rozec B, Rigal JC. Gestion périopératoire des traitements chroniques et dispositifs médicaux. Pathologies neurologiques et psychiatriques. Ann Fr Anesth Réanimation 2011 ; 30(2) : 191-4 [7].

Références

[1] Steel Z, Marnane C, Iranpour C, Chey T, Jackson JW, Patel V, et al. The global prevalence of common mental disorders: a systematic review and meta-analysis 1980-2013. Int J Epidemiol 2014;43(2):476–93.

[2] Janowsky EC, Risch C, Janowsky DS. Effects of Anesthesia on Patients Taking Psychotropic Drugs. J Clin Psychopharmacol 1981;1(1):14–20.

[3] De Hert S, Staender S, Fritsch G, Hinkelbein J, Afshari A, Bettelli G, et al. Pre-operative evaluation of adults undergoing elective noncardiac surgery: Updated guideline from the European Society of Anaesthesiology. Eur J Anaesthesiol 2018;35(6):407–65.

[4] Oprea AD, Keshock MC, O'Glasser AY, Cummings KC, Edwards AF, Zimbrean PC, et al. Preoperative Management of Medications for Psychiatric Diseases. Mayo Clin Proc 2022;97(2):397–416.

[5] Huyse FJ, Touw DJ, Van Schijndel RS, de Lange JJ, Slaets JPJ. Psychotropic Drugs and the Perioperative Period: A Proposal for a Guideline in Elective Surgery. Psychosomatics 2006;47(1):8–22.

[6] Ebert U. Basic Mechanisms of Psychotropic Drugs. Epilepsia 2002;43:2–7.

[7] Baillard C, Blanloeil Y, Gabriel I, Melon E, Rozec B, Rigal JC. Gestion périopératoire des traitements chroniques et dispositifs médicaux. Pathologies neurologiques et psychiatriques. Ann Fr Anesth. Réanimation 2011;30(2):191–4.

[8] Bazin JÉ. Interactions des médicaments psychotropes sur l'anesthésie-réanimation. Oxymag 2017;30(155):8–11.

[9] Attri J, Bala N, Chatrath V. Psychiatric patient and anaesthesia. Indian J Anaesth 2012;56(1):8.

[10] Belay ES, Penrose CT, Ryan SP, Bergen MA, Bolognesi MP, Seyler TM. Perioperative Selective Serotonin Reuptake Inhibitor Use Is Associated With an Increased Risk of Transfusion in Total Hip and Knee Arthroplasty. J Arthroplasty 2019;34(12):2898–902.

[11] Gärtner R, Cronin-Fenton D, Hundborg HH, Pedersen L, Lash TL, Sørensen HT, et al. Use of selective serotonin reuptake inhibitors and risk of re-operation due to post-surgical bleeding in breast cancer patients: a Danish population-based cohort study. BMC Surg 2010;10(1):3.

[12] Takechi K, Abe T, Yorozuya T, Watanabe T, Nagaro T. Refractory hypotension during general anaesthesia caused by the long-term use of amoxapine. Anaesth Intensive Care 2010;38(5):965–6.

Chapitre 19

Particularités de la consultation préanesthésique chez la femme enceinte

M.-P. Bonnet

Points clés

- Évaluer le terrain, notamment le contexte de la grossesse et la voie d'accouchement, les risques de l'accouchement et la nécessité d'explorations complémentaires.
- S'informer sur les attentes des femmes.
- Déterminer une stratégie anesthésique adaptée.
- Informer la patiente, répondre à ses questions et instaurer une relation de confiance.

La consultation préanesthésique de la femme enceinte en vue de son accouchement est obligatoire (décret n° 94-1050 du 5 décembre 1994), ce qui n'est pas le cas dans d'autres pays à même niveau de ressources, tels que le Royaume-Uni ou les États-Unis notamment. Elle est habituellement programmée autour de 32 semaines d'aménorrhée. Une consultation plus précoce peut être indiquée en cas de pathologie maternelle, afin de programmer d'éventuelles explorations ou demandes d'avis complémentaires avant l'accouchement. Cette consultation peut aussi être réalisée sous forme de téléconsultation (*cf.* chapitre 3).

Une femme enceinte peut également être opérée en dehors du contexte obstétrical (1 % des femmes enceintes) [1, 2]. Cependant, il s'agira exceptionnellement de chirurgie programmée, compte tenu des risques maternels et néonataux associés à la fois à la chirurgie et à l'anesthésie.

Interrogatoire et examen clinique

Évaluation du terrain, de la grossesse

Au-delà de l'évaluation habituelle des antécédents personnels médicaux, chirurgicaux, et d'allergie, il s'agira de recueillir à partir de l'interrogatoire de la patiente et du dossier médical (en particulier le compte rendu de la dernière échographie fœtale) des informations sur la présence de facteurs de risque de complications maternelles (tableau 19.1). L'utilisation d'un auto-questionnaire en amont peut être utile.

Particularités de l'examen clinique de la femme enceinte

L'obésité constituant un facteur de risque bien démontré de complications maternelles anesthésiques et obstétricales [4], l'IMC de la femme avant la grossesse et en fin de grossesse sera renseigné à partir de la prise de poids observée.

La pression artérielle sera systématiquement mesurée pour éliminer une pathologie hypertensive gravidique. La mesure de la fréquence cardiaque au repos est également nécessaire,

Médecine péri-opératoire

Tableau 19.1. Informations spécifiques à recueillir au cours de la consultation préanesthésique chez une femme enceinte.

Antécédents personnels	Âge maternel, poids avant la grossesse, poids actuel Antécédents hémorragiques et thromboemboliques Anamnèse hémorragique (score HEMSTOP [3]) Antécédent de césarienne et de myomectomie Antécédent de chirurgie du rachis
Antécédents familiaux (1er degré)	Pathologie thromboembolique Coagulopathie
Antécédents obstétricaux	Antécédent d'analgésie péridurale et efficacité Voie d'accouchement Antécédent d'hémorragie du post-partum et sévérité
Grossesse actuelle	Spontanée/induite Simple/multiple Présentation fœtale Insertion placentaire Événement pathologique au cours de la grossesse (diabète gestationnel, macrosomie, retard de croissance, pathologies hypertensives gravidiques…) Voie d'accouchement

notamment pour disposer d'une valeur de référence. Le rachis sera examiné afin d'éliminer une déformation pouvant compliquer le geste de pose de péridurale, de même que la peau en regard. La présence de tatouages ne constitue pas une contre-indication à la pose de péridurale [5]. Les accès veineux seront également évalués.

L'évaluation du risque d'intubation difficile est un moment important de la consultation préanesthésie en obstétrique. En effet, ce risque est significativement supérieur dans la population obstétricale par rapport à la population générale [6]. Plusieurs études françaises ont bien démontré que le score de Mallampati augmentait au cours de la grossesse mais aussi pendant le travail et l'accouchement [7], en particulier chez les femmes présentant une prééclampsie [8].

Indications des explorations complémentaires

La synthèse des informations recueillies permettra de décider de l'indication d'un bilan biologique. Selon les recommandations formalisées d'experts de la SFAR publiées en 2012 sur le bilan préopératoire :

- « *Il est recommandé de ne pas prescrire un bilan systématique d'hémostase dans le cadre d'une grossesse normale et en l'absence d'élément à l'interrogatoire et à l'examen clinique en faveur de la présence d'une anomalie de l'hémostase, y compris avant la réalisation d'une anesthésie périmédullaire* » (Grade 1-) ;
- « *Il est recommandé de réévaluer la normalité de la grossesse de façon répétée, notamment à l'arrivée en salle de naissances par l'équipe obstétricale. Les données de cette évaluation devront être transmises à l'anesthésiste-réanimateur pour la prise en charge de la patiente.* » (Grade 1+) [9]. La difficulté de cette recommandation réside dans la définition de la normalité d'une grossesse. Selon la HAS, il s'agit d'une « grossesse dont le déroulement s'effectue sans complication avérée chez une femme en bonne santé et qui le reste ».

Ces recommandations s'appuient sur les faibles performances de ces dosages à dépister des pathologies hémorragipares rares chez des individus dont l'anamnèse hémorragique est négative [10]. Cependant, l'absence de bilan systématique ne signifie pas qu'on ne doit jamais réaliser de bilan avant la réalisation d'une anesthésie/analgésie périmédullaire. Il s'agira en particulier de ne pas méconnaître une coagulopathie acquise au cours de la grossesse (notamment un *HELLP syndrome*).

Rappelons que certains examens demeurent obligatoires : la détermination du groupe sanguin au premier trimestre de la grossesse en l'absence de carte complète, une mesure du taux d'hémoglobine et du taux de plaquettes au 6e mois pour dépister une anémie et/ou une thrombopénie gestationnelle, la recherche d'agglutinines irrégulières au 1er trimestre, puis uniquement au 6e mois si la femme est Rhésus positif, ou aux 6e, 8e et 9e mois si elle est Rhésus négatif ou si elle est Rhésus positif avec des antécédents transfusionnels.

Stratégie anesthésique identifiée et information délivrée à la patiente

Tentative d'accouchement par voie basse

Dans ce contexte, on dépistera les indications et contre-indications médicales à la pose d'une analgésie périmédullaire pour le travail (tableau 19.2). Dans les rares cas où ce geste est contre-indiqué, l'anesthésiste-réanimateur informera la patiente sur les alternatives analgésiques disponibles : analgésie autocontrôlée intraveineuse par rémifentanil, analgésie non médicamenteuse (acupuncture, relaxation, hypnose, postures), protoxyde d'azote inhalé [11].

En l'absence de contre-indication, on s'informera ensuite sur le souhait maternel à bénéficier ou non d'une analgésie périmédullaire. Dans certains cas, une stratégie individuelle spécifique est parfois nécessaire : fenêtre d'arrêt de traitement anticoagulant, bilan d'hémostase en cas de suspicion de coagulopathie, explorations du rachis lombaire...

Tableau 19.2. Indications et contre-indications à une analgésie périmédullaire pour le travail.

Indications médicales	
Anesthésiques	– Risque d'intubation difficile – Obésité – Contre-indications aux efforts de poussée : antécédent de pneumothorax, décollement de rétine, myopie forte – Pathologies pulmonaires ou cardiopathies significatives
Obstétricales	– Utérus cicatriciel – Antécédent d'hémorragie du post-partum – Déclenchement du travail – Présentation en siège – Grossesse multiple – Macrosomie – Retard de croissance – Prééclampsie sans coagulopathie – Interruption médicale de grossesse – Mort fœtale in utero
Contre-indications	
	– Taux de plaquettes < 75 000 (APD) ou < 50 000 (RA) – Troubles de la coagulation – Pathologies discales avec déficit moteur – Certaines cardiopathie (CMHO, HTAP, RAC)*

* La contre-indication sera levée au cas par car par une RCP (réunion pluridisciplinaire) en proposant des doses titrées.

Source : tiré en partie de Cherel Q, Burey J, Rousset J, Picard A, Mirza D, Dias C, et al. Epidural analgesia information sessions provided by anesthetic nurses: impact on satisfaction and anxiety of parturient women a prospective sequential study. BMC Anesthesiol 2022 ; 22(1) : 105.

Césarienne programmée

En l'absence de contre-indication (tableau 19.2), la technique de rachianesthésie est privilégiée. La rachipéridurale combinée est également une option tout à fait pertinente, en particulier si des difficultés opératoires pouvant allonger la durée de la chirurgie sont prévisibles (utérus multicicatriciel, obésité, antécédent de chirurgie abdominale lourde). Ses indications tendent actuellement à s'élargir compte tenu de la sécurité qu'offre la présence d'un cathéter péridural. La consultation préanesthésique sera l'occasion de rappeler les règles de jeûne pour les solides et les liquides (identiques à celles de la population générale) et d'expliquer le déroulement de la procédure chirurgicale.

Cas particulier de la consultation en urgence

Parfois, il peut être nécessaire de réaliser une consultation préanesthésique chez une femme enceinte en urgence, soit avant une intervention chirurgicale urgente en dehors de l'accouchement, soit du fait d'un risque d'accouchement prématuré. Dans le premier cas de figure, rappelons que l'anesthésie locorégionale doit être privilégiée compte tenu de la morbidité associée à l'anesthésie générale chez la femme enceinte. En effet, l'anesthésie générale s'accompagne pour la mère de risques d'hypoxémie à l'induction et au réveil, d'intubation difficile, de mémorisation peropératoire, et d'inhalation pulmonaire. Pour l'enfant, le contexte de chirurgie en urgence est associé à un risque augmenté d'asphyxie fœtale, de fausse couche ou d'accouchement prématuré [2, 12]. La consultation préanesthésique en urgence dans un contexte de risque d'accouchement prématuré est souvent plus difficile du fait de l'impossibilité de prévoir le terme et la voie d'accouchement, et de la nécessité d'expliquer les différentes possibilités selon l'évolution de la grossesse et la prise en charge obstétricale, sans inquiéter la patiente outre mesure.

Informations aux femmes

L'information délivrée au cours de la consultation préanesthésique constitue un prérequis indispensable au consentement libre et éclairé de la femme. Le médecin anesthésiste-réanimateur délivrera une information appropriée, claire et adaptée au contexte socioculturel et psychologique de la femme, à la fois sur la technique anesthésique/analgésique indiquée, mais aussi sur ses risques et imperfections possibles. La consultation d'anesthésie en obstétrique est l'occasion en particulier d'expliquer les modalités de fonctionnement de l'analgésie péridurale en mode autocontrôlé, qui constitue acculement la méthode de référence pour la prise en charge de la douleur de l'accouchement [13]. La délivrance de cette information sera stipulée dans le dossier médical. L'utilisation de médias complémentaires peut être intéressante, tels que documents papier ou électroniques (QR codes), vidéos, séances d'information collective [14].

Questions fréquemment posées en consultation d'anesthésie obstétricale

« Je ne souhaite pas de péridurale mais pourrais-je changer d'avis le jour de l'accouchement ? »

Selon l'Enquête Nationale Périnatale réalisée en France en 2021, 16,5 % des femmes ne souhaitent pas accoucher avec une analgésie péridurale [15]. Ce point de vue doit être respecté par le médecin. En l'absence d'indication médicale à une analgésie péridurale (tableau 19.1), le médecin ne doit pas chercher à convaincre la femme. Il peut simplement l'informer sur la possibilité de changer d'avis au cours du travail si la douleur devient trop forte. Il est aussi intéressant de connaître les raisons de ce choix car parfois il repose sur des idées fausses que l'on pourra corriger.

« Quels sont les risques de la péridurale ? »

Il existe souvent une dichotomie entre les craintes exprimées par la patiente vis-à-vis de l'analgésie péridurale (paralysie, lombalgies, allongement de la durée du travail) et les véritables risques associés à cette technique. On mentionnera alors le risque de céphalées post-brèche, survenant dans 1 % des cas, et à la possibilité de prendre en charge cette complication efficacement par un « blood patch » [16]. Il semble important surtout de rappeler aux femmes à ce stade que le risque le plus fréquent est celui d'une péridurale partiellement ou totalement inefficace et de la nécessité de prévenir l'équipe soignante en l'absence de soulagement des douleurs au cours du travail.

Concernant certaines idées reçues, il est clairement démontré actuellement que l'analgésie péridurale n'est pas associée à la survenue de lombalgies chroniques [17]. Le risque d'hématome péridural est exceptionnel, et inférieur à celui observé dans la population générale [18].

« Le père pourra-t-il être présent à mes côtés au moment de la pose de la péridurale ? »

L'évolution des mentalités vers une implication plus forte des patients dans leur prise en charge concerne également les soins d'anesthésie en obstétrique. Il est donc de bon usage d'organiser les soins pour favoriser la présence du père au moment du geste de pose de péridurale, mais aussi au bloc opératoire en cas de césarienne. Il s'agira cependant de respecter les règles d'asepsie nécessaires à ces interventions, mais aussi le souhait du père si celui-ci préfère ne pas être présent.

Conclusion

La consultation d'anesthésie en obstétrique obligatoire constitue une spécificité française mais qui présente plusieurs avantages : elle permet d'anticiper la stratégie anesthésique la plus adaptée au contexte spécifique de la femme et de sa grossesse, elle constitue un gage de sécurité et de qualité des soins notamment en prenant en compte les attentes des femmes, enfin elle permet d'informer et de personnaliser les actes qui en découlent.

Références

[1] Haataja A, Kokki H, Uimari O, Kokki M. Non-obstetric surgery during pregnancy and the effects on maternal and fetal outcomes: A systematic review. Scand J Surg 2023;112(3):187–205.

[2] Brakke BD, Sviggum HP. Anaesthesia for non-obstetric surgery during pregnancy. BJA Educ 2023;23(3):78–83.

[3] Bonhomme F, Boehlen F, Clergue F, de Moerloose P. Preoperative hemostatic assessment: a new and simple bleeding questionnaire. Can J Anaesth 2016;63(9):1007–15.

[4] Poston L, Caleyachetty R, Cnattingius S, Corvalán C, Uauy R, Herring S, et al. Preconceptional and maternal obesity: epidemiology and health consequences. Lancet Diabetes Endocrinol 2016;4(12):1025–36.

[5] Zipori Y, Jakobi P, Solt I, Abecassis P. The need for an epidural 'window of opportunity' in pregnant women with a lumbar tattoo. Int J Obstet Anesth 2018;33:53–6.

[6] Reale SC, Bauer ME, Klumpner TT, Aziz MF, Fields KG, Hurwitz R, et al. Frequency and Risk Factors for Difficult Intubation in Women Undergoing General Anesthesia for Cesarean Delivery: A Multicenter Retrospective Cohort Analysis. Anesthesiology 2022;136(5):697–708.

[7] Boutonnet M, Faitot V, Katz A, Salomon L, Keita H. Mallampati class changes during pregnancy, labour, and after delivery: can these be predicted? Br J Anaesth 2010;104(1):67–70.

[8] Ahuja P, Jain D, Bhardwaj N, Jain K, Gainder S, Kang M. Airway changes following labor and delivery in preeclamptic parturients: a prospective case control study. Int J Obstet Anesth 2018;33:17–22.

[9] Molliex S, Pierre S, Bléry C, Marret E, Beloeil H. Routine preinterventional tests. Ann Fr Anesth Reanim 2012;31(9):752–63.

[10] Beloeil H, Ruchard D, Drewniak N, Molliex S. Overuse of preoperative laboratory coagulation testing and ABO blood typing: a French national study. Br J Anaesth 2017;119(6):1186–93.

[11] Markley JC, Rollins MD. Non-Neuraxial Labor Analgesia: Options. Clin Obstet Gynecol 2017;60(2):350–64.

[12] Bonnet MP. Sedation and anaesthesia for non-obstetric surgery. Anaesth Crit Care Pain Med 2016;35(Suppl 1):S35–41.

[13] Carvalho B, George RB, Cobb B, McKenzie C, Riley ET. Implementation of Programmed Intermittent Epidural Bolus for the Maintenance of Labor Analgesia. Anesth Analg 2016;123(4):965–71.

[14] Cherel Q, Burey J, Rousset J, Picard A, Mirza D, Dias C, et al. Epidural analgesia information sessions provided by anesthetic nurses: impact on satisfaction and anxiety of parturient women a prospective sequential study. BMC Anesthesiol 2022;22(1):105.

[15] Le Ray C, Lelong N, Cinelli H, Blondel B, Collaborators - Members of the ENP2021 Study Group. Results of the 2021 French National Perinatal Survey and trends in perinatal health in metropolitan France since 1995. J Gynecol Obstet Hum Reprod 2022;51(10), 102509.

[16] Gupta A, von Heymann C, Magnuson A, Alahuhta S, Fernando R, Van de Velde M, et al. Management practices for postdural puncture headache in obstetrics: a prospective, international, cohort study. Br J Anaesth 2020;125(6):1045–55.

[17] Anim-Somuah M, Smyth RM, Cyna AM, Cuthbert A. Epidural versus non-epidural or no analgesia for pain management in labour. Cochrane Pregnancy and Childbirth Group, editor. Cochrane Database Syst Rev 2018;5(5), CD000331. https://onlinelibrary.wiley.com/doi/10.1002/14651858.CD000331.pub4.

[18] Bateman BT, Mhyre JM, Ehrenfeld J, Kheterpal S, Abbey KR, Argalious M, et al. The risk and outcomes of epidural hematomas after perioperative and obstetric epidural catheterization: a report from the Multicenter Perioperative Outcomes Group Research Consortium. Anesth Analg 2013;116(6):1380–5.

Chapitre 20

Gestion des troubles de l'hémostase congénitaux

S. Roullet, D. Borgel

Points clés

- Le dépistage des troubles de l'hémostase se fait lors de la consultation d'anesthésie.
- Le diagnostic biologique repose sur un bilan guidé par un interrogatoire détaillé.
- Les anomalies les plus fréquentes sont la maladie de Willebrand et les hémophilies A et B.
- Les autres déficits en facteurs de coagulation et les anomalies des fonctions plaquettaires sont plus rares et nécessitent des investigations spécifiques.
- La prise en charge péri-opératoire se fait en étroite collaboration avec les centres de ressources et compétences des maladies hémorragiques constitutionnelles (CRCMHC).

Les troubles de l'hémostase congénitaux (anomalies des fonctions plaquettaires, maladie de Willebrand, déficit en facteurs de la coagulation) sont soit déjà connus soit évoqués lors de la consultation d'anesthésie. La démarche diagnostique et la prise en charge nécessitent une collaboration étroite avec le laboratoire et les médecins spécialisés en hémostase. Il existe un maillage territorial des centres de ressources et compétences des maladies hémorragiques constitutionnelles (CRCMHC, www.mhemo.fr), et différents protocoles nationaux de diagnostic et de soins (PNDS) relatifs aux principaux troubles de l'hémostase congénitaux sont disponibles. Il conviendra de toujours faire préciser au chirurgien le risque hémorragique propre de la procédure.

Dépistage des troubles de l'hémostase

Lors de la consultation d'anesthésie

Le dépistage des troubles de l'hémostase en consultation préanesthésique a pour objectif de prévenir les complications hémorragiques péri-opératoires. La faible prévalence des altérations des fonctions plaquettaires et des déficits congénitaux en facteurs de la coagulation chez des patients asymptomatiques (1/40 000) et sans antécédent familiaux ne justifie pas la réalisation systématique d'un bilan d'hémostase préopératoire [1]. En effet, les tests d'hémostase de routine (numération plaquettaire, taux de prothrombine [TP], temps de céphaline activé [TCA]) ne permettent pas de discriminer les patients avec un risque hémorragique augmenté [2]. En outre, ils n'explorent pas les fonctions plaquettaires. La prescription d'un bilan d'hémostase doit être guidée par un interrogatoire détaillé à la recherche d'événements personnels ou familiaux évocateurs d'un trouble de l'hémostase. Un questionnaire standardisé aide au dépistage, même si aucun n'a été totalement validé pour l'identification préopératoire des patients à risque de complication hémorragique péri-opératoire [1, 3, 4].

Démarche diagnostique biologique

Si l'interrogatoire est évocateur de troubles de l'hémostase chez un patient non connu pour être atteint d'une anomalie congénitale de l'hémostase, un avis spécialisé s'impose [4]. Le bilan biologique comporte alors au moins : TP, TCA, temps de céphaline kaolin (TCK), fibrinogène, numération plaquettaire. Puis, en fonction des premiers résultats, des tests plus spécifiques pourront être réalisés : dosage de facteur von Willebrand (VWF) antigène et activité, dosage des facteurs (F) de la coagulation (F II, V, VII, VIII, IX, X, XI, et XIII), tests fonctionnels plaquettaires (agrégométrie par transmission lumineuse).

L'ensemble de ces explorations permettra d'identifier des anomalies congénitales de l'hémostase dont nous allons voir la prise en charge.

Prise en charge péri-opératoire

Hémophilie et maladie de Willebrand

L'hémophilie est liée à un déficit en FVIII pour l'hémophilie A ou en FIX pour l'hémophilie B. La transmission de l'hémophilie est récessive liée à l'X. La prévalence de la maladie est globalement de 1/5 000 naissances de garçons pour l'hémophilie A et 1/30 000 naissances de garçons pour l'hémophilie B. La gravité de la maladie est fortement corrélée à la sévérité du déficit. Les manifestations hémorragiques sont préférentiellement articulaires et musculaires. Le traitement repose essentiellement sur l'utilisation de concentrés de FVIII ou FIX soit en curatif à la demande, soit en prophylaxie par administrations régulières de ces médicaments. Ces traitements peuvent être responsables de l'apparition d'un inhibiteur anti-FVIII ou anti-FIX, complication majeure, ne permettant plus la possibilité d'un traitement substitutif par FVIII ou FIX par la suite [5]. Il faut alors recourir à un agent « by-passant » pour induire une action procoagulante en court-circuitant l'action des FVIII et FIX : les concentrés de complexe prothrombinique activé (CCPa) ou le facteur VII recombinant activé (rFVIIa). Depuis 2018, les patients hémophiles A avec inhibiteurs peuvent être traités au long cours par emicizumab, un anticorps monoclonal humanisé bispécifique qui mime la fonction du FVIII en se liant au FIXa et au FX. L'hémostase ainsi restaurée est suffisante pour la vie quotidienne et les procédures à risque hémorragique mineur, mais ne suffit pas pour un acte chirurgical à risque hémorragique majeur. L'algorithme de prise en charge comporte 3 lignes de traitement : le facteur VII activé recombinant, le facteur VIII humain si le titre d'inhibiteur est inférieur à 5 unités Bethesda le jour de l'intervention et en dernier recours les CCP activés [6].

La maladie de Willebrand, ou plutôt les maladies de Willebrand sont liées à un déficit quantitatif ou qualitatif en VWF. Il existe des déficits quantitatifs partiels (type 1) ou complets (type 3) en VWF. Les déficits qualitatifs (type 2) sont définis par un ratio VWF:Act/VWF:Ag $\leq$0,7 (types 2A, 2M, 2B) ou FVIII:C/VWF:Ag $\leq$0,7 (type 2N) [7].

La prise en charge péri-opératoire a pour objectif d'atteindre des taux de facteurs garantissant une sécurité hémostatique adaptée au geste prévu.

La desmopressine, ou DDAVP, est un analogue synthétique de l'hormone antidiurétique. Elle a la capacité de libérer le FVIII et le VWF stocké dans les corps de Weibel-Palade des cellules endothéliales [8]. Ce traitement est indiqué chez les patients porteurs d'une hémophilie A mineure ou dans certaines formes de maladie de Willebrand, après évaluation de son efficacité. L'effet indésirable principal est l'hyponatrémie, compliquée de convulsions, nécessitant une restriction hydrique stricte et une surveillance de la natrémie.

Le tableau 20.1 récapitule les médicaments dérivés du sang utilisés en péri-opératoire chez les patients porteurs d'hémophilie ou de maladie de Willebrand.

Déficits rares en facteurs de la coagulation

Les déficits rares en facteurs de la coagulation (fibrinogène, FII, FV, FVII, FX, FXI, FXIII, FV+VIII, facteurs vitamino-K dépendants) repré-

Tableau 20.1. Caractéristiques des médicaments dérivés du sang utilisés en péri-opératoire chez les patients souffrant d'hémophilie ou de maladie de Willebrand.

	Concentrés de facteurs			Agents by-passants	
Molécule	**FVIII**	**FIX**	**VWF**	**rFVIIa**	**CCPa**
Indication	Hémophilie A et certains types de MW	Hémophilie B	Maladie de Willebrand	Maladie hémorragique constitutionnelle avec inhibiteur	
Origine	Plasmatique ou recombinante			Recombinante	Plasmatique
Administration	Intraveineuse directe avec un débit d'environ 3 ml/min				
Risque	Allo-immunisation = développement d'un inhibiteur Thrombose si taux supérieurs aux cibles			Thrombose CIVD	
Précautions d'emploi	Produits non interchangeables Respect strict des posologies, des horaires d'injection et des horaires des bilans de contrôle				

CCPa : concentrés de complexe prothrombinique activé ; CIVD : coagulation intravasculaire disséminée ; FVIII : facteur VIII ; FIX : facteur IX ; rFVIIa : facteur VII recombinant activé ; VWF : facteur Von Willebrand.

Source : Centre de Référence Hémophilie et autres déficits constitutionnels en protéines de la coagulation. Protocole national de diagnostic et de soins (PNDS) Hémophilie [Internet]. 2023 (https://www.has-sante.fr/upload/docs/application/pdf/2023-06/pnds_hemophilie_2023.pdf) [5] et Centre de Référence de la Maladie de Willebrand. Protocole national de diagnostic et de soins (PNDS) Maladie de Willebrand [Internet]. 2021 (https://www.has-sante.fr/upload/docs/application/pdf/2021-02/maladie_de_willebrand_-_pnds.pdf) [7].

sentent 5 % des maladies hémorragiques constitutionnelles. La sévérité de la symptomatologie hémorragique varie considérablement selon le facteur de coagulation impliqué et les facteurs individuels liés au patient, rendant difficile l'évaluation du risque hémorragique péri-opératoire [9–11]. Il est admis que la majorité des déficits sévères en facteur de coagulation sont symptomatiques. Ainsi, de principe, il est préférable de considérer qu'un déficit sévère pourrait être associé à un risque hémorragique augmenté même en l'absence d'antécédent personnel de saignement anormal. L'avis spécialisé est indispensable pour évaluer le risque lié à la procédure et prescrire le produit substitutif adapté (concentré de facteur s'il existe ou plasma frais congelé, tableau 20.2) au sein d'un protocole global de prise en charge péri-opératoire [11–14].

Anomalies des fonctions plaquettaires

Le spectre des anomalies des fonctions plaquettaires est assez large et le diagnostic biologique très délicat [14]. La technique utilisée en première intention pour étudier la fonction plaquettaire est l'agrégométrie par transmission lumineuse, qui comporte de nombreuses contraintes pré- et peranalytiques [15]. Cette méthode permet d'étudier différentes voies d'activation plaquettaire et de mettre en évidence des anomalies de la sécrétion et/ou de l'agrégation. En cas de procédure à risque hémorragique minime, l'acide tranexamique par voie locale ou systémique est proposé. La desmopressine peut également être utilisée dans ce contexte car elle améliore l'adhésion plaquettaire au sous-endothélium [16]. Pour les anomalies les plus sévères, la transfusion plaquettaire est souvent la seule option permettant d'obtenir une hémostase satisfaisante. L'effet indésirable le plus redouté est le développement d'anticorps dirigés contre les antigènes plaquettaires [13]. Le

Tableau 20.2. Seuils de sécurité hémostatique proposés par le PNDS – Déficits rares en protéines de la coagulation.

Déficit	Seuil hémostatique
Fibrinogène	1,5 g/l
Facteur II	30 %
Facteur V, VII, X	20 %
Facteur XI	15–30 % (importance de l'anamnèse personnelle et familiale)
Facteur XIII	20 %
Facteur V+VIII	FV : 20 % et FVIII : 50 %

Source : Centre de référence hémophilie et autres déficits constitutionnels en protéines de la coagulation. Protocole national de diagnostic et de soins (PNDS). Déficits rares en protéines de la coagulation. 2021 [11].

rFVIIa peut être utilisé dans des cas particuliers de thrombasthénie de Glanzmann [17].

Conclusion

L'évocation d'une maladie hémorragique constitutionnelle est clinique et se fait lors de la consultation d'anesthésie, à l'aide d'un questionnaire standardisé. La confirmation est biologique et passe obligatoirement par un avis spécialisé, grâce au maillage territorial des CRCMHC. La prise en charge péri-opératoire a pour objectif d'assurer une hémostase suffisante en per- et postopératoire. La question de la thromboprophylaxie thromboembolique veineuse postopératoire doit être envisagée au cas par cas mais ne doit pas être négligée [18].

Références

[1] Bonhomme F, Boehlen F, Clergue F, de Moerloose P. Preoperative hemostatic assessment: a new and simple bleeding questionnaire. Can J Anaesth 2016;63:1007–15.

[2] Molliex S, Pierre S, Bléry C, Marret E, Beloeil H. Examens préinterventionnels systématiques. Ann Fr Anesth Reanim 2012;31:752–63.

[3] Rodeghiero F, Tosetto A, Abshire T, et al. ISTH/SSC bleeding assessment tool: a standardized questionnaire and a proposal for a new bleeding score for inherited bleeding disorders. J Thromb Haemost 2010;8:2063–5.

[4] Kozek-Langenecker SA, Ahmed AB, Afshari A, et al. Management of severe perioperative bleeding: guidelines from the European Society of Anaesthesiology: First update 2016. Eur J Anaesthesiol 2017;34:332–95.

[5] Centre de Référence Hémophilie et autres déficits constitutionnels en protéines de la coagulation. Protocole national de diagnostic et de soins (PNDS) Hémophilie [Internet]. 2023. Disponible sur : https://www.has-sante.fr/upload/docs/application/pdf/2023-06/pnds_hemophilie_2023.pdf.

[6] Susen S, Gruel Y, Godier A, et al. Management of bleeding and invasive procedures in haemophilia A patients with inhibitor treated with emicizumab (Hemlibra®): Proposals from the French network on inherited bleeding disorders (MHEMO), the French Reference Centre on Haemophilia, in collaboration with the French Working Group on Perioperative Haemostasis (GIHP). Haemophilia 2019;25:731–7.

[7] Centre de Référence de la Maladie de Willebrand. Protocole national de diagnostic et de soins (PNDS) Maladie de Willebrand [Internet]. 2021. Disponible sur : https://www.has-sante.fr/upload/docs/application/pdf/2021-02/maladie_de_willebrand_-_pnds.pdf.

[8] Mohinani A, Patel S, Tan V, et al. Desmopressin as a hemostatic and blood sparing agent in bleeding disorders. Eur J Haematol 2023;110:470–9.

[9] Peyvandi F, Palla R, Menegatti M, et al. Coagulation factor activity and clinical bleeding severity in rare bleeding disorders: results from the European Network of Rare Bleeding Disorders. J Thromb Haemost 2012;10:615–21.

[10] Mannucci PM, Duga S, Peyvandi F. Recessively inherited coagulation disorders. Blood 2004;104:1243–52.

[11] Centre de référence hémophilie et autres déficits constitutionnels en protéines de la coagulation. Protocole national de diagnostic et de soins (PNDS). Déficits rares en protéines de la coagulation [Internet]. 2021. Disponible sur : https://www.has-sante.fr/upload/docs/application/pdf/2021-08/pnds_autres_deficits_argumentaire_2021.08.pdf.

[12] Bonhomme F, Schved JF, Giansily-Blaizot M, Samama CM, de Moerloose P. Déficits rares de la coagulation et gestes invasifs. Ann Fr Anesth Reanim 2013;32:198–205.

[13] Mensah PK, Gooding R. Surgery in patients with inherited bleeding disorders. Anaesthesia 2015;70:112–e40.

[14] Curnow J. Managing and Supporting Surgery in Patients with Bleeding Disorders. Semin Thromb Hemost 2017;43:653–71.

[15] Cattaneo M, Cerletti C, Harrison P, et al. Recommendations for the standardization of light transmission aggregometry: a consensus of the working party from the platelet physiology subcommittee of SSC/ISTH. J Thromb Haemost 2013;11:1183–9.

[16] Sakariassen KS, Cattaneo M, vd Berg A, Ruggeri ZM, Mannucci PM, Sixma JJ. DDAVP enhances platelet adherence and platelet aggregate growth on human artery subendothelium. Blood 1984;64:229–36.

[17] Poon MC, d'Oiron R, Hann I, et al. Use of recombinant factor VIIa (NovoSeven) in patients with Glanzmann thrombasthenia. Semin Hematol 2001;38:21–5.

[18] Ahmed A, Kozek-Langenecker S, Mullier F, Pavord S, Hermans C. ESA VTE Guidelines Task Force. European guidelines on perioperative venous thromboembolism prophylaxis: Patients with preexisting coagulation disorders and after severe perioperative bleeding. Eur J Anaesthesiol 2018;35:96–107.

Chapitre 21

Gestion péri-opératoire du patient atteint d'une myopathie ou d'une myasthénie

F. Depret, B. Deniau, B. Plaud

Points clés

- La prise en charge préopératoire doit comporter une évaluation cardiorespiratoire dans le cadre des myopathies et de l'atteinte pharyngolaryngée et respiratoire dans le cadre de la myasthénie.
- En cas de nécessité de curarisation, un monitorage de la curarisation est recommandé avant injection. La succinylcholine est contre-indiquée dans les myopathies, alors que les posologies doivent être augmentées en cas d'utilisation au cours de la myasthénie. En cas d'utilisation de curare, on privilégiera l'utilisation de rocuronium et de son inhibiteur le sugammadex.
- Pour les myopathies et la myasthénie, une surveillance postopératoire en soins continus est recommandée afin de diminuer le risque de complications postopératoires, avec ventilation non invasive et kinésithérapie postopératoire.
- Dans le cadre de l'accouchement d'une patiente myasthénique, l'accouchement doit avoir lieu dans une maternité de niveau 3 dans l'éventualité d'une myasthénie néonatale.

Les maladies neuromusculaires sont un ensemble de maladies touchant le système neuromusculaire périphérique, par atteinte soit du motoneurone périphérique (par exemple la sclérose latérale amyotrophique), soit de la transmission neuromusculaire (par exemple la myasthénie), soit du muscle lui-même (par exemple les myopathies). Leur origine peut être congénitale ou acquise (auto-immune ou non). Ces pathologies, rares, sont prises en charge dans des centres spécialisés. Cependant, l'anesthésiste-réanimateur peut être amené à suivre ces patients lors d'une chirurgie en urgence, indépendante de la pathologie neuromusculaire (et donc hors du centre spécialisé), ou lors d'une chirurgie programmée, qu'il s'agisse d'une conséquence de la maladie (par exemple une opération de la cataracte dans la myopathie de Steinert), d'une atteinte fonctionnelle (comme une opération de scoliose dans une myopathie) ou de la cause de la maladie (par exemple une thymomectomie dans la myasthénie).

Nous nous intéresserons dans ce chapitre essentiellement aux patients atteints d'une myopathie ou d'une myasthénie.

Considérations générales

Un groupe d'experts européens a publié en 2022 des recommandations générales pour la prise en charge péri-opératoire des patients porteurs d'une maladie neuromusculaire [1].

La première recommandation préconise la prise en charge de ces patients dans une structure de soins disposant d'un service de réanimation adapté à l'âge du patient, car le risque de décompensation péri-opératoire, notamment respiratoire, est élevé [1].

Pour toutes les chirurgies et les procédures nécessitant une anesthésie, l'anesthésie régionale, seule ou associée à une anesthésie générale, doit être privilégiée par rapport à l'anesthésie générale seule [1].

En cas d'anesthésie générale, les agents anesthésiques à courte demi-vie (morphiniques, sédatifs, hypnotiques) doivent être utilisés pour limiter le risque de dépression respiratoire après le réveil [1].

En outre, pour limiter la durée du jeûne, ces patients doivent être planifiés en début de programme, car leur masse musculaire réduite les expose à un risque élevé d'hypoglycémie [2].

De même, la réduction de la masse musculaire entraînant un risque accru d'hypothermie, un réchauffement pré- et peropératoire doit être systématiquement prévu [1].

Enfin, une surveillance postopératoire, au minium pendant 24 heures, en unité de soins continus ou de soins intensifs est recommandée, avec un monitorage continu comprenant un électrocardiogramme (ECG), la saturation pulsée en oxygène (SpO_2), la pression artérielle en dioxyde de carbone ($PaCO_2$) ou du CO_2 expiré ($etCO_2$) et, chez les patients myasthéniques, le dépistage d'une rhabdomyolyse [1].

Anesthésie et myopathies

Dystrophies musculaires progressives ou dystrophinopathies

Les dystrophies musculaires sont des maladies génétiques, et des mutations ont été retrouvées dans plus de 40 gènes, entraînant des modifications musculaires objectivées à la biopsie [3]. La myopathie de Duchenne, rare (2 500 patients en France), liée à l'X, atteint quasi exclusivement les sujets masculins (tableau 21.1). La gravité de la maladie tient à l'atteinte cardiaque qui se manifeste par des troubles de la contractilité, du rythme et de la conduction. L'atteinte cardiaque est actuellement la principale cause de mortalité chez les patients les plus âgés atteints de myopathie de Duchenne [3]. La réduction de l'activité physique de ces patients peut faire sous-estimer l'atteinte respiratoire ou cardiaque.

Tableau 21.1. Épidémiologie, classification, traitements et complications de la myasthénie et des myopathies.

Pathologie	Épidémiologie et physiopathologie	Clinique et classification	Traitements	Complications
Myasthénie				
Myasthénie	Rare 150 à 250/millions Maladie auto-immune touchant les récepteurs de l'acéthylcholine sur le versant postsynaptique de la jonction neuromusculaire	Fatigabilité à l'effort Classification de la MGFA : – stade I : atteinte oculaire – stade II* : faiblesse légère des autres muscles – stade III* : faiblesse modérée des autres muscles – stade IV* : faiblesse sévère des autres muscles – stade V : intubation nécessaire	– Anticholinestérasiques : néostigmine (action de 4 h) et ambénonium (action de 4 à 6 h). Risque de crise cholinergique en cas de surdosage : hypersécrétion bronchique, aggravation de la faiblesse musculaire – Thymectomie : toujours indiquée en cas de thymome, jamais réalisée en poussée – Corticothérapie : prednisone 1 mg/kg 4 à 6 semaines dans la myasthénie généralisée avec décroissance progressive. Possible aggravation transitoire au début du traitement – Azathioprine : 100 à 150 mg/j pendant 3 mois avec la corticothérapie. Risque de leucopénie et d'hépatite – IgIV ou échanges plasmatiques en cas de crise myasthénique	Crise myasthénique Crise cholinergique Troubles de déglutition Pneumopathie d'inhalation Détresse respiratoire

(Suite)

Tableau 21.1. Suite.

Pathologie	Épidémiologie et physiopathologie	Clinique et classification	Traitements	Complications
Myopathies				
Duchenne de Boulogne	La plus fréquente : 3 cas pour 10 000 naissances Récessive liée à l'X Mutation du gène de la dystrophine	Chez le garçon, fatigue musculaire dès l'âge de 2 ans, CPK anormalement élevée Atteinte respiratoire : fatigue musculaire, déformation thoracique, diminution de la capacité pulmonaire Atteinte cardiaque : insuffisance cardiaque, troubles du rythme/conduction	Symptomatique	Complication cardiaque : choc cardiogénique, troubles de la conduction, troubles du rythme Complications respiratoires : pneumopathie d'inhalation, détresse respiratoire
Maladie de Steinert	Dystrophie myotonique de l'adulte Autosomique dominante, 1/8 000 naissances Atteinte multisystémique progressive débutant entre 20 et 40 ans Trouble de la myorelaxation : crise myotonique	Insuffisance respiratoire : pneumonies récidivantes Atteinte cardiaque : insuffisance cardiaque, troubles du rythme/conduction Diabète, dysthyroïdie, hypogonadisme Retard mental	Symptomatique	Crise myotonique favorisée par : le stimulus chirurgical, les médicaments (clofibrate, propranolol, néostigmine, potassium), l'hypothermie, les frissons, les NVPO Risque d'insuffisance respiratoire secondaire

* Les stades II, III et IV sont séparés en a et b suivant qu'il y ait ou non une atteinte bulbaire et/ou respiratoire (a = pas d'atteinte, b = atteinte). MGFA : Myasthenia Gravis Foundation of America ; EFR : épreuve fonctionnelle respiratoire ; GDS : gaz du sang ; NVPO : nausées et vomissements postopératoires.

Source : Dépret F, Deniau B, Plaud B. Anesthésie et maladies neuromusculaires : myopathies et myasthénie. Anesthésie & Réanimation 2023 ; 9(2) : 139-47.

Évaluation préopératoire

L'organisation du schéma préopératoire nécessite d'évaluer la sévérité de l'atteinte musculaire (rétractions, déformations), la présence de troubles de la déglutition, d'une insuffisance respiratoire ou cardiaque. On considère qu'une capacité vitale inférieure à 60 % de la théorique, une toux inefficace ou la nécessité de la ventilation non invasive (VNI) pour hypoventilation alvéolaire sont associées à une augmentation de l'incidence des complications respiratoires postopératoires [4]. Les protocoles de prise en charge de ces patients précisent qu'il faut réaliser des examens complémentaires afin d'évaluer la fonction cardiaque (ECG, échographie cardiaque transthoracique [ETT], Holter ECG) et la fonction respiratoire (gaz du sang artériel [GDSa], radiographie thoracique, épreuves fonctionnelles respiratoires [EFR]) (tableau 21.2).

Prise en charge peropératoire

Pour la gestion de la curarisation, il est fortement recommandé de mettre en place un monitorage de celle-ci. La curarisation et la décurarisation pharmacologique doivent être préférentiellement réalisées par rocuronium et sugammadex respectivement compte tenu des potentiels effets indésirables liés à l'utilisation de l'atropine (risque de troubles de conduction, assèchement des sécrétions) et de la néostigmine (effets directs sur le potentiel d'action musculaire) [5]. Lors de l'induction ou l'entretien de l'anesthésie, la succinylcholine est formellement contre-indiquée dans la dystrophie musculaire de Duchenne. Il existe un risque important de rhabdomyolyse responsable d'hyperkaliémie et d'arrêt cardiaque [6]. Concernant la gestion hémodynamique, le monitorage hémodynamique tiendra compte de la fonction cardiaque évaluée en préopératoire (monitorage du débit cardiaque, pression artérielle invasive).

Tableau 21.2. Gestion péri-opératoire de la myasthénie et des myopathies.

Pathologie	Médicaments contre-indiqués	Évaluation préopératoire	Gestion peropératoire	Gestion postopératoire
Myasthénie				
Myasthénie	Contre-indications absolues : aminosides, colimycine, polymyxine, télithromycine, cyclines injectables, macrolides, fluoroquinolones, quinines, quinidine, hydroxochloroquine, procaïnamide, bêtabloquants (même en collyre), diphényl-hydantoïne, triméthadione, dantrolène, D-pénicillamine, magnésium Contre-indications relatives : curares (non dépolarisants), benzodiazépines, neuroleptiques (phénothiazine), carbamazépine, lithium	Classification de la MGFA Évaluation respiratoire : EFR et débit expiratoire de pointe Risque de ventilation postopératoire si : durée de la maladie > 6 ans, pyridostigmine > 750 mg/j, CV < 2,9 l, association à une autre maladie respiratoire Information du patient : possibilité d'admission en SC et des difficultés potentielles de sevrage ventilatoire selon le type chirurgie et du score clinique	ALR dès que possible Prémédication : poursuite traitement habituel Anxiolyse : si indiquée ; hydroxyzine uniquement Majoration de la corticothérapie Anesthésie générale : curare selon l'acte, potentialisation de l'association curare + halogéné. Préférer une anesthésie IV totale. Ne pas différer le retrait de la sonde d'intubation si critères habituels réunis	Surveillance en SC car risque de ventilation postopératoire Néostigmine IV en titration ou IVSE (pyridostigmine PO : néostigmine IV = 60 : 0,5) Reprise du traitement habituel dès que possible
Myopathies				
Duchenne de Boulogne		**Clinique** : sévérité de la maladie, déformation, rétractations, troubles de la déglutition **Fonction respiratoire** : EFR, radio de thorax, GDS **Fonction cardiaque** : ECG, ETT, Holter	Titrations des hypnotiques et des curares Risques : complications cardiaques → monitorage invasif de la PA, insuffisance respiratoire, rhabdomyolyse, hyperkaliémie Rocuronium : allongement du délai et de la durée d'action	Surveillance en SC Kinésithérapie respiratoire
Maladie de Steinert	Clofibrate, propranolol, néostigmine, potassium	**Fonction respiratoire** : EFR, radio de thorax, GDS **Fonction cardiaque** : ECG, ETT, Holter **Équilibre endocrinien**	ALR souhaitable Anesthésie totale IV Succinylcholine et dérivés halogénés contre-indiqués Néostigmine déconseillée Prévention hypothermie et NVPO	Surveillance en SC

Source : Dépret F, Deniau B, Plaud B. Anesthésie et maladies neuromusculaires : myopathies et myasthénie. Anesthésie & Réanimation 2023 ; 9(2) : 139-47.

Prise en charge postopératoire

On recommande une surveillance postopératoire dans une unité de soins critiques pour gérer la nécessité d'une prise en charge postopératoire associant kinésithérapie intensive et VNI [1].

Dystrophies myotoniques

Ce chapitre traite uniquement de la dystrophie myotonique de Steinert, maladie musculaire dystrophique de l'adulte la plus commune avec une prévalence estimée de 1,2–189/100 000 [7] (*cf.* tableau 21.1). La dystrophie myotonique de Steinert est caractérisée par une atrophie musculaire associée à des épisodes de myotonie ainsi que par des dysfonctions d'organes multiples associées à une faiblesse musculaire progressive [8].

Évaluation préopératoire

L'évaluation cardiaque sera prioritaire avec un ECG, une ETT et un Holter ECG. En effet, devant l'atteinte cardiaque fréquente, une évaluation myocardique à la recherche d'une cardiopathie dilatée associée à des troubles du rythme et de conduction (entre 3 à 32 % de fibrillation auriculaire chez les patients porteurs de cardiopathie secondaire) [9].

Le deuxième organe vital atteint est le poumon, associant apnées du sommeil et pathologies respiratoires restrictives justifiant de la réalisation d'EFR et d'une polysomnographie nocturne en préopératoire.

La présence d'une dysphagie ou d'un retard à la vidange gastrique peut justifier d'une induction en séquence rapide en cas d'anesthésie générale [10]. De plus en plus d'équipes ont recours à une évaluation échographique du volume du contenu gastrique dans ce contexte ainsi qu'à l'utilisation d'antiacide [11].

Prise en charge peropératoire

Le froid, les curares dépolarisants et la néostigmine sont les principaux facteurs susceptibles de déclencher une crise myotonique avec un risque vital immédiat. Ainsi, ces facteurs sont proscrits dans cette cohorte de patients à risque (*cf.* tableau 21.2). Il est recommandé de privilégier l'utilisation du couple rocuronium-sugammadex comme déjà présenté plus haut dans le cadre de la myopathie de Duchenne [12]. Certains cas de décurarisation incomplète ont été décrits en cas d'utilisation de néostigmine [13]. La succinylcholine est contre-indiquée en raison du risque de crise myotonique, d'hyperkaliémie et de rhabdomyolyse.

Prise en charge postopératoire

Cette cohorte présentant un surrisque, il paraît opportun de prévoir dès le préopératoire un suivi dans une unité de soins critiques postopératoires.

La principale complication postopératoire décrite dans la littérature est la complication respiratoire. En effet, la plus grande série de 1997 retrouve une incidence de 8,2 % [14]. La chirurgie abdominale haute (OR : 24,4, IC 95 % [4,0–149,3]) et une atteinte musculaire sévère évaluée par une faiblesse musculaire proximale (OR : 14,1, IC 95 % [1,5–134,4]) sont les 2 principaux facteurs décrits [14].

La myotonie de Steinert, n'est pas associée à une augmentation du risque d'hyperthermie maligne [15]. L'utilisation des dérivés halogénés est en revanche contre-indiquée dans le cas des myopathies avec un variant sur le gène *RYR1* [16].

Anesthésie et myasthénie

L'incidence annuelle de la myasthénie est estimée à 8 à 10 cas par million et une prévalence de 50 à 150 cas par million (*cf.* tableau 21.1) [17, 18], ce qui en fait la pathologie neuromusculaire la plus fréquente. La distribution diffère en fonction du genre. Chez les femmes, la maladie se déclare entre 20 et 30 ans alors qu'elle a plutôt une distribution bimodale chez les hommes avec un premier pic à trente ans et un second entre 60 et 70 ans [18]. La myasthénie est une pathologie auto-immune impliquant des anticorps anti-récepteurs de l'acétylcholine dans 75 % des cas ou plus rarement des molécules fonctionnelles (kinase musculaire spécifique et protéine 4 reliée au récepteur des lipoprotéines) impliquées dans la transmission neuromusculaire [18]. Ces anticorps dégradent leur cible via des dommages qui sont médiés par le complément et l'inflammation [18]. Un thymome est retrouvé dans 10 % des cas de myasthénie. Cliniquement, la myasthénie entraîne une fatigabilité des muscles striés squelettiques, généralisée ou localisée. On retrouve fréquemment une atteinte oculaire et, en particulier, la présence d'un ptosis. La myasthénie est fréquemment associée à d'autres pathologies auto-immunes (thyroïdite d'Hashimoto, polyarthrite rhumatoïde ou encore lupus érythémateux) [18]. Le stress, la chirurgie et la grossesse, ainsi que des médicaments (antibiotiques, médicaments rhumatologiques, cardiovasculaires) sont des facteurs décrits comme pouvant déclencher des crises myasthéniques [19].

Évaluation préopératoire

Les facteurs péri-opératoires associés à l'exacerbation de la myasthénie sont à prendre en compte. Parmi ceux-ci, on retiendra le type de chirurgie, le traumatisme, l'infection, la fatigue, les maladies thyroïdiennes, les symptômes bulbaires préopératoires, les médicaments qui affectent la jonction neuromusculaire, et l'utilisation d'opioïdes.

Cinq stades de sévérité croissante ont été décrits par la Myasthenia Gravis Fundation of America (MGFA) [20]. En préopératoire, l'atteinte des muscles pharyngolaryngés et thoraciques doit être systématiquement recherchée car associée aux complications respiratoires postopératoires [21]. La réalisation d'une EFR est opportune avant une intervention chirurgicale majeure (par exemple abdominale par laparotomie, thoracique…). Les EFR permettront de prédire le recours à la ventilation mécanique invasive postopératoire lorsque la capacité vitale est inférieure à 2,9 l [22].

Les traitements contre la myasthénie doivent absolument être maintenus en préopératoire pour diminuer le risque de crise myasthénique ou de décompensation de la maladie. De même, les traitements doivent être repris en postopératoire immédiat, en particulier chez les patients atteints de formes graves [23]. Comme décrit dans le tableau 21.2, les inhibiteurs de l'acétylcholinestérase peuvent être administrés par voie IV en cas de crise péri-opératoire.

Il est important de noter que l'administration excessive des médicaments préventifs de la crise myasthénique peut entraîner une crise cholinergique (faiblesse musculaire accrue accompagnée d'effets muscariniques : myosis, larmoiement, salivation, bradycardie, miction et défécation). En cas de doute diagnostique entre une crise myasthénique et une crise cholinergique, le test à l'édrophonium (test au Tensilon®) ou à la pyridostigmine (Mestinon®) permettra de montrer une amélioration de la symptomatologie d'une crise myasthénique. Une cure d'immunoglobulines polyvalentes ou une plasmaphérèse peuvent être proposées dans le cas grave de décompensation respiratoire.

Prise en charge peropératoire

Myasthénie et médicaments

Les deux principaux mécanismes qui déclenchent une crise myasthénique sont :

- une réaction auto-immune contre la jonction neuromusculaire ; certains médicaments ayant un rôle dans le contrôle immunitaire. Les médicaments incriminés sont de plus en plus utilisés pour le traitement du cancer comme les interférons et les inhibiteurs de la tyrosine kinase. Par ailleurs, quelques cas sont rapportés avec des statines, la chloroquine et le lithium. Les médicaments susmentionnés peuvent provoquer une myasthénie *de novo* ou une exacerbation chez un patient atteint d'une myasthénie préexistante ;
- les médicaments qui interfèrent avec la transmission neuromusculaire peuvent entraîner une exacerbation ou un démasquage des symptômes de la myasthénie [19].

Une liste des médicaments interdits doit figurer dans le dossier d'anesthésie du patient afin de prévenir ces interactions qui peuvent entraver le pronostic de la myasthénie [19].

En cas de corticothérapie prolongée, soit une prise de plus de 5 mg/j depuis > 1 mois d'équivalent prednisone, une supplémentation en hémisuccinate d'hydrocortisone devrait être administrée pour prévenir l'insuffisance corticotrope [24].

Utilisation des curares, monitorage de la curarisation

Nous voulons insister sur fait que les curares ne sont pas contre-indiqués, mais qu'il est nécessaire d'intégrer les modifications pharmacodynamiques liées à la maladie. En raison d'une résistance pharmacologique à la molécule liée à l'action d'autoanticorps dirigés contre les récepteurs à l'acétylcholine de la plaque motrice, la dose de succinylcholine sera augmentée pour atteindre le même effet (1,5 à 2 mg/kg) [25]. Il faudra aussi anticiper un rallongement de la durée d'action de la succinylcholine par la diminution de son métabolisme.

Pour les curares non dépolarisants, nous recommandons de monitorer avant l'injection du curare via un train de 4 (Td4) à l'adducteur du pouce, afin d'estimer la sensibilité de la réponse [26]. Les doses de curares non dépolarisants, seront réduites significativement en fonction de cette valeur de Td4 préinjection. La titration des curares non dépolarisants via le monitorage, permettra l'ajustement de la dose selon les besoins du patient et selon le type de chirurgie. L'utilisation du sugammadex (n'interférant pas avec le traitement de fond du patient) en cas de curarisation avec du rocuronium semble être une bonne option chez ces patients [27]. La décurarisation pharmacologique tiendra compte d'un éventuel traitement anticholinestérasique reçu en préopératoire. Dans le cas d'une décurarisation par la néostigminie, la dose unitaire sera diminuée.

Cas particulier de la grossesse

La gestion de la myasthénie au cours de la grossesse soulève des préoccupations tant pour la mère que pour le nouveau-né. En effet, la grossesse peut aggraver la maladie, surtout au cours du premier trimestre et pendant le post-partum. Une analyse systématique de la littérature, publiée en 2022 [28], révèle qu'environ un tiers des patientes atteintes de myasthénie ont connu une exacerbation de leur maladie pendant la grossesse, avec 6,4 % présentant une crise myasthénique pendant cette période et 8,2 % au cours du post-partum.

Outre le risque de décompensation chez la mère, se pose également le risque de myasthénie néonatale. Selon la même étude, le risque de myasthénie transitoire du nouveau-né, lié au passage transplacentaire d'anticorps antirécepteurs de l'acétylcholine, était estimé à 13 % [28].

Une étude de cohorte menée aux États-Unis d'Amérique et publiée en 2020 [29], incluant 9 698 920 accouchements dont 974 concernaient des femmes atteintes de myasthénie, révèle une prévalence de 1 accouchement pour 10 000. Les parturientes atteintes de myasthénie présentaient plus de comorbidités que celles sans myasthénie, étant plus souvent obèses, hypertendues, diabétiques, plus âgées et hypothyroïdiennes. Après ajustement, la myasthénie était associée à un risque accru de détresse respiratoire aiguë (OR : 13,7, IC 95 % [8,9–21,2], p <0,0001), une prolongation de la durée d'hospitalisation (OR : 2,5, IC 95 % [1,9–3,3], p <0,0001), ainsi qu'un risque accru de prématurité (OR : 1,44, IC 95 % [1,17–1,78], p = 0,001).

Compte tenu des risques encourus tant par la mère que par le nourrisson, nous recommandons une prise en charge dans un établissement disposant d'une maternité de niveau 3 ainsi que d'une unité de réanimation adulte [28, 29].

Anesthésie pour thymectomie

La présence d'un thymome est observée dans 10 à 31 % des cas de myasthénie [23]. L'indication d'une thymectomie se fait en présence d'un thymome ou d'une hyperplasie thymique, car cette intervention permet d'obtenir une rémission des symptômes dans 40 à 90 % des cas [23].

Une étude rétrospective chinoise de 2019, portant sur 94 patients atteints de myasthénie et ayant subi une thymectomie, a démontré que l'extubation précoce (moins de 6 heures après la fin de la chirurgie) était associée à une réduction des complications respiratoires. En comparaison avec une extubation tardive, les résultats ont montré une diminution significative du taux de réintubation (11,3 % versus 37,2 %, P = 0,003) et une réduction des cas de pneumonie postopératoire (11,3 % versus 39,5 %, P = 0,001) [30].

Plus récemment, en 2021, une autre étude de cohorte chinoise, comprenant 114 patients myasthéniques ayant subi une thymectomie, a identifié plusieurs facteurs associés à l'échec de l'extubation. Parmi ces facteurs, on retrouvait le sexe masculin, une faible capacité vitale, une valeur de classification MGFA élevée, l'anesthésie intraveineuse et une durée opératoire prolongée [31]. Ces données soulignent l'importance de considérer ces aspects lors de la planification et de la réalisation d'une thymectomie.

Conclusion

Les maladies neuromusculaires représentent un ensemble diversifié de troubles rares, justifiant une prise en charge spécialisée dans des centres dédiés. Une évaluation préopératoire minutieuse est essentielle, englobant la recherche d'éventuelles atteintes d'organes vitaux, en particulier le cœur et les poumons, ainsi qu'une surveillance continue en postopératoire.

En raison du manque d'essais contrôlés randomisés, avec seulement quelques grandes études rétrospectives disponibles sur ce sujet, la plupart des preuves reposent sur de petites séries de cas et les avis d'experts, soulignant ainsi la nécessité de futures recherches [32]. La réalisation d'études multicentriques, prospectives, observationnelles utilisant des bases de données communes serait extrêmement précieuse et pourrait apporter des réponses à plusieurs questions actuellement non résolues.

Références

[1] van den Bersselaar LR, Heytens L, Silva HCA, Reimann J, Tasca G, Díaz-Cambronero Ó, et al. European Neuromuscular Centre consensus statement on anaesthesia in patients with neuromuscular disorders. Eur J Neurol 2022;29:3486–507. https://doi.org/10.1111/ene.15526.

[2] Hayes LH, Yun P, Mohassel P, Norato G, Donkervoort S, Leach ME, et al. Hypoglycemia in patients with congenital muscle disease. BMC Pediatr 2020;20:57. https://doi.org/10.1186/s12887-020-1909-5.

[3] Mercuri E, Bönnemann CG, Muntoni F. Muscular dystrophies. Lancet 2019;394:2025–38. https://doi.org/10.1016/S0140-6736(19)32910-1.

[4] St-Laurent A, Zysman-Colman Z, Zielinski D. Respiratory prehabilitation in pediatric anesthesia in children with muscular and neurologic disease. Pediatr Anesth 2022;32:228–36. https://doi.org/10.1111/pan.14359.

[5] de Boer HD, van Esmond J, Booij LHJD, Driessen JJ. Reversal of rocuronium-induced profound neuromuscular block by sugammadex in Duchenne muscular dystrophy. Paediatr Anaesth 2009;19:1226–8. https://doi.org/10.1111/j.1460-9592.2009.03178.x.

[6] Segura LG, Lorenz JD, Weingarten TN, Scavonetto F, Bojanić K, Selcen D, Sprung J. Anesthesia and Duchenne or Becker muscular dystrophy: review of 117 anesthetic exposures. Pediatr Anesth 2013;23:855–64. https://doi.org/10.1111/pan.12248.

[7] Mladenovic J, Pekmezovic T, Todorovic S, Rakocevic-Stojanovic V, Savic D, Romac S, Apostolski S. Epidemiology of myotonic dystrophy type 1 (Steinert disease) in Belgrade (Serbia). Clin Neurol Neurosurg 2006;108:757–60. https://doi.org/10.1016/j.clineuro.2006.04.004.

[8] Veyckemans F, Scholtes JL. Myotonic Dystrophies type 1 and 2: anesthetic care. Pediatr Anesth 2013;23:794–803. https://doi.org/10.1111/pan.12120.

[9] Russo V, Papa AA, Lioncino M, Rago A, Di Fraia F, Palladino A, et al. Prevalence of atrial fibrillation in myotonic dystrophy type 1: A systematic review. Neuromuscul Disord 2021;31:281–90. https://doi.org/10.1016/j.nmd.2021.01.002.

[10] Hilbert JE, Barohn RJ, Clemens PR, Luebbe EA, Martens WB, McDermott MP, et al. High frequency of gastrointestinal manifestations in myotonic dystrophy type 1 and type 2. Neurology 2017;89:1348–54. https://doi.org/10.1212/WNL.0000000000004420.

[11] Van de Putte P, Perlas A. Ultrasound assessment of gastric content and volume. Br J Anaesth 2014;113:12–22. https://doi.org/10.1093/bja/aeu151.

[12] Pellegrini L, Mercier MF, Cornese A, Blasco V, Albanèse J. Rapid sequence induction in a patient with Steinert myotonic dystrophy: Interest of the association of high doses of rocuronium and sugammadex. Ann Fr Anesth Reanim 2012;31:155–7. https://doi.org/10.1016/j.annfar.2011.10.031.

[13] Mangla C, Bais K, Yarmush J. Myotonic Dystrophy and Anesthetic Challenges: A Case Report and Review. Case Rep Anesthesiol 2019;1–9. https://doi.org/10.1155/2019/4282305.

[14] Mathieu J, Allard P, Gobeil G, Girard M, De Braekeleer M, Begin P. Anesthetic and surgical complications in 219 cases of myotonic dystrophy. Neurology 1997;49:1646–50. https://doi.org/10.1212/WNL.49.6.1646.

[15] Gurnaney H, Brown A, Litman RS. Malignant Hyperthermia and Muscular Dystrophies. Anesth Analg 2009;109:1043–8. https://doi.org/10.1213/ane.0b013e3181aa5cf6.

[16] Johnston JJ, Dirksen RT, Girard T, Gonsalves SG, Hopkins PM, Riazi S, et al. Variant curation expert panel recommendations for RYR1 pathogenicity classifications in malignant hyperthermia susceptibility. Genet Med 2021;23:1288–95. https://doi.org/10.1038/s41436-021-01125-w.

[17] Carr AS, Cardwell CR, McCarron PO, McConville J. A systematic review of population based epidemiological studies in Myasthenia Gravis. BMC Neurol 2010;10:46. https://doi.org/10.1186/1471-2377-10-46.

[18] Gilhus NE. Myasthenia Gravis. N Engl J Med 2016;2016(375):2570–81. https://doi.org/10.1056/NEJMra1602678.

[19] Sheikh S, Alvi U, Soliven B, Rezania K. Drugs That Induce or Cause Deterioration of Myasthenia Gravis: An Update. J Clin Med 2021;10:1537. https://doi.org/10.3390/jcm10071537.

[20] Narayanaswami P, Sanders DB, Wolfe G, Benatar M, Cea G, Evoli A, et al. International Consensus Guidance for Management of Myasthenia Gravis: 2020 Update. Neurology 2021;96:114–22. https://doi.org/10.1212/WNL.0000000000011124.

[21] Blichfeldt-Lauridsen L, Hansen BD. Anesthesia and myasthenia gravis: Anesthesia and myasthenia gravis. Acta Anaesthesiol Scand 2012;56:17–22. https://doi.org/10.1111/j.1399-6576.2011.02558.x.

[22] Leventhal SR, Orkin FK, Hirsh RA. Prediction of the Need for Postoperative Mechanical Ventilation in Myasthenia Gravis. Anesthesiology 1980;53:26–30. https://doi.org/10.1097/00000542-198007000-00006.

[23] Cata JP, Lasala JD, Williams W, Mena GE. Myasthenia Gravis and Thymoma Surgery: A Clinical Update for the Cardiothoracic Anesthesiologist. J Cardiothorac Vasc Anesth 2019;33:2537–45. https://doi.org/10.1053/j.jvca.2018.07.036.

[24] Woodcock T, Barker P, Daniel S, Fletcher S, Wass JAH, Tomlinson JW, et al. Guidelines for the management of glucocorticoids during the peri-operative period for patients with adrenal insufficiency: Guidelines from the Association of Anaesthetists, the Royal College of Physicians and the Society for Endocrinology UK. Anaesthesia 2020;75:654–63. https://doi.org/10.1111/anae.14963.

[25] Baraka A, Tabboush Z. Neuromuscular Response to Succinylcholine-Vecuronium Sequence in Three Myasthenic Patients Undergoing Thymectomy. Anesth Analg 1991;72:827–30. https://doi.org/10.1213/00000539-199106000-00021.

[26] Mann R, Blobner M, Jelen-Esselborn S, Busley R, Werner C. Preanesthetic Train-of-four Fade Predicts the Atracurium Requirement of Myasthenia Gravis Patients. Anesthesiology 2000;93:346–50. https://doi.org/10.1097/00000542-200008000-00011.

[27] de Boer HD, Shields MO, Booij LHDJ. Reversal of neuromuscular blockade with sugammadex in patients with myasthenia gravis: A case series of 21 patients and review of the literature. Eur J Anaesthesiol 2014;31:715–21. https://doi.org/10.1097/EJA.0000000000000153.

[28] Banner H, Niles KM, Ryu M, Sermer M, Bril V, Murphy KE. Myasthenia gravis in pregnancy: Systematic review and case series. Obstet Med 2022;15:108–17. https://doi.org/10.1177/1753495X211041899.

[29] Nicholls-Dempsey L, Czuzoj-Shulman N, Abenhaim HA. Maternal and neonatal outcomes among pregnant women with myasthenia gravis. J Perinat Med 2020;48:793–8. https://doi.org/10.1515/jpm-2020-0163.

[30] Chen L, Xie W, Zheng D, Wang S, Wang G, Sun J, et al. Early extubation after thymectomy is good for the patients with myasthenia gravis. Neurol Sci 2019;40:2125–32. https://doi.org/10.1007/s10072-019-03941-0.

[31] Du A, Li X, An Y, Gao Z. Risk factors of prolonged ventilation after thymectomy in thymoma myasthenia gravis patients. J Cardiothorac Surg 2021;16:275. https://doi.org/10.1186/s13019-021-01668-8.

[32] van den Bersselaar LR, Gubbels M, Riazi S, Heytens L, Jungbluth H, Voermans NC, Snoeck MMJ. Mapping the current evidence on the anesthetic management of adult patients with neuromuscular disorders—a scoping review. Can J Anesth Can Anesth 2022;69:756–73. https://doi.org/10.1007/s12630-022-02230-3.

Chapitre 22

Particularité de l'évaluation préopératoire chez l'enfant

I. Constant

Points clés

- L'évaluation préopératoire chez l'enfant vise d'une part, à évaluer les risques de complications péri-anesthésiques et, d'autre part, à informer les parents et l'enfant du déroulement de la prise en charge.
- L'interrogatoire des parents permet d'établir l'histoire médicale de l'enfant. Sauf pathologie complexe, les antécédents médicaux sont en général réduits, ce d'autant que l'enfant est jeune.
- L'évaluation du risque respiratoire est essentielle et repose principalement sur la recherche d'une hyperréactivité bronchique ou bien d'un SAOS.
- La lutte contre l'anxiété préopératoire des parents et de l'enfant repose d'une part, sur l'établissement d'une relation de confiance et, d'autre part, sur l'utilisation de supports ludiques dans le cadre de la préparation de l'enfant à l'anesthésie.

Les objectifs de l'évaluation préopératoire chez l'enfant sont comparables à ceux de l'adulte, c'est-à-dire de façon synthétique, d'une part, anticiper la prise en charge de l'enfant en fonction de ses éventuelles pathologies et de la nature de l'intervention et, d'autre part, dispenser les informations concernant le déroulement de cette prise en charge en pré-, per- et postopératoire.

Néanmoins, l'approche globale diffère sensiblement ce d'autant que l'enfant est jeune, compte tenu d'une part, des antécédents souvent limités dans leur expression par l'âge et, d'autre part, par la nécessité d'une information qui s'adresse à la fois à l'enfant et aux parents, et dont l'objectif est de limiter l'anxiété préopératoire toujours importante dans le contexte pédiatrique émotionnellement chargé. Tous les éléments de la consultation doivent être colligés dans le dossier d'anesthésie.

Interrogatoire

La consultation est obligatoire et doit être réalisée en présence de l'enfant et d'au moins un des deux parents titulaires de l'autorité parentale. L'interrogatoire s'adresse en général aux parents, mais l'enfant peut être amené à participer, notamment au moment des explications sur le déroulé de la prise en charge.

Conditions de naissance

Le premier élément significatif résulte des conditions de naissance, poids et terme, la notion et le degré de prématurité sont importants à noter (prématurité moyenne entre 33 et 36 semaines d'aménorrhée [SA] + 6 jours, grande prématurité entre 28 et 32 SA + 6 jours, très grande prématurité entre 25 et 27 SA + 6 jours, et prématurissime avant 25 SA). En effet, la prématurité favorise la survenue de complications péri-anesthésiques [1] et influe sur les modalités de surveillance postopératoire, par exemple lorsque l'âge gestationnel est inférieur à 60 SA, la surveillance doit être renforcée compte tenu des risques d'apnées postopératoires [2].

Médecine péri-opératoire

Antécédents

Hors pathologie complexe, la relève des antécédents est souvent très limitée, ce d'autant qu'il s'agit d'un jeune enfant.

Sur le plan neurologique, les déficits ou retards de développements doivent être notés ainsi que la notion de crises convulsives, qu'il s'agisse d'événements ponctuels (crises convulsives hyperthermiques) ou d'épilepsie avérée. La présence d'un trait autistique est importante et influe sur l'approche de l'enfant lors de l'induction anesthésique, justifiant une prémédication sédative particulière.

Le reflux gastro-œsophagien est fréquent chez le jeune enfant, et doit être recherché à l'interrogatoire, justifiant une induction en séquence rapide, si ce reflux est sévère.

La notion d'une allergie ou d'un terrain allergique ou atopique est recherchée, néanmoins le délai d'expression d'autant plus court que les enfants sont jeunes, limite la pertinence de l'interrogatoire.

En terme chirurgical, les antécédents les plus fréquents sont représentés par la réalisation d'une cure de hernie inguinale, d'une circoncision, ou bien une intervention ORL de type adénoïdectomie et/ou amygdalectomie. Ces 3 derniers antécédents sont importants car ils permettent d'éliminer une pathologie constitutionnelle de l'hémostase, lorsqu'aucun signe hémorragique n'a été décelé.

Les antécédents familiaux sont détaillés à la recherche d'une maladie héréditaire, de la notion d'un accident d'anesthésie dans la famille. L'état de santé de la fratrie est noté également.

Examen clinique

L'enfant est pesé et mesuré, et une mesure non invasive de la pression artérielle est réalisée.

Une éventuelle obésité doit être spécifiquement notifiée compte tenu du risque de majoration des complications respiratoires [3].

L'auscultation cardiaque et respiratoire est essentielle, à la recherche respectivement d'un souffle et d'anomalie des bruits respiratoires (sibilants, ronchus, crépitants).

Les possibilités d'abord veineux sont notées, ainsi que l'état dentaire en précisant d'éventuelles mobilités notamment au niveau des incisives (à partir de 5–6 ans).

Les facteurs prédictifs d'une intubation trachéale difficile sont recherchés (ouverture de bouche inférieure à 2 cm, rachis bloqué en flexion, dysmorphie faciale sévère, malformation des oreilles uni- ou bilatérale). La cotation de Mallampati est notée mais elle peut être difficile à évaluer chez un enfant peu coopérant; sa valeur prédictive semble comparable à celle de l'adulte au-delà de 4 ans. La distance thyromentonière est également utilisée, elle doit être >15 mm chez le nouveau-né, >25 mm chez le nourrisson, et >35 mm chez l'enfant de moins de 10 ans. La présence d'amygdales hypertrophiées doit être notée car elle peut être source de dyspnée obstructive à l'induction ou au réveil de l'anesthésie.

Chez un enfant susceptible de bénéficier d'une anesthésie caudale, on recherche une anomalie du sacrum telle qu'une fossette, qui, si elle est présente, contre-indique la réalisation de ce type d'anesthésie périmédullaire.

Évaluation respiratoire

Chez l'enfant, les complications respiratoires péri-opératoires sont relativement fréquentes, de l'ordre de 5 à 10 % des anesthésies générales. Elles sont majorées en cas de facteurs de risque et en cas de chirurgie de la sphère oropharyngée, leur gestion requiert une certaine expertise de la part de l'équipe anesthésique [4].

L'évaluation respiratoire est donc essentielle et les facteurs de risque de complications respiratoires doivent être systématiquement recherchés, on peut citer les antécédents de bronchodysplasie (prématurité), de bronchiolite, d'asthme, de toux nocturne, d'infections des VAS récidivantes et, à un moindre degré, la notion d'un tabagisme passif [5]. L'administration en prémédication d'aérosols de salbutamol est d'indication large en cas de suspicion d'hyperréactivité bronchique [6].

La présence d'une infection des VAS en cours (génératrice d'hyperréactivité des VAS) justifie la programmation de l'anesthésie 15 jours après la disparation des symptômes ou 6 semaines s'il s'agit d'un virus de type VRS [6, 7].

Enfin, la présence d'un syndrome d'apnées obstructives du sommeil est systématiquement recherchée par l'interrogatoire des parents. Il existe plusieurs scores permettant de grader la sévérité du SAOS [8]. Un SAOS sévère majore les risques de complications au réveil et est par ailleurs associé à une sensibilité augmentée face aux effets dépresseurs respiratoires des opioïdes [9].

Bilan préopératoire

Le bilan préopératoire est en général limité à un éventuel bilan d'hémostase en fonction de l'âge et des antécédents hémorragiques personnels ou familiaux [10]. Ainsi, à partir de l'âge de l'acquisition de la marche (12–18 mois), l'évaluation du risque hémorragique repose sur la recherche des antécédents familiaux complétée par un questionnaire adapté à l'enfant qui recherche des signes de saignements spontanés ou provoqués (encadré 22.1). En cas de positivité de l'interrogatoire, un bilan d'hémostase est prescrit (NFS plaquettes, TP, TCK). Chez un enfant non marchant (handicapé), un bilan d'hémostase est en général systématiquement demandé. Ces explorations de l'hémostase sont néanmoins à moduler en fonction de la nature de l'intervention, et des risques de saignement associés. Dans le même sens, en cas de risques hémorragiques importants une NFS et un dosage des plaquettes peuvent être requis, ainsi qu'une détermination de groupe et une recherche d'agglutinines irrégulières. Enfin, la constatation d'un bilan d'hémostase normal pour une intervention précédente rend inutile la réalisation d'un second bilan ; sauf en cas d'apparition d'une maladie interférant avec l'hémostase (hémato-oncologique, atteinte hépatique, insuffisance rénale chronique, dénutrition, malabsorption digestive, etc.).

Les pathologies cardiaques sont très peu fréquentes chez l'enfant et hors contexte de cardiopathie congénitale ou de point d'appel à l'interrogatoire (malaise itératif, dyspnée d'effort ou à la prise du biberon…), un avis cardiologique n'est pas nécessaire. L'évaluation cardiaque se résume donc le plus souvent à une auscultation classique, néanmoins chez le jeune enfant, la présence d'un souffle à l'auscultation cardiaque justifie la réalisation d'une échocardiographie afin de caractériser l'éventuelle présence d'une anomalie.

La réalisation d'une radiographie du thorax en préopératoire est rarement nécessaire et ne se

Encadré 22.1

Questionnaire de dépistage du risque hémorragique

Les questions 1 à 4 doivent être posées également pour la fratrie et les parents.

1. L'enfant a-t-il saigné plus de 24 heures voire nécessité une transfusion sanguine après un traumatisme ou un acte chirurgical mineur (circoncision, suture d'une plaie…) ?
2. L'enfant a-t-il saigné plus de 12 heures après la section du cordon ombilical (carnet de santé) ?
3. L'enfant a-t-il saigné dans la nuit voire au bout de 24 heures après une extraction dentaire ?
4. L'enfant a-t-il eu une ou plusieurs hématuries spontanées ?

1 réponse positive à une des questions 1 à 4, ou 2 réponses positives aux questions suivantes = questionnaire positif.

- L'enfant présente-il fréquemment des ecchymoses sans cause apparente ?
- L'enfant a-t-il déjà eu des épistaxis ayant nécessité un traitement chirurgical ?
- Une extraction dentaire a-t-elle nécessité une suture chirurgicale ?
- L'enfant a-t-il saigné plus de 15 minutes après une ponction veineuse ?
- L'enfant a-t-il tendance au saignement continu ?

Source : à partir de Bonhomme F, Ajzenberg N, Schved JF, Molliex S, Samama C; for the French Anaesthetic and Intensive Care Committee on Evaluation of Routine Preoperative Testing. Pre-interventional haemostatic assessment: Guidelines from the French Society of Anaesthesia and Intensive Care. Eur J Anaesthesiol 2013; 30(4) : 142-62 [10].

justifie que dans des circonstances particulières telles qu'une suspicion d'atteinte pulmonaire d'origine infectieuse. La notion d'une masse médiastinale (pathologies hémato-oncologiques) peut néanmoins nécessiter une imagerie afin d'évaluer d'une part, le retentissement sur la position de la trachée et, d'autre part, le risque grave de compression trachéale lors de l'induction anesthésique [11].

La réalisation d'épreuves fonctionnelles respiratoires peut être nécessaire en cas d'atteinte respiratoire préopératoire sévère, par exemple chez des patients atteints de maladies neuromusculaires évolutives dans le cadre de la programmation d'une cure chirurgicale de scoliose.

Information et anxiété préopératoire

L'information des parents et de l'enfant est une étape essentielle de la consultation d'anesthésie. Cette information doit permettre aux parents et à l'enfant s'il est en âge de comprendre, d'anticiper chaque étape de la prise en charge de l'enfant, de la préparation à l'anesthésie, jusqu'à la sortie de la SSPI, en passant par le jeûne (encadré 22.2), l'arrivée au bloc opératoire, la séparation des parents, la réalisation de l'induction et/ou d'une anesthésie locorégionale, le réveil et la gestion de la douleur et des NVPO. Idéalement, l'information ne doit pas être anxiogène, et doit être dispensée avec bienveillance en établissant un lien de confiance. Par ailleurs, cette information doit être tracée dans le dossier d'anesthésie. Les risques liés à l'anesthésie et/ou aux gestes réalisés (pose de cathéters centraux, anesthésie périmédullaire...) doivent être évoqués tout en relativisant leur incidence qui reste très faible. Dans certaines circonstances telles que l'anesthésie en urgence (risque d'inhalation), ou bien les interventions à risque majeur (chirurgie complexe, patient ASA 4 ou plus...), les risques doivent être clairement énoncés malgré l'anxiété générée.

En dehors de ces contextes critiques particuliers, la lutte contre l'anxiété préopératoire, qui est d'autant plus fréquente chez l'enfant qu'elle existe chez les parents [12], est une préoccupation quotidienne. Dans ce sens, les supports ludiques sont des vecteurs très utiles et beaucoup appréciés par les enfants (et les parents) [13]. Il peut s'agir de livrets illustrés, d'objets du bloc opératoire (masques colorés et/ou parfumés), de capsules vidéo, de jeux sur support numérique, de maquettes animées ou non, etc. La préparation à l'anesthésie avant l'induction anesthésique est basée sur les mêmes outils auxquels s'ajoute souvent une approche sémantique et hypnotique de type conversationnel, idéalement utilisée par toute l'équipe anesthésique [14, 15].

La prémédication pharmacologique est à l'heure actuelle souvent réservée à des contextes particulièrement anxiogènes (interventions lourdes, pathologies malignes...) ou à des profils particuliers (trait autistique, déficience mentale...).

Les risques de neurotoxicité cérébrale liés aux agents anesthésiques sont parfois abordés par les parents, sensibilisés au préalable par voie médiatique. La réponse à ce questionnement peut être rassurante car les études réalisées chez le jeune enfant ne mettent pas en évidence d'effet délétère qui puisse être attribué directement aux agents anesthésiques. La notion de bénéfice/risque est particulièrement importante à considérer pour l'indication opératoire, ce d'autant que l'enfant est jeune [16, 17].

La programmation ambulatoire s'accompagne d'une information spécifique à chaque structure permettant d'optimiser les conditions d'arrivée de l'enfant ainsi que les conditions de retour à domicile (conditions de sortie, trajet, surveillance, antalgie...).

Encadré 22.2

Consignes de jeûne

- Eau ou liquide clair (sans pulpe) : 1 heure.
- Lait maternel ou maternisé 1er âge : 4 heures.
- Repas solide (léger) ou lait maternisé 2e âge : 6 heures.

Source : d'après Frykholm P, Disma N, Andersson H, Beck C, Bouvet L, Cercueil E, et al. Pre-operative fasting in children: A guideline from the European Society of Anaesthesiology and Intensive Care. Eur J Anaesthesiol 2022; 39(1) : 4-25 [18].

Au terme de la consultation

Les parents sont informés du risque d'annulation de l'intervention en cas de pathologie ou d'épisode fébrile survenant entre la consultation et l'intervention, notamment en cas d'infections des voies aériennes d'origine virale ou bactérienne, circonstances induisant une hyperréactivité des voies aériennes génératrice de complications respiratoires péri-opératoires. Par ailleurs, la prise d'AINS et d'aspirine dans la semaine précédant l'intervention peut être déconseillée en fonction des risques hémorragiques de la chirurgie.

La conclusion de la consultation permet de proposer une conduite anesthésique raisonnée. Par ailleurs, le risque anesthésique est évalué par la classification ASA, adaptée à l'enfant. À noter que cette classification a récemment été modifiée, conduisant à inclure dans les ASA 3, les nouveau-nés nés à terme âgés de moins de 6 semaines, et les nouveau-nés prématurés de moins de 60 semaines d'âge postconceptionnel [19]. Malgré ces modifications récentes, le caractère discriminant de cette classification ASA reste discuté notamment pour les 3 premiers stades [20]. Les principaux facteurs de risque de morbi-mortalité restent l'âge en premier lieu, l'état préexistant (comorbidités, pathologies malignes, réanimation préopératoire...) et l'expérience de l'anesthésiste [21-23].

Références

[1] Disma N, Veyckemans F, Virag K, Hansen TG, Becke K, Harlet P, et al. Morbidity and mortality after anaesthesia in early life: results of the European prospective multicentre observational study, neonate and children audit of anaesthesia practice in Europe (NECTARINE). Br J Anaesth 2021;126(6):1157–72.

[2] Davidson AJ, Morton NS, Arnup SJ, de Graaff JC, Disma N, Withington DE, et al. Apnea after Awake Regional and General Anesthesia in Infants: The General Anesthesia Compared to Spinal Anesthesia Study- -Comparing Apnea and Neurodevelopmental Outcomes, a Randomized Controlled Trial. Anesthesiology 2015;123(1):38–54.

[3] Chidambaran V, Tewari A, Mahmoud M. Anesthetic and pharmacologic considerations in perioperative care of obese children. J Clin Anesth 2018;45:39–50.

[4] Mamie C, Habre W, Delhumeau C, Argiroffo CB, Morabia A. Incidence and risk factors of perioperative respiratory adverse events in children undergoing elective surgery. Paediatr Anaesth 2004;14(3):218–24.

[5] von Ungern-Sternberg BS, Boda K, Chambers NA, Rebmann C, Johnson C, Sly PD, Habre W. Risk assessment for respiratory complications in paediatric anaesthesia: a prospective cohort study. Lancet 2010;376(9743):773–83.

[6] Dadure C, Sabourdin N, Veyckemans F, Babre F, Bourdaud N, Dahmani S, et al. Management of the child's airway under anaesthesia: The French guidelines. Anaesth Crit Care Pain Med 2019;38(6):681–93.

[7] Regli A, Becke K, von Ungern-Sternberg BS. An update on the perioperative management of children with upper respiratory tract infections. Curr Opin Anaesthesiol 2017;30(3):362–7.

[8] Blanc F, Akkari M, Fayoux P, Mondain M. Amygdalectomie chez l'enfant. Perfectionnement en Pédiatrie 2023;6(2):107–11.

[9] Brown KA, Laferrière A, Lakheeram I, Moss IR. Recurrent hypoxemia in children is associated with increased analgesic sensitivity to opiates. Anesthesiology 2006;105(4):665–9.

[10] Bonhomme F, Ajzenberg N, Schved JF, Molliex S. Samama C; for the French Anaesthetic and Intensive Care Committee on Evaluation of Routine Preoperative Testing. Pre-interventional haemostatic assessment: Guidelines from the French Society of Anaesthesia and Intensive Care. Eur J Anaesthesiol 2013;30(4):142–62.

[11] Tan A, Nolan JA. Anesthesia for children with anterior mediastinal masses. Paediatr Anaesth 2022;32(1):4–9.

[12] Cui X, Zhu B, Zhao J, Huang Y, Luo A, Wei J. Parental state anxiety correlates with preoperative anxiety in Chinese preschool children. J Paediatr Child Health 2016;52(6):649–55.

[13] Yang Y, Zhang M, Sun Y, Peng Z, Zheng X, Zheng J. Effects of advance exposure to an animated surgery-related picture book on preoperative anxiety and anesthesia induction in preschool children: a randomized controlled trial. BMC Pediatr 2022;22(1):92.

[14] Jung MJ, Libaw JS, Ma K, Whitlock EL, Feiner JR, Sinskey JL. Pediatric Distraction on Induction of Anesthesia With Virtual Reality and Perioperative Anxiolysis: A Randomized Controlled Trial. Anesth Analg 2021;132(3):798–806.

[15] Manyande A, Cyna AM, Yip P, Chooi C, Middleton P. Non-pharmacological interventions for assisting the induction of anaesthesia in children. Cochrane Database Syst Rev 2015;2015(7):CD006447.

[16] Nemergut ME, Aganga D, Flick RP. Anesthetic neurotoxicity: what to tell the parents? Paediatr Anaesth 2014;24(1):120–6.

[17] Graham MR. Clinical update regarding general anesthesia-associated neurotoxicity in infants and children. Curr Opin Anaesthesiol 2017;30(6):682–7.

[18] Frykholm P, Disma N, Andersson H, Beck C, Bouvet L, Cercueil E, et al. Pre-operative fasting in children: A guideline from the European Society of Anaesthesiology and Intensive Care. Eur J Anaesthesiol 2022;39(1):4–25.

[19] ASA. Statement on ASA Physical Status Classification System. Disponible sur : https://www.asahq.org/standards-and-practice-parameters/statement-on-asa-physical-status-classification-system.
[20] Ferrari L, Leahy I, Staffa SJ, Berry JG. The Pediatric-Specific American Society of Anesthesiologists Physical Status Score: A Multicenter Study. Anesth Analg 2021;132(3):807–17.
[21] Zgleszewski SE, Graham DA, Hickey PR, Brustowicz RM, Odegard KC, Koka R, et al. Anesthesiologist- and System-Related Risk Factors for Risk-Adjusted Pediatric Anesthesia-Related Cardiac Arrest. Anesth Analg 2016;122(2):482–9.
[22] Habre W, Disma N, Virag K, Becke K, Hansen TG, Jöhr M, et al. Incidence of severe critical events in paediatric anaesthesia (APRICOT): a prospective multicentre observational study in 261 hospitals in Europe. Lancet Respir Med 2017;5(5):412–25.
[23] Nasr VG, DiNardo JA, Faraoni D. Development of a Pediatric Risk Assessment Score to Predict Perioperative Mortality in Children Undergoing Noncardiac Surgery. Anesth Analg 2017;124(5):1514–9.

3

Optimisation préopératoire dédiée

Plan de la partie

Chapitre 23

Patient blood management

S. Lasocki, M. Campfort, M. Léger, E. Rineau

Points clés

- L'anémie est très fréquente en préopératoire et est associée à un doublement de la mortalité péri-opératoire.
- Le *patient blood management* (PBM) consiste en un ensemble de stratégies, pré-, per- et postopératoires, visant à préserver le capital sanguin des patients.
- Il faut évaluer et traiter les patients avec une Hb <13 g/dl en préopératoire de chirurgie non mineure. Le fer intraveineux et l'érythropoïétine sont les principaux traitements.
- Il faut limiter les pertes sanguines peropératoires, par une bonne gestion des troubles de l'hémostase, une hémostase chirurgicale soigneuse et par l'utilisation d'acide tranexamique.
- Il faut évaluer et traiter l'anémie postopératoire, principalement par du fer, la transfusion devant rester restrictive.

L'anémie est l'une des premières comorbidités dans le monde. Elle est également très fréquente chez les patients chirurgicaux, avec une prévalence d'environ 30 % en préopératoire de chirurgies majeures. Cette anémie, fréquente, est associée à une morbi-mortalité péri-opératoire augmentée, avec même un doublement de la mortalité dans la plupart des cohortes [1, 2]. L'anémie préopératoire est, bien entendu, également associée à une augmentation de la transfusion sanguine péri-opératoire, elle-même associée à une augmentation de la morbi-mortalité péri-opératoire [3]. Les données françaises récentes retrouvent la même prévalence, autour de 30 %, et surtout une absence de prise en charge pour la majorité des patients (moins d'un tiers étaient traités) [4].

Pourtant depuis plus d'une décennie s'est développé le concept de « Patient Blood Management » (PBM), qui consiste essentiellement à mettre en place des stratégies pour limiter l'anémie péri-opératoire tout en évitant la transfusion. Ce concept est soutenu par l'OMS depuis une décision de 2010, avec des rappels réguliers. C'est même une priorité de santé pour les années 2020–2023 [5] ! Il existe également de nombreuses recommandations internationales et françaises pour soutenir l'implémentation du PBM dans la prise en charge des patients [2, 6]. Le concept du PBM a évolué : d'un simple objectif d'épargne transfusionnelle, il s'agit maintenant d'une véritable « optimisation du capital sanguin du patient », ayant pour but une amélioration de son devenir [7]. Les données récentes montrent que l'implémentation de ce concept est vraiment « gagnant-gagnant », permettant potentiellement de faire des économies de l'ordre du milliard d'euros à l'échelle du pays [8, 9].

Les principes du PBM reposent sur 3 piliers, qui sont développés sur les 3 périodes péri-opératoires (pré-, per- et postopératoire) :

- optimiser l'érythropoïèse ;
- limiter les pertes sanguines ;
- optimiser la tolérance à l'anémie.

Il convient donc de développer un parcours patient permettant une prise en charge de ces différents piliers, aux différentes étapes. Les recommandations récentes de la HAS sont présentées par périodes [10] et nous reprendrons ce plan pour détailler les prises en charge possibles/souhaitables aux différentes étapes du parcours patient. L'ensemble de ce parcours peut, bien entendu, justifier d'une coordination (au même titre qu'un parcours « RAAC ») [6].

Médecine péri-opératoire

Période préopératoire

L'enjeu de cette période est naturellement l'évaluation préopératoire et, dans ce cas précis, la recherche d'anémie devant permettre de traiter les patients avant l'intervention. Dans cette évaluation, il faut également estimer le risque hémorragique et gérer les anticoagulants. Ce dernier aspect est abordé aux chapitres 8 et 20.

L'anémie est définie comme « un état pathologique dans lequel le nombre des hématies (donc la capacité de transport de l'oxygène) est insuffisant pour répondre aux besoins physiologiques de l'organisme ». En pratique, elle est définie selon l'OMS par le taux d'hémoglobine (Hb), avec des seuils variables :

- <13 g/dl chez l'homme ;
- <12 g/dl chez la femme ;
- <11 g/dl chez la femme enceinte ;
- <12 ; 11,5 et 11 g/dl pour les enfants de respectivement 14–12 ans ; 11–5 ans et de 4 ans à 6 mois.

Cependant, les femmes ayant un risque transfusionnel plus important (leur masse sanguine étant généralement inférieure pour des pertes sanguines comparables à celles des hommes, pour une chirurgie donnée) ; **il est convenu qu'il faut traiter les taux d'Hb <13 g/dl** chez tous les patients, sans différence de sexe.

Par convention, nous considérons dans ce texte qu'une Hb <13 g/dl correspond à une anémie chez la femme.

Gestion de l'anémie préopératoire : bilan diagnostique

Le traitement de l'anémie préopératoire pouvant prendre du temps, il convient pour une chirurgie réglée de faire un bilan sanguin suffisamment en amont pour permettre son traitement. Habituellement, on retient un délai de 3–4 semaines. Pour ce faire, le parcours de soins du patient doit être identifié et les prescriptions de bilan préopératoire doivent être idéalement réalisées avant la consultation d'anesthésie (c'est-à-dire généralement par le chirurgien). Pour certains parcours, l'identification et le traitement de l'anémie peuvent être réalisés en même temps ou avant que l'indication chirurgicale ne soit portée, par exemple par un gastroentérologue qui diagnostique un cancer colique dans le cadre d'un bilan d'anémie.

Si le délai entre le diagnostic (et/ou le traitement) de l'anémie et la chirurgie est trop court, un report de celle-ci doit être envisagé (en particulier pour les chirurgies fonctionnelles, en concertation avec le chirurgien), tel que proposé dans un consensus international récent [11]. Il est probablement intéressant d'impliquer le patient dans cette décision, en lui expliquant les risques potentiels d'être opéré sans correction de son anémie.

Étiologies de l'anémie préopératoire

Les deux causes principales d'anémie préopératoire sont la carence martiale (pour 40 à 70 % des patients selon le type de chirurgie [12]) et l'inflammation. Les autres causes (carentielles, insuffisance rénale, hypothyroïdie, myélodysplasie...) sont plus rares et font appel à un « bilan spécialisé ».

L'enjeu est d'avoir un bilan sanguin permettant un diagnostic étiologique, sans pour autant le réaliser systématiquement chez tous les patients. Ainsi, il est possible de prescrire un bilan sanguin conditionnel (en prescrivant de « prélever 2 tubes mais de ne faire le dosage de ferritine et de saturation de la transferrine que si Hb <13 g/dl »). Le reste du bilan est à compléter dans un second temps, en fonction de l'algorithme de diagnostic/traitement de l'anémie préopératoire (figure 23.1).

Le bilan « spécialisé » de l'anémie peut être réalisé en préopératoire si l'anémie est sévère, mais aussi à distance en postopératoire si elle est plus modérée. Dans tous les cas, il semble utile d'avoir un suivi postopératoire de l'anémie de ces patients.

Selon la HAS, **la carence martiale est définie par une ferritine <100 µg/l** et/ou une saturation de la transferrine <20 %.

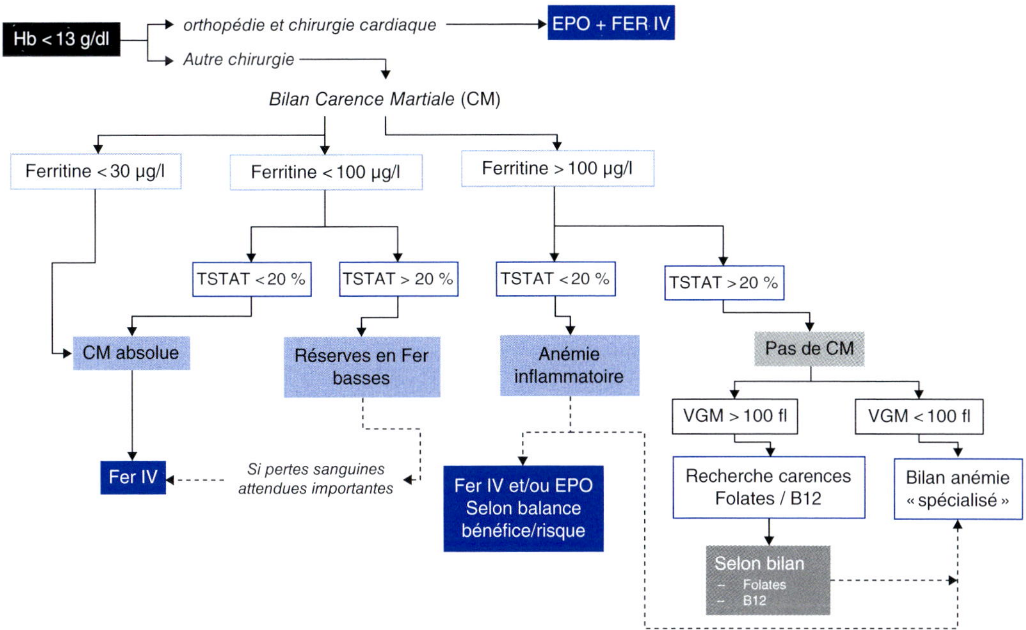

Figure 23.1. Algorithme pour le diagnostic et le traitement de l'anémie préopératoire.
Le « bilan spécialisé » de l'anémie est à décider par des spécialistes (internistes ou hématologues), selon le contexte clinique. Il peut être réalisé en préopératoire si l'anémie est sévère, de découverte fortuite et implique un diagnostic urgent ; mais il peut également être réalisé à distance en postopératoire, si l'on considère que la chirurgie est plus urgente.
Source : cet algorithme est une proposition, reposant sur des recommandations de la HAS [10]. Nous remercions la Haute Autorité de santé de nous avoir autorisés à reproduire ces extraits. Ils sont également consultables sur le site www.has-sante.fr rubrique Toutes nos publications.

Traitement de l'anémie préopératoire

Le traitement de l'anémie dépend de sa cause (figure 23.1).

Cependant, dans le contexte péri-opératoire, il y a un enjeu à augmenter suffisamment la masse érythrocytaire, en anticipation des pertes sanguines péri-opératoires. C'est pourquoi les traitements par fer et par agents stimulant l'érythropoïèse (érythropoïétine recombinante, EPO) sont proposés de façon systématique en chirurgie orthopédique majeure et en chirurgie cardiaque, quelle que soit la cause de l'anémie (HAS) [13].

Lorsqu'un traitement par EPO est décidé, il doit être accompagné d'un traitement martial par voie intraveineuse (au risque d'induire une carence martiale sinon). Le traitement martial par voie orale est en effet en général insuffisant, du fait d'un rétrocontrôle négatif de l'absorption digestive du fer, qui limite la quantité effectivement absorbée à moins de 10 à 15 mg/j (quelle que soit la dose ingérée). Ainsi, le temps nécessaire pour couvrir les besoins en fer correspondant à une augmentation de 2 g/dl d'Hb (autour de 1 g de fer, soit 2 à 4 mois de traitement oral) est incompatible avec les délais habituels avant une chirurgie programmée. C'est également pourquoi on privilégiera un traitement intraveineux pour la correction d'une anémie par carence martiale.

Enfin, l'utilisation du fer intraveineux pour traiter une anémie préopératoire (sans prendre en compte le bilan martial) n'a pas démontré son intérêt pour réduire la transfusion sanguine en péri-opératoire de chirurgie abdominale lourde, mais elle permet d'améliorer les taux d'Hb postopératoires et surtout de réduire les réadmissions pour complications postopératoires [14].

Période peropératoire

L'enjeu du peropératoire est essentiellement de limiter les pertes sanguines.

D'une façon générale, cela fait appel à la fois à une hémostase chirurgicale minutieuse, à une chirurgie la moins invasive possible et à une prise en compte de l'hémostase biologique.

Le maintien d'une hémostase satisfaisante passe par le maintien d'une normothermie (idéalement température corporelle centrale >36,5 °C).

Moyens chirurgicaux

En plus d'une hémostase chirurgicale minutieuse, il existe des recommandations :

- il faut éviter les garrots en chirurgie prothétique du genou;
- il est recommandé d'utiliser des dispositifs de récupération/retransfusion (*cell saver*) du sang pour certaines chirurgies : notamment en chirurgie cardiaque, aortique, en chirurgie de déformation du rachis, en chirurgie de reprise prothétique complexe du membre inférieur et pour toute chirurgie à risque de transfusion estimé comme majeur, notamment pour certaines populations de patients (groupes sanguins rares par exemple). La HAS a ouvert la possibilité d'utilisation de ces dispositifs à des situations qui étaient jusqu'à récemment considérées comme des contre-indications relatives : l'infection et le cancer, en pesant bien la balance bénéfice/risque, bien entendu;
- les drainages postopératoires sont à éviter, en dehors des chirurgies cardiaques et thoraciques.

D'une façon générale, il est également proposé de quantifier les pertes sanguines.

Moyens médicamenteux

Le médicament qui a fait la preuve de son efficacité dans ce domaine, avec une très large littérature, est l'acide tranexamique. Les méta-analyses confirment son efficacité, avec une baisse de mortalité et une absence d'effets indésirables, en particulier thrombotiques [15].

L'acide tranexamique est recommandé en prophylaxie, dès l'incision/induction pour diminuer le saignement dans les chirurgies majeures (notamment cardiaques, orthopédiques majeures...) et en traitement curatif, en cas d'identification d'un saignement diffus, en nappe, signant une probable fibrinolyse excessive.

Le schéma posologique le plus fréquemment proposé est l'injection de 1 g IVL à l'incision, éventuellement complété par 1 g sur 8 heures IVSE ou par une réinjection de 1 g à la fermeture. Il est également possible d'utiliser l'acide tranexamique en topique.

Période postopératoire

L'anémie postopératoire est très fréquente, concernant plus de 80 % des patients après chirurgie orthopédique par exemple. Elle est essentiellement liée aux pertes sanguines (conduisant à des pertes directes de fer) et à l'hémodilution.

L'anémie (et la carence martiale) a un impact négatif sur la récupération postopératoire, il est donc probablement utile de la prendre en compte. Il est d'ailleurs recommandé de faire un bilan sanguin systématique à 4 semaines postopératoires d'une chirurgie majeure. Ceci peut être réalisé par le médecin traitant.

Transfusion sanguine

En cas d'anémie sévère (Hb <8 g/dl) et/ou symptomatique (angor, vertiges au lever...) une transfusion sanguine peut être justifiée [16]. Il faut cependant garder à l'esprit que la transfusion sanguine est associée à plus de thromboses et d'infections péri-opératoires.

Les stratégies transfusionnelles dites restrictives sont recommandées en l'absence de saignement actif. Cela signifie que le seuil prétransfusionnel doit être bas (7 ou 8 g/dl en général, en prenant en compte l'hémodilution postopératoire qui peut « artificiellement » faire baisser le taux d'Hb) [2]. Surtout, en absence de saignement actif, il convient de réaliser des transfusions unitaires, c'est-à-dire de ne transfuser qu'un seul culot globulaire et de réévaluer au décours le bénéfice de cette transfusion et le besoin (ou non!) de transfuser un autre culot globulaire.

Traitement martial

La perte d'Hb, représentée par la différence entre l'Hb pré- et postopératoire, constitue une perte en fer directe, que l'on peut estimer par la formule de Ganzoni.

> **Calcul du besoin en fer selon la formule de Ganzoni**
>
> Besoin en fer = poids (kg) × (Hb cible - Hb actuelle) × 2,4 + réserves (mg).
> Les réserves en fer sont de 500 à 1 000 mg, selon le poids des patients. La valeur cible d'hémoglobine est entre 14 et 15 g/dl. On peut considérer qu'en cas de traitement martial préopératoire et/ou d'absence d'anémie préopératoire et/ou de ferritine >100 µg/l en préopératoire, les réserves en fer sont pleines et donc on ne rajoute pas les 500 à 1 000 mg de réserves au déficit en fer.

Les délais pour une correction physiologique de cette carence martiale sont très longs (plusieurs mois). Il y a donc un intérêt à traiter cette anémie postopératoire par du fer. Là encore, la forme intraveineuse permet une correction rapide, là où le fer par voie orale nécessite plusieurs semaines, avec une observance souvent limitée par les effets secondaires.

Conclusion

Le PBM s'inscrit dans le parcours patient aux 3 périodes pré-, per- et postopératoire. La gestion du capital sanguin permet d'éviter la transfusion (afin de préserver les réserves de sang pour les situations d'hémorragie) et d'améliorer le pronostic des patients. Après des années de recherche autour des seuils transfusionnels (de plus en plus restrictifs), il est maintenant reconnu qu'il faut prendre en charge cette anémie en s'appuyant principalement sur le fer intraveineux et l'érythropoïétine, tout en limitant le saignement, notamment par l'utilisation de l'acide tranexamique. L'optimisation de ce parcours passe par une bonne coordination entre anesthésistes, chirurgiens et médecins.

L'implémentation de ce parcours est au mieux suivie par des indicateurs tels que le taux de transfusion ou l'index de transfusion, mais aussi le taux de diagnostic et de traitement de l'anémie préopératoire, etc.

Références

[1] Musallam KM, Tamim HM, Richards T, Spahn DR, Rosendaal FR, Habbal A, et al. Preoperative anaemia and postoperative outcomes in non-cardiac surgery: a retrospective cohort study. Lancet 2011;378(9800):1396–407.

[2] Mueller MM, Van Remoortel H, Meybohm P, Aranko K, Aubron C, Burger R, et al. Patient Blood Management: Recommendations From the 2018 Frankfurt Consensus Conference. JAMA 2019;321(10):983–97.

[3] Fowler AJ, Ahmad T, Phull MK, Allard S, Gillies MA, Pearse RM. Meta-analysis of the association between preoperative anaemia and mortality after surgery. Br J Surg 2015;102(11):1314–24.

[4] Lasocki S, Belbachir A, Mertes PM, Pelley EL, Capdevila X. authors thank the investigators of the Ps. Evaluation of Anemia and Iron Deficiency in French Surgical Departments: The National Multicenter Observational PERIOPES Study. Anesth Analg 2023;137(1):182–90.

[5] WHO. Action framework to advance universal access to safe, effective and quality-assured blood products 2020–2023 (https://apps.who.int/iris/handle/10665/331002?locale-attribute=fr&).

[6] Bloc S, Alfonsi P, Belbachir A, Beaussier M, Bouvet L, Campard S, et al. Guidelines on perioperative optimization protocol for the adult patient 2023. Anaesth Crit Care Pain Med 2023;42(4), 101264.

[7] Shander A, Hardy JF, Ozawa S, Farmer SL, Hofmann A, Frank SM, et al. A Global Definition of Patient Blood Management. Anesth Analg 2022;135(3):476–88.

[8] Rozental O, Cushing MM, Shander A, Isbister JP, Lasocki S, Meybohm P, et al. Penny-wise and pound-foolish: the challenges of preoperative anaemia management. Br J Anaesth 2023;131(2):214–21.

[9] Lasocki S, Delahaye D, Fuks D, Savoie PH, Dussart C, Hofmann A, Paubel P. Management of perioperative iron deficiency anemia as part of patient blood management in France: A budget impact model-based analysis based on real world data. Transfusion 2023;63(9):1692–700.

[10] HAS. Recommandation de bonne pratique. Gestion du capital sanguin en pré, per et postopératoire et en obstétrique. 2022. Disponible sur : https://www.has-sante.fr/upload/docs/application/pdf/2022-09/recommandations_pbm_mel.pdf.

[11] Munoz M, Acheson AG, Auerbach M, Besser M, Habler O, Kehlet H, et al. International consensus statement on the peri-operative management of anaemia and iron deficiency. Anaesthesia 2017;72(2):233–47.
[12] Capdevila X, Lasocki S, Duchalais A, Rigal JC, Mertl P, Ghewy P, et al. Perioperative Iron Deficiency in Patients Scheduled for Major Elective Surgeries: A French Prospective Multicenter Cross-Sectional Study. Anesth Analg 2023;137(2):322–31.
[13] Lasocki S, Campfort M, Léger M, Rineau E. ESAs in perioperative anemia management: who, what, how and why? Best Pract Res Clin Anaesthesiol 2023. in press.
[14] Richards T, Baikady RR, Clevenger B, Butcher A, Abeysiri S, Chau M, et al. Preoperative intravenous iron to treat anaemia before major abdominal surgery (PREVENTT): a randomised, double-blind, controlled trial. Lancet 2020;396(10259):1353–61.
[15] Taeuber I, Weibel S, Herrmann E, Neef V, Schlesinger T, Kranke P, et al. Association of Intravenous Tranexamic Acid With Thromboembolic Events and Mortality: A Systematic Review, Meta-analysis, and Meta-regression. JAMA Surg 2021; e210884.
[16] Munoz M, Acheson AG, Bisbe E, Butcher A, Gomez-Ramirez S, Khalafallah AA, et al. An international consensus statement on the management of postoperative anaemia after major surgical procedures. Anaesthesia 2018;73(11):1418–31.

Chapitre 24

Préhabilitation motrice : enjeu et mise en œuvre

A. Bouteau, M. Le Guen

Points clés

- La préhabilitation est définie comme « un processus de conditionnement préopératoire qui a pour but d'améliorer la capacité fonctionnelle des patients et de réduire le risque de complications postopératoires ».
- La période péri-opératoire est propice à la fonte musculaire du fait de l'immobilisation, et à un état d'hypercatabolisme dû à l'acte chirurgical.
- Les personnes âgées et les personnes présentant un déconditionnement physique constituent probablement la population pouvant bénéficier au maximum de cette prise en charge.
- Des études plus récentes sont en faveur d'une diminution des complications postopératoires grâce à la préhabilitation, secondaire à une récupération motrice et respiratoire plus efficiente.
- Il existe un large panel d'exercices musculaires dans le cadre de la préhabilitation, dont les objectifs sont d'améliorer la force musculaire, prévenir la fonte musculaire, et améliorer la fonctionnalité et l'autonomie.
- La prise en charge des muscles respiratoires fait partie intégrante de la préhabilitation et permet une diminution des complications respiratoires postopératoires.

La préhabilitation est définie comme « un processus de conditionnement préopératoire qui a pour but d'améliorer la capacité fonctionnelle des patients et de réduire le risque de complications postopératoires » [1]. Cette approche cible principalement le muscle qui représente environ 40 % du poids du corps et vise par conséquent la réalisation d'exercices musculaires et respiratoires complétés par un axe nutritionnel et un mode de vie sain (éviction de l'alcool, du tabac et entretien quotidien) [2]. Récemment, le concept de préhabilitation est venu en amont optimiser la réhabilitation accélérée après chirurgie et s'inscrire dans un parcours global débuté en préopératoire [1, 3].

L'enjeu actuel d'un protocole de préhabilitation est d'optimiser la prise en charge du patient, notamment après une intervention chirurgicale. Cette optimisation comporte la réduction du risque de complications postopératoires, l'amélioration de la qualité de vie postopératoire et la récupération précoce postopératoire [1]. La démonstration de la réduction du risque de complications vient compléter la littérature sur les bénéfices de la réhabilitation en termes d'amélioration des capacités fonctionnelles préopératoires (augmentation de la force musculaire mesurée et des capacités maximales d'effort) [4]. Ainsi, les patients constituent une réserve fonctionnelle en préopératoire qui leur permet un parcours postopératoire facilité grâce à la poursuite de ce bénéfice acquis. De fait, on peut espérer dans ce cas une réduction des complications postopératoires et une réduction de la durée d'hospitalisation [1, 3, 4].

Médecine péri-opératoire

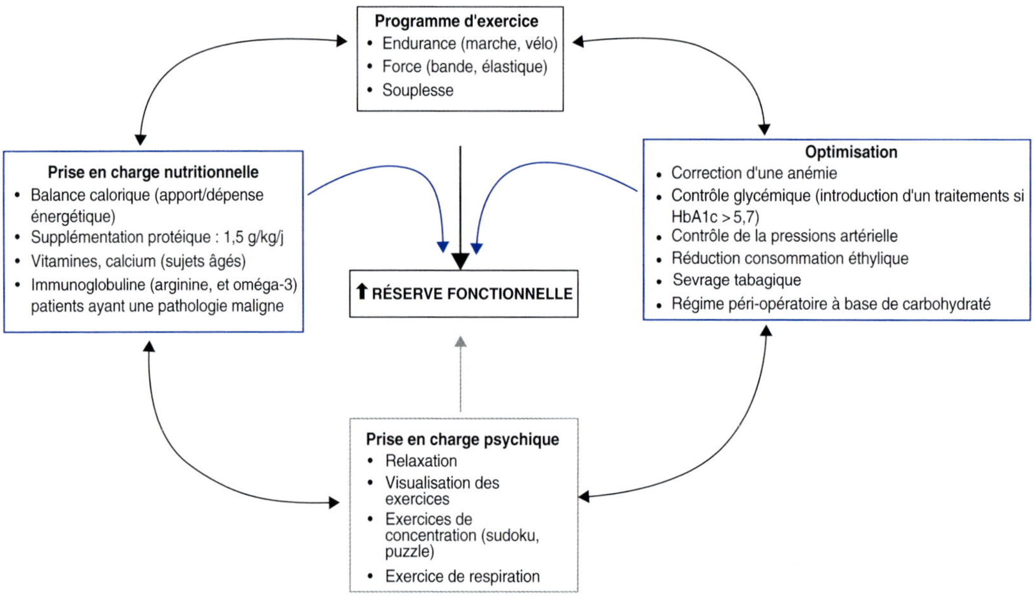

Figure 24.1. Schéma des actions recommandées de préhabilitation pour augmenter la réserve fonctionnelle.
Source : d'après Gillis C, Buhler K, Bresee L, Carli F, Gramlich L, Culos-Reed N, et al. Effects of Nutritional Prehabilitation, With and Without Exercise, on Outcomes of Patients Who Undergo Colorectal Surgery: A Systematic Review and Meta-analysis. Gastroenterology 2018; 155(2) : 391–410.e4 [2].

Cibler le muscle

Agression chirurgicale et muscle

Une des conséquences de l'immobilisation ou de l'alitement prolongé est la diminution rapide de la masse musculaire. Ceci a été notamment démontré chez le patient de réanimation chez qui l'association immobilisation-agression inflammatoire conduit à une diminution d'environ 15 % de la masse musculaire au cours des 15 premiers jours d'hospitalisation. L'analyse de cette baisse de poids montre effectivement une diminution de la masse musculaire avec une balance catabolique prédominante. La mobilisation passive puis active fait partie des axes majeurs de réduction de ce phénomène. Des conséquences identiques sont décrites maintenant lors de la réalisation de chimiothérapie néoadjuvante, laquelle réduit la masse musculaire et les capacités fonctionnelles. Dans un autre registre, l'âge et la sédentarité sont associés à une diminution de la masse et de la puissance musculaires. Ce qui a conduit au concept de sarcopénie, laquelle est directement corrélée aux complications et au pronostic postopératoire [5]. Dans ce cas, la masse est réduite mais la composition du muscle s'avère aussi affectée avec une diminution des fibres de type IIA. Or, une structure musculaire altérée ne permet pas le développement de la même puissance qu'un muscle entraîné. Ces patients constituent donc une population élective au reconditionnement musculaire.

L'importance d'un suivi des marqueurs biologiques, notamment la transthyrétine plasmatique (TTR) ou préalbumine, a été remise en avant par l'équipe de Ingenbleek [6], dans l'appréciation de la sarcopénie, avec une diminution nette (16,3 %) de la TTR à partir de 65 ans.

L'acte chirurgical s'ajoute comme élément d'agression externe et conduit également à une balance catabolique rapide médiée par certaines cytokines à l'origine d'une protéolyse [7].

Rôle de l'insuline et des médiateurs de l'inflammation

Une balance catabolique est donc à l'origine de la perte de masse musculaire et le reconditionnement doit donc viser à inverser cette balance vers un profil anabolique. Dans ce contexte, il s'agit d'améliorer l'intégration intracytosolique d'acides aminés essentiels (valine, leucine...) et d'obtenir une synthèse protéique (anabolisme) favorisée par une stimulation musculaire et le rôle de certaines hormones. Parmi elles, l'insuline est centrale car elle permet par exemple l'assimilation de divers nutriments et agit sur les cascades intracellulaires en activant la voie mTOR et aboutit, là aussi, à une synthèse protéique. De l'autre côté, elle inhibe la dégradation protéique. Il est à noter qu'à l'inverse une carence partielle en insuline conduit à une perte de poids et de muscle. Enfin, il existe une forte homologie entre insuline et IGF-1 (*insulin-like growth factor-1*) ce qui conduit à réguler certaines protéines porteuses de l'IGF-1 et à favoriser la synthèse protéique par les voies mTOR.

Objectifs de la préhabilitation

La préhabilitation vise à améliorer le statut fonctionnel des patients après une période d'entraînement d'environ 4 semaines dans la littérature. Plusieurs essais observationnels puis randomisés ont montré une amélioration significative des performances d'autant plus forte que les patients présentaient des scores de fragilité ou de faibles performances au démarrage du programme. Désormais, les essais tentent de montrer l'intérêt de ce programme pour des critères de jugements plus pertinents cliniquement tels que l'incidence des complications postopératoires, l'amélioration de la qualité de vie postopératoire et la qualité de la récupération précoce.

Amélioration fonctionnelle préopératoire

Les premiers résultats proviennent de l'équipe du Pr Carli à Montréal [8]. Dès 2010, les auteurs ont montré une augmentation du pic du débit d'oxygène (VO_2) de près de 10 % ainsi qu'une augmentation de la distance parcourue au cours d'un test de marche de 6 minutes : + 25 mètres [8]. D'autres études montrent un intérêt différentiel selon le niveau de capacité préopératoire [9]. Ainsi, les patients avec une capacité fonctionnelle diminuée ou considérés comme fragiles vont progresser statistiquement mieux que des patients proches des capacités fonctionnelles théoriques pour l'âge en préopératoire. Enfin, il semble que la personnalisation du programme de soins permette l'optimisation fonctionnelle globale du patient et améliore ainsi son devenir [9]. Cet élément souligne un lien non encore établi entre compliance à la prescription et résultats fonctionnels, celle-ci étant encore malheureusement très variable [10]. Enfin, l'aspect psychologique et nutritionnel apparaît comme primordial avec des études qui prouvent une amélioration de la qualité de vie en préopératoire renforçant l'intérêt de mener le programme multidimensionnel dans son intégralité [10, 11].

Réduire le risque de complications postopératoires

La préhabilitation commence à montrer son efficacité pour réduire le risque de complications postopératoires même si la littérature au cours des 5 dernières années a présenté des résultats contradictoires avec notamment une publication australienne qui incluait 6 études en chirurgie digestive et qui ne montre pas de différence sur les complications postopératoires et la durée de séjour [12]. Ou encore, un essai randomisé contrôlé de grande ampleur mené par l'équipe canadienne du Pr Carli qui ne montre pas non plus de différence significative sur un score global de complications postopératoires (CCI) : OR = – 3,2 (IC 95% [– 11,8–5,3], p = *0,45*) [8]. Ceci plaide pour la réalisation d'essais randomisés multicentriques et la tendance s'inverse désormais avec des études positives. Selon une méta-analyse récente, la préhabilitation, combinant exercices musculaires et optimisation nutritionnelle, a permis de réduire le risque de complications chez les patients après une chirurgie colorectale élective de l'ordre de 29 % [2]. Les complications postopératoires visées comprenaient les infections, les complications cardiovasculaires, les complications respiratoires, les problèmes anastomotiques et les complications urinaires. Enfin, une dernière méta-analyse portant sur plus de 900 patients en chirurgie digestive majeure montre une réduction de moitié des complications respiratoires : OR = 0,4 (IC 95 % [0,23–0,68], $p = 0{,}0007$) [13].

Cette variabilité de résultats peut s'expliquer par l'hétérogénéité des effectifs ainsi que par l'aspect technique complexe de ces études (difficulté des études en aveugle, compliance aux programmes non maîtrisée) rendant toute standardisation compliquée.

Favoriser la récupération précoce

La préhabilitation avant une chirurgie oncologique permettait de réduire les symptômes de fatigue et d'améliorer la fonction physique et la qualité de vie globale des patients [12]. L'exercice physique, en particulier, joue un rôle clé dans ce processus. La préhabilitation à base d'exercices physiques peut améliorer la fonction musculaire et respiratoire, ainsi que la capacité d'exercice des patients avant la chirurgie colorectale, ce qui conduit à une récupération plus rapide après l'intervention [8]. Les exercices musculaires, tels que la musculation légère et les exercices de résistance, ainsi que les exercices respiratoires, comme les exercices de ventilation et les techniques de respiration profonde, sont souvent utilisés dans ces protocoles de préhabilitation [2].

Qualité de vie

Les études évaluant l'impact de la préhabilitation sur la qualité de vie (QdV) sont encore très rares. Une étude randomisée en chirurgie carcinologique gynécologique montre une amélioration significative du ressenti et de la qualité de vie des patientes opérées de tumorectomie du sein [14]. Les patientes ont été randomisées pour recevoir soit une prise en charge standard comprenant des informations sur la chirurgie et les soins postopératoires, soit une préhabilitation renforcée comprenant des exercices de renforcement musculaire, de la physiothérapie respiratoire et un soutien psychologique.

Les résultats de l'étude ont montré que les patientes qui avaient bénéficié de la préhabilitation renforcée avaient une amélioration significative de leur QdV par rapport à celles qui avaient reçu la préhabilitation standard. Cela comprenait une amélioration de la fonction physique, une diminution de la douleur et une amélioration de l'humeur et du bien-être émotionnel. Ces résultats suggèrent que la préhabilitation peut avoir un impact positif non seulement sur les résultats physiques, mais aussi sur le ressenti global des patientes et leur QdV après la chirurgie [14].

Protocoles de préhabilitation

Exercices musculaires

Objectifs

Les exercices musculaires font partie intégrante des protocoles de préhabilitation. Ils sont conçus pour améliorer la force musculaire, la fonction motrice ainsi que la capacité d'exercice chez des patients atteints de maladies respiratoires avant l'intervention chirurgicale. C'est un enjeu d'autant plus important que la période préopératoire est associée à un catabolisme musculaire dû à un certain niveau d'inactivité ou aux conséquences de chimiothérapie néoadjuvante. L'entraînement soutenu peut contrer cet effet négatif en améliorant la force musculaire des membres supérieurs et inférieurs et en stimulant la synthèse protéique [8, 15].

Un objectif fonctionnel communément recherché est le retour à l'autonomie avec la sortie précoce du lit et la réalisation des actes de la vie quotidienne tels que le lever, la marche, la montée d'escalier, etc. Il convient de concevoir des protocoles d'exercices personnalisés pour chaque patient, en tenant compte de ses besoins individuels. Un suivi régulier par des professionnels de la réadaptation ou des kinésithérapeutes est souvent recommandé pour guider et surveiller les exercices musculaires.

Renforcement des membres supérieurs

Les exercices de renforcement des membres supérieurs visent à améliorer la force et l'endurance des muscles des bras et des épaules pour les activités quotidiennes et la réhabilitation postopératoire [16]. Ils comprennent souvent des exercices tels que la flexion et l'extension des coudes avec des poids légers, des élévations latérales et frontales des bras avec des haltères, ainsi que des exercices de traction avec des bandes de résistance.

Renforcement des membres inférieurs

Les exercices de renforcement des membres inférieurs visent à améliorer la force et la stabilité des muscles des jambes. Ils peuvent inclure des exercices tels que les squats, les fentes, les extensions de jambe et les flexions des genoux. Ces exercices ciblent les quadriceps, les ischiojambiers, les muscles fessiers et les muscles du mollet, qui sont importants pour la marche, la stabilité et la mobilité postopératoire [17].

Entraînement à la résistance progressive

L'entraînement à la résistance progressive est une composante essentielle des exercices musculaires en préhabilitation. Il consiste à augmenter progressivement la charge ou la résistance des exercices au fil du temps pour stimuler l'adaptation et la croissance musculaires.

Exemples de protocoles d'exercices musculaires

Tableau 24.1. Présentation des différents objectifs de la préhabilitation motrice et propositions d'exercices en fonction du type d'entraînement [18–23].

Objectifs	Type d'entraînement	Description	Exercices
Amélioration de la force musculaire	Résistance : stimulation de la contraction musculaire et amélioration de la force	Utilisation de charges externes, telles que des poids, des bandes de résistance ou des machines de musculation	Squats Développés couchés Élévations latérales Flexions des jambes
	Circuit : amélioration de la force musculaire, et endurance	Série d'exercices différents, en alternant entre les groupes musculaires, avec peu ou pas de repos entre les exercices	Pompes Fentes Tractions Exercices abdominaux
Prévention de la fonte musculaire	Résistance à haute intensité	Exercices de résistance exigeants, avec des charges relativement élevées et un nombre réduit de répétitions	Soulevés de terre Développés militaires Squats avec barre
	Excentrique : phase de contraction musculaire où le muscle se rallonge	Concentration de la phase de contraction musculaire où le muscle se rallonge	Descente lente d'un poids lors d'une flexion des bras ou d'une flexion des jambes
Amélioration de la fonctionnalité et l'autonomie	Fonctionnel	Reproduction de mouvements spécifiques aux activités quotidiennes des patients	Exercices de marche Escalade d'escaliers Levée d'objets Se baisser et se relever
	Résistance progressive : amélioration de l'adaptation musculaire et de la fonctionnalité	Augmentation progressive de la charge ou de la résistance par augmentation du nombre de répétitions, et/ou de durée	Poids Bandes de résistance Machines de musculation Poids du corps

Exercices respiratoires

Objectifs

La préhabilitation respiratoire, élément clé de la préhabilitation, revêt une importance particulière dans la préparation des patients à la chirurgie, en particulier ceux atteints de maladies respiratoires chroniques ou à risque de complications pulmonaires postopératoires [24, 25]. L'objectif principal est d'optimiser la capacité pulmonaire, d'améliorer la tolérance à l'exercice et de renforcer les muscles respiratoires afin de prévenir les complications postopératoires telles que l'insuffisance respiratoire ou l'atélectasie [26]. Une autre cible importante est l'éducation des patients sur les techniques de respiration profonde, la toux effective et l'expectoration afin d'améliorer leur autonomie et leur gestion des symptômes [27].

Protocoles respiratoires

Concernant les protocoles d'exercices respiratoires, plusieurs approches ont été proposées dans la littérature médicale. L'équipe de Ferreira et al. [28] a souligné l'efficacité des exercices de résistance inspiratoire dans l'amélioration de la fonction respiratoire, de la force musculaire respiratoire et de la tolérance à l'exercice chez les patients subissant une chirurgie abdominale supérieure. Ces exercices de résistance peuvent être réalisés à l'aide de dispositifs spécifiques tels que les *inspiratory muscle training* (IMT).

L'IMT est une intervention de réhabilitation respiratoire qui se concentre sur le renforcement des muscles utilisés pour l'inspiration. Il vise à améliorer la performance musculaire respiratoire, augmenter la capacité d'endurance des muscles respiratoires, et réduire l'essoufflement (dyspnée) [29].

Un dispositif d'IMT est généralement utilisé pour fournir une résistance à l'inspiration, ce qui permet de renforcer les muscles inspiratoires. Le patient est invité à inspirer à travers le dispositif, créant une résistance qui nécessite plus de travail pour les muscles inspiratoires, les rendant plus forts au fil du temps. La résistance peut être ajustée en fonction du niveau de confort et de la capacité du patient [30].

Les IMT ont été largement étudiés et sont recommandés pour une variété de populations, y compris les patients atteints de bronchopneumopathie respiratoire obstructive chronique, d'insuffisance cardiaque, et ceux en préparation pour une chirurgie majeure. De nombreux essais cliniques ont démontré des améliorations significatives de la force des muscles inspiratoires, de la qualité de vie et de la performance d'exercice chez les patients ayant suivi un programme d'IMT [31, 32].

Un programme typique d'IMT peut consister en des séances de 15 à 30 minutes par jour, plusieurs jours par semaine, pendant plusieurs semaines à plusieurs mois. Les progrès sont généralement suivis à l'aide d'un manomètre pour mesurer la pression inspiratoire maximale (PImax), un indicateur de la force des muscles inspiratoires [33].

Exemples d'exercices respiratoires

Tableau 24.2. Présentation des différents objectifs et types d'entraînement possibles dans le cadre de la préhabilitation respiratoire, et propositions d'exercices [26–33].

Objectifs	Type d'entraînement	Exercices
Renforcement du diaphragme	Respiration diaphragmatique	En position assise, le patient est invité à respirer lentement et profondément, en se concentrant sur l'utilisation du diaphragme plutôt que des muscles thoraciques
Améliorer l'expiration, et les échanges gazeux, réduire la dyspnée	Respiration *pursed-lip*	Expiration lente avec les lèvres partiellement fermées
Augmentation de la mobilité des sécrétions bronchiques	Expiration forcée	– Inspiration profonde suivie d'une expiration forcée, utilisée pour déplacer les sécrétions des régions les plus profondes des poumons – Inspiration moins profonde suivie d'une expiration forcée, utilisée pour déplacer les sécrétions des voies respiratoires supérieures

Conclusion

En conclusion, la préhabilitation motrice, basée sur des protocoles d'exercices physiques adaptés, représente une approche prometteuse pour améliorer les résultats chirurgicaux et la qualité de vie des patients. Ce programme d'entraînement multimodal préopératoire permet d'améliorer la condition physique des patients, d'augmenter la puissance musculaire et la capacité cardiorespiratoire d'effort et de réduire par conséquent le risque de complications postopératoires. Il contribue également à réduire la durée d'hospitalisation, favorisant ainsi une récupération plus rapide et une amélioration de la qualité de vie postopératoire.

Les protocoles de préhabilitation motrice comprennent des exercices musculaires spécifiques, des exercices cardiorespiratoires, sans oublier la partie nutritionnelle (éducation, conseils et suppléments protéiques). Un axe de soutien psychologique est souvent préconisé pour aider le patient dans la gestion du stress et la prise en charge de la douleur. Ces protocoles sont adaptés aux besoins individuels de chaque patient, avec une approche personnalisée et le plus souvent multidisciplinaire. Cette collaboration étroite entre les professionnels de la santé, tels que les médecins, les physiothérapeutes, les nutritionnistes et les psychologues permet une approche holistique, et est essentielle.

L'avenir de la recherche en préhabilitation passe par les études permettant une meilleure compréhension des mécanismes sous-jacents bénéfiques de la préhabilitation, une identification des facteurs prédictifs de réponse, et l'évaluation de la compliance des différents axes du programme. Cela permettra d'affiner les protocoles existants et de développer des interventions encore plus ciblées et efficaces.

Ainsi, la préhabilitation offre une opportunité unique de préparer les patients de manière proactive, en renforçant leur condition physique et psychologique et en favorisant une récupération optimale. Elle doit être considérée comme une composante essentielle des soins préopératoires, permettant d'optimiser les résultats et d'améliorer l'expérience des patients.

Références

[1] Santa Mina D, Awasthi R, Scheede-Bergdahl C, et al. An interdisciplinary perspective on the prehabilitation of patients undergoing cancer surgery: a systematic review and meta-analysis. Ann Surg Oncol 2018;25(12):3705–13. https://doi.org/10.1245/s10434-018-6765-3.

[2] Gillis C, Buhler K, Bresee L, et al. Effects of Nutritional Prehabilitation, With and Without Exercise, on Outcomes of Patients Who Undergo Colorectal Surgery: A Systematic Review and Meta-analysis. Gastroenterology 2018;155(2):391–410.e4. https://doi.org/10.1053/j.gastro.2018.05.012.

[3] Liang J, Liu Y, Yin N, et al. Preoperative Exercise Prehabilitation Reduces Length of Stay After Esophagectomy: A Systematic Review and Meta-analysis. Anesth Analg 2019;129(5):1390–9. https://doi.org/10.1213/ANE.0000000000004289.

[4] Dronkers J, Veldman A, Hoberg E, van der Waal C, van Meeteren N. Prevention of deterioration of physical performance in consecutive patients admitted to a medical ward for acutely decompensated chronic conditions. Aging Clin Exp Res 2013;25(3):299–305. https://doi.org/10.1007/s40520-013-0064-9.

[5] Pipek LZ, Baptista CG, Nascimento RFV, et al. The impact of properly diagnosed sarcopenia on postoperative outcomes after gastrointestinal surgery: A systematic review and meta-analysis. PLoS One 2020;15(8):e0237740. https://doi.org/10.1371/journal.pone.0237740.

[6] Ingenbleek Y. Plasma Transthyretin as A Biomarker of Sarcopenia in Elderly Subjects. Nutrients 2019;11(4):895. https://doi.org/10.3390/nu11040895.

[7] Gillis C, Carli F. Promoting Perioperative Metabolic and Nutritional Care. Anesthesiology 2015;123(6):1455–72. https://doi.org/10.1097/ALN.0000000000000795.

[8] Carli F, Charlebois P, Stein B, et al. Randomized clinical trial of prehabilitation in colorectal surgery. Br J Surg 2010;97(8):1187–97. https://doi.org/10.1002/bjs.7102.

[9] Gillis C, Li C, Lee L, et al. Prehabilitation versus rehabilitation: a randomized control trial in patients undergoing colorectal resection for cancer. Anesthesiology 2014;121(5):937–47. https://doi.org/10.1097/ALN.0000000000000393.

[10] West MA, Loughney L, Lythgoe D, et al. Effect of prehabilitation on objectively measured physical fitness after neoadjuvant treatment in preoperative rectal cancer patients: a blinded interventional pilot study. Br J Anaesth 2015;114(2):244–51.

[11] Minnella EM, Awasthi R, Gillis C, et al. Patients with poor baseline walking capacity are most likely to improve their functional status with multimodal prehabilitation. Surgery 2016;160(4):1070–9. https://doi.org/10.1016/j.surg.2016.05.036.

[12] Teo JYK, Turner R, Self M. Effect of exercise prehabilitation on functional status of patients undergoing bowel resection: a systematic review. Anz J Surg 2020;90(5):693–701. https://doi.org/10.1111/ans.15659.

[13] Hughes MJ, Hackney RJ, Lamb PJ, et al. Prehabilitation Before Major Abdominal Surgery: A Systematic Review and Meta-analysis. World J Surg 2019;43(7):1661–8. https://doi.org/10.1007/s00268-019-04950-y.

[14] Silver JK, Baima J, Newman R, Galantino ML, Shockney LD. Cancer prehabilitation: an opportunity to decrease treatment-related morbidity, increase cancer treatment options, and improve physical and psychological health outcomes. Am J Phys Med Rehabil 2013;92(8):715–27.

[15] Li C, Carli F, Lee L, Charlebois P, et al. Impact of a trimodal prehabilitation program on functional recovery after colorectal cancer surgery: a pilot study. Surg Endosc 2013;27(4):1072–82. https://doi.org/10.1007/s00464-012-2560-5.

[16] Singh SJ, Smith DL, Hyatt RE, Morgan MD. A short outpatient pulmonary rehabilitation programme: immediate and longer-term effects on exercise performance and quality of life. Respir Med 1998;92(9):1146–54. https://doi.org/10.1016/s0954-6111(98)90507-0.

[17] Jenkins SC, Hillman DR, Cecins NM, et al. Pulmonary rehabilitation in individuals with non-small cell lung cancer: effects on exercise capacity, symptoms and quality of life. Thorax 2009;64(4):404–9. https://doi.org/10.1136/thx.2008.100198.

[18] Sundstrup E, Jakobsen MD, Andersen LL, et al. Muscle function and postoperative recovery following hip arthroplasty with and without preoperative progressive resistance training: a randomized controlled trial. Clin Rehabil 2016;30(11):1026–38. https://doi.org/10.1177/0269215515613775.

[19] Stickley CD, Hetzler RK, Kimura IF, Looney MA. Relationship between muscular strength and sprints with changes of direction. J Strength Cond Res 2015;29(8):2111–8. https://doi.org/10.1519/JSC.0000000000000860.

[20] Balachandran A, Krawczyk S, Potia T, et al. Progressive resistance exercise training for improving outcomes after femoral head and neck excision. Physiotherapy 2017;103(4):407–14. https://doi.org/10.1016/j.physio.2017.02.002.

[21] Kasperczyk T, Szwarc A, Pilis W, et al. The effects of eccentric training of the lower limbs using flywheel device on the muscular power and strength. Biomed Res Int 2018;2018:5408189. https://doi.org/10.1155/2018/5408189.

[22] Hansen D, Wouters E, Eijnde BO, et al. Impact of pre-operative supervised exercise on patient outcomes following lung cancer surgery - a systematic review. J Surg Oncol 2017;115(1):91–101. https://doi.org/10.1002/jso.24491.

[23] Zech A, Drey M, Freiberger E, Hentschke C, Bauer JM, Sieber CC. FORTA Authors and Expert Panel Members. [A systematic review and meta-analysis on the effects of progressive resistance strength training in older adults]. Z Gerontol Geriatr 2009;42(4):309–16. https://doi.org/10.1007/s00391-009-0035-5.

[24] Snoek AM, Wouters EFM, Franssen FME. Preoperative versus postoperative pulmonary rehabilitation in patients with chronic obstructive pulmonary disease undergoing elective cardiac surgery: a systematic review and meta-analysis. J Cardiopulm Rehabil Prev 2020;40(6):358–65. https://doi.org/10.1097/HCR.0000000000000486.

[25] Himbert C, Klossner N, Coletta AM, Barnes CA, Wiskemann J, LaStayo PC, Varghese TK Jr, Ulrich CM. Exercise and lung cancer surgery: A systematic review of randomized-controlled trials. Crit Rev Oncol Hematol 2020; 156 : 103086. doi: https://doi.org/10.1016/j.critrevonc.2020.103086. Epub 2020 Sep 13. PMID: 33038630; PMCID: PMC7677203.

[26] Mans CM, Reeve JC, Elkins MR. Postoperative outcomes following preoperative inspiratory muscle training in patients undergoing cardiothoracic or upper abdominal surgery: a systematic review and meta analysis. Clin Rehabil 2015;29(5):426–38.

[27] Thomas MJ, Simpson J, Riley R, Grant E. The impact of home-based preoperative rehabilitation on postoperative functional recovery: a systematic review. Journal of Clinical Anesthesia 2019;57:129–37.

[28] Gomes-Neto M, Saquetto MB, Silva CM, et al. Effects of respiratory muscle training on respiratory function, respiratory muscle strength, and exercise tolerance in patients undergoing upper abdominal surgery: a systematic review and meta-analysis. Arch Phys Med Rehabil 2016;97(11):1994–2001. https://doi.org/10.1016/j.apmr.2016.04.018.

[29] Lötters F, van Tol B, Kwakkel G, Gosselink R. Effects of controlled inspiratory muscle training in patients with COPD: a meta-analysis. Eur Respir J 2002;20(3):570–6.

[30] Gething AD, Williams M, Davies B. Inspiratory muscle training improves shuttle run performance in healthy subjects. Physiotherapy 2004;90(4):196–200.

[31] Hulzebos EH, Van Meeteren NL, De Bie RA, Dagnelie PC, Helders PJ. Prediction of postoperative pulmonary complications on the basis of preoperative risk factors in patients who had undergone coronary artery bypass graft surgery. Physical Therapy 2003;83(1):8–16.

[32] Weiner P, Zeidan F, Zamir D, et al. Prognostic effect of respiratory muscle strength in chronic heart failure. Clin Cardiol 2003;26(10):473–7.

[33] Charususin N, Gosselink R, Decramer M, et al. Randomised controlled trial of adjunctive inspiratory muscle training for patients with COPD. Thorax 2018;73(11):942–50.

Chapitre 25

Préhabilitation nutritionnelle : indications et mise en place

P. Alfonsi

Points clés

- La préhabilitation nutritionnelle correspond à des apports riches en protéines (1,2 g/kg/j) en préopératoire.
- En plus de ses fonctions mécaniques, le muscle participe à la régulation glycémique et à l'immunité.
- La sarcopénie préopératoire est un facteur de risque indépendant de complications et de mortalité postopératoires. Le stress chirurgical induit un catabolisme protidique.
- Les processus de cicatrisation et l'immobilité aggravent le catabolisme musculaire.
- La préhabilitation nutritionnelle réduit le taux de complications postopératoires et la durée de séjour après une chirurgie non cardiaque.

Préhabilitation nutritionnelle : définition et bases rationnelles

La préhabilitation nutritionnelle s'appuie sur le fait que l'agression chirurgicale provoque un déséquilibre homéostatique, se traduisant par une augmentation de la demande métabolique [1, 2]. Pour y faire face, l'organisme utilise les substrats mis à sa disposition via l'alimentation et, si nécessaire, en puisant dans ses propres réserves. Les acides aminés (AA) sont les principaux substrats sollicités par l'activation de l'axe hypothalamo-hypophyso-surrénalien, la fabrication des médiateurs de l'inflammation et de l'immunité (par exemple des cytokines), et la cicatrisation (par exemple le collagène) [2].

Du fait de son volume, le muscle représente la zone de stockage dans l'organisme la plus importante d'AA immédiatement mobilisables en postopératoire. Il joue également un rôle central dans la régulation glycémique et la réponse immunitaire [3]. L'existence d'un lien inverse entre la performance physique mesurée en préopératoire et le risque de développer des complications après une chirurgie à risque majeur ou intermédiaire a été confirmée par plusieurs travaux [4, 5]. Or, comme le stock protidique est proportionnel à la masse musculaire du patient, Carli et al. [6] ont proposé la mise en place de programmes de préhabilitation associant des exercices physiques (*cf.* chapitre 24) et une alimentation quotidienne riche en protéines. L'objectif est que le patient ait un stock de protéines musculaires suffisant le jour de l'intervention pour assurer les besoins postopératoires [7].

Protéines musculaires et chirurgie

Fonctions physiologiques du muscle et métabolisme protidique

Le muscle squelettique représente environ 40 % du poids corporel. Il est principalement composé d'eau (75 à 80 %) et de protéines (environ 20 %). Les fibres musculaires sont composées principalement de filaments d'actine et de tropomyosine contenant chacun plusieurs centaines d'AA. Du

Médecine péri-opératoire

fait de son volume important, le muscle squelettique représente une énorme zone de « stockage ». À chaque instant, la masse musculaire est le résultat de la balance entre la synthèse et la dégradation des protéines musculaires.

Les fonctions du muscle squelettique sont le maintien en position debout, la capacité de se mouvoir et le port de charge. Le myocyte est également essentiel dans la régulation glucidique, en stockant le glucose sous forme de glycogène en postprandial [2]. En période de jeûne, la dégradation des protéines musculaires participe à la néoglycogenèse hépatique [2]. Les AA contenus dans les fibres musculaires participent également à l'immunité par la synthèse de protéines pro- ou anti-inflammatoires [2].

Insuffisance musculaire chronique : la sarcopénie

Définition de la sarcopénie

Chez un individu, les capacités musculaires se définissent par 3 critères : le volume et la composition (nombre et diamètre des fibres musculaires et ratio fibres/graisse), la force développée (charge) et la performance physique (vitesse). À partir de 40 ans, les capacités de synthèse des protéines musculaires diminuent entraînant une baisse de la masse musculaire [8]. Celle-ci s'accélère à partir de 50 ans, d'environ 1 % par an jusqu'à 70 ans. À partir de 75 ans, elle atteint 2,5 à 4 % par an. Sur le plan histologique, cela se traduit par une réduction de la masse musculaire et par l'accumulation de graisses dans le tissu. Une diminution de la force musculaire suffit pour considérer que le diagnostic de sarcopénie est probable [9] ; celui-ci est certain si une baisse de la masse musculaire y est associée. La sarcopénie est jugée sévère si les 3 critères sont présents. Sa prévalence dans sa forme sévère dans la population âgée varie entre 5 à 10 % [10, 11]. Enfin, la sarcopénie est un facteur prédictif de mortalité à court et long terme [12, 13].

Impact de la sarcopénie sur les suites postopératoires

Chez les patients présentant une tumeur solide, l'existence d'une sarcopénie au moment du diagnostic est de mauvais pronostic [14]. La présence d'une sarcopénie en préopératoire d'une arthroplastie de hanche [15] augmente le risque de présenter à 1 et 2 ans après la chirurgie tous les types de complications orthopédiques, luxations, descellements ou chutes ; ainsi qu'un taux plus important de réhospitalisation. Après une chirurgie carcinologique gastro-intestinale, l'existence préopératoire d'une sarcopénie est associée à un risque de faire une complication postopératoire majeure ou non [16–18] ainsi qu'à une augmentation de la mortalité à J30 [16, 18] et de la durée de séjour à l'hôpital [16].

Impact de la chirurgie sur les protéines musculaires

Impact du stress chirurgical

L'état de stress chirurgical se caractérise par une augmentation du turnover protéique, la libération d'AA dans la circulation, des pertes azotées et une baisse de l'absorption des acides aminés dans le tissu squelettique [1, 2]. Le bilan protéique est négatif car l'importance du catabolisme excède les capacités de synthèse. Les AA libérés dans la circulation sont captés par le foie et sont réorientés vers les mécanismes de défense de l'organisme avec la synthèse de protéines plasmatiques en réponse à l'inflammation et à la production de glucose via la néoglycogenèse hépatique. Comme les chaînes d'AA composant les glycoprotéines de la réponse immunitaire sont sensiblement différentes de celles composant les fibres musculaires, le rendement est faible [19]. Parallèlement, la sécrétion surrénalienne de cortisol sous l'effet de la *corticotropin-releasing hormone* et de l'hormone adrénocorticotrope, associée à l'inhibition du rétrocontrôle négatif physiologique aboutit à un hypercortisolisme postopératoire aggravant la protéolyse musculaire [1].

Impact de la cicatrisation

La synthèse du collagène représente un facteur central dans le rétablissement de l'intégrité des tissus [20]. Les principaux composants du collagène sont la glycine (environ 33 %), la proline et l'hydroxyproline (environ 23 %) et l'alanine. La proline et l'hydroxyproline sont essentielles à la « solidité » du collagène et, leur synthèse est augmentée lors des processus de cicatrisation. L'apport protéique par l'alimentation, en particulier en glutamate et en arginine, suffit normalement à y faire face. À l'inverse, si les apports quotidiens sont insuffisants, d'autres voies endogènes de synthèse sont mises en route. La dégradation des protéines musculaires libère la glutamine et l'arginine qui participent à la synthèse de la proline via la transformation en glutamate ou par le cycle de l'urée [20].

Impact de l'immobilisation

Le catabolisme, en particulier protidique, est aggravé par l'alitement prolongé [21]. La perte musculaire est significativement plus importante par diminution des capacités de synthèse des protéines chez les adultes âgés comparativement aux sujets jeunes après un alitement de courte durée [22].

Conséquences de la chirurgie sur la masse musculaire

L'analyse du métabolisme protidique avant et après une chirurgie abdominale montre que l'hypercatabolisme concerne principalement le muscle squelettique [23]. Au décours d'une chirurgie oncologique abdominale, Hogenbirk et al. [24] observent que 39 % des patients présentent une baisse de plus de 10 % de leur masse musculaire, et, que ceux-ci ont une survie diminuée à 1 an. La diminution de la masse musculaire n'est pas uniquement la conséquence du jeûne péri-opératoire et de l'immobilisation. En effet, chez des patients hospitalisés moins de 6 jours pour une arthroplastie de hanche et, alors qu'il n'y a pas de freins à l'alimentation et à la mobilisation, la surface de la section des muscles de la cuisse du côté non opéré est diminuée significativement par rapport aux mesures préopératoires [25].

Préhabilitation nutritionnelle : en pratique

Population concernée

Afin d'obtenir un rendement optimal sur la masse musculaire et sur les performances, la préhabilitation nutritionnelle, qui est principalement axée sur une consommation importante de protéines, doit être associée à des exercices physiques [26, 27]. Intuitivement, la préhabilitation nutritionnelle aurait un plus grand impact chez les personnes souffrant initialement de malnutrition [28]. Cependant, la baisse de la force musculaire après une chirurgie oncologique est plus importante chez les patients non dénutris en préopératoire [29]. Aussi, tous les patients opérés d'une chirurgie programmée à risque intermédiaire ou majeure doivent bénéficier d'une préhabilitation nutritionnelle.

Apports protidiques et caloriques : qualité et quantité

Les apports quotidiens en protéines chez un adulte sont de l'ordre de 0,8 g/kg/j. Dans un programme de préhabilitation nutritionnelle, ils doivent être augmentés à 1,2 à 1,3 g/kg/j pendant 2 à 4 semaines [7]. Les aliments riches en protéines sont nombreux : viande, lait et dérivés, œufs, poissons, légumineuses, etc. Un aliment, le lactosérum, est particulièrement utilisé dans les programmes de préhabilitation nutritionnelle. Le lactosérum (ou petit lait ou *whey protein*) est une source abondante d'AA. Des concentrés de protéines de lactosérum sont commercialisés sous forme de poudre ou de lyophilisat. Pour améliorer la synthèse protéique, les aliments doivent être absorbés après les exercices [30]. Parallèlement, les apports caloriques doivent être 30 % au-dessus des besoins métaboliques usuels.

Impacts des programmes de préhabilitation nutritionnelle

Plusieurs études ont montré les bénéfices sur la performance physique des programmes de préhabilitation [31]. Cependant, il n'est pas aisé de distinguer l'apport respectif des exercices et des apports protéiques dans ces résultats. Dans une étude randomisée incluant des patients participant à un programme de préhabilitation physique, la distance parcourue en 6 minutes était augmentée de plus de 20 mètres chez ceux prenant du lactosérum, contre seulement 30 % chez ceux n'en prenant pas [32]. Gillis et al. [33] mettent en évidence qu'une préhabilitation nutritionnelle associée ou non à des exercices physiques permet une réduction de la durée de séjour après une chirurgie colorectale. Daniels et al. [34] trouvent une diminution du taux de complications après une chirurgie carcinologique abdominale lorsque les patients ont bénéficié d'une préhabilitation nutritionnelle, alors qu'il n'y a pas d'effets s'ils ont bénéficié uniquement d'une préhabilitation physique.

Conclusion

Dans le cadre de la médecine péri-opératoire, les programmes de préhabilitation nutritionnelles doivent être promus pour plusieurs raisons. Premièrement, les besoins en acides aminés sont augmentés en postopératoire. Ainsi, l'augmentation du stock protéique en préopératoire permet au patient de faire face en péri-opératoire à l'accroissement de la demande. Cette prise en charge préopératoire est d'autant plus importante que les patients opérés d'une chirurgie à risque intermédiaire ou majeur sont majoritairement âgés et présentent, donc, potentiellement une sarcopénie.

Références

[1] Cusack B, Buggy DJ. Anaesthesia, analgesia, and the surgical stress response. BJA Educ 2020;20(9):321–8.

[2] Gillis C, Carli F. Promoting Perioperative Metabolic and Nutritional Care. Anesthesiology 2015;123(6):1455–72.

[3] Wolfe RR. The underappreciated role of muscle in health and disease. Am J Clin Nutr 2006;84(3):475–82.

[4] Snowden CP, Prentis J, Jacques B, et al. Cardiorespiratory fitness predicts mortality and hospital length of stay after major elective surgery in older people. Ann Surg 2013;257(6):999–1004.

[5] Awdeh H, Kassak K, Sfeir P, et al. The SF-36 and 6-Minute Walk Test are Significant Predictors of Complications After Major Surgery. World J Surg 2015;39(6):1406–12.

[6] Carli F, Scheede-Bergdahl C. Prehabilitation to enhance perioperative care. Anesthesiol Clin 2015;33(1):17–33.

[7] Chabot K, Gillis C, Carli F. Prehabilitation: metabolic considerations. Curr Opin Clin Nutr Metab Care 2020;23(4):271–6.

[8] Wilkinson DJ, Piasecki M, Atherton PJ. The age-related loss of skeletal muscle mass and function: Measurement and physiology of muscle fibre atrophy and muscle fibre loss in humans. Ageing Res Rev 2018;47:123–32.

[9] Cruz-Jentoft AJ, Bahat G, Bauer J, et al. Sarcopenia: revised European consensus on definition and diagnosis. Age Ageing 2019;48(1):16–31.

[10] Carvalho do Nascimento PR, Bilodeau M, Poitras S. How do we define and measure sarcopenia? A meta-analysis of observational studies. Age Ageing 2021;50(6):1906–13.

[11] Petermann-Rocha F, Balntzi V, Gray SR, et al. Global prevalence of sarcopenia and severe sarcopenia: a systematic review and meta-analysis. J Cachexia Sarcopenia Muscle 2022;13(1):86–99.

[12] Leong DP, Teo KK, Rangarajan S, et al. Prognostic value of grip strength: findings from the Prospective Urban Rural Epidemiology (PURE) study. Lancet 2015;386(9990):266–73.

[13] Celis-Morales CA, Welsh P, Lyall DM, et al. Associations of grip strength with cardiovascular, respiratory, and cancer outcomes and all cause mortality: prospective cohort study of half a million UK Biobank participants. BMJ 2018;361, k1651.

[14] Shachar SS, Williams GR, Muss HB, Nishijima TF. Prognostic value of sarcopenia in adults with solid tumours: A meta-analysis and systematic review. Eur J Cancer 2016;57:58–67.

[15] Chang K, Albright JA, Testa EJ, et al. Sarcopenia Is Associated with an Increased Risk of Postoperative Complications Following Total Hip Arthroplasty for Osteoarthritis. Biology (Basel) 2023;12(2):295.

[16] Wang H, Yang R, Xu J, et al. Sarcopenia as a predictor of postoperative risk of complications, mortality and length of stay following gastrointestinal oncological surgery. Ann R Coll Surg Engl 2021;103(9):630–7.

[17] Simonsen C, de Heer P, Bjerre ED, et al. Sarcopenia and Postoperative Complication Risk in Gastrointestinal Surgical Oncology: A Meta-analysis. Ann Surg 2018;268(1):58–69. https://doi.org/10.1097/SLA.0000000000002679.

[18] Chen F, Chi J, Liu Y, Fan L, Hu K. Impact of preoperative sarcopenia on postoperative complications and prognosis of gastric cancer resection: A meta-analysis of cohort studies. Arch Gerontol Geriatr 2022;98, 104534.

[19] Preston T, Slater C, McMillan DC, et al. Fibrinogen synthesis is elevated in fasting cancer patients with an acute phase response. J Nutr 1998;128(8):1355–60.

[20] Albaugh VL, Mukherjee K, Barbul A. Proline Precursors and Collagen Synthesis: Biochemical Challenges of Nutrient Supplementation and Wound Healing. J Nutr 2017;147(11):2011–7.

[21] Brower RG. Consequences of bed rest. Crit Care Med 2009;37(10 Suppl):S422–8.

[22] Tanner RE, Brunker LB, Agergaard J, et al. Age-related differences in lean mass, protein synthesis and skeletal muscle markers of proteolysis after bed rest and exercise rehabilitation. J Physiol 2015;593(18):4259–73.
[23] Jaconelli M, Greenhaff PL, Atherton PJ, et al. The effects of elective abdominal surgery on protein turnover: A meta-analysis of stable isotope techniques to investigate postoperative catabolism. Clin Nutr 2022;41(3):709–22.
[24] Hogenbirk RNM, van der Plas WY, Hentzen JEKR, et al. Postoperative muscle loss, protein intake, physical activity and outcome associations. Br J Surg 2023;110(2):183–92.
[25] Kouw IWK, Groen BBL, Smeets JSJ, et al. One Week of Hospitalization Following Elective Hip Surgery Induces Substantial Muscle Atrophy in Older Patients. J Am Med Dir Assoc 2019;20(1):35–42.
[26] Esmarck B, Andersen JL, Olsen S, et al. Timing of postexercise protein intake is important for muscle hypertrophy with resistance training in elderly humans. J Physiol 2001;535:301–11.
[27] Burke LM, Hawley JA, Ross ML, et al. Preexercise aminoacidemia and muscle protein synthesis after resistance exercise. Med Sci Sports Exerc 2012;44:1968–77.
[28] Burden S, Todd C, Hill J, et al. Pre-operative nutrition support in patients undergoing gastrointestinal surgery. Cochrane Database Syst Rev 2012;11:CD008879.
[29] Sierra JC, Dock-Nascimento DB, Behne TEG, et al. Major oncological surgery reduces muscular function in patients with or without nutritional risk. Rev Col Bras Cir 2020;47, e20202470.
[30] Deer RR, Volpi E. Protein intake and muscle function in older adults. Curr Opin Clin Nutr Metab Care 2015;18(3):248–53.
[31] Gillis C, Fenton TR, Sajobi TT, et al. Trimodal prehabilitation for colorectal surgery attenuates post-surgical losses in lean body mass: A pooled analysis of randomized controlled trials. Clin Nutr 2019;38(3):1053–60.
[32] Gillis C, Loiselle SE, Fiore Jr JF, et al. Prehabilitation with Whey Protein Supplementation on Perioperative Functional Exercise Capacity in Patients Undergoing Colorectal Resection for Cancer: A Pilot Double-Blinded Randomized Placebo-Controlled Trial. J Acad Nutr Diet 2016;116(5):802–12.
[33] Gillis C, Buhler K, Bresee L, et al. Effects of Nutritional Prehabilitation, With and Without Exercise, on Outcomes of Patients Who Undergo Colorectal Surgery: A Systematic Review and Meta-analysis. Gastroenterology 2018;155(2):391–410.e4.
[34] Daniels SL, Lee MJ, George J, et al. Prehabilitation in elective abdominal cancer surgery in older patients: systematic review and meta-analysis. BJS Open 2020;4(6):1022–41.

Chapitre 26

Préhabilitation cardiorespiratoire avant une chirurgie non cardiaque

M. Vourc'h, C. Lieppe, P. Baraut, A. Blanc, B. Rozec

Points clés

- Le principe de la préhabilitation cardiorespiratoire est de préparer le patient à une chirurgie, qui peut être considérée comme une « épreuve d'effort ».
- La capacité d'effort doit être estimée en préopératoire, le test de marche de 6 minutes est une mesure fiable et reconnue de la capacité d'effort.
- Une mesure de la VO_2 est également possible.
- L'entraînement physique permettrait une amélioration de capacités cardiorespiratoires, et donc de limiter les complications péri-opératoires.

Concept de préhabilitation cardiorespiratoire

Le concept de préhabilitation cardiorespiratoire voit le jour dans les années 1990 avec la mise en évidence d'un lien entre les capacités fonctionnelles d'un patient en préopératoire et la survenue de complications en postopératoire [1, 2]. L'objectif est d'améliorer les capacités fonctionnelles du patient en préopératoire grâce à des programmes d'entraînement spécifiques, afin d'essayer de réduire la durée de séjour, le taux de complications postopératoires, et la durée de rééducation postopératoire [3].

Ce texte n'abordera pas les aspects nutritionnels, le sevrage tabagique ou encore la prise en charge de l'anémie préopératoire, éléments déterminants du conditionnement préopératoire.

Principes de la préhabilitation cardiorespiratoire

Principes généraux

L'augmentation des capacités cardiorespiratoires à l'aide d'un programme d'entraînement physique permettrait au patient de mieux tolérer une augmentation de sa consommation d'oxygène au cours du traumatisme chirurgical. En effet, le stress chirurgical peut être comparé à un effort physique intense que le patient ne peut pas interrompre car il n'en a pas le contrôle.

En préopératoire, la capacité du patient à effectuer un effort peut être approchée par la mesure de la consommation d'oxygène maximale (VO_2 max) ou le test à la marche de 6 minutes.

Test de marche sur 6 minutes

Le test de marche sur 6 minutes consiste à faire marcher le patient aussi vite qu'il le peut pendant 6 minutes, idéalement dans un couloir rectiligne balisé. La distance parcourue est mesurée, le parcours doit être reproductible afin que la mesure soit fiable. Chez une personne saine, la distance parcourue avoisine normalement les 500 mètres [4].

L'American Thoracic Society a publié en 2002 des recommandations concernant le test de marche [5]. Les indications retenues sont l'évaluation et la pronostication des patients porteurs de BPCO ou d'insuffisance cardiaque. Les contre-indications absolues sont l'angor instable et l'infarctus du myocarde datant de moins d'un mois. En plus de la distance parcourue, la SpO_2 peut être mesurée pendant ce test, ainsi que la dyspnée.

VO_2 max

La consommation maximale d'oxygène ou VO_2 max est le volume maximal d'oxygène qu'un organisme est capable de consommer par unité de temps lors d'un exercice aérobie maximal. Elle s'exprime en litres de dioxygène par minute (l/min), souvent rapportée à la masse corporelle (en ml/min/kg). Chez un sujet jeune sans pathologie, les VO_2 max ont pour ordre de grandeur 45 ml/min/kg chez l'homme et 35 ml/min/kg chez la femme.

La formule qui permet de déterminer la VO_2 est la suivante :

$$VO_2 = (CaO_2 - CvO_2) \times DC.$$

Avec : CaO_2 : contenu artériel en oxygène ; CvO_2 : contenu veineux en oxygène ; DC : débit cardiaque (DC = FC × VES, avec FC : fréquence cardiaque et VES : volume d'éjection systolique).

Et, CaO_2 - CvO_2 correspond à l'extraction d'O_2 par l'organisme (EO_2).

- Le calcul du contenu artériel en oxygène, CaO_2, s'effectue selon :

$$CaO_2 = Hb \times SaO_2 \times 1,34 + (0,03 \times PaO_2).$$

Avec : Hb : hémoglobinémie en g/dl ; SaO_2 : saturation artérielle en O_2 ; 1,34 correspond au pouvoir oxyphorique de l'Hb et 0,03 × PaO_2 correspond à l'O_2 dissout dans le sang.

- Le transport artériel en oxygène **DO_2** est défini par le produit **CaO_2 × DC**.

Les principaux déterminants du **CaO_2** sont donc la capacité de diffusion alvéolaire, la ventilation alvéolaire et l'Hb. La valeur du **CvO_2** dépendra du **CaO_2**, du métabolisme mitochondrial, du débit sanguin régional, de la masse musculaire ainsi que de la densité capillaire.

Le **VES** dépend du volume télésystolique et donc de la contractilité et de la postcharge, ainsi que du volume télédiastolique et donc de la précharge et de la compliance.

Grâce à l'augmentation de l'**EO_2**, l'organisme peut maintenir un niveau de **VO_2** constant jusqu'à une valeur critique appelée **DO_2** critique (ou seuil lactique), à partir de laquelle une dépendance apparaît entre la VO_2 et la DO_2.

Comment mesure-t-on la VO_2 ?

Le patient débute son exercice sur un ergocycle ou un tapis roulant puis augmente son effort jusqu'au maximum de sa capacité physique. L'épreuve dure 10 à 15 minutes et est suivie d'une phase de récupération. Pendant l'exercice, sont monitorés l'ECG, la pression artérielle, la SpO_2 ainsi que la fraction expirée en O_2 et en CO_2 (FeO_2 et $FeCO_2$) et la fréquence respiratoire. Il est également possible de réaliser des gaz du sang au repos et après l'effort maximal pour avoir des mesures plus précises de la VO_2 max.

Programmes de préhabilitation

Les séances d'entraînement se déroulent sur une période de 4 à 12 semaines avant la chirurgie. S'y associe généralement une préparation nutritionnelle et psychologique, selon les besoins.

Le programme pourra par exemple contenir des exercices d'endurance et de renforcement musculaire, à raison de 3 à 5 séances de 50 minutes par semaine (marche, footing, vélo, natation), comprenant 5 minutes d'échauffement, 20 minutes d'exercice d'endurance, 20 minutes de renforcement musculaire, et un temps de récupération de 5 minutes. Pour les patients les plus fragiles, les séances peuvent être réalisées sous surveillance d'un kinésithérapeute ou d'un moniteur d'activité physique adaptée (MAPA) à l'hôpital.

Quels sont les effets physiologiques de la pratique sportive ?

Si l'on se réfère aux études de médecine du sport, on constate une augmentation marquée de la VO_2 max surtout dans les 12 à 24 premières semaines d'entraînement. À titre indicatif, il est observé un gain moyen de 15–20 % de la VO_2 max chez un sportif s'entraînant 3 à 5 fois par semaine pendant 20 à 60 min pendant 6 mois à une intensité de 50–85 % de la VO_2 max [6].

Les performances évoluent ensuite du fait de :

- l'aptitude du sportif à travailler plus longtemps sur une même plage de VO_2 [6] (amélioration technique des sportifs et modification progressive de la répartition des différents types de fibres musculaires) ;
- et de l'optimisation de l'efficience métabolique à l'exercice [7].

Quels sont les déterminants de VO_2 modifiés par la pratique sportive régulière ?

Volume d'éjection systolique (VES)

L'entraînement aérobie pendant 12 semaines pourrait majorer le VES en moyenne de 9 % [8]. Cette majoration passe par : une hypertrophie modérée des parois cardiaques gauches liée à l'augmentation régulière de la postcharge ventriculaire gauche au cours des entraînements et à une augmentation du volume télédiastolique en lien avec une augmentation de la volémie [9].

L'entraînement s'accompagne également, d'une majoration de la concentration en protéines plasmatiques au cours des efforts successifs dont l'origine reste débattue (hypoxémie, inflammation musculaire, stimulation par la cortisolémie) et d'une stimulation de la synthèse d'ADH et d'aldostérone essentiellement (figure 26.1).

Fréquence cardiaque

La fréquence cardiaque maximale à l'effort semble peu modifiée par l'entraînement [6]. La fréquence cardiaque à l'effort sous-maximal semble diminuer chez l'individu entraîné permettant un allongement du temps de diastole.

Au total, à l'effort maximal, le débit cardiaque est augmenté chez le sujet entraîné [10].

Extraction en oxygène

Elle est évaluée par la différence des contenus artériel (CaO_2) et veineux en oxygène (CvO_2).

- **Le CaO_2** est l'un des éléments limitant de la VO_2. À l'effort même intense, la différence alvéolo-artérielle en oxygène reste stable du fait du relatif « surdimensionnement » de l'échangeur pulmonaire par rapport aux besoins. D'ailleurs, l'apport exogène d'oxygène ne permet pas d'améliorer les performances à l'effort [11] et l'entraînement ne permet pas d'augmenter la saturation en oxygène à l'effort. Comme décrit ci-dessus, l'entraînement régulier s'accompagne d'une augmentation de la volémie de 6 à 16 % [12]. Par ailleurs, l'hypoxie tissulaire répétée à l'effort s'accompagne d'une stimulation de l'érythropoïèse, tout comme la majoration de la volémie, afin de maintenir un hématocrite stable [13].
- **Le CvO_2** est essentiellement le reflet du CaO_2 et de l'EO_2. L'entraînement sportif permet d'accroître la capacité d'extraction d'oxygène par le secteur musculaire, notamment via une densification capillaire et mitochondriale [14]. Cependant, ce mécanisme ne semble pas être le déterminant majoritaire de la VO_2. L'augmentation du débit cardiaque au cours de l'effort, en réduisant le temps de transit capillaire des hématies, pourrait limiter paradoxalement cette extraction. Il existe peu de données sur l'évolution de la capacité d'extraction en O_2 des organes d'intérêt (rein, cœur, cerveau) avec l'entraînement.

On comprend alors toute la difficulté d'intégration de ces différents acteurs de la VO_2, mais il apparaît que les déterminants majoritaires de la VO_2 max sont le CaO_2 et le VES.

Quels sont les effets réels d'une préhabilitation de quelques semaines ?

Nous observons bien une amélioration de la VO_2 max chez des sujets préhabilités. C'est ce que retrouve une étude portant sur des patients préhabilités pendant 4 semaines avant une chirurgie digestive majeure [15].

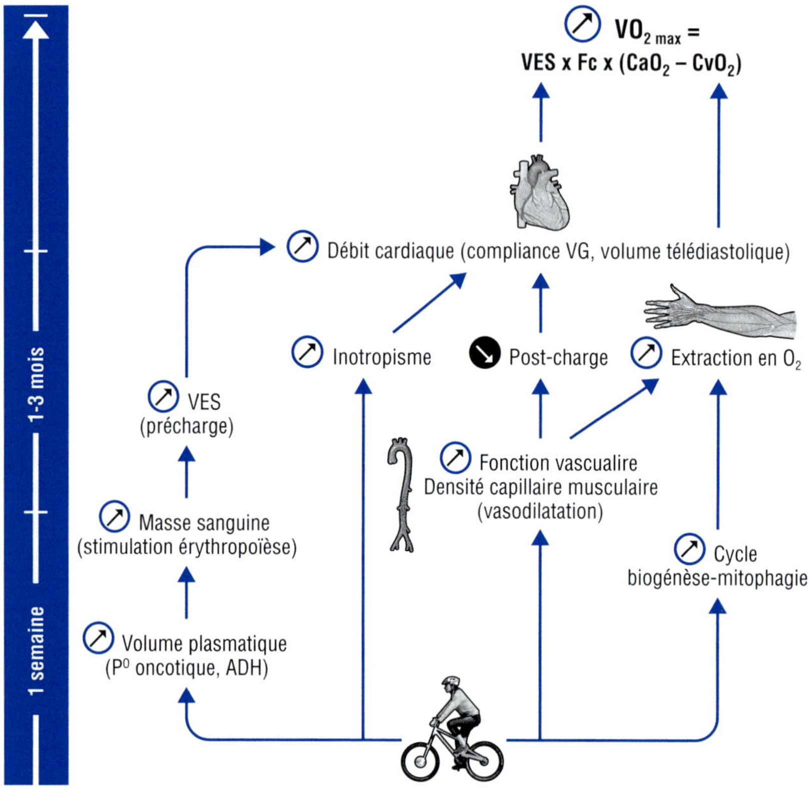

Figure 26.1. Temporalité des modifications physiologiques au cours de l'entraînement physique.
Source : d'après Lundby C, Montero D, Joyner M. Biology of VO_2 max: looking under the physiology lamp. Acta Physiol (Oxf) 2017 ; 220(2) : 218-28 [13]. Illustration redessinée par Carole Fumat.

S'il paraît intuitif que les mécanismes et les bénéfices attendus soient similaires à ceux observés chez les sportifs, l'entraînement au cours de la préhabilitation est moins long et moins intense. La modification de chacun des déterminants de la VO_2 ne se fait donc pas dans les mêmes proportions.

Débit cardiaque

L'hypertrophie myocardique à l'effort concerne principalement les sujets sportifs. Cet effet est incertain au cours de la préhabilitation. D'ailleurs, lorsque l'on pratique une réduction volémique chez un patient après préhabilitation de 6 semaines, l'objectif étant de s'affranchir du gain de précharge/volémie secondaire à la préhabilitation, le gain de débit cardiaque observé est annulé [16]. Par déduction, **le gain de débit cardiaque après préhabilitation est donc probablement lié à l'augmentation de la volémie** et non à une augmentation de l'inotropisme.

CaO_2

La saturation artérielle mesurée au repos semble peu impactée par la préhabilitation. C'est ce que révèle une étude incluant des patients BPCO bénéficiant d'un programme de préhabilitation de 7 semaines [17]. En revanche, après quelques semaines de préhabilitation, on note une stimulation de l'érythropoïèse (réponse compensatrice à l'augmentation de la volémie).

La préhabilitation améliore-t-elle des paramètres non mesurables ?

C'est ce que Lundby et al. décrivent comme un *streetlight effect* [13] lorsque l'on s'intéresse aux modifications induites par l'exercice physique. Ce dernier correspond à un biais d'approche centrée sur les paramètres directement accessibles et excluant ceux dont l'évaluation est plus difficile.

Parmi les paramètres difficilement mesurables en routine en médecine du sport, on trouve par exemple des modifications qualitatives et quantitatives des mitochondries au sein d'un muscle entraîné. Ces modifications incluent notamment une accélération du cycle de renouvellement mitochondrial (biogenèse-mitophagie) [18, 19] et une majoration de l'activité enzymatique mitochondriale. On notera qu'il n'y a pas d'étude similaire centrée sur les organes comme le cœur, le rein ou le cerveau.

La pratique sportive s'accompagne également d'une réduction de la pression artérielle au repos déplaçant le plateau d'autorégulation de perfusion d'organe vers la gauche [20]. Ce phénomène pourrait donc s'accompagner d'une amélioration de la tolérance à l'hypotension. De même, chaque entraînement, à l'origine d'un stress inflammatoire et hypoxique [11] pourrait constituer un « préconditionnement » à l'hypoxie et ainsi jouer un rôle protecteur, notamment rénal, en périopératoire de chirurgie majeure [21]. Pour ces 2 derniers phénomènes, le lien causal avec la préhabilitation cardiorespiratoire n'est pas formellement établi. Cependant, une étude randomisée de faible effectif (N = 97) retrouvait une réduction des dysfonctions cognitives postopératoires chez les patients préhabilités avant chirurgie majeure [22].

D'autres hypothèses pourraient expliquer les effets bénéfiques de la préhabilitation sur le devenir postopératoire :

- après un entraînement de 10 jours, à raison de 40 minutes par jour, la fonction endothéliale des patients est modifiée, avec :
  - une augmentation de la biodisponibilité du NO et une réduction de sa dégradation,
  - une réduction de l'activité de l'endothéline-1 [23, 24]. Ces modifications favoriseront la vasodilatation capillaire ;
- la pratique sportive permet l'augmentation de la sensibilité à l'insuline [25] favorisant l'euglycémie, facteur pronostique postopératoire ;
- des modifications immunitaires complexes en lien avec une modification des afférences sympathiques et parasympathiques, très partiellement décrites, concernant aussi bien l'immunité innée qu'adaptative, permettraient notamment de limiter le « syndrome de réponse inflammatoire systémique » en postopératoire de chirurgie majeure [26].

Impact de la préhabilitation cardiorespiratoire

Il existe une discordance entre l'amélioration fonctionnelle significative généralement constatée en préopératoire grâce à la préparation physique [27–29], et l'absence globale d'amélioration du devenir postopératoire (durée d'hospitalisation, complications postopératoires), que les paramètres fonctionnels postopératoires soient améliorés ou non [30–33]. D'ailleurs, Arthur et al. rapportaient une diminution de la durée de séjour en réanimation et d'hospitalisation après 10 semaines de préhabilitation, et ce malgré l'absence de gain de VO_2 max chez les participants [34]. Par ailleurs, dans cette étude, la qualité de vie à 6 mois, mesurée par le score SF-36, était supérieure dans le groupe entraîné.

En conclusion

La préhabilitation cardiorespiratoire est une thématique pour laquelle le niveau de preuve scientifique reste limité en raison d'une grande hétérogénéité des programmes et des patients avant préhabilitation (état général, comorbidités), du faible nombre d'études randomisées, des effectifs réduits, mais également des inconnues sur les paramètres réellement pertinents pour évaluer ou prédire la tolérance à « l'effort » que constituent une chirurgie majeure et sa phase postopératoire.

Les mécanismes menant à l'augmentation de la VO_2 max à l'entraînement sont complexes et incomplètement élucidés. Les bénéfices potentiels de la préhabilitation (densification capillaire musculaire, augmentation des capacités de phosphorylation oxydative des cellules musculaires, augmentation modérée du transport artériel en oxygène) pendant la phase d'anesthésie sont intuitifs mais très hypothétiques. La VO_2 max n'est qu'un critère de jugement intermédiaire et ne suffit donc pas à valider ou rejeter un programme de préhabilitation. En l'absence d'intérêt direct peropératoire, les modifications musculaires liées à la préhabilitation, pourraient permettre au patient de partir d'un capital musculaire plus élevé, réduisant le risque de sarcopénie et accélérant l'autonomisation postopératoire. On notera également que l'ensemble des mesures prises à côté de l'entraînement (prise en charge psychologique, correction de l'anémie, arrêt du tabac, règles hygiénodiététiques) pourraient avoir des effets synergiques qu'il est difficile de mesurer.

Le concept de préhabilitation préopératoire pour les chirurgies majeures semble donc prometteur. Des études de haut niveau de preuve avec des protocoles précis et reproductibles sont donc nécessaires dans ce domaine, afin d'étayer la pertinence de ces programmes et d'y allouer les ressources nécessaires le cas échéant.

Références

[1] Older R, Smith R, Courtney B, Hone R. Preoperative Evaluation of Cardiac Failure and Ischemia in Elderly Patients by Cardiopulmonary Exercise Testing. Chest 1993;104(3):701–4.

[2] Older P, Hall A, Hader R. Cardiopulmonary Exercise Testing as a Screening Test for Perioperative Management of Major Surgery in the Elderly. Chest 1999;116(2):355–62.

[3] Hennis PJ, Meale PM, Grocott MPW. Cardiopulmonary exercise testing for the evaluation of perioperative risk in non-cardiopulmonary surgery. Postgrad Med J 2011;87(1030):550–7.

[4] Enright PL, Sherrill DL. Reference equations for the six-minute walk in healthy adults. Am J Respir Crit Care Med 1998;158(5 Pt 1):1384–7.

[5] ATS Statement [Internet]. Guidelines for the Six-Minute Walk Test [cité 26 janv 2023]. Disponible sur : https://www.atsjournals.org/doi/epdf/10.1164/ajrccm.166.1.at1102?role=tab.

[6] Larry Kenney W, Wilmore JH, Costill DL. Physiology of Sport and Exercise. 8th edition. Human Kinetics; 2021.

[7] Wilmore JH, Stanforth PR, Gagnon J, Rice T, Mandel S, Leon AS, et al. Cardiac output and stroke volume changes with endurance training: the HERITAGE Family Study. Med Sci Sports Exerc 2001; 33(1) : 99-106. doi: https://doi.org/10.1097/00005768-200101000-00016. PMID: 11194119.

[8] Spence AL, Naylor LH, Carter HH, Buck CL, Dembo L, Murray CP, et al. A prospective randomised longitudinal MRI study of left ventricular adaptation to endurance and resistance exercise training in humans. J Physiol 2011; 589(Pt 22) : 5443-52. doi: https://doi.org/10.1113/jphysiol.2011.217125. Epub 2011 Oct 3. PMID: 21969450; PMCID: PMC3240883.

[9] Fagard RH. Athlete's heart: a meta-analysis of the echocardiographic experience. Int J Sports Med 1996; 17 Suppl 3 : S140-4. doi: https://doi.org/10.1055/s-2007-972915. PMID: 9119534.

[10] Nystoriak MA, Bhatnagar A. Cardiovascular Effects and Benefits of Exercise. Front Cardiovasc Med 2018;5:135. https://doi.org/10.3389/fcvm.2018.00135. PMID: 30324108; PMCID: PMC6172294.

[11] Prefaut C, Durand F, Mucci P, Caillaud C. Exercise-induced arterial hypoxaemia in athletes: a review. Sports Med 2000; 30(1) : 47-61. doi: https://doi.org/10.2165/00007256-200030010-00005. PMID: 10907757.

[12] Zouhal H, Rhibi F, Salhi A, Jayavel A, Hackney AC, Saeidi A, et al. The Effects of Exercise Training on Plasma Volume Variations: A Systematic Review. Int J Sports Med 2023; 44(6) : 406-19. doi: https://doi.org/10.1055/a-1667-6624. Epub ahead of print. PMID: 34638157.

[13] Lundby C, Montero D, Joyner M. Biology of VO2 max: looking under the physiology lamp. Acta Physiol (Oxf) 2017; 220(2) : 218-28. doi: https://doi.org/10.1111/apha.12827. Epub 2016 Nov 25. PMID: 27888580.

[14] Montero D, Cathomen A, Jacobs RA, Flück D, de Leur J, Keiser S, et al. Haematological rather than skeletal muscle adaptations contribute to the increase in peak oxygen uptake induced by moderate endurance training. J Physiol 2015; 593(20) : 4677-88. doi: https://doi.org/10.1113/JP270250. Epub 2015 Sep 14. Erratum in: J Physiol 2018; 596(7) : 1311. PMID: 26282186; PMCID: PMC4606528.

[15] Kim DJ, Mayo NE, Carli F, Montgomery DL, Zavorsky GS. Responsive measures to prehabilitation in patients undergoing bowel resection surgery. Tohoku J Exp Med 2009; 217(2) : 109-15. doi: https://doi.org/10.1620/tjem.217.109. PMID: 19212103.

[16] Bonne TC, Doucende G, Flück D, Jacobs RA, Nordsborg NB, Robach P, et al. Phlebotomy eliminates the maximal cardiac output response to

six weeks of exercise training. Am J Physiol Regul Integr Comp Physiol 2014; 306(10) : R752-60. doi: https://doi.org/10.1152/ajpregu.00028.2014. Epub 2014 Mar 12. PMID: 24622974.

[17] Emtner M, Porszasz J, Burns M, Somfay A, Casaburi R. Benefits of supplemental oxygen in exercise training in nonhypoxemic chronic obstructive pulmonary disease patients. Am J Respir Crit Care Med 2003; 168(9) : 1034-42. doi: https://doi.org/10.1164/rccm.200212-1525OC. Epub 2003 Jul 17. PMID: 12869359.

[18] Yan Z, Lira VA, Greene NP. Exercise training-induced regulation of mitochondrial quality. Exerc Sport Sci Rev 2012;40(3):159–64. https://doi.org/10.1097/JES.0b013e3182575599. PMID: 22732425; PMCID: PMC3384482.

[19] Costill DL, Fink WJ, Getchell LH, Ivy JL, Witzmann FA. Lipid metabolism in skeletal muscle of endurance-trained males and females. J Appl Physiol Respir Environ Exerc Physiol 1979; 47(4) : 787-91. doi: https://doi.org/10.1152/jappl.1979.47.4.787. PMID: 511686.

[20] Eckel RH, et al. American College of Cardiology/American Heart Association Task Force on Practice Guidelines. 2013 AHA/ACC guideline on lifestyle management to reduce cardiovascular risk: a report of the American College of Cardiology/American Heart Association Task Force on Practice Guidelines. Circulation 2014; 129(25 Suppl 2) : S76-99. doi: https://doi.org/10.1161/01.cir.0000437740.48606.d1. Epub 2013 Nov 12. Erratum in: Circulation 2014; 129(25 Suppl 2) : S100-1. Erratum in: Circulation 2015; 131(4) : e326. PMID: 24222015.

[21] Zarbock A, Kellum JA. Remote Ischemic Preconditioning and Protection of the Kidney--A Novel Therapeutic Option. Crit Care Med 2016;44(3):607–16. https://doi.org/10.1097/CCM.0000000000001381. PMID: 26496454; PMCID: PMC5447284.

[22] Trubnikova OA, Tarasova IV, Moskin EG, Kupriyanova DS, Argunova YA, Pomeshkina SA, et al. Beneficial Effects of a Short Course of Physical Prehabilitation on Neurophysiological Functioning and Neurovascular Biomarkers in Patients Undergoing Coronary Artery Bypass Grafting. Front Aging Neurosci 2021;13, 699259. https://doi.org/10.3389/fnagi.2021.699259. PMID: 34955803; PMCID: PMC8704127.

[23] Walther C, Gielen S, Hambrecht R. The effect of exercise training on endothelial function in cardiovascular disease in humans. Exerc Sport Sci Rev 2004; 32(4) : 129-34. doi: https://doi.org/10.1097/00003677-200410000-00002. PMID: 15604930.

[24] Argunova Y, Belik E, Gruzdeva O, Ivanov S, Pomeshkina S, Barbarash O. Effects of Physical Prehabilitation on the Dynamics of the Markers of Endothelial Function in Patients Undergoing Elective Coronary Bypass Surgery. J Pers Med 2022;12(3):471. https://doi.org/10.3390/jpm12030471. PMID: 35330470; PMCID: PMC8949238.

[25] Gill JM. Physical activity, cardiorespiratory fitness and insulin resistance: a short update. Curr Opin Lipidol 2007; 18(1) : 47-52. doi: https://doi.org/10.1097/MOL.0b013e328012b8bd. PMID: 17218832.

[26] Gleeson M, Bishop NC, Stensel DJ, Lindley MR, Mastana SS, Nimmo MA. The anti-inflammatory effects of exercise: mechanisms and implications for the prevention and treatment of disease. Nat Rev Immunol 2011; 11(9) : 607-15. doi: https://doi.org/10.1038/nri3041. PMID: 21818123.

[27] Dronkers JJ, Lamberts H, Reutelingsperger IMMD, Naber RH, Dronkers-Landman CM, Veldman A, et al. Preoperative therapeutic programme for elderly patients scheduled for elective abdominal oncological surgery: a randomized controlled pilot study. Clin Rehabil 2010;24(7):614–22.

[28] Hoogeboom TJ, Dronkers JJ, van den Ende CHM, Oosting E, van Meeteren NLU. Preoperative therapeutic exercise in frail elderly scheduled for total hip replacement: a randomized pilot trial. Clin Rehabil 2010;24(10):901–10.

[29] Oosting E, Jans MP, Dronkers JJ, Naber RH, Dronkers-Landman CM, Appelman-de Vries SM, et al. Preoperative home-based physical therapy versus usual care to improve functional health of frail older adults scheduled for elective total hip arthroplasty: a pilot randomized controlled trial. Arch Phys Med Rehabil 2012;93(4):610–6.

[30] Gillis C, Li C, Lee L, Awasthi R, Augustin B, Gamsa A, et al. Prehabilitation versus Rehabilitation: A Randomized Control Trial in Patients Undergoing Colorectal Resection for Cancer. Anesthesiology 2014;121(5):937–47.

[31] Lawson C, Ekmekjian T, Carli F, Scheede-Bergdahl C, Chevalier S. Effects of preoperative nutrition and multimodal prehabilitation on functional capacity and postoperative complications in surgical lung cancer patients: a systematic review. Support Care Cancer 2021;29(10):5597–610.

[32] Liu Z, Qiu T, Pei L, Zhang Y, Xu L, Cui Y, et al. Two-Week Multimodal Prehabilitation Program Improves Perioperative Functional Capability in Patients Undergoing Thoracoscopic Lobectomy for Lung Cancer: A Randomized Controlled Trial. Anesth Analg 2020;131(3):840–9.

[33] Minnella EM, Awasthi R, Loiselle SE, Agnihotram RV, Ferri LE, Carli F. Effect of Exercise and Nutrition Prehabilitation on Functional Capacity in Esophagogastric Cancer Surgery. JAMA Surg 2018;153(12):1081–9.

[34] Arthur HM, Daniels C, McKelvie R, Hirsh J, Rush B. Effect of a preoperative intervention on

preoperative and postoperative outcomes in low-risk patients awaiting elective coronary artery bypass graft surgery. A randomized, controlled trial. Ann Intern Med 2000; 133(4) : 253-62. doi: https://doi.org/10.7326/0003-4819-133-4-200008150-00007. PMID: 10929164.

Chapitre 27

Place de la préhabilitation cognitive

A. Cambriel, E. Pardo, N. Kapandji, F. Verdonk

Points clés

- Le delirium et le déclin neurocognitif postopératoires sont associés à un pronostic défavorable sur le long terme et concernent jusqu'à 50 % des patients de plus de 60 ans.
- Il n'existe pas de traitement curatif des dysfonctions neurocognitives postopératoires.
- Seule une approche préventive semble améliorer le pronostic des patients. Il est donc crucial de réaliser une évaluation standardisée des différents facteurs de risque.
- Une préhabilitation cognitive doit être proposée aux patients les plus à risque.

Introduction

Dysfonctions neurocognitives postopératoires

Le delirium et le déclin neurocognitif postopératoire (POND) sont les complications les plus fréquentes après une chirurgie majeure, avec une prévalence pouvant atteindre 50 % [1, 2]. Celle-ci est particulièrement élevée chez les patients les plus âgés (>60 ans) qui représentent à ce jour un tiers des opérés [3]. Delirium et POND sont associés à une augmentation de la morbi-mortalité, des durées de séjour hospitalier prolongées, une augmentation du taux d'institutionnalisation, ainsi qu'à un recours plus important aux aides sociales et financières [4, 5]. Plus de 10 % des patients atteints de POND ne retrouveront pas leur état cognitif de base un an après la chirurgie [5]. Si de nombreuses études précliniques pointent le rôle de la réponse immunitaire systémique induite par le traumatisme chirurgical et du processus neuro-inflammatoire impliquant les cellules microgliales dans la survenue de ces pathologies neurocognitives, la physiopathologie exacte reste encore à préciser [6]. De nombreuses pistes thérapeutiques ont été explorées sans qu'aucun traitement pharmacologique préventif ou curatif n'ait fait ses preuves à l'heure actuelle [7, 8]. Les principales pistes préventives développées actuellement se résument à des approches non pharmacologiques que nous développerons ci-après.

Échec de la prévention pharmacologique

Dans une méta-analyse récente incluant 86 essais randomisés (26992 patients) et utilisant une approche bayésienne [9], les auteurs ont étudié l'effet de différentes interventions pharmacologiques visant à prévenir le delirium postopératoire. Les seules molécules dont l'utilisation était associée à une réduction significative de l'incidence du delirium postopératoire étaient la dexmédétomidine, l'halopéridol et les antipsychotiques atypiques avec des odds ratios respectivement à 0,51 (IC 95 % [0,40–0,66]), 0,59 (IC 95 % [0,37–0,95]), et 0,27 (IC 95 % [0,14–0,51]). Cependant, l'hétérogénéité importante des protocoles et l'effet porté par les petites études rendent l'utilisation de ces conclusions inadaptée à la pratique quotidienne.

Médecine péri-opératoire

Les principales mesures ayant permis la prévention du delirium sont de 3 ordres :

- la réduction de la polymédication qui est un facteur de risque indépendant de delirium chez les patients âgés [10, 11];
- la limitation du jeûne préopératoire en dessous de 6 heures pour les liquides clairs [12];
- l'évaluation gériatrique préopératoire permettant une meilleure identification des facteurs de risque et la mise en place d'une gestion multimodale chez les patients à haut risque [13].

Concernant la prévention du POND, probablement du fait de la difficulté diagnostique nécessitant la réalisation de tests cognitifs pré- et postopératoires, aucune intervention pharmacologique n'a démontré son utilité. Les seules études sur le sujet concernent la prise en charge de la douleur et la réduction de la consommation d'opioïdes postopératoires [2, 14]. Dans ce contexte, les mesures préventives non pharmacologiques dans une approche multidisciplinaire sont des pistes prometteuses [15, 16].

Place de la préhabilitation cognitive

Dans le contexte péri-opératoire, une emphase particulière est portée sur l'amélioration des fonctions physiologiques préopératoires des patients afin d'améliorer leur résilience au stress, et ainsi, de promouvoir une meilleure récupération chirurgicale [17]. Les programmes de préhabilitation actuels comprennent classiquement une optimisation de la prise en charge des comorbidités préexistantes, de l'exercice physique, ainsi qu'une prise en charge nutritionnelle et comportementale [8]. Si les facteurs de risque de POND et de delirium sont encore mal connus, il semblerait qu'une altération des fonctions cognitives préexistante soit corrélée à la survenue de ces pathologies [18], et que le maintien d'activités faisant appel aux fonctions supérieures (lecture, utilisation d'un ordinateur ou encore le chant) diminuerait l'incidence du delirium [19]. Un intérêt croissant est donc porté à la préhabilitation cognitive (tableau 27.1).

Tableau 27.1. Résumé des modalités de préhabilitation cognitive dans le contexte péri-opératoire.

Prévention systématique peropératoire des dysfonctions neurocognitives	– Réduction de la polymédication – Limitation du jeûne préopératoire (liquides < 6 h) – Évaluation gériatrique préopératoire – Place de l'intervention pharmacologique à déterminer (dexmédétomidine, halopéridol et antipsychotiques atypiques ?)
Quelle intervention spécifique ?	– Lecture, écriture, activités de mémoire (utilisation de jeux vidéo adaptatifs, par exemple Lumosity) – Et/ou activités musicales, chant – Et/ou augmentation des interactions sociales, jeux de sociétés – Association avec une préhabilitation physique
Quelle durée ?	– De 1 à 5 semaines – De 2 (60–75 min) à 7 (20–30 min) séances par semaine – Pour un total idéal > 5–10 heures préopératoires (jeux vidéo adaptatifs)
Quels patients cibler ?	– Âge > 60 ans – Niveau scolaire bas, mauvais état nutritionnel – Comorbidités (hypertension, maladies neurovasculaires et diabète) – Dépression – Chirurgie lourde

Sources : d'après Park SK, Lim T, Cho H, Yoon HK, Lee HJ, Lee JH, et al. Comparative effectiveness of pharmacological interventions to prevent postoperative delirium: a network meta-analysis. Sci Rep 2021 ; 11(1) : 119 [9] et Kotekar N, Shenkar A, Nagaraj R. Postoperative cognitive dysfunction – current preventive strategies. Clin Interv Aging 2018 ; 13 : 2267-73 [13].

Quelles modalités pour une préhabilitation cognitive ?

Types de préhabilitation cognitive

La préhabilitation cognitive désigne des programmes incluant l'entraînement à des tâches cognitives spécifiques ayant pour but d'améliorer les performances dans au moins un domaine cognitif tel que la mémoire, l'attention ou les fonctions exécutives [17]. Les modalités les plus fréquentes d'entraînement cognitif sont les jeux vidéo adaptatifs, la lecture, l'entraînement à l'écriture, des activités de mémoire (mots ou objets) [17, 18] plus de 30 minutes par jour. L'avantage des jeux vidéo adaptatifs réside dans leur caractère ludique, la possibilité de monitorer la compliance et l'adaptation possible à tous les niveaux cognitifs. Leur limite réside dans la nécessité d'utilisation de tablette/smartphone/ordinateur, qui peut ne pas être intuitive chez les patients les plus âgés. Cette limite devrait néanmoins décroître dans les prochaines années. Ces méthodes ont démontré leur efficacité dans le maintien d'une indépendance pour la réalisation des activités quotidiennes, la réduction du risque de démence, l'amélioration des capacités attentionnelles, de la rapidité de traitement de l'information, et de la mémoire de travail [18].

Quelle durée pour la préhabilitation cognitive

Historiquement, les essais en neurologie évaluant l'efficacité de l'entraînement sur les capacités cognitives et la réduction du risque de démence à long terme montraient qu'un entraînement sur 5 semaines au rythme de 2 sessions de 60 à 75 minutes était efficace pour améliorer les capacités cognitives et diminuer le risque de démence avec un effet rémanent supérieur à 2 ans [20, 21]. Il semblerait que les jeux vidéo adaptatifs conduisent également à une amélioration des fonctions cognitives prolongée dès 10 heures d'utilisation. Un essai récent de préhabilitation cognitive (le *Neurobics Trial* [18]) utilisant ce type de jeux a montré une efficacité dans la prévention du delirium chez les patients ayant joué au moins 5 heures dans la période préopératoire [18]. Une méta-analyse récente retrouve également un effet positif de la préhabilitation cognitive en prévention du POND [17]. Les études inclues dans cette méta-analyse avaient des durées de préhabilitation variant entre 1 et 4 semaines préopératoires à raison de 20 à 30 minutes par jour. Il est néanmoins important de noter que l'adhésion des patients est évaluée à 10 % pour les programmes les plus longs [17]. Une forme de supervision, hospitalière ou par un proche, particulièrement pour les patients ayant des troubles cognitifs préexistants pourrait permettre une amélioration de l'observance. Si l'utilisation de jeux vidéo a été particulièrement évaluée, il faut rappeler que la participation active à des activités musicales, la lecture, l'augmentation des interactions sociales, les jeux de société permettent également d'entraîner les fonctions cognitives et peuvent être plus acceptables pour certains patients [18, 21].

Quels patients inclure dans des programmes de préhabilitation cognitive

Il n'existe à ce jour aucune recommandation concernant la préhabilitation cognitive dans la prise en charge péri-opératoire des patients. Compte tenu des difficultés de mise en place et du caractère chronophage d'un tel programme à la fois pour le patient et le système de soins, il semble nécessaire de concentrer nos efforts sur les patients les plus à risque. À ce jour, il n'existe pas d'outil de dépistage simple et fiable utilisable en consultation d'anesthésie. En attendant la mise au point d'outils plus performants ou de biomarqueurs prédictifs, il semble légitime d'effectuer un dépistage systématique des facteurs de risque démontrés : âge > 60 ans, niveau scolaire inférieur au baccalauréat, état nutritionnel, comorbidités (hypertension, maladies neurovasculaires et diabète notamment) [8]. La dépression est également associée à un risque plus élevé de dysfonction cognitive postopératoire. Compte tenu du rôle majeur de l'inflammation systémique en réponse au stress chirurgical dans la survenue de dysfonctions cognitives, le type de chirurgie est également à prendre en compte dans l'évaluation du patient. En cas d'altération d'une ou plusieurs de ces fonctions, il est probablement judicieux d'intégrer le patient dans un programme d'évaluation gériatrique approfondie et de proposer une préhabilitation cognitive. De manière très pragmatique, et sur le modèle du *Neurobiocs Trial*, un accès à une application telle que Lumosity (Lumos Labs, San Francisco, CA, États-Unis), permettant d'exercer les 5 catégories principales de la cognition (mémoire, vitesse, attention, flexibilité et résolution de problèmes) pourrait être utile, à hauteur d'une heure par jour pour un minimum de 5 heures préopératoires. Quels que soient les facteurs de risque des patients, encourager la lecture, la poursuite des activités quotidiennes, et favoriser les interactions sociales (même par les personnels soignants en préopératoire) peut être efficace et ne présente pas d'effet indésirable. La prévention des dysfonctions cognitives postopératoires passe également par une plus grande attention portée à ce sujet et un dépistage plus systématique de la part des soignants.

Commentaire sur l'interaction « statut physique » et « statut cognitif »

De multiples études (épidémiologiques, cas-témoins, rétrospectives ou interventionnelles) en neurologie mettent en évidence l'importance de l'activité physique dans la prévention du déclin cognitif, en particulier chez les personnes âgées via la réduction du risque de maladies neurodégénératives, et de démence vasculaire, indépendamment de la quantité d'activité ou de la condition physique [22, 23]. Cependant, la meilleure combinaison de fréquence, d'intensité, de durée et de type d'exercice pour un effet optimal reste à déterminer. Aucune de ces études n'a porté sur le péri-opératoire. Néanmoins, au regard de celles-ci, il est probable que la préhabilitation physique serait également pertinente dans le cadre de la préhabilitation cognitive.

Conclusion

La préhabilitation cognitive est une approche prometteuse dans la prévention des dysfonctions cognitives postopératoires aiguës (*delirium*) ou chroniques (POND). Les modalités ainsi que la durée de préhabilitation optimales afin de permettre une adhésion du patient et une efficacité maximale restent à déterminer. Être capable de cibler spécifiquement les patients les plus à risque reste une nécessité afin de pouvoir généraliser cette approche de façon réaliste. Dans l'attente de tels outils, dépister de façon systématique les facteurs de risque de fragilité cognitive (âge, niveau scolaire, comorbidités, dépression) et encourager la réalisation quotidienne de tâches complexes (lecture, jeux vidéo ou de société, suivi de l'actualité…) sont une première étape dans la prévention des dysfonctions cognitives même en l'absence de programme de préhabilitation standardisé au sein d'une institution.

Références

[1] Rasmussen LS, Larsen K, Houx P, Skovgaard LT, Hanning CD, Moller JT, ISPOCD group. The assessment of postoperative cognitive function. Acta Anaesthesiol Scand 2001;45(3):275–89. https://doi.org/10.1034/j.1399-6576.2001.045003275.x.

[2] Inouye SK, Westendorp RGJ, Saczynski JS. Delirium in elderly people. Lancet Lond Engl 2014;383(9920):911–22. https://doi.org/10.1016/S0140-6736(13)60688-1.

[3] Meara JG, Leather AJM, Hagander L, Alkire BC, Alonso N, Ameh EA, et al. Global Surgery 2030: evidence and solutions for achieving health, welfare, and economic development. Lancet 2015;386(9993):569–624. https://doi.org/10.1016/S0140-6736(15)60160-X.

[4] Steinmetz C, Bjarnason-Wehrens B, Baumgarten H, Walther T, Mengden T, Walther C. Prehabilitation in patients awaiting elective coronary artery bypass graft surgery – effects on functional capacity and quality of life: a randomized controlled trial. Clin Rehabil 2020;34(10):1256–67. https://doi.org/10.1177/0269215520933950.

[5] Boone MD, Sites B, von Recklinghausen FM, Mueller A, Taenzer AH, Shaefi S. Economic Burden of Postoperative Neurocognitive Disorders Among US Medicare Patients. JAMA Netw Open 2020;3(7), e208931. https://doi.org/10.1001/jamanetworkopen.2020.8931.

[6] Alam A, Hana Z, Jin Z, Suen KC, Ma D. Surgery, neuroinflammation and cognitive impairment. eBioMedicine 2018; 37 : 547-56. doi:https://doi.org/10.1016/j.ebiom.2018.10.021.

[7] Glumac S, Kardum G, Sodic L, Supe-Domic D, Karanovic N. Effects of dexamethasone on early cognitive decline after cardiac surgery: A randomised controlled trial. Eur J Anaesthesiol 2017;34(11):776–84. https://doi.org/10.1097/EJA.0000000000000647.

[8] Glasman P. Un circuit péri-opératoire spécifique à l'opéré âgé, centré sur la cognition. Prat En Anesth Réanimation 2020;24(2):112–6. https://doi.org/10.1016/j.pratan.2020.03.002.

[9] Park SK, Lim T, Cho H, Yoon HK, Lee HJ, Lee JH, et al. Comparative effectiveness of pharmacological interventions to prevent postoperative delirium: a network meta-analysis. Sci Rep 2021;11(1):11922. https://doi.org/10.1038/s41598-021-91314-z.

[10] Ahmed S, Leurent B, Sampson EL. Risk factors for incident delirium among older people in acute hospital medical units: a systematic review and meta-analysis. Age Ageing 2014;43(3):326–33. https://doi.org/10.1093/ageing/afu022.

[11] Jeong YM, Lee E, Kim KI, Chung JE, In Park H, Lee BK, Gwak HS. Association of pre-operative medication use with post-operative delirium in surgical oncology patients receiving comprehensive geriatric assessment. BMC Geriatr 2016;16:134. https://doi.org/10.1186/s12877-016-0311-5.

[12] Radtke FM, Franck M, MacGuill M, Seeling M, Lütz A, Westhoff S, et al. Duration of fluid fasting and choice of analgesic are modifiable factors for early postoperative delirium. Eur J Anaesthesiol 2010;27(5):411–6. https://doi.org/10.1097/EJA.0b013e3283335cee.
[13] Kotekar N, Shenkar A, Nagaraj R. Postoperative cognitive dysfunction – current preventive strategies. Clin Interv Aging 2018;13:2267–73. https://doi.org/10.2147/CIA.S133896.
[14] Wang Y, Sands LP, Vaurio L, Mullen EA, Leung JM. The effects of postoperative pain and its management on postoperative cognitive dysfunction. Am J Geriatr Psychiatry 2007;15(1):50–9. https://doi.org/10.1097/01.JGP.0000229792.31009.da.
[15] Berger M, Terrando N, Smith SK, Browndyke JN, Newman MF, Mathew JP. Neurocognitive Function after Cardiac Surgery: From Phenotypes to Mechanisms. Anesthesiology 2018;129(4):829–51. https://doi.org/10.1097/ALN.0000000000002194.
[16] Evered L, Silbert B, Knopman DS, Scott DA, DeKosky ST, Rasmussen LS, et al. Recommendations for the Nomenclature of Cognitive Change Associated with Anaesthesia and Surgery-2018. Anesthesiology 2018;129(5):872–9. https://doi.org/10.1097/ALN.0000000000002334.
[17] Zhao L, Zhu H, Mao W, Zhou X, Xie Y, Li L. Effects of perioperative cognitive function training on postoperative cognitive dysfunction and postoperative delirium: a systematic review and meta-analysis. Front Neurol 2023; 14. Accessed October 5, 2023. https://www.frontiersin.org/articles/10.3389/fneur.2023.1146164.
[18] Humeidan ML, Reyes JPC, Mavarez-Martinez A, Roeth C, Nguyen CM, Sheridan E, et al. Effect of Cognitive Prehabilitation on the Incidence of Postoperative Delirium Among Older Adults Undergoing Major Noncardiac Surgery: The Neurobics Randomized Clinical Trial. JAMA Surg 2021;156(2):148–56. https://doi.org/10.1001/jamasurg.2020.4371.
[19] Tow A, Holtzer R, Wang C, Sharan A, Kim SJ, Gladstein A, et al. Cognitive Reserve and Postoperative Delirium in Older Adults. J Am Geriatr Soc 2016;64(6):1341–6. https://doi.org/10.1111/jgs.14130.
[20] Ball K, Berch DB, Helmers KF, Jobe JB, Leveck MD, Marsiske M, et al. Effects of Cognitive Training Interventions With Older AdultsA Randomized Controlled Trial. JAMA 2002;288(18):2271–81. https://doi.org/10.1001/jama.288.18.2271.
[21] Valenzuela M, Sachdev P. Can cognitive exercise prevent the onset of dementia? Systematic review of randomized clinical trials with longitudinal follow-up. Am J Geriatr Psychiatry 2009;17(3):179–87. https://doi.org/10.1097/JGP.0b013e3181953b57.
[22] Guure CB, Ibrahim NA, Adam MB, Said SM. Impact of Physical Activity on Cognitive Decline, Dementia, and Its Subtypes: Meta-Analysis of Prospective Studies. BioMed Res Int 2017;2017:9016924. https://doi.org/10.1155/2017/9016924.
[23] Niemann C, Godde B, Staudinger UM, Voelcker-Rehage C. Exercise-induced changes in basal ganglia volume and cognition in older adults. Neuroscience 2014;281:147–63. https://doi.org/10.1016/j.neuroscience.2014.09.033.

4

Organisation de l'accueil du patient opéré

Plan de la partie

Chapitre 28

Accueil dédié pour chirurgie ambulatoire

A. Soulier

Points clés

- La chirurgie ambulatoire est une alternative à l'hospitalisation complète dont l'objectif est de permettre le retour du patient à domicile le jour même de son intervention. Elle est définie par une prise en charge d'une durée inférieure ou égale à douze heures ne comprenant pas d'hébergement.
- La nature du séjour détermine le parcours patient optimal.
- Chaque patient entre dans un circuit ultracourt, court ou long selon son intervention et ses comorbidités.

Définition et différents types de structures

Qu'appelle-t-on chirurgie ambulatoire ?

La chirurgie ambulatoire est une alternative à l'hospitalisation complète dont l'objectif est de permettre le retour du patient à domicile le jour même de son intervention. Elle est définie par une prise en charge d'une durée inférieure ou égale à douze heures ne comprenant pas d'hébergement [1-3].

L'organisation d'une prise en charge en chirurgie ambulatoire doit tenir compte de contraintes législatives strictes ou incitatives tout en s'adaptant au quotidien et aux particularités des différents établissements de santé et spécialités chirurgicales.

Certains impératifs sont formels. L'unité de chirurgie ambulatoire (UCA) doit s'organiser autour du parcours du patient, son architecture doit viser à faciliter toutes les étapes de ce parcours, elle doit être la plus proche possible du bloc opératoire pour minimiser les déplacements des patients et des personnels. Dans le bloc opératoire, la séparation des flux des patients ambulatoires et non ambulatoires doit être organisée le mieux possible par la mise en place de circuits différents en fonction des gestes ou des patients sur toute la durée du parcours. L'ensemble des temps morts doit être réduit [4]. C'est donc un concept d'organisation centré sur le patient et jamais sur un service ou une spécialité médicale ou chirurgicale.

Modèles organisationnels

Quatre modèles d'organisation ambulatoire sont décrits qui, chacun ont leurs avantages et leurs inconvénients [4].

Les **structures intégrées** ont un accueil et un séjour ambulatoire dédiés, soit totalement indépendants, soit localisés dans une unité d'hospitalisation classique, et partagent les salles interventionnelles et la salle de surveillance post-interventionnelle d'un bloc commun. Ce modèle est le plus ancien et représente encore une part importante des unités de chirurgie ambulatoire car sa mise en œuvre est rapide et facile au sein d'un établissement existant. Ce mode de fonctionnement a l'avantage d'une plus grande souplesse dans l'évolution de l'activité ambulatoire car il permet de façon quasiment automatique de basculer d'une activité conventionnelle vers une activité ambulatoire et inversement. Il permet une meilleure optimisation des ressources du bloc opératoire et une homogénéisation des prises en charge. L'écueil principal est la lourdeur du fonctionnement d'un service d'hospitalisation conventionnelle ou d'un bloc central (interventions lourdes ou longues, urgences) qui perturbe parfois fortement l'activité ambulatoire. Ce mode de fonctionnement impose une charte stricte et un pouvoir managérial fort et admis, en particulier pour procéder aux inévitables et très nombreux arbitrages nécessaires tant lors de la programmation que quotidiennement [5].

Les **structures autonomes** ont des locaux d'accueil et de séjour ambulatoire dédiés et des salles interventionnelles réservées situées au sein d'un bloc conventionnel. Ce modèle s'adapte mieux que le précédent aux impératifs de l'ambulatoire tant en ce qui concerne la gestion des patients que celle des différents intervenants et est plus ouvert à l'augmentation inévitable des flux ambulatoires.

Les **structures satellites** comprennent l'ensemble des moyens matériels et humains (accueil, séjour, bloc opératoire et personnel) nécessaires à l'ambulatoire, réunis au sein d'une structure dédiée, mais dans l'enceinte de l'établissement de santé. Ce mode de fonctionnement permet une efficience maximale car l'organisation est spécifique au bloc ambulatoire mais génère des surcoûts liés à la nécessité d'équipements et de personnel en double. Ce type de structure contraint est peu évolutif en fonction des variations de l'activité ambulatoire.

Les **structures indépendantes** – « free standing centers » pionniers des années 1980 aux États-Unis – comprennent l'ensemble des moyens matériels et humains nécessaires à l'ambulatoire, réunis au sein d'une structure totalement indépendante architecturalement d'un établissement de santé avec hébergement, et entièrement dédiée à cette activité ce qui permet la totale maîtrise de l'organisation par ces centres. En revanche, un centre indépendant est très vulnérable face aux éventuels accidents car il évolue sans la protection d'un centre hospitalier et d'un bloc opératoire conventionnel (par exemple un dysfonctionnement sévère impactant la disponibilité d'une des zones d'accueil ou d'intervention impose des déprogrammations de dernière minute).

Approche organisationnelle centrée sur le patient

La réglementation française n'impose pas un modèle organisationnel particulier. Les recommandations HAS 2013 [2] complétées en particulier par la note d'information de la DGOS 2016 [4] précisent que les structures de chirurgie ambulatoire doivent faire l'objet d'une organisation spécifique et disposer en propre de locaux, de matériels et de personnel affectés à la seule UCA pendant toute la durée de la prise en charge.

Plusieurs impératifs devront être pris en compte. Dès les consultations de chirurgie et d'anesthésie, l'appréciation du patient permet de définir un mode de prise en charge, en particulier ambulatoire, et entraîne l'organisation du séjour. L'évolution actuelle et future des modes de prise en charge péri-opératoire et la nécessité d'un passage fluide d'un mode à l'autre (ambulatoire, hospitalisation en mode RAAC ou conventionnelle), l'évolution des critères d'éligibilité à l'ambulatoire vers des actes plus lourds ou des patients plus morbides imposent de mettre en place des circuits différents au sein d'une même unité et une grande souplesse de l'organisation quelle qu'elle soit.

Le choix du parcours le plus adapté va reposer principalement sur la nature de la chirurgie et sur la morbidité du patient. Dans une prise en charge ambulatoire, il est nécessaire de différencier l'ambulatoire ultracourt type ophtalmologie ou endoscopie avec un afflux important de patients dans un temps limité, de l'ambulatoire court, arthroscopie du genou du patient ASA 1 ou 2 dit « standard », et de l'ambulatoire long, colectomie, PTH ou PTG, où le temps de séjour est maximal proche des 12 heures. Les contraintes sont très différentes et l'organisation de lieux spécifiques d'accueil pré-, per- et postopératoire devra tenir compte de ces éléments. La RAAC avec des objectifs similaires à ceux de la chirurgie ambulatoire, une hospitalisation optimisée, est depuis quelques années le challenge de la chirurgie mais là encore l'évaluation préopératoire est le gage de la réussite. La RAAC comporte un aspect organisationnel qui la rapproche de la prise en charge ambulatoire : anticipation, préparation, allégement des prises en charge, accueil à J0.

Il faut aussi tenir compte de la nécessité d'intégrer les urgences chirurgicales dans un circuit ambulatoire et au mieux dans les structures rodées à l'ambulatoire. La survenue d'urgences chirurgicales est un facteur de désorganisation par son côté inévitablement aléatoire lié au nombre et à la nature des patients et la conception des unités tant sur le plan architectural qu'en ce qui concerne la coordination devra en tenir compte.

Il faut aussi intégrer dans la réflexion sur le mode d'accueil l'arrivée des patients non ambulatoires à l'hôpital le jour même de l'intervention (J0) qui tend à devenir la règle.

La notion de parcours de soins dédié ou non donc doit devenir plus souple pour permettre une adaptation régulière [6].

La chirurgie, pour des questions d'efficience, limitation du brancardage, patient debout, principe de la marche en avant, doit se dérouler dans un bloc opératoire situé à proximité de la zone de séjour ambulatoire. La phase de réveil peut se dérouler soit dans une salle de surveillance post-interventionnelle (SSPI) dédiée soit dans une SSPI polyvalente mais, dans ce dernier cas, un espace réservé doit avoir été aménagé, isolé des patients dits lourds, calme, avec des fauteuils permettant la position assise, un lieu de déambulation et éventuellement la préparation de collations.

La validation de la sortie avec remise des papiers de sortie (comptes rendus, ordonnances, rendez-vous postopératoire, arrêt de travail, soins de kinésithérapie) peut avoir lieu en SSPI ou dans l'unité de chirurgie ambulatoire mais doit être faite par un médecin référent, anesthésiste ou chirurgien [7], et la fluidité du parcours sera favorisée par la proximité et le caractère dédié du médecin référent.

La pratique d'une activité de chirurgie ambulatoire, dont la réussite repose sur l'efficience, impose donc une organisation rigoureuse pré-, per- et postopératoire qu'il est difficile de développer en dehors de structures en partie indépendantes. Ces structures doivent permettre la prise en charge d'un patient donné dans un temps optimisé au maximum « strict temps utile et nécessaire », mais aussi avoir une certaine souplesse de fonctionnement permettant une évolution future. La coordination de tous les temps sera faite au mieux par une équipe de coordination devant intégrer personnel médical et paramédical [6].

Quel serait le modèle le plus approprié ?

Il existe certainement 3 phases distinctes de la prise en charge ambulatoire.

La **période préopératoire** dont les impératifs organisationnels et de prise en charge des patients sont stricts pour garantir sécurité, fluidité et efficience.

La **période peropératoire** où les contingences de la prise en charge ambulatoire ne peuvent pas être impactées par les impératifs de la prise en charge d'interventions chirurgicales plus ou moins longues ou de chirurgies urgentes venant bouleverser le programme opératoire.

Et la **phase postopératoire** d'attente du retour de l'aptitude à la rue, plus ou moins longue, qui nécessite fauteuils, lits, zone de collation et de sortie. Un circuit avec un secteur comprenant des lits devra être organisé en relation avec l'unité ambulatoire pour les cas nécessitant une surveillance plus lourde ou prolongée sur les premières heures postopératoires voire sur les 24 heures postopératoires.

La similitude de la prise en charge préopératoire entre ambulatoire, J0 et RAAC plaide en faveur de moyens et de locaux mutualisés pour certaines phases. Les impératifs architecturaux de confort, d'intimité, de contrôle de dossier, de mise en condition pour l'intervention, comme la nécessité d'équipes médicales et paramédicales parfaitement formées à ces modes de prise en charge et de moyens techniques permettant le contrôle des dossiers sont les mêmes. Les contacts préopératoires par appel téléphonique ou par SMS 48 h et 24 h avant l'intervention s'avèrent indispensables quel que soit le mode d'hospitalisation envisagé car ils sont le garant du respect des horaires, des consignes préopératoires et de la limitation des déprogrammations.

Les équipes de chirurgie ambulatoire maintenant rompues à ces techniques peuvent au mieux faire profiter tous les patients de leur expertise mais cela n'implique pas pour autant la mutualisation des structures d'accueil. La diversification des circuits au sein d'une structure peut se faire selon le type de chirurgie, ambulatoire ultracourt, court ou long par exemple, selon le site, centre ambulatoire autonome ou satellite, ou entre les sites, centre ambulatoire indépendant.

Les recommandations de juin 2021 du Haut Conseil de la santé publique [8] incitent au développement des « free standing centers » (centres indépendants de pratique exclusive de la chirurgie ambulatoire). Comme toutes les unités de chirurgie ambulatoire, ces centres peuvent être mono-, bi- ou pluridisciplinaires et pratiquer tout type de chirurgie, de la cataracte à la pose de prothèses totales de hanche ou de genou ou à la colectomie totale. Ce sont les modèles organisationnels qui sont considérés comme les plus efficients, en termes de qualité, de sécurité, comme de coût global [9]. L'idée, en autonomisant ces centres non tributaires des blocs communs, est de tirer profit de l'expérience récente liée à la pandémie avec son cortège de déprogrammations chirurgicales associées à des pertes de chance parfois très conséquentes pour les patients. Cependant, les contraintes de lieu sont associées à des contraintes de personnel souvent limitatives et à des contraintes de suivi postopératoire. Ces structures de soins sont tenues d'organiser la continuité des soins en dehors de leurs heures d'ouverture, y compris les dimanches et jours fériés. Elles doivent se doter d'un dispositif médicalisé d'orientation immédiate des patients par l'intermédiaire de partenariats avec des sites d'hospitalisation conventionnelle et des sociétés de transport médicalisé en plus bien sûr de moyens de télésuivi des patients à domicile et de contacts avec la médecine de ville. Selon l'outil Visuchir [10] développé par l'assurance maladie et permettant de suivre les pratiques chirurgicales des établissements de santé, seule une trentaine d'établissements en France serait de ce type. Ces centres semblent particulièrement adaptés à l'ambulatoire ultracourt ou court car le taux d'hospitalisation imprévue en postopératoire reste faible.

Concernant l'ambulatoire long et les patients à morbidité élevée, ils trouveront probablement au mieux leur place dans une structure d'accueil mutualisée avec les patients J0 et à proximité des zones d'hospitalisation. Car c'est pour ce type de patients que la frontière entre l'ambulatoire et la RAAC est la plus ténue et que la disponibilité de lits « une nuit » bénéficiera grandement au développement de la chirurgie ambulatoire.

Il faut aussi garder en mémoire qu'en ce qui concerne la période peropératoire, il faut ajuster en continu l'organisation qui doit être évolutive en fonction de l'activité car tout dysfonctionnement peropératoire retentit en amont et en aval. Il est toujours très difficile d'intégrer une activité ambulatoire à une activité d'hospitalisation conventionnelle dans les mêmes salles d'intervention. Les déprogrammations ou simplement les modifications de l'ordre du programme opératoire sont fréquentes générant de la désorganisation dans une activité qui doit toujours rester rigoureusement contrôlée. Actuellement, il semble admis que le meilleur modèle est probablement celui faisant coexister dans un même bloc opératoire des salles strictement dédiées à l'activité ambulatoire et des salles conventionnelles. L'intérêt de ce mode de fonctionnement est de permettre une adaptation dans le temps aux évolutions de l'ambulatoire ou dans la journée aux aléas de prise en charge. Dans cette ligne directrice, le Haut Conseil de la santé publique a proposé cette préconisation : « Sortir du bloc opératoire commun et partagé avec la chirurgie conventionnelle et diversifier les circuits ambulatoires sous toutes leurs formes en les adaptant à l'évolution de l'activité, tout en scellant définitivement la séparation et l'autonomie des flux ambulatoires » [8].

Conclusion

Tous les modes de fonctionnement précédemment décrits sont actuellement en vigueur. Les impératifs des pouvoirs publics de bascule ambulatoire incitent certes à atteindre le taux de 80 % (taux estimé par Visuchir, calculé à partir des pratiques ambulatoires actuelles des 20 % d'établissements les plus performants [10]) mais les intérêts des patients et les capacités des différentes structures à s'organiser restent prépondérants.

Les notions de prise en charge centrée sur le patient et de souplesse d'évolutivité doivent être le fil guide de l'organisation de nouvelles unités.

Références

[1] SFAR. Recommandations formalisées d'experts. Prise en charge anesthésique des patients en hospitalisation ambulatoire. 2009.

[2] HAS-ANAP. Ensemble pour le développement de la chirurgie ambulatoire. Recommandations organisationnelles. Mai 2013.

[3] Beaussier M. Recommandations formalisées d'experts concernant la chirurgie ambulatoire, quels changements de 2009 à 2017. Le Praticien en Anesthésie Réanimation 2017;21:85–9.

[4] Note d'information N° DGOS/PF2/2016/164 du 24 mai 2016 relative aux points critiques récurrents et à la mise en œuvre, pour l'activité de chirurgie ambulatoire, de la politique d'amélioration continue de la qualité et de la sécurité des soins et de gestion des risques en établissement de santé.

[5] Caisse nationale d'assurance maladie. Abécédaire de chirurgie ambulatoire. Janvier 2009.

[6] Devillers P. Directeur associé Apsis Santé, porteur de la dimension «Accompagnement des réorganisations». Journées nationales de chirurgie ambulatoire. 30 janvier 2020.

[7] Décret n° 2022-1766 du 29 décembre 2022 relatif aux conditions techniques de fonctionnement des activités de soins de chirurgie, de chirurgie cardiaque et de neurochirurgie.

[8] Haut Conseil de la santé publique. Virage ambulatoire : pour un développement sécurisé. Juin 2021.

[9] Visuchir, un outil de visualisation de données des établissements chirurgicaux. Disponible sur : https://www.ameli.fr/etablissement/exercice-professionnel/visuchir-outil-datavisualisation-etablissements-chirurgicaux.

[10] Hair B, Hussey P, Wynn B. A comparison of ambulatory perioperative times in hospitals and freestanding centers. Am J Surg 2012;204(1):23–7.

Chapitre 29

Admission J0 et visite préanesthésique

S. Bloc, C. Quemeneur, M. Bucciero, G. Dufour, D. Barouk, F. Le Saché

Points clés

- L'admission J0 est un des principes fondamentaux d'optimisation du parcours patient.
- L'admission J0 est basée sur un concept d'information, d'anticipation et d'organisation centré sur le patient.
- Différentes modalités d'accueil du patient à J0 sont envisageables.
- La visite préanesthésique est envisageable sans limite de temps minimum dans les 24 heures qui précèdent l'acte chirurgical. Elle peut être réalisée dans les instants précédant l'anesthésie.

L'admission des patients en hospitalisation le jour de la chirurgie (admission J0) est un des principes fondamentaux d'optimisation péri-opératoire du parcours patient. Les récentes recommandations de la Société française d'anesthésie et de réanimation (SFAR) la préconisent fortement [1]. Par ailleurs, ce principe s'accorde parfaitement avec le décret de 2018 relatif à la surveillance post-interventionnelle et à la visite préanesthésique (VPA) [2, 3]. La VPA est ainsi envisageable sans limite de temps minimum dans les 24 heures qui précèdent l'acte chirurgical. Fort de ces recommandations et de l'expérience de l'ambulatoire, le principe d'admission J0 devrait s'être généralisé. Néanmoins, l'admission la veille de la chirurgie reste un principe simple et sécurisant, d'autant plus pour des chirurgies ou des patients considérés comme à haut risque.

Nous verrons au cours de ce chapitre les bénéfices de l'admission J0 ainsi que les modalités organisationnelles permettant de lever les freins à sa mise en place et optimiser ainsi le parcours patient.

Admission J0 : une évidence

L'admission J0 est systématiquement effectuée dans les parcours de chirurgie ambulatoire quel que soit le niveau de technicité de l'intervention. Elle est basée sur des principes d'organisation, d'information, d'anticipation médicale et administrative (figure 29.1).

Dans la littérature internationale, de nombreux exemples illustrent la possibilité de la transposition du modèle d'admission J0 en hospitalisation conventionnelle, pour des chirurgies à haut risque : cardiaque, thoracique, vasculaire.

En 1997, Calligaro et al. ont publié une série de 128 patients opérés d'une chirurgie de l'aorte abdominale [4]. Les auteurs se sont intéressés à la faisabilité d'une admission J0 ainsi qu'à la réduction des coûts induits par cette nouvelle pratique. Cette étude a mis en évidence non pas une diminution arithmétique de la durée moyenne de séjour (DMS), d'une nuit, mais un bénéfice global entraînant une diminution significative de 4,8 jours en passant de 11,2 à 6,4 jours ($p < 0{,}0001$), sans modification de la morbi-mortalité. Cette expérience montre que tout travail sur la DMS oblige les équipes à se réunir et à mettre en place des stratégies globales d'efficience des

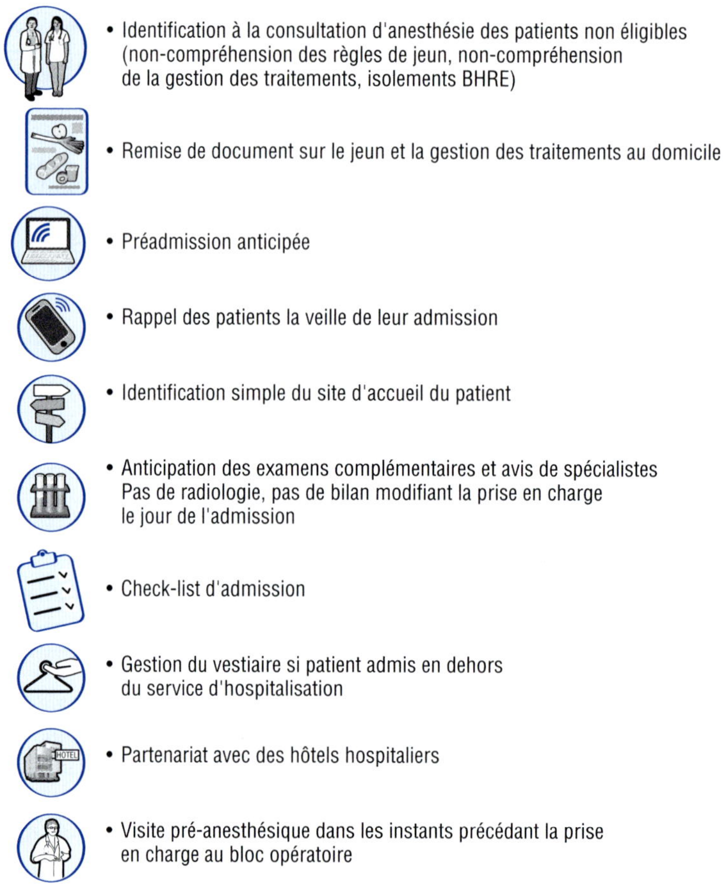

Figure 29.1. **Éléments à prendre en compte pour réussir le J0.**
Source : Mujagic E, Marti WR, Coslovsky M, Soysal SD, Mechera R, von Strauss M, et al. Associations of Hospital Length of Stay with Surgical Site Infections. World J Surg 2018 ; 42(12) : 3888-96 [8]. Illustration redessinée par Carole Fumat.

soins. Dans cette étude, il n'est rapporté aucune difficulté organisationnelle particulière.

En Irlande, Stephens et al. ont rapporté sur une cohorte de patients opérés d'un cancer du rectum dans un centre de référence, une augmentation statistiquement significative de 15,9 à 98,5 % des admissions J0 avec en parallèle une diminution de la durée de séjour de 16 à 12 jours, favorisant une augmentation du nombre de patients pris en charge annuellement [5].

En chirurgie cardiaque, Patel et al. ont mis en évidence aux États-Unis, à partir d'un registre national que l'admission J0 (n = 467) versus l'admission J–1 (n = 371) était associée à une réduction de durée de séjour dans le groupe J0 versus admission J–1 de 5,87 j ± 0,25 versus 7,2 j ± 0,29, p <0,001, sans différence de mortalité intrahospitalière ni de complications postopératoires [6]. L'évaluation médico-économique soulignait un coût de séjour plus faible lors d'une admission J0 ($ 51,126 ± 1 184) versus J–1 ($ 57703 ± 1 508). Ce bénéfice économique était également retrouvé en neurochirurgie, par Pepper et al. Sur un collectif de 87 patients admis à J0 par rapport à 112 patients admis la veille, le bénéfice économique était de 30 000 dollars sans modification du taux d'annulation des interventions [7].

En chirurgie orthopédique, Mujagic et al. ont publié une série sur 234 infections du site opératoire au sein d'une cohorte de 4 596 patients et se sont intéressés au lien entre la durée de séjour préopératoire et le risque de complications infectieuses postopératoires. Les auteurs ne mettaient pas en évidence de différence en fonction de la modalité d'admission (OR admission J–1 : 1,38, IC 95 % [0,99–1,93], p = 0,061) [8].

En chirurgie pédiatrique, Almutairi et al. rapportent la faisabilité de l'admission J0 et la réduction du taux d'occupation des lits [9]. La mise en œuvre de ce principe mettait en évidence des variabilités entre les spécialités chirurgicales en raison de facteurs médicaux, opérationnels et logistiques.

En 2022, les recommandations formalisées d'expert(e)s publiées par la SFAR sur l'optimisation des parcours patients de l'adulte ont retenu l'admission J0 comme un élément bénéfique pour diminuer la durée de séjour, sans modifier la morbi-mortalié [1].

Admission J0 : information et anticipation

Consultations et examens complémentaires

L'admission des patients à J0 repose sur une parfaite structuration des parcours chirurgicaux et anesthésiques. L'anticipation de la réalisation et de la récupération des examens préopératoires est un élément clé de sa mise en œuvre. En effectuant, l'admission d'un patient dans les heures qui précèdent sa chirurgie, il est difficilement concevable d'envisager la réalisation d'un bilan sanguin, d'une radiographie ou d'un avis de consultant sans impacter directement la programmation opératoire. Si des examens sont indiqués, ils doivent être programmés, dès la consultation d'anesthésie ou de chirurgie. Cette anticipation de prescription et de réalisation va de pair avec la mise en œuvre d'un parcours de récupération formalisé (mail, fax, secrétaire dédiée, infirmier(e) de coordination…). La récupération et l'interprétation des examens à l'avance par rapport à la date prévue de la chirurgie offrent ainsi un délai suffisant pour effectuer tout examen complémentaire qui serait nécessaire selon les résultats [10]. Les recommandations formalisées d'experts (RFE) de la SFAR orientent la prescription des examens préinterventionnels, intégrant le type de chirurgie, la gravité des patients (score ASA) et les risques afférents [10]. Bien que ces examens doivent être prescrits de manière sélective, sans caractère automatique, la RFE définit des examens pouvant être essentiels pour certains patients et/ou chirurgies (hémogramme, examens immunohématologies, ECG). La prescription de ces bilans pourrait ainsi être proposée dès la consultation de chirurgie afin que les résultats soient présentés en consultation d'anesthésie. Dans ce contexte, la sélection des examens prescrits devrait se faire de manière coordonnée entre les équipes d'anesthésie et de chirurgie afin de s'accorder aux RFE.

Le développement récent de la téléconsultation s'accorde totalement avec l'admission J0. Elle permet une évaluation médicale préopératoire identique à celle de la consultation en présentiel et ne doit pas conduire à l'hospitalisation la veille de la chirurgie pour la réalisation des explorations préopératoires [11, 12].

Préadmission

L'anticipation des démarches administratives est également importante. Les principes de préadmission permettent ainsi de limiter l'attente des patients et de faciliter les formalités le jour de l'admission J0. Ces démarches peuvent être envisagées de manière présentielle, le plus souvent le jour des consultations de chirurgie ou d'anesthésie. La mise en place d'interfaces informatiques spécifiques et sécurisées facilite également ces démarches.

Appel dans les jours précédant la chirurgie

Selon les principes organisationnels de l'ambulatoire, l'appel dans les jours précédant la chirurgie, communément nommé appel J–1, est impératif [13]. Il permet de dépister les modifications de l'état de santé du patient, de l'informer de son heure d'arrivée, de rappeler les consignes préopératoires, de s'assurer de la validation d'éventuels examens préopératoires. Cet appel permet ainsi d'éviter les dysfonctionnements de prise en charge et de diminuer les risques de report ou d'annulation qui impactent considérablement les programmes opératoires. La mise en œuvre d'une organisation formalisée est indispensable (personnel dédié, unité de coordination, modalité de contact). Concernant les modalités de contacts, ils sont généralement réalisés par téléphone. Néanmoins, les nouvelles technologies offrent un champ intéressant d'amélioration de leur efficience et de leur observance. Plusieurs études ont montré que l'utilisation d'un système de communication par un service de message court « short message service » (SMS) permet de réduire significativement les annulations et d'augmenter le respect des consignes préopératoires [14, 15].

Visite préanesthésique (VPA) adaptée à l'admission J0

Le décret sécurité anesthésique de 1994 avait institué une VPA quelques heures avant l'acte anesthésique. Le Comité vie professionnelle l'avait explicité comme devant avoir lieu au moins 2 heures avant l'intervention. De fait il existait une incompatibilité avec l'admission J0. Le Décret n° 2018-934 du 29 octobre 2018 relatif à la surveillance post-interventionnelle et à la visite préanesthésique, et le rectificatif du 10 novembre 2018 précisent les conditions de réalisation de la VPA [2, 3]. Celle-ci doit se réaliser « dans les 24 heures précédant l'acte nécessitant une anesthésie. Cette visite a notamment pour but de vérifier l'absence d'éléments médicaux nouveaux depuis la consultation préanesthésique ». La VPA peut être réalisée dans les instants précédant l'anesthésie, s'adaptant ainsi à l'ambulatoire et à l'admission J0. Sur un plan organisationnel, il est proposé que le personnel infirmier d'accueil des patients à l'unité ambulatoire ou d'admission J0, utilise une check-list. Au bloc opératoire, le médecin anesthésiste-réanimateur s'assure par discussion avec le patient qu'il n'y a rien de nouveau et le trace dans le dossier médical du patient.

Admission J0 : quel bénéfice ?

Pour les patients

Limiter le temps de présence au sein des services hospitaliers est une demande partagée par de nombreux patients. Concernant l'admission J0, l'éloignement, l'isolement géographique ou social du patient peuvent être des freins. Depuis 2021, les hébergements temporaires non médicalisés (HTNM) ou « hôtels hospitaliers » sont une réponse parfaitement adaptée [16]. Ils réduisent les contraintes liées à une hospitalisation la veille de la chirurgie et permettent de séjourner plus confortablement à proximité du lieu de prise en charge. Ces séjours doivent néanmoins répondre à des critères d'éligibilité afin que la prestation puisse être prise en charge pour les patients. La prestation d'THNM peut être réalisée au sein de l'établissement de santé (locaux distincts des espaces de soins et d'hospitalisation) ou être déléguée à un tiers par voie de convention. Ce tiers peut être un autre établissement de santé ou une personne morale de droit public ou privé. Les expérimentations débutées en 2017 ont démontré l'utilité des hôtels hospitaliers à la fois pour les équipes soignantes qui ont pu se concentrer sur leurs missions de soins et pour les patients qui ont pu bénéficier de conditions de prise en charge moins stressantes et moins fatigantes.

Pour la structure

La bascule de l'hospitalisation la veille de la chirurgie vers l'admission J0 réduit mathématiquement la durée moyenne de séjour. Comme nous l'avons déjà évoqué, la mise en place de ce principe va bien au-delà de la réduction d'une simple nuit et est généralement initiatrice d'une réflexion globale sur les durées de séjour offrant ainsi une réduction de la DMS de plusieurs jours [4–6]. Cette réduction ne modifiant ni les taux de complications postopératoires, ni le taux de réhospitalisation. Les évaluations médico-économiques soulignent également une réduction des coûts de séjour [6, 7]. Afin de faciliter la mise en place et le bon déroulement de l'admission J0, les bénéfices économiques devraient s'accompagner de la création de postes de coordination afin de faciliter les principes d'information et d'anticipation [1].

Dans les structures privées facturant des prestations hôtelières, cette bascule peut initialement laisser craindre une baisse des revenus assurant l'équilibre financier. Ces gains hôteliers devront être confrontés aux coûts salariaux et aux frais d'entretien d'une unité hospitalière.

Pour les anesthésistes

L'admission J0 impacte directement l'activité des médecins anesthésistes dans les services hospitaliers. Elle permet d'éviter les VPA fastidieuses et peu contributives la veille de l'intervention et de concentrer l'activité « hors bloc » sur les principes d'optimisation de la période postopératoire. L'implication initiale des équipes d'anesthésie dans l'élaboration d'un parcours d'évaluation préopératoire spécifique (consultation, examens complémentaires, gestion du capital sanguin...) est un point crucial au bon fonctionnement de l'admission J0.

Le risque d'annulation

Un des freins à la mise en place de l'admission J0 est le risque d'augmentation du taux d'annulation par rapport à une admission la veille où un certain nombre d'actions diagnostiques et thérapeutiques « peuvent encore être réalisées » afin d'évaluer et modifier le risque opératoire. Dans la littérature, le risque d'annulation ne serait pas lié au mode d'admission mais au modèle d'organisation du parcours préopératoire. Les contre-indications médicales ou les insuffisances d'évaluation représentent ainsi de 10 à 80 % des motifs d'annulation [17-23].

Différentes organisations pour l'admission J0

Différentes modalités d'accueil du patient à J0 sont envisageables selon les contraintes architecturales, administratives, organisationnelles.

Accueil au sein d'un site unique

Un lieu d'accueil unique pour tous les patients opérés qu'ils soient ambulatoires ou hospitalisés, représente un avantage important. Ce lieu unique qualifié de site d'accueil chirurgical J0, permet de dédier un espace et du personnel à toutes les démarches d'admission : dossier administratif, contrôle du respect des consignes préopératoires (jeûne, arrêt des médicaments, préparation cutanée de l'opéré) et finalisation de la préparation de l'opéré (mise en tenue de bloc opératoire ± douche). Le site d'accueil doit si possible être à proximité du bloc opératoire afin de faciliter les transferts des patients. Une des limites du site d'accueil chirurgical J0 est qu'il peut nécessiter la réalisition de travaux de restructuration des services afin de créer des conditions d'accueil satisfaisantes et apaisantes. Une autre difficulté, si l'admission se fait à distance de l'unité d'hospitalisation est la gestion des effets personnels des patients, nécessitant un parcours spécifique.

Accueil au sein d'un service ambulatoire

Les services de chirurgie ambulatoire sont des structures parfaitement adaptées pour une admission J0. Certaines difficultés sont tout de même à envisager :

- accompagnement de l'augmentation du nombre d'entrées afin d'éviter la saturation des services ;
- formation du personnel à des pathologies de plus en plus complexes nécessitant des vérifications plus spécifiques ;
- gestion des effets personnels des patients, nécessitant un parcours spécifique.

Accueil au sein d'un service d'hospitalisation

Cette situation qui ne nécessite aucune restructuration impose une organisation forte des unités d'hospitalisation afin d'éviter un télescopage entre l'activité d'accueil et l'activité de soins. Plusieurs options sont ainsi envisageables afin de ne pas impacter le flux entrant des patients : identification des périodes les plus propices à l'accueil, détachement d'un personnel dédié à l'admission J0.

Conclusion

Tout comme la chirurgie ambulatoire, l'admission J0 est basée sur un concept d'anticipation et d'organisation centré sur le patient. Elle fait partie intégrante de l'optimisation des parcours patients et peut être instituée quels que soient le type de chirurgie et le type de patient.

Références

[1] Bloc S, Alfonsi P, Belbachir A, Beaussier M, Bouvet L, Campard S, et al. Guidelines on perioperative optimization protocol for the adult patient 2023. Anaesth Crit Care. Pain Med 2023;42(4), 101264. https://doi.org/10.1016/j.accpm.2023.101264. Epub 2023 Jun 7.

[2] Décret n° 2018-934 du 29 octobre 2018 relatif à la surveillance post-interventionnelle et à la visite pré-anesthésique. Journal Officiel du 31 octobre 2018.

[3] Décret n° 2018-934 du 29 octobre 2018 relatif à la surveillance post-interventionnelle et à la visite pré-anesthésique (rectificatif). Journal Officiel du 10 novembre 2018.

[4] Calligaro KD, Dandura R, Dougherty MJ, DeLaurentis DA, Raviola CA. Same-day admissions and other cost-saving strategies for elective aortoiliac surgery. J Vasc Surg 1997;25(1):141–4. https://doi.org/10.1016/s0741-5214(97)70330-6. 9013917.

[5] Stephens I, Murphy C, Reynolds IS, Sahebally S, Deasy J, Burke JP, McNamara DA. Implementation of day of surgery admission for rectal cancer surgery in Ireland following a national centralisation programme. Ir J Med Sci 2019;188(3):765–9. https://doi.org/10.1007/s11845-018-1904-0. Epub 2018 Oct 6 30291559.

[6] Patel SV, Jhamnani S, Patel P, Sonani R, Savani C, Patel N, et al. Influence of same-day admission on outcomes following transcatheter aortic valve replacement. J Card Surg 2016;31(10):608–16. https://doi.org/10.1111/jocs.12819. Epub 2016 Aug 29 27572827.

[7] Pepper J, Scott T, Roylance A, Beckett R, Albanese E. On day admissions in neurosurgery: a comparative cohort study. Br J Neurosurg 2022;36(1):16–8. https://doi.org/10.1080/02688697.2020.1834504. Epub ahead of print 33063534.

[8] Mujagic E, Marti WR, Coslovsky M, Soysal SD, Mechera R, von Strauss M, et al. Associations of Hospital Length of Stay with Surgical Site Infections. World J Surg 2018;42(12):3888–96. https://doi.org/10.1007/s00268-018-4733-4. 29978247.

[9] Almutairi A, Alkhalaf H, Caswell A, Kolobe LE, Alatassi A, Alzughaibi N, et al. Impact of a same day admission project in reducing the preoperative bed occupancy demand in a pediatric inpatient hospital. Ann Med Surg (Lond) 2022;81:104304. https://doi.org/10.1016/j.amsu.2022.104304. eCollection 2022 Sep.

[10] Molliex S, Pierre S, Bléry C, Marret E, Beloeil H. Routine preinterventional tests. Ann Fr Anesth Reanim 2012;31(9):752–63. https://doi.org/10.1016/j.annfar.2012.06.009.

[11] Le Saché F, Naudin C, Quemeneur C, Bucciero M, Barouk D, Dufour G, et al. Assessment of Teleconsultation for planned orthopaedic surgery. Prat Anesth Reanim 2021;25(5):248–53.

[12] Quemeneur C, Le Saché F, Ayrault C, Griscenco E, Raft J, N'Guyen P, et al. Anesthesia Teleconsultation: Quality, Medicoeconomic Interest, and Patient Satisfaction of Preoperative Assessment-A Prospective Observational Study. Telemed J E Health 2023. https://doi.org/10.1089/tmj.2023.0054. Jul 26.

[13] Sciard D, Beaussier M. Mieux communiquer avec les patients non hospitalisés. Le Praticien en Anesthésie Réanimation 2016;20(2):73–7. https://doi.org/10.1016/j.pratan.2016.02.008.

[14] Belavy D. A mobile telephone-based SMS and internet survey system for self-assessment in Australian anaesthesia: experience of a single practitioner. Anaesth Intensive Care 2014;42(6):771–6.

[15] Deng X, Wang Y, Zhu T, Zhang W, Yin Y, Ye L. Short message service (SMS) can enhance compliance and reduce cancellations in a sedation gastrointestinal endoscopy center: a prospective andomized controlled trial. J Med Syst 2015;39(1):169.

[16] Décret n° 2021-1114 du 25 août 2021 relatif à la mise en œuvre de la prestation d'hébergement temporaire non médicalisé. Journal Officiel du 26 aout 2021.

[17] Da'ar OB, Al-Mutairi T. How do patient demographics, time-related variables, reasons for cancellation, and clinical procedures affect frequency of same-day operating room surgery cancelation? A maximum likelihood method. BMC Health Serv Res 2018;18(1):454. https://doi.org/10.1186/s12913-018-3247-y. 29903002. PMC6003070.

[18] Sahraoui A, Elarref M. Bed crisis and elective surgery late cancellations: An approach using the theory of constraints. Qatar Med J 2014;2014(1):1–11. https://doi.org/10.5339/qmj.2014.1. 25320686. PMC4197367.

[19] Silvay G, Zafirova Z. Ten Years Experiences With Preoperative Evaluation Clinic for Day Admission Cardiac and Major Vascular Surgical Patients: Model for "Perioperative Anesthesia and Surgical Home". Semin Cardiothorac Vasc Anesth 2016;20(2):120–32.

https://doi.org/10.1177/1089253215619236. Epub 2015 Nov 29 26620138.

[20] Dalton DM, Kelly EG, Murphy TP, McCoy GF, Glynn AA. Day of Surgery Admission in Total Joint Arthroplasty: Why Are Surgeries Cancelled? An Analysis of 3195 Planned Procedures and 114 Cancellations. Adv Orthop 2016;2016:1424193. https://doi.org/10.1155/2016/1424193. Epub 2016 Nov 16 27974973. PMC5128686.

[21] Kaddoum R, Fadlallah R, Hitti E, El-Jardali F, El Eid G. Causes of cancellations on the day of surgery at a Tertiary Teaching Hospital. BMC Health Serv Res 2016;16:259. https://doi.org/10.1186/s12913-016-1475-6. 27412041. PMC4944432.

[22] Tan AL, Chiew CJ, Wang S, Abdullah HR, Lam SS, Ong ME, et al. Risk factors and reasons for cancellation within 24 h of scheduled elective surgery in an academic medical centre: A cohort study. Int J Surg 2019;66:72–8. https://doi.org/10.1016/j.ijsu.2019.04.009. Epub 2019 Apr 26 31029875.

[23] Caesar U, Karlsson J, Olsson LE, Samuelsson K, Hansson-Olofsson E. Incidence and root causes of cancellations for elective orthopaedic procedures: a single center experience of 17,625 consecutive cases. Patient Saf Surg 2014;8:24. https://doi.org/10.1186/1754-9493-8-24. 24955115. PMC4064269.

Chapitre 30

Patient debout

V. Manzano, D. Frasca

Points clés

- L'arrivée au bloc opératoire en marchant est devenue un standard de soins en chirurgie ambulatoire mais aussi conventionnelle.
- Parcours simple à mettre en œuvre et pouvant s'étendre au postopératoire.
- Simplifie et fluidifie les circuits patients et l'arrivée au bloc opératoire.
- Diminue l'anxiété et améliore la satisfaction des patients.
- Renforce la relation entre le patient et les soignants.
- Importance du choix de la tenue vestimentaire et de la gestion des effets personnels.

Le développement de la chirurgie ambulatoire parallèlement à celui du concept de récupération améliorée après chirurgie (RAAC) a profondément transformé le visage de la médecine péri-opératoire. Nous sommes progressivement passés d'un modèle rigide et statique à un modèle plus dynamique, où le patient est activement impliqué dans sa prise en charge.

Les programmes de réhabilitation, dont le bénéfice en termes de morbi-mortalité n'est plus à démontrer, ont pour objectif d'aider le patient à retrouver son autonomie le plus rapidement possible. Paradoxalement, la phase préopératoire reste encore aujourd'hui une étape qui l'assujettit et le prive en grande partie de cette autonomie, d'un certain confort psychologique voire d'une part de dignité. Il est donc étonnant de souhaiter des patients qu'ils se lèvent dans les heures qui suivent une chirurgie tout en les contraignant à rester alité dans les heures qui la précèdent alors qu'ils arrivent de leur domicile.

Plusieurs experts ont mis en avant cette dualité, plaidant ainsi pour le concept de « patient debout ». Ce concept a été mis en pratique dans les hôpitaux nord-américains et britanniques il y a plus de quinze ans [1–7]. En France, la mise en place a été débutée depuis une dizaine d'années, principalement à l'initiative des services d'anesthésie-réanimation. Dans ces établissements, le « patient debout » a constamment suscité la satisfaction, à la fois des patients et des soignants. Depuis, de nombreux établissements publics et privés ont modifié les parcours péri-opératoires afin d'intégrer ce concept, réalisé en général dans le cadre d'une démarche globale de réhabilitation péri-opératoire [4, 8–10].

Avantages du « patient debout »

L'arrivée des patients debout au bloc opératoire offre plusieurs avantages, tant pour les patients que pour les équipes soignantes ou l'organisation des établissements.

Pour les patients

L'acte de se rendre au bloc opératoire de manière autonome peut être valorisant pour le patient. Cela lui procure un sentiment de contrôle et de participation active à son propre processus de soins, ce qui peut améliorer sa confiance et sa coopération tout au long de sa prise en charge. Le patient prend ainsi une part active dans son processus de traitement et de guérison, plutôt que de se laisser transporter passivement. De plus, le patient qui arrive au bloc avec ses lunettes, prothèses et orthèses (dents, perruque) a l'impression d'être « moins malade » s'il dispose de toutes ses capacités.

La position debout renforce la dignité et le respect du patient, et favorise la confiance avec l'équipe soignante. Les échanges possibles humanisent et personnalisent la prise en charge pour chaque patient. En outre, la marche vers la salle d'intervention et les échanges avec le personnel contribuent à une réduction de l'anxiété préopératoire [11, 12]. Les transferts réalisés par le patient permettent un respect de son intimité. On évoque souvent le triptyque « debout-digne-détendu » (notion de patient 3D) [9, 10].

L'arrêt du recours systématique aux prémédications, qui est une recommandation de la Société française d'anesthésie et de réanimation (SFAR), contribue à la fois à favoriser la mise en œuvre du « patient debout » et participe à la récupération postopératoire [10, 13, 14]. Lorsqu'on leur demande, entre 68 et 84 % des patients disent préférer se rendre au bloc opératoire à pied. Cette préférence se retrouve en particulier chez les populations jeunes [7].

Des effets directs sont également possibles. Par exemple, dans le cadre de l'anesthésie du patient obèse, il est préférable de limiter la durée du décubitus dorsal qui favorise les complications thromboemboliques, les troubles ventilatoires et diminue la durée d'apnée non hypoxique.

Pour les soignants

La préparation du patient est accélérée par l'absence ou la forte réduction de l'administration de médicaments préopératoires. Le fait que le patient puisse se rendre activement au bloc opératoire et s'installer lui-même sur la table d'intervention contribue également à réduire la « manutention » nécessaire de la part du personnel soignant et le risque de troubles musculosquelettiques.

Au bloc opératoire, la communication avec le personnel est facilitée par le rapport de confiance instauré dès le début du parcours.

Pour l'organisation hospitalière

Le brancardage systématique des patients vers le bloc opératoire trouvait en partie son rationnel médical du fait du recours quasi-systématique à une prémédication à visée anxiolytique. En supprimant cette prémédication, la nécessité de brancardage est réduite et les temps de transfert sont améliorés. Le « patient debout » participe à l'optimisation des flux vers le bloc opératoire et donc à une meilleure utilisation de l'outil qu'est le bloc. Un brancardier peut accompagner seul, un ou plusieurs patients vers le bloc opératoire, tout en privilégiant l'écoute, l'empathie et le rythme du ou des patients. Il y a moins d'espace dédié au stockage de lits et brancards, le couloir reste libre et sécurisé, la zone de transfert peut être réduite et réaménagée. Cet enjeu logistique impact toute l'organisation du parcours patient et invite à revoir dans son ensemble le processus de prise en charge du patient opéré en ambulatoire et l'organisation du bloc opératoire dans ses différentes dimensions (logistique, intégration avec l'amont et l'aval du bloc, ressources humaines et compétences, systèmes d'information, spécificités de fonctionnement des différents secteurs, etc.). Les coûts de mise en œuvre sont généralement minimes et en cohérence avec les économies réalisées (gain de temps, optimisation de l'activité de brancardage, etc.).

Conditions de réalisation

L'aboutissement d'un projet de type « patient debout » nécessite de construire le projet, d'évaluer les besoins, de piloter sa mise en œuvre, de coordonner les équipes (encadré 30.1). L'engagement de la direction et le soutien institutionnel sont essentiels pour faire face aux moyens à déployer et aux obstacles qui surviendront. L'implication de tous les intervenants (soignants, brancardiers, usagers, instances et comités) est indispensable dès le

Encadré 30.1

Les étapes de la mise en œuvre du « patient debout »

- Constituer un groupe de travail avec des représentants de l'ensemble des professionnels concernés.
- Évaluer les parcours patients existants.
- Définir la typologie des interventions (ambulatoire, conventionnelle) à envisager dans un premier temps.
- Définir l'éligibilité des patients.
- Modéliser la gestion médicale : décision et traçabilité, absence de prémédication.
- Modéliser le parcours physique (unité, couloirs, accueil au bloc) y compris pour le retour après SSPI.
- Prévoir la logistique du matériel de transfert.
- Former les brancardiers et définir les modalités d'accompagnement (un seul ou plusieurs patients).
- Prévoir la tenue vestimentaire (respect de l'intimité +++) : pantalon, chemise, tunique, peignoir, chaussons, usage unique ou non.
- Prévoir la gestion des effets personnels (boîtes pour lunettes, prothèses, orthèses).
- Accueil au bloc opératoire : espace dédié avec sièges (confidentialité, sérénité +++).
- Participation du patient à la check-list.
- Évaluation des pratiques professionnelles et évaluation de l'expérience des patients : indicateurs à définir (nombre de « patients debout », nombre d'échecs, événements indésirables, satisfaction).

début de la réflexion. Le parcours doit être modélisé et coordonné entre les différents professionnels et secteurs (accueil, unité de chirurgie ambulatoire, brancardiers, bloc opératoire). Le parcours patient doit prévoir une possibilité de pause en particulier si le trajet est long et une salle d'attente préinterventionnelle disposant de sièges. Les distances à parcourir doivent être évaluées et limitées au maximum et les zones de passage sécurisées afin d'éviter les accidents matériels.

La garantie du respect de la dignité, de l'intimité et de la pudeur du patient nécessite un parfait contrôle de son environnement. La tenue vestimentaire doit être appropriée, agréable, avec un vêtement, des sous-vêtements et des chaussons ou surchaussures garantissant confort, hygiène et intimité. L'usage unique est souvent privilégié. Il est également indispensable de prévoir la logistique des effets personnels afin de ne rien égarer ou détériorer [9, 10].

En pratique, tout patient sans impotence fonctionnelle et douleur, entré debout à l'hôpital, peut aller debout au bloc opératoire. Le patient doit être informé, y compris par des supports écrits ou vidéos, et il doit pouvoir changer d'avis sans aucune difficulté. Le mode de transfert doit être précisé dans le dossier et sur le programme opératoire. Les patients présentant un handicap, un problème neurologique ou des troubles du comportement nécessitent une attention particulière sans pour autant envisager de contre-indication systématique.

Obstacles à surmonter

Le changement des habitudes et des pratiques suscite souvent des réticences. Un projet de type « patient debout », en favorisant l'autonomie du patient, peut faire naître un sentiment de perte du contrôle de la part des soignants. En impliquant les professionnels et en favorisant la coconstruction dès le début du projet, il est possible de surmonter les résistances. Il est indispensable de confronter la planification et la mise en œuvre du projet, aux réalités du quotidien. Des actions de formation peuvent être entreprises sur la manière de gérer la déambulation des patients et l'autonomisation.

Les freins peuvent également venir des craintes de chutes (se méfier des sols glissants), de problématiques de malaise (malaise vagal, hypotension orthostatique). L'évaluation régulière et répétée auprès des patients (enquêtes, questionnaires) et du personnel (évaluation des pratiques) permet généralement de mettre en évidence les avantages de ce type de parcours et d'y apporter les améliorations nécessaires.

Enfin, il est pertinent d'envisager le circuit « patient debout » jusqu'au retour dans l'unité de chirurgie (ambulatoire voire conventionnelle).

C'est l'aboutissement complet d'un parcours, depuis l'arrivée au bloc jusqu'à la sortie de salle de surveillance post-interventionelle (SSPI), en particulier pour les patients dont l'intervention s'est déroulée sous anesthésie locorégionale.

Conclusion

Les retours d'expérience de nombreux centres montrent que la grande majorité des patients capables de marcher peuvent arriver à pied, debout, au bloc opératoire, y compris lors de chirurgies majeures (chirurgie carcinologique, chirurgie cardiaque). Bien que sa mise en œuvre nécessite quelques ajustements, le résultat obtenu en termes de satisfaction des patients et de cohésion des équipes justifie ces efforts. L'amélioration de la fluidité des circuits patients, la réduction au maximum du brancardage permettent de privilégier la relation avec le patient et humanisent le soin. Le frein principal reste l'habitude et parfois les craintes de la part des soignants. Il est cependant facile de dépasser les réticences pour autant que le projet patient debout soit bien préparé et concerté. Ce standard de soins généralise la déambulation du patient (y compris en postopératoire) et s'impose progressivement dans nos organisations.

Références

[1] Porteous A, Tyndall J. Yes, you want to walk to the OR. Can Op Room Nurs J 1994;12:15–25.

[2] Annemans M, Audenhove CV, Vermolen H, Heylighen A. Being Wheeled or Walking: A Qualitative Study of Patients' Spatial Experience in Two Distinct Day Surgery Centers. HERD 2016;3:176–89.

[3] Guezennec J, Kuhlman G, Menigaux C, Boudon L, Chauvin M. Optimisation du flux des patients dans un bloc d'orthopédie. Réorganisation des modalités d'accueil et circulation à pied des patients. Ann Fr Anesth Reanim 2014;33:A344.

[4] Bontemps G, Daver C, Ecoffey C. Décret d'anesthésie de 1994, chirurgie ambulatoire et responsabilité médicale : nécessaires réflexions sur l'inévitable conciliation entre réglementation et recommandations. Ann Fr Anesth Reanim 2014;33:655–63.

[5] Yuko K, Hiroaki I, Takashi F, Hiroyuki M. Relieving anxiety by entering the operating room on foot. Can J Anesth 2002;49:885–6.

[6] Davies JM. Changing anesthetic practice: walking to the OR. Can J Anaesth 2002;49:772–6.

[7] Nagraj S, Clark CI, Talbot J, Walker S. Which patients would prefer to walk to theater? Ann Royal Coll Surg Engl 2006;88:172–3.

[8] Untereiner O, Rossel G, Farhat F, Dufour G, Seince PF, Philip I, et al. Patient debout au bloc opératoire : une expérience en chirurgie ambulatoire. Ann Fr Anesth Reanim 2015;1:A357.

[9] Lack I. Le patient debout au bloc opératoire. Interbloc 2016;35:39–41.

[10] Messiant F. J'arrive à pied au bloc opératoire. Le Praticien en Anesthésie Réanimation 2016;20:295–9.

[11] Kojima Y, Ina H, Fujita T, Mitono H. Relieving anxiety by entering the operating room on foot. Can J Anaesth 2002;49:885–91.

[12] Biddiss E, Knibbe TJ, McPherson A. The effectiveness of interventions aimed at reducing anxiety in health care waiting spaces: a systematic review of randomized and nonrandomized trials. Anesth Analg 2014;119:433–48.

[13] Beydon L, Rouxel A, Camut N, Schinkel N, Malinovsky JM, Aveline C, et al. Sedative premedication before surgery — A multicentre randomized study versus placebo. Anaesth Crit Care Pain Med 2015;34:165–71.

[14] Maurice-Szamburski A, Auquier P, Viarre-Oreal V, Cuvillon P, Carles M, Ripart J, et al. Effect of sedative premedication on patient experience after general anesthesia: a randomized clinical trial. JAMA 2015;313:916–25.

Chapitre 31

Prémédication et score d'anxiété préopératoire

A. Maurice-Szamburski

Points clés

- L'anxiété est fréquente en préopératoire, notamment chez les femmes.
- Il convient de différencier l'anxiété « réactionnelle », physiologique, de l'anxiété « maladie ».
- Des scores basés sur des questionnaires sont utiles.

La chirurgie ainsi que les procédures invasives sont une source d'anxiété pour la plupart des patients [1, 2]. Si cette dimension du vécu péri-opératoire est importante du point de vue des soignants, elle revêt un caractère central chez les patients qui y sont exposés. Dans une étude observationnelle récente portant sur plus de 15 000 patients, l'anxiété était citée comme le pire aspect de la période péri-opératoire [3]. Si une approche empathique est souvent retenue comme la meilleure démarche que peut adopter un médecin dans sa relation à un patient anxieux, celle-ci se doit de s'appuyer sur les données acquises de la littérature afin de mieux répondre à ses attentes spécifiques [4].

Évaluer l'anxiété

Le niveau d'anxiété est inégalement réparti dans la population générale. Si la constitution d'un score basé sur les caractéristiques sociodémographiques des patients est séduisante dans un parcours interventionnel de plus en plus orienté vers la productivité, sa performance en pratique est faible.

Le facteur de risque le plus robuste d'anxiété préopératoire est le sexe féminin [5–8]. L'âge, le niveau d'éducation, les antécédents médicochirurgicaux de même que le type de chirurgie ont en effet montré des résultats inconsistants dans la littérature. L'évaluation des patients par des questionnaires spécifiques de l'anxiété semble être une approche plus pertinente. Dans cette démarche d'évaluation, il convient de différencier l'anxiété « réactionnelle », physiologique, de l'anxiété « maladie ».

Le score *State Trait Anxiety Inventory* (STAI) distingue ces deux aspects de l'anxiété, mais il a été développé dans un contexte non chirurgical. La dimension « State » évalue l'anxiété « état » ou anxiété situationnelle, la dimension « Trait » évalue l'anxiété en tant que trait de personnalité [9]. Le score *Amsterdam Preoperative Anxiety and Information Scale* (score APAIS, figure 31.1) est plus intéressant pour la pratique qui nous concerne, à savoir l'évaluation de l'anxiété préopératoire. Il est corrélé à la dimension « State » du score STAI [10]. Cette dichotomisation de l'origine du « symptôme anxieux » incite à la prudence dans la volonté de traiter toute anxiété, y compris réactionnelle, comme une anxiété maladie à l'aide de médicaments sédatifs.

Lorsque l'anxiété est évaluée au moyen d'une échelle validée comme l'APAIS, la proportion objective de patients anxieux semble réduite [11]. Dans une population chirurgicale standard,

Médecine péri-opératoire

environ 1 patient sur 4 présente un score APAIS > 11, soit le seuil admis de l'échelle pour définir les patients les plus anxieux [12]. Les femmes tendent effectivement à être plus anxieuses que les hommes et désirent recevoir plus d'information au sujet de leur intervention. En revanche, il ne semble pas exister de corrélation entre l'anxiété et le nombre d'interventions préalables, l'âge ou encore le type d'intervention.

Le score APAIS, en pratique

Le score APAIS comprend 6 items, cotés de 1 (faible) à 5 (forte) par le patient dans la période préopératoire. Il distingue 3 scores, l'anxiété pour l'anesthésie, l'anxiété pour la chirurgie et le désir d'information. Le score d'anxiété global consiste en la somme des items 1, 2, 3, 4 et 5, soit une amplitude allant de 4 à 20. On retiendra un score strictement supérieur à 11 pour qualifier un niveau d'anxiété élevé.

Concernant le désir d'information, un score de 2 à 4 signifie un « refus d'information » et un score supérieur à 7 un « désir avide d'information » [11]. Dans une étude récente sur plus de 3000 patients, ayant pour critère de jugement principal le score APAIS, les craintes les plus fréquemment exprimées par les patients présentant un score d'anxiété élevé étaient le risque d'une erreur de l'anesthésiste, celui de se réveiller pendant ou de ne pas se réveiller après l'anesthésie, les nausées et vomissements postopératoires, la perte de contrôle, le changement de personnalité, la fatigue et la douleur. Dans cette même étude, les facteurs indépendants d'anxiété préopératoire étaient le sexe féminin ou une expérience négative avec une précédente anesthésie [13].

Anxiété et vécu péri-opératoire

L'anxiolyse est le principal objectif évoqué par les anesthésistes pour justifier la prescription d'une prémédication, suivi par l'amélioration de la coopération du patient [14]. Pourtant, le traitement de cette anxiété ne semble pas associé à une amélioration du vécu péri-opératoire global [15]. Le vécu péri-opératoire du patient ne se résume pas au niveau d'anxiété, mais comprend plusieurs dimensions dont certaines peuvent être affectées négativement par les sédatifs prescrits dans le cadre d'une anxiolyse.

La notion de vécu péri-opératoire est très proche de celle de satisfaction. La satisfaction est fonction

		1	2	3	4	5
1	Je suis inquiet(ète) à propos de mon anesthésie					
2	Je pense continuellement à mon anesthésie					
3	Je désire savoir tout ce qui est possible à propos de mon anesthésie					
4	Je suis inquiet à propos de mon opération					
5	Je pense continuellement à mon opération					
6	Je désire savoir tout ce qui est possible à propos de mon opération					

Figure 31.1. Le score APAIS en Français.
Source : Maurice-Szamburski A, Loundou A, Capdevila X, Bruder N, Auquier P. Validation of the French version of the Amsterdam preoperative anxiety and information scale (APAIS). Health Qual Life Outcomes 2013 ; 11 : 166 [11].

de la distance entre les attentes du patient et l'expérience de son intervention. L'évaluation du vécu péri-opératoire n'est fiable que si elle repose sur des échelles validées d'un point de vue psychométrique [16]. L'anesthésie et plus globalement la période péri-opératoire rendent cette évaluation complexe du fait notamment des hypnotiques utilisés et de la charge émotionnelle associée à toute intervention. Ceci explique la faiblesse des échelles visuelles analogiques de satisfaction ou les approches dichotomiques du type « êtes-vous satisfait ? », à l'origine de scores caricaturalement élevés et donc non discriminants [17].

Prémédication sédative

La prémédication anxiolytique avant une anesthésie a longtemps été prescrite [18]. Bien que son effet sédatif soit démontré [19], le caractère systématique d'une telle prescription doit être particulièrement questionné chez les patients les plus exposés à ses effets secondaires comme les sujets âgés, cardiaques ou à risque de désaturation en oxygène [20–22]. Par ailleurs, certaines chirurgies majeures sont associées à un plus fort risque d'agitation au réveil [23]. Enfin, l'essor de la chirurgie ambulatoire et ses contraintes spécifiques d'aptitude à la rue ne semblent pas compatibles avec une prémédication classique [24].

Les médicaments classiquement choisis sont les benzodiazépines. Les terrains à risque respiratoire, cardiaque ou encore les sujets âgés sont des contre-indications classiques bien que cette prescription soit en général bien tolérée. Sans pour autant être indésirables, certains effets peuvent également être désagréables pour les patients comme une somnolence, l'amnésie, ou encore les effets paradoxaux des benzodiazépines [25–27]. La plus grande enquête concernant la prémédication met en évidence de grandes disparités de prescriptions, le midazolam intraveineux reste toutefois le plus prescrit aux États-Unis [18].

En Europe, la dernière enquête d'envergure révélait que plus de la moitié des adultes étaient prémédiqués avant une intervention. Soixante-quatorze pour cent des anesthésistes utilisaient des molécules sédatives, au premier rang desquelles on trouve également le midazolam, suivi du diazépam et du lorazépam [14].

En France, la prémédication sédative par benzodiazépine n'a pas démontré de bénéfice en termes de vécu du patient après une anesthésie générale, dans une large étude prospective randomisée : satisfaction du patient dans le groupe lorazépam (72, IC 95 % [70–73] ; n = 330) comparé à l'absence de prémédication (73, IC 95 % [71–74] ; n = 319) ou au placebo (71, IC 95 % [70–73] ; n = 322) (P = 0,38) [28]. Ce résultat était similaire dans le sous-groupe des patients les plus anxieux avant leur intervention. Aucun bénéfice sur la qualité du conditionnement du patient à son arrivée au bloc opératoire n'était retrouvé par les anesthésistes en charge des patients, renforçant le constat d'inefficacité de la prémédication pour la préparation du patient avant une anesthésie [28].

En revanche, la prémédication par lorazépam était associée à une prolongation des délais d'extubation : 17 minutes (IC 95 %, 14–20 minutes) dans le groupe lorazépam, 12 minutes (IC 95 %, 11–13 minutes) dans le groupe sans prémédication, et 13 minutes (IC 95 %, 12–14 minutes) dans le groupe placebo (P < 0,001). Les auteurs notaient également un défaut de récupération cognitive précoce en salle de réveil dans le groupe prémédiqué : 51 % (IC 95 %, 45 %–56 %) dans le groupe lorazépam, 71 % (IC 95 %, 66 %–76 %) dans le groupe sans prémédication, et 64 % (IC 95 %, 59 %–69 %) dans le groupe placebo (P < 0,001) [28].

Une méta-analyse récente reprenant 12 études et 1 445 patients renforce ces conclusions en retrouvant un allongement du délai de récupération (modèle « random effects » avec tau2 = 2,78, chi2 = 69,73, df = 2 6, P < 0,001, I2 = 63 %). Cette même méta-analyse identifiait un bénéfice de la prémédication par benzodiazépine sur les nausées (OR : 0,34, IC 95 % [0,21–0,55], P < 0,001) mais pas sur les vomissements (P = 0,08), ni sur les vertiges (P = 0,68). À noter que cette méta-analyse ne retrouvait pas non plus de bénéfice de la prémédication par benzodiazépine sur l'anxiété (P = 0,24) [29].

Une autre étude récente a exploré les interactions entre la prémédication par benzodiazépine et le type d'anesthésie générale. Le midazolam administré en prémédication ne permettait pas de réduire les nausées postopératoires dans le groupe propofol alors que les auteurs mettaient en évidence un bénéfice dans le groupe sévoflurane ($P < 0{,}001$) [30]. Le midazolam était également associé à un retard de réveil chez les patients ayant reçu du propofol ($P < 0{,}001$). Toutefois, une revue systématique Cochrane reprenant 17 études ne mettait pas en évidence de lien entre la prémédication sédative et la durée moyenne de séjour au sens large [31].

Les gabapentinoïdes ont un effet sédatif notable ayant amené certains auteurs à les proposer comme prémédication sédative [32]. Malheureusement, ces effets sédatifs sont associés à des vertiges et des troubles visuels incompatibles avec le parcours ambulatoire ou les protocoles de réhabilitation améliorée [33, 34]. Leur bénéfice sur la douleur aiguë a également été remis en question [35–37] et les dernières recommandations formalisées d'expert de la SFAR sur la prise en charge de la douleur postopératoire recommandaient d'éviter leur utilisation systématique [38].

La mélatonine possède un effet anxiolytique comparable à celui des benzodiazépines, cependant la littérature manque pour suggérer son utilisation en tant que prémédication [39].

Conclusion

L'absence d'amélioration du vécu du patient, l'incapacité à améliorer son conditionnement et les effets délétères sur la récupération postopératoire sont autant d'arguments pour ne pas prescrire de prémédication sédative systématique. Toutefois, à moins d'un risque majeur pour sa sécurité, rien ne peut justifier d'interdire la sédation à un patient qui en ferait la demande explicite.

Références

[1] Pekcan M, Celebioglu B, Demir B, et al. The effect of premedication on preoperative anxiety. Middle East J Anaesthesiol 2005;18:421–33.

[2] Van den Bosch JE, Moons KG, Bonsel GJ, Kalkman CJ. Does measurement of preoperative anxiety have added value for predicting postoperative nausea and vomiting? Anesth Analg 2005;100:1525–32.

[3] Walker EMK, Bell M, Cook TM, Grocott MPW, Moonesinghe SR. Patient reported outcome of adult perioperative anaesthesia in the United Kingdom: a cross-sectional observational study. Br J Anaesth 2016;117:758–66.

[4] Soltner C, Giquello JA, Monrigal-Martin C, Beydon L. Continuous care and empathic anaesthesiologist attitude in the preoperative period: impact on patient anxiety and satisfaction. Br J Anaesth 2011;106:680–6.

[5] Kindler CH, Harms C, Amsler F, Ihde-Scholl T, Scheidegger D. The visual analog scale allows effective measurement of preoperative anxiety and detection of patients' anesthetic concerns. Anesth Analg 2000;90:706–12.

[6] Karanci AN, Dirik G. Predictors of pre- and postoperative anxiety in emergency surgery patients. J Psychosom Res 2003;55:363–9.

[7] Jawaid M, Mushtaq A, Mukhtar S, Khan Z. Preoperative anxiety before elective surgery Neurosciences (Riyadh) 2007;12:145–8.

[8] Laufenberg-Feldmann R, Kappis B. Assessing preoperative anxiety using a questionnaire and clinical rating: a prospective observational study. Eur J Anaesthesiol 2013;30:758–63.

[9] Elwood LS, Wolitzky-Taylor K, Olatunji BO. Measurement of anxious traits: a contemporary review and synthesis. Anxiety Stress Coping 2012;25:647–66.

[10] Boker A, Brownell L, Donen N. The Amsterdam preoperative anxiety and information scale provides a simple and reliable measure of preoperative anxiety. Can J Anaesth 2002;49:792–8.

[11] Maurice-Szamburski A, Loundou A, Capdevila X, Bruder N, Auquier P. Validation of the French version of the Amsterdam preoperative anxiety and information scale (APAIS). Health Qual Life Outcomes 2013;11:166.

[12] Moerman N, van Dam FS, Muller MJ, Oosting H. The Amsterdam Preoperative Anxiety and Information Scale (APAIS). Anesth Analg 1996;82:445–51.

[13] Eberhart L, Aust H, Schuster M, et al. Preoperative anxiety in adults - a cross-sectional study on specific fears and risk factors. BMC Psychiatry 2020;20:140.

[14] Mirakhur RK. Preanaesthetic medication: a survey of current usage. J R Soc Med 1991;84:481–3.

[15] Sjöling M, Nordahl G, Olofsson N, Asplund K. The impact of preoperative information on state anxiety, postoperative pain and satisfaction with pain management. Patient Educ Couns 2003;51:169–76.

[16] Barnett SF, Alagar RK, Grocott MP, et al. Patient-satisfaction measures in anesthesia: qualitative systematic review. Anesthesiology 2013;119:452–78.

[17] King B. Patient satisfaction survey: day surgery unit. Aust Clin Rev 1989;9:127–9.

[18] Kain ZN, Mayes LC, Weisman S, Hofstadter MB, Rimar S. Premedication in the United States: a status report. Anesth Analg 1997;84:427–32.

[19] Kain ZN, Sevarino F, Pincus S, et al. Attenuation of the preoperative stress response with midazolam: effects on postoperative outcomes. Anesthesiology 2000;93:141–7.
[20] Agelink MW, Majewski TB, Andrich J, Mueck-Weymann M. Short-term effects of intravenous benzodiazepines on autonomic neurocardiac regulation in humans: a comparison between midazolam, diazepam, and lorazepam. Crit Care Med 2002;30:997–1006.
[21] Campo R, Brullet E, Brullet E, et al. Efficacy of low and standard midazolam doses for gastroscopy. A randomized, double-blind study. Eur J Gastroenterol Hepatol 2000;12:187–90.
[22] Muñoz HR, Dagnino JA, Rufs JA, Bugedo GJ. Benzodiazepine premedication causes hypoxemia during spinal anesthesia in geriatric patients. Reg Anesth 1992;17:139–42.
[23] Lepousé C, Lautner CA, Liu L, Gomis P, Leon A. Emergence delirium in adults in the post-anaesthesia care unit. Br J Anaesth 2006;96:747–53.
[24] Fredman B, Lahav M, Lahav M, et al. The effect of midazolam premedication on mental and psychomotor recovery in geriatric patients undergoing brief surgical procedures. Anesth Analg 1999;89:1161–6.
[25] Richardson MG, Wu CL, Hussain A. Midazolam premedication increases sedation but does not prolong discharge times after brief outpatient general anesthesia for laparoscopic tubal sterilization. Anesth Analg 1997;85:301–5.
[26] Nishiyama T. Dose-finding study of intravenous midazolam for sedation and amnesia during spinal anesthesia in patients premedicated with intramuscular midazolam. J Anesth 2004;18:257–61.
[27] Weinbroum AA, Szold O, Ogorek D, Flaishon R. The midazolam-induced paradox phenomenon is reversible by flumazenil. Epidemiology, patient characteristics and review of the literature. Eur J Anaesthesiol 2001;18:789–97.
[28] Maurice-Szamburski A, Auquier P, Viarre-Oreal V, et al. Effect of sedative premedication on patient experience after general anesthesia: a randomized clinical trial. JAMA 2015;313:916–25.
[29] Mijderwijk H, VAN Beek S, Duivenvoorden HJ, Stolker RJ. Effectiveness of benzodiazepine premedication on recovery in day-case surgery: a systematic review with meta-analysis. Minerva Anestesiol 2016;82:438–64.
[30] Kim H, Park SS, Shim J. Differences in midazolam premedication effects on recovery after short-duration ambulatory anesthesia with propofol or sevoflurane for gynecologic surgery in young patients: A randomized controlled trial. Medicine (Baltimore) 2020;99, e23194.
[31] Walker KJ, Smith AF. Premedication for anxiety in adult day surgery. Cochrane Database Syst Rev 2009;2009(4):CD002192.
[32] Ménigaux C, Adam F, Guignard B, Sessler DI, Chauvin M. Preoperative gabapentin decreases anxiety and improves early functional recovery from knee surgery. Anesth Analg 2005;100:1394–9.
[33] Fabritius ML, Geisler A, Petersen PL, et al. Gabapentin for post-operative pain management - a systematic review with meta-analyses and trial sequential analyses. Acta Anaesthesiol Scand 2016;60:1188–208.
[34] Eipe N, Penning J, Yazdi F, et al. Perioperative use of pregabalin for acute pain-a systematic review and meta-analysis. Pain 2015;156:1284–300.
[35] Chaparro LE, Smith SA, Moore RA, Wiffen PJ, Gilron I. Pharmacotherapy for the prevention of chronic pain after surgery in adults. Cochrane Database Syst Rev 2013;2013(7):CD008307.
[36] Mishriky BM, Waldron NH, Habib AS. Impact of pregabalin on acute and persistent postoperative pain: a systematic review and meta-analysis. Br J Anaesth 2015;114:10–31.
[37] Clarke H, Bonin RP, Orser BA, et al. The prevention of chronic postsurgical pain using gabapentin and pregabalin: a combined systematic review and meta-analysis. Anesth Analg 2012;115:428–42.
[38] Aubrun F, Nouette Gaulain K, Fletcher D, et al, SFAR. Recommandations formalisées d'experts (RFE). Réactualisation de la recommandation sur la douleur postopératoire. Anesthésie & Réanimation 2016;2(6):421–30.
[39] Madsen BK, Zetner D, Møller AM, Rosenberg J. Melatonin for preoperative and postoperative anxiety in adults. Cochrane Database Syst Rev 2020;12:CD009861.

Chapitre 32

Principe et importance des check-lists préopératoires

A. Jacquens, M. Doirado, B. Mathon, A. Besnard, L. Kerhuel, V. Degos

Points clés

- Les check-lists préopératoires contribuent à l'optimisation des résultats chirurgicaux en favorisant une approche systématique et méthodique de la prise en charge péri-opératoire.
- Les check-lists permettent de s'assurer que toutes les étapes préopératoires nécessaires sont réalisées de manière appropriée, telles que la vérification du consentement éclairé du patient, la préparation adéquate de la salle d'opération, la disponibilité des équipements nécessaires, la prévention des infections.
- Les check-lists participent à un système global, améliorant la sécurité des parcours péri-opératoires et permettent l'identification précoce de complications péri-opératoires comme le risque hémorragique et le risque allergique.
- La communication interdisciplinaire est essentielle dans le processus péri-opératoire pour assurer la sécurité du patient.

L'une des composantes essentielles de la médecine péri-opératoire est la sécurisation du parcours via l'utilisation systématique de listes de vérification (check-lists préopératoires). L'Organisation mondiale de la santé (OMS) a développé une check-list de bloc opératoire à partir d'événements indésirables graves identifiés, reposant sur le partage des informations. Cette check-list est décomposée en 3 parties : une première partie avant l'intervention chirurgicale où un certain nombre d'items sont vérifiés tels que le côté à opérer, l'identité du patient, la présence d'allergie, le type d'intervention réalisée… ; une deuxième partie extrêmement importante intitulée *time out* qui repose sur l'énonciation orale et l'écoute attentive de l'équipe, de l'identité du patient, du côté opéré, de l'intervention réalisée, des besoins spécifiques en matériel ; et une troisième partie sur le partage des informations concernant les suites postopératoires, le compte de compresses s'il a lieu, l'envoi des prélèvements… Dans une étude [1] établie dans des pays à haut niveau de développement et dans des pays en développement publiée en 2009 de type avant/après cherchant à évaluer l'intérêt de la check-list, les auteurs ont démontré une réduction significative des complications majeures (de 11 à 7 %) et de la mortalité (de 1,5 à 0,8 %) après l'introduction des check-lists préopératoires, offrant ainsi un argument scientifique suffisamment puissant pour rendre cet outil obligatoire pour nos pratiques et pour la certification de nos établissements de santé. La Haute Autorité de santé a repris cette check-list assortie de quelques modifications en concertation avec les sociétés savantes d'anesthésie et de réanimation et de chirurgie, et l'a rendue obligatoire depuis 2010 (figure 32.1). Cette check-list s'est accompagnée d'un travail

Médecine péri-opératoire

Identification du patient
Étiquette du patient ou
Nom, prénom, date de naissance

CHECK-LIST « SÉCURITÉ DU PATIENT AU BLOC OPÉRATOIRE »
Version générique 2018

« Vérifier ensemble pour décider »

Bloc : .... Salle : ....
Date d'intervention : .... Heure (début) : ....
Chirurgien « intervenant » : ....
Anesthésiste « intervenant » : ....
Coordonnateur(s) check-list : ....

AVANT INDUCTION ANESTHÉSIQUE
Temps de pause avant anesthésie

1. **L'identité** du patient est correcte ❑ Oui ❑ Non*
L'autorisation d'opérer est signée par les parents ou le représentant légal ❑ Oui ❑ Non* ❑ N/A
2. L'**intervention** et le **site opératoire** sont confirmés :
idéalement par le patient et, dans tous les cas, par le dossier ou procédure spécifique ❑ Oui ❑ Non*
la documentation clinique et para clinique nécessaire est disponible en salle ❑ Oui ❑ Non*
3. Le mode d'**installation** est connu de l'équipe en salle, cohérent avec le site / l'intervention et non dangereux pour le patient ❑ Oui ❑ Non*
4. La **préparation cutanée de l'opéré** est documentée dans la fiche de liaison service / bloc opératoire (ou autre procédure en œuvre dans l'établissement) ❑ Oui ❑ Non* ❑ N/A
5. L'**équipement** / le **matériel** nécessaires pour l'intervention sont **vérifiés** et **adaptés** au poids et à la taille du patient
pour la partie **chirurgicale** ❑ Oui ❑ Non*
pour la partie **anesthésique** ❑ Oui ❑ Non*
Acte sans prise en charge anesthésique ❑ N/A
6. Le patient présente-t-il un :
risque allergique ❑ Non ❑ Oui*
risque d'inhalation, de difficulté d'intubation ou de **ventilation** au masque ❑ Non ❑ Oui* ❑ N/A
risque de **saignement** important ❑ Non ❑ Oui*

AVANT INTERVENTION CHIRURGICALE
Temps de pause avant incision (appelé aussi time-out)

7. Vérification « *ultime* » croisée au sein de l'équipe
en présence des chirurgiens(s), anesthésiste(s), IADE-IBODE/IDE
identité patient confirmée ❑ Oui ❑ Non*
intervention prévue confirmée ❑ Oui ❑ Non*
site opératoire confirmé ❑ Oui ❑ Non*
installation correcte confirmée ❑ Oui ❑ Non*
documents nécessaires disponibles (notamment imagerie) ❑ Oui ❑ Non* ❑ N/A
8. **Partage des informations essentielles oralement** au sein de l'équipe sur les éléments à risque/étapes critiques de l'intervention (time-out)
sur le **plan chirurgical** ❑ Oui ❑ Non*
(temps opératoire difficile, points spécifiques de l'intervention, identification des matériels nécessaires, confirmation de leur opérationnalité, etc.)
sur le **plan anesthésique** ❑ Oui ❑ Non*
Acte sans prise en charge anesthésique ❑ N/A
[risques potentiels liés au terrain (hypothermie, etc.) ou à des traitements éventuellement maintenus, etc.]
9. L'**antibioprophylaxie** a été effectuée selon les recommandations et protocoles en vigueur dans l'établissement ❑ Oui ❑ Non* ❑ N/R
La préparation du **champ opératoire** est réalisée selon le protocole en vigueur dans l'établissement ❑ Oui ❑ Non* ❑ N/A

→ DÉCISION FINALE
❑ GO = OK pour incision
❑ NO GO = Pas d'incision !
Si No Go : conséquence sur l'intervention ? ❑ Retard ❑ Annulation

APRÈS INTERVENTION
Pause avant sortie de salle d'opération

10. Confirmation orale par le personnel auprès de l'équipe :
de l'**intervention enregistrée** ❑ Oui ❑ Non*
du **compte final** correct des compresses, aiguilles, instruments, etc. ❑ Oui ❑ Non* ❑ N/A
de l'**étiquetage** des prélèvements, pièces opératoires, etc. ❑ Oui ❑ Non* ❑ N/A
si des **événements indésirables** ou **porteurs de risques** médicaux sont survenus : ont-ils fait l'objet d'un signalement/déclaration ? ❑ Oui ❑ Non* ❑ N/A
Si aucun événement indésirable n'est survenu pendant l'intervention cochez N/A
11. Les **prescriptions** et la **surveillance post-opératoires** (y compris les seuils d'alerte spécifiques) **sont faites conjointement** par l'équipe chirurgicale et anesthésique et adaptées à l'âge, au poids et à la taille du patient ❑ Oui ❑ Non*

Décision concertée et motivée en cas de réponse dans une case marquée d'un *

ATTENTION SI ENFANT !
- Associer les parents à la vérification de l'identité, de l'intervention et du site opératoire.
- Autorisation d'opérer signée.
- Installation, matériel et prescription adaptés au poids, à l'âge et à la taille.
- Prévention de l'hypothermie.
- Seuils d'alerte en post-op définis.

SELON PROCÉDURE EN VIGUEUR DANS L'ÉTABLISSEMENT
Attestation que la *check-list* a été renseignée suite à un partage des informations entre les membres de l'équipe
Chirurgien Anesthésiste / IADE Coordonnateur CL

Le rôle du coordonnateur de la check-list, aidé par le(s) chirurgien(s) et anesthésiste(s) responsables de l'intervention, est de cocher les items de la check-list : 1. si la vérification a bien été effectuée, 2. si la vérification a été faite oralement en présence des membres de l'équipe concernée et 3. si les réponses marquées d'un * ont fait l'objet d'une concertation en équipe et d'une décision motivée.

HAS HAUTE AUTORITÉ DE SANTÉ

N/A : Non Applicable pour cette intervention ; N/R : Non Recommandé pour cette intervention

Figure 32.1. Document HAS pour la check-list « sécurité du patient au bloc opératoire », version 2018.
Source : HAS. Outil d'amélioration des pratiques professionnelles. Les check-lists pour la sécurité du patient. 2018 [3]. Nous remercions la Haute Autorité de santé de nous avoir autorisés à reproduire ces extraits. Ils sont également consultables sur le site www.has-sante.fr rubrique Toutes nos publications.

considérable au sein des différents établissements de santé qui ont encadré la prise en charge du patient opéré, notamment toutes les procédures d'identitovigilance, de prévention des erreurs de côté à travers le marquage du site à opérer, les installations opératoires, la recherche d'allergie et la vérification de complication prévisible. Cette check-list a amélioré la communication au sein des blocs opératoires, la culture de sécurité et a favorisé la déclaration des événements indésirables dans le contexte péri-opératoire. Elle a permis d'améliorer le travail en équipe en facilitant la communication entre les différents acteurs de santé présents au bloc opératoire, mais aussi de standardiser les pratiques au bloc opératoire [2].

Récemment, 3 leviers ont été identifiés par la HAS pour favoriser l'utilisation de la check-list [3] :

- les check-lists doivent être adaptées au contexte local de l'établissement et aux spécificités de la discipline;
- les check-lists doivent être intégrées à la pratique au quotidien, sans ralentir ou interrompre le flux de travail;
- les check-lists doivent être soutenues dans un contexte facilitateur : leadership professionnel (au niveau de l'établissement, mais aussi de chaque bloc), simplification du processus et stratégie de support, retour d'information et réflexion prospective pour leur mise en œuvre « collective ».

Réduction des complications chirurgicales

Les check-lists préopératoires contribuent à l'optimisation des résultats chirurgicaux en favorisant une approche systématique et méthodique de la prise en charge péri-opératoire. Ces outils permettent de s'assurer que toutes les étapes préopératoires nécessaires sont réalisées de manière appropriée, telles que la vérification du consentement éclairé du patient, la préparation adéquate de la salle d'opération, la disponibilité des équipements nécessaires, la prévention des infections, etc. Une étude réalisée par Gillespie et al. a évalué l'impact des check-lists préopératoires sur les résultats chirurgicaux et les auteurs ont pu montrer une réduction significative des complications postopératoires majeures (de 17,4 à 11,7 %) et une diminution de la durée moyenne du séjour hospitalier (de 6,7 à 5,2 jours) après la mise en place des check-lists [4].

Les erreurs de côté et d'identité constituent des complications graves et évitables en chirurgie. Les check-lists préopératoires jouent un rôle crucial dans la prévention de ces dernières. En demandant aux membres de l'équipe chirurgicale de confirmer l'identité du patient, le côté et la procédure à réaliser, les check-lists préopératoires réduisent considérablement ces risques. Une étude menée par de Vries et al. (2010) a évalué l'impact des check-lists préopératoires sur les erreurs de côté en chirurgie orthopédique. Les résultats ont révélé une diminution significative du nombre d'erreurs de côté après l'introduction des check-lists (de 3,4 à 0,9 %). Des résultats similaires ont été observés dans d'autres spécialités chirurgicales, soulignant l'efficacité des check-lists préopératoires dans la réduction des erreurs de côté et d'identité [5].

Réduction des risques médico-anesthésiques

Les check-lists participent à un système global, améliorant la sécurité des parcours péri-opératoires et permettent l'identification précoce de complications péri-opératoires [6]. La gestion du risque hémorragique en est améliorée [7] avec, en particulier, l'anticipation du matériel et des traitements nécessaires à son contrôle (par exemple la préparation de l'acide tranexamique, la proposition d'un *cell saver*, l'accès peropératoire aux agents hémostatiques chirurgicaux), ainsi que la gestion de la transfusion. L'utilisation d'une check-list spécifique pour évaluer les caractéristiques anatomiques et les facteurs de risque permet d'anticiper les difficultés potentielles et de prendre les mesures appropriées pour assurer une gestion adéquate des voies respiratoires pendant l'anesthésie [8], et permet une préparation du matériel d'intubation difficile [9, 10]. Il en découle des protocoles d'action en cas d'intubation difficile permettant une réaction rapide et coordonnée de l'équipe médicale pour gérer efficacement ces situations critiques.

Le contrôle des risques allergiques péri-opératoires est aussi une cible et implique de recueillir et de documenter de manière systématique les antécédents, facilitant ainsi la prise en charge appropriée [11] et garantissant la disponibilité des alternatives médicamenteuses et des équipements nécessaires en cas de réaction allergique.

Optimisation de la communication et de la coordination pendant l'anesthésie

La communication interdisciplinaire est essentielle dans le processus péri-opératoire pour assurer la sécurité du patient. Les check-lists préopératoires favorisent une communication claire et efficace entre les membres de l'équipe chirurgicale, y compris les chirurgiens, les infirmières (IBODE et IADE), les anesthésistes et autres professionnels de la santé impliqués dans le parcours peropératoire (aides-soignants, bloc manager…). Ces outils permettent de standardiser les échanges d'informations, de clarifier les responsabilités et de détecter les éventuelles erreurs ou omissions. Une étude menée par Lingard et al. (2008) a examiné l'impact des check-lists préopératoires sur la communication interdisciplinaire en salle d'opération. Les résultats ont montré une amélioration significative de la communication entre les membres de l'équipe chirurgicale, avec une augmentation de la transmission d'informations critiques de 75 à 97 % [12].

Conclusion

Les check-lists préopératoires jouent un rôle crucial dans l'organisation de l'accueil du patient opéré en médecine péri-opératoire. Leur utilisation systématique permet de réduire les complications peropératoires, notamment les erreurs de côté opéré et d'identité, d'améliorer la communication interdisciplinaire et d'optimiser les résultats chirurgicaux. Il est essentiel que les équipes responsables des blocs opératoires intègrent les check-lists préopératoires dans leur pratique quotidienne afin d'assurer la sécurité des patients opérés. Des efforts continus de recherche et de formation sont nécessaires [13] pour développer et améliorer ces outils et garantir leur application optimale dans la pratique clinique.

Références

[1] Haynes AB, Weiser TG, Berry WR, et al. A Surgical Safety Checklist to Reduce Morbidity and Mortality in a Global Population. N Engl J Med 2009;360(5):491–9.

[2] Weiser TG, Haynes AB. Ten years of the Surgical Safety Checklist. Br J Surg 2018;105(8):927–9.

[3] HAS. Outil d'amélioration des pratiques professionnelles. Les check-lists pour la sécurité du patient. 2018. Disponible sur : https://www.has-sante.fr/jcms/c_1518984/fr/les-check-lists-pour-la-securite-du-patient.

[4] Gillespie BM, et al. Effect of Implementing a Preoperative Checklist on Outcomes of Patients Undergoing Major Surgery. Ann Surg 2017;269(4):766–73.

[5] de Vries EN, Prins HA, Crolla RM, et al. Effect of a Comprehensive Surgical Safety System on Patient Outcomes. N Engl J Med 2010;363(20):1928–37.

[6] Bergs J, et al. The effect of the World Health Organization surgical safety checklist on patient outcomes: a systematic review and meta-analysis. Eur J Anaesthesiol 2014;31(10):627–36.

[7] Levy JH, et al. Perioperative hemostatic management of patients treated with direct oral anticoagulants. Anesth Analg 2018;126(1):102–6.

[8] Apfelbaum JL, Hagberg CA, Caplan RA, et al. Practice guidelines for management of the difficult airway: an updated report by the American Society of Anesthesiologists Task Force on Management of the Difficult Airway. Anesthesiology 2013;118(2):251–70.

[9] Cook TM, Woodall N, Woodall N, Benger J, Fourth National Audit Project. Major complications of airway management in the UK: results of the Fourth National Audit Project of the Royal College of Anaesthetists and the Difficult Airway Society. Part 2: intensive care and emergency departments. Br J Anaesth 2011;106(5):632–42.

[10] Shiga T, Wajima Z, Inoue T, Sakamoto A. Predicting difficult intubation in apparently normal patients: a meta-analysis of bedside screening test performance. Anesthesiology 2005;103(2):429–37.

[11] Garvey LH, et al. Perioperative allergic reactions: experience from a drug allergy centre in the UK. Br J Anaesth 2018;121(3):672–83.

[12] Lingard L, Regehr G, Orser B, et al. Evaluation of a Preoperative Checklist and Team Briefing Among Surgeons, Nurses, and Anesthesiologists to Reduce Failures in Communication. Arch Surg 2008;143(1):12–7.

[13] Harris K, Søfteland E, Moi AL, et al. Development and validation of patients' surgical safety checklist. BMC Health Serv Res 2022;22(1):259.

Chapitre 33

Score d'évaluation postopératoire et de sortie en SSPI

F. Le Saché, G. Dufour, C. Quemeneur, S. Bloc

Points clés

- L'utilisation de scores de sortie vise à atteindre le double objectif – limitation de la mobilisation des ressources paramédicales et maintient d'un niveau de sécurité élevé – en permettant de dépister les patients présentant les critères de sortie de la SSPI de manière objective et reproductible.
- Les scores de sortie de SSPI sont reproductibles, permettant leur validation par plusieurs personnes.
- Il a été largement démontré que la sortie de la SSPI reposant sur une validation médicale entraînait souvent un prolongement non justifié du séjour en SSPI.

La sortie de la salle de soins post-interventionnelle (SSPI) est une étape cruciale du parcours de l'opéré. Cette sortie doit intervenir le plus précocement possible afin de limiter la mobilisation des ressources paramédicales, tout en maintenant un niveau de sécurité élevé pour éviter la survenue de complications précoces. L'utilisation de scores de sortie vise à atteindre ce double objectif en permettant de dépister les patients présentant les critères de sortie de la SSPI de manière objective et reproductible. Les scores ont permis de se détacher de la variabilité interindividuelle, existant entre les médecins autorisant la sortie de la SSPI. Leur utilisation sur de larges effectifs a permis de valider celle-ci et d'ainsi sécuriser les retours en service d'hébergement.

Histoire récente des scores de sortie de SSPI

En 1964, le développement d'un premier score [1] a été proposé pour surveiller la récupération post-anesthésique, mais sa complexité n'a pas permis sa pérennité… En 1970, Aldrete et al., inspirés par la performance et la simplicité du score néonatal de Virginia Apgar [2, 3], publiaient un score de récupération après une anesthésie développé sur une cohorte de 352 patients [4]. Ce score reposait sur la stabilité de 5 paramètres par rapport à la situation clinique préopératoire : la motricité des membres, la pression artérielle, la respiration, la coloration cutanée et la conscience. Ce score, calculé sur 10 points, permettait d'évaluer le niveau de récupération postopératoire. Au sein de la cohorte de validation, un score bas à l'admission en SSPI était associé à des chirurgies cardiothoraciques, à des chirurgies prolongées (8-9 heures) ou à des protocoles anesthésiques ayant eu recours à des curares. Un objectif de score entre 8 et 10 semblait suffisant aux auteurs pour assurer une sortie en hospitalisation sans que les données en rapport avec des complications précoces ne soient rapportées dans cette étude. Il est à noter que plus de la moitié des patients inclus (55 %) présentaient un score coté à 10 dès l'arrivée en SSPI.

Médecine péri-opératoire

Ce score a été diffusé progressivement et considéré comme un outil performant pour autoriser la sortie de la SSPI sans augmenter la survenue de complications postopératoires. En 1995, une nouvelle publication d'Aldrete et al. modifiait ce score en remplaçant la coloration cutanée par un paramètre nouvellement utilisé et moins subjectif : la mesure de la SpO_2 par oxymétrie de pouls. L'objectif était l'obtention d'un taux supérieur à 92 % en air ambiant pour obtenir un score maximal sur ce paramètre. Le score d'Aldrete modifié est actuellement un score largement diffusé, et l'obtention d'une valeur cible de 9 ou 10 sur 10 autorise la sortie des patients de la SSPI en toute sécurité (tableau 33.1).

Différencier la sécurité et le « confort »

Si les scores usuellement utilisés depuis plus de 50 ans au sein des SSPI sont des scores robustes en termes de sécurité, il persiste une limite. Ces scores n'intègrent pas certains éléments majeurs de la prise en charge postopératoire qui participent au confort des patients : la prise en charge de la douleur et l'identification de la présence de nausées et vomissements postopératoires (NVPO). Ainsi un défaut d'analgésie ou l'existence de NVPO ne seront pas forcément identifiés par l'évaluation des paramètres d'un score tel que celui d'Aldrete.

De nouveaux scores sont apparus pour répondre à cette problématique. Le score de White reprend les éléments du score d'Aldrete en y ajoutant ces 2 paramètres : la douleur et les NVPO (tableau 33.2). Il permet une plus grande exhaustivité des points de contrôle avant la sortie de la

Tableau 33.1. Score d'Aldrete modifié.

	Scores	Signes cliniques
Activité motrice	2 1 0	Mobilise 4 membres Mobilise 2 membres Aucun mouvement
Respiration	2 1 0	Grands mouvements respiratoires Efforts respiratoires limités ou dyspnée Apnée
Activité circulatoire	2 1 0	PA ± 20 % de la valeur préanesthésique PA ± 20-50 % de la valeur préanesthésique PA ± 50 % de la valeur préanesthésique
Conscience	2 1 0	Complètement réveillé Réveillable à l'appel Aucun réveil à l'appel
SpO_2	2 1 0	$SpO_2 > 92$ % à l'air Apport d'O_2 pour maintenir une $SpO_2 > 90$ % $SpO_2 < 92$ % malgré supplémentation en O_2

Source : Aldrete JA. The post-anesthesia recovery score revisited. J Clin Anesth 1995 ; 7 : 89-91 [5].

Tableau 33.2. Score de White.

	Scores	Signes cliniques
Niveau de conscience	2 1 0	Bouge les 4 membres à la demande Mobilité diminuée Incapacité à bouger les extrémités
Respiration	2 1 0	Grands mouvements respiratoires Tachypnée avec toux efficace Dyspnée sans toux efficace
Activité circulatoire	2 1 0	PAM < 15 % de la valeur préanesthésique PAM entre 15 et 30 % de la valeur préanesthésique PAM < 30 % de la valeur préanesthésique
Conscience	2 1 0	Complètement réveillé Réveillable à l'appel Aucun réveil à l'appel
SpO_2	2 1 0	$SpO_2 > 90$ % à l'air Apport d'O_2 nasal $SpO_2 < 90$ % malgré supplémentation en O_2
Douleur postopératoire	2 1 0	Douleur absente ou modérée Douleur modérée à sévère traitée par antalgie IV Douleur sévère et persistante
NVPO	2 1 0	Aucune ou mineure sans vomissement Nausées et vomissements transitoires Nausées modérées à sévères avec vomissement

Source : White PF. New criteria for fast-tracking after outpatient anesthesia: a comparison with modified Aldrete scoring system. Anesth Analg 1999 ; 88 : 1069-72 [6].

SSPI. Des adaptations par les équipes de soins sont toujours possibles pour tenir compte des spécificités liées à certaines chirurgies. Des objectifs supplémentaires peuvent être recherchés en plus du score d'Aldrete ou de White tels que l'absence d'hématome sur la chirurgie cervicale, la perception d'un thrill sur une fistule artérioveineuse, une diurèse en chirurgie urologique, une prise de température, une mesure d'HemoCue®…

L'objectif de ce chapitre n'étant pas un catalogue exhaustif des scores existants mais une compréhension de leur utilisation et de leur finalité, nous laissons aux lecteurs la possibilité de découvrir des exemples de scores publiés, sans les détailler [6–9].

Une attention particulière devra être portée dans les suites d'une rachianesthésie au moment de la sortie de la SSPI. En effet, le bloc sympathique induit par la rachianesthésie, peut favoriser une syncope vasovagale à la mobilisation en position assise et ce malgré un score de sortie validé. Un bloc moteur isolé des membres inférieurs conduirait à une cotation du score d'Aldrete à 9/10 mais n'élimine pas une mauvaise tolérance du bloc sympathique lors de la position demi-assise. Knoerl et al. ont proposé un protocole de dépistage de l'hypotension avant d'autoriser la sortie définitive de la SSPI [10].

Utiliser les scores pour gagner en efficience

Le recours répété à une évaluation du score durant le temps de présence en SSPI permet d'identifier précocement les patients éligibles à une sortie vers l'hébergement. Jain et al. ont évalué chez 100 patients les scores de sortie de SSPI versus leur protocole usuel de service (un séjour de 60 minutes en SSPI après une anesthésie générale chez des patientes ASA 1 et 2 de 18 à 65 ans). La durée pour atteindre un score validant la sortie était de 10,70 ± 2,56 min versus une sortie effective du service à 79,75 ± 12,98 min [11]. Le même type d'évaluation a été conduit sur une population pédiatrique. L'utilisation d'un score de sortie composite à partir de paramètres du score d'Aldrete et de Chung autorisait une sortie dès 30 (15–45) minutes de séjour versus 60 (45–60) minutes pour la sortie effective basée sur des temps préétablis [12].

L'utilisation des scores permet de s'affranchir de durées de séjour arbitraires définies dans certaines équipes.

Attention à l'utilisation des scores d'aptitude à la rue, employés parfois dès la SSPI, qui sont à risque de prolonger inutilement la durée de séjour en SSPI en raison du niveau d'exigence très élevé pour autoriser la sortie. La SSPI doit rester une articulation entre le bloc opératoire et l'hébergement.

Utiliser les scores pour ne pas rentrer en SSPI

En France, depuis la publication du décret sécurité en anesthésie de 1994, le séjour en SSPI est obligatoire dans les suites d'une anesthésie réalisée par un médecin anesthésiste-réanimateur. En 2018, un nouveau décret a été publié permettant d'identifier des situations où le passage en SSPI n'améliore pas la sécurité anesthésique et donc n'est plus obligatoire. Seules sont concernées les anesthésies locorégionales sans sédation et les anesthésies topiques en chirurgie ophtalmologique. Les conditions de court-circuit de la SSPI doivent être vérifiées lors de la sortie du bloc opératoire et tracées dans le dossier d'anesthésie. L'absence de nécessité de surveillance spécifique du site opératoire en SSPI doit être validée auprès de l'opérateur. Ce court-circuit est rendu possible par la constatation que, dans ces situations, les scores de sortie de la SSPI sont validés dès la sortie de la salle d'intervention.

Au Danemark, l'application du court-circuit de la SSPI a été publiée pour de la chirurgie arthroplastique sous rachianesthésie [13]. L'application d'un score à une population sélectionnée de patient ASA 1 et 2, n'ayant pas présenté de complications peropératoires, a permis de limiter l'occupation de la SSPI sans modification des complications précoces. Ce contexte de court-circuit est actuellement contre-indiqué en France, mais donne des pistes de réflexion sur la possibilité de laisser sortir des patients très précocement de la SSPI, même après une rachianesthésie sans récupération motrice, en l'absence de complication et à condition d'appliquer un score de sortie validé.

Déléguer la réalisation des scores de sortie aux infirmier(e)s de SSPI

Le recours à des scores de sortie permet de les utiliser de manière reproductible quelle que soit la personne réalisant la validation. Il a été largement démontré que la sortie de la SSPI reposant sur une validation médicale entraînait souvent un prolongement non justifié du séjour en SSPI en raison de l'indisponibilité du médecin pouvant autoriser la sortie. Brown et al. [7] ont rapporté une diminution significative de la durée de séjour en SSPI de 24 % se réduisant de 133,1 ± 91,4 min à 101,7 ± 53,7 min lors d'une autorisation de sortie sur score déléguée à un(e) infirmier(e) sans aucune différence postopératoire sur la survenue d'événements indésirables. Dans le groupe avec sortie validée médicalement, la simple attente du médecin pour validation était de 12 minutes…

Dans une autre étude publiée par Tessler et al. en 1999, on retrouvait qu'une signature médicalisé entraînait un retard chez 76 % des sorties par rapport à la mesure faite par l'infirmière et dans 26 % des cas, ce retard était de plus de 30 minutes [14]. Dans 36 % des cas, ce retard était lié au délai d'obtention d'un médecin au chevet du patient.

La SFAR rappelle les conditions de délégation avec la possibilité d'établir une formulation de la prescription de sortie de SSPI de la part du médecin anesthésiste-réanimateur, qui pourrait prendre la forme suivante : « j'autorise la sortie de salle de surveillance post-interventionnelle du patient M/Mme X et son retour dans son service d'origine après validation de l'ensemble des paramètres du score de retour à l'autonomie. », l'application de cette prescription revenant alors aux infirmières de SSPI. Ceci implique que ce score soit tracé dans le dossier du patient. En l'absence de validation du score, le patient doit bien entendu, être maintenu en SSPI dans les conditions où un médecin anesthésiste-réanimateur peut intervenir à tout moment. Cette procédure ne se conçoit que si les IDE de SSPI ont été formés à l'évaluation des paramètres de ce score. De plus, il est conseillé de faire valider cette procédure en interne dans chaque l'établissement.

Conclusion

Il n'existe aucune durée minimale de séjour en SSPI et dans certains cas un court-circuit de la SSPI peut avoir lieu. La seule obligation réglementaire est de pouvoir attester de la récupération physiologique d'un état compatible avec un retour dans le service d'hospitalisation. Le recours à des scores de sortie validés permet d'assurer une sécurité et une reproductibilité dans les autorisations de sortie de la SSPI. La délégation à des infirmier(e)s formé(e)s permet de raccourcir les séjours en SSPI.

Références

[1] Carignan G, Keeri-Sahnto M, Lavellée JP. Postanesthetic Scoring System. Anesthesiology 1964;25:396–7.

[2] Apgar V. Evaluation of the Newborn Infant Second Report. JAMA 1958;168:1985–8.

[3] Apgar V. A Proposal for a New Method of Evaluation of the Newborn Infant. Anesth Analg 1953;32:260–7.

[4] Aldrete JA, Kroulik D. A postanesthetic recovery score. Anesth Analg 1970;49(6):924–34. PMID: 5534693.

[5] Aldrete JA. The post-anesthesia recovery score revisited. J Clin Anesth 1995;7:89–91.

[6] White PF. New criteria for fast-tracking after outpatient anesthesia: a comparison with modified Aldrete scoring system. Anesth Analg 1999;88:1069–72.

[7] Brown I, Jellish W, Kleinman B, Fluder E, Sawicki K, Katsaros J, Rahman R. Use of postanesthesia discharge criteria to reduce discharge delays for inpatients in the postanesthesia care unit. J Clin Anesth 2008;20(3):175–9.

[8] Chung F, Chan V, Ong D. A post-anesthetic discharge scoring system for home readiness after ambulatory surgery. J Clin Anesth 1995;7(6):500–6.

[9] Gartner R, Callesen T, Kroman N, Kehlet H. Recovery at the post anaesthetic care unit after breast cancer surgery. Dan Med Bull 2010;57(2):1–5.

[10] Knoerl DV, McNulty P, Estes C, Conley K. Evaluation of orthostatic blood pressure testing as a discharge criterion from PACU after spinal anesthesia. J Perianesth Nurs 2001;16(1):11–8.

[11] Jain A, Muralidhar V, Aneja S, Sharma AK. A prospective observational study comparing criteria-based discharge method with traditional time-based discharge method for discharging patients from post-anaesthesia care unit undergoing ambulatory or outpatient minor surgeries under general anaesthesia. Indian J Anaesth 2018;62(1):61–5.

[12] Armstrong J, Forrest H, Crawford MW. A prospective observational study comparing a physiological scoring system with time-based discharge criteria in pediatric ambulatory surgical patients. Can J Anaesth 2015;62(10):1082–8. https://doi.org/10.1007/s12630-015-0428-6. Epub 2015 Jul 7.

[13] Nielsen NI, Kehlet H, Gromov K, Troelsen A, Foss NB, Aasvang EK. Bypassing the post-anaesthesia care unit after elective hip and knee arthroplasty: a prospective cohort safety study. Anaesthesia 2023;78(1):36–44. https://doi.org/10.1111/anae.15852. Epub 2022 Sep 15.

[14] Tessler MJ, Mitmaker L, Wahba RM, Covert CR. Patient flow in the Post Anesthesia Care Unit: an observational study. Can J Anaesth 1999;46(4):348–51. https://doi.org/10.1007/BF03013226. PMID: 10232718.

Chapitre 34

Particularités de la gestion pédiatrique préopératoire

A. Shaffii, J.-M. Devys

Points clés

- Une intervention chirurgicale chez un enfant bouleverse son quotidien mais aussi celui de ses parents, qui sont des acteurs majeurs dans la prise en charge.
- La VPA chez l'enfant est d'autant plus indispensable que la consultation d'anesthésie a été réalisée en distanciel.
- L'anxiété préopératoire de l'enfant peut être diminuée grâce à une prémédication médicamenteuse et/ou de très nombreux outils non médicamenteux (incluant la présence parentale à l'induction), celle des parents grâce à un meilleur accompagnement des temps d'attente.
- L'accueil d'un enfant handicapé non communicant au bloc opératoire peut être amélioré grâce à une connaissance préalable de ses particularités comportementales et une adaptation du circuit passant notamment par un assouplissement de certaines règles et habitudes des soignants.

La qualité de l'accueil, premier soin prodigué au patient à son arrivée à l'hôpital, est d'autant plus importante lors de prises en charge pédiatriques au vu de certaines particularités : d'une part la forte implication des parents dans le processus entourant la réalisation d'un acte chirurgical ou diagnostique, d'autre part les besoins spécifiques et éventuelles comorbidités de l'enfant. L'accueil de l'enfant opéré s'inscrit dans le respect des textes réglementaires (*décret n° 2022-1766 du 29 décembre 2022 relatif aux conditions techniques de fonctionnement des activités de soins de chirurgie, de chirurgie cardiaque et de neurochirurgie*) et des recommandations Adarpef-SFAR [1].

Ce chapitre détaille les différentes étapes de l'accueil de l'enfant opéré par ordre chronologique, de la visite préanesthésique à l'induction en salle d'intervention, en en présentant les enjeux récents.

Visite préanesthésique (VPA)

La VPA doit être réalisée dans les 24 heures précédant l'acte, en présence d'au moins un des parents. Outre la vérification du respect des consignes de jeûne, de l'autorisation d'opérer, des résultats d'éventuels examens complémentaires, elle permet le dépistage d'une éventuelle infection des voies aériennes supérieures devant faire discuter un éventuel report de l'intervention, ou imposant, si le geste est maintenu, la prescription d'un aérosol préopératoire de bêta-2 mimétiques.

La VPA revêt d'autant plus d'importance qu'un nombre croissant de téléconsultations d'anesthésie est réalisé. Elle permet de réaliser la partie d'examen clinique n'ayant pas pu être faite par écran interposé notamment l'évaluation des voies aériennes et l'auscultation cardiopulmonaire.

Prise en charge de l'anxiété préopératoire de l'enfant

Prémédication médicamenteuse

Tableau 34.1. Médicaments utilisables en prémédication chez l'enfant.

	Pharmacologie	Posologie et voie d'administration	Inconvénients
Midazolam	Benzodiazépine d'action rapide et durée d'action courte, anxiolytique, sédatif, amnésiant	0,3–0,5 mg/kg per os	Goût amer Agitation paradoxale
Hydroxyzine	Antihistaminique, anxiolytique non amnésiant	1–2 mg/kg	
Clonidine	Alpha-2 agoniste	2–4 μg/kg	Long délai d'action, sédation prolongée
Dexmédétomidine	Alpha-2 agoniste	1–2 μg/kg voie nasale	Effets hémodynamiques (hypotension artérielle, bradycardie)
Kétamine	Agoniste des récepteurs au glutamate	10 mg/kg voie rectale ou nasale	Effets psychodysleptiques

Source : Dadure C, Sola C, Catanié J, Coruble L. Gestion de l'anxiété périopératoire en anesthésie pédiatrique. Conférence d'actualisation. In : Congrès annuel de la SFAR (Société française d'anesthésie et de réanimation), 2019 [2].

Moyens non médicamenteux

Ils sont nombreux et variés : préparation en amont (bande dessinée explicative, album photo, consultation IADE/visite découverte du bloc), mode de transport au bloc (petites voitures conduites par l'enfant, circuit « patient debout »), découverte et préparation du masque et du monitorage en salle d'attente, distraction, hypnose, clowns, musique, outils digitaux [3], casque de réalité virtuelle [4].

Ces différents outils peuvent être associés à la prémédication médicamenteuse (tableau 34.1), au cas par cas.

Prise en charge de l'anxiété parentale

Présence parentale au bloc : utile ou contre-productive ?

La présence parentale à l'induction anesthésique (PPIA) pour réduire l'anxiété de l'enfant en l'absence de prémédication pharmacologique semble ne bénéficier qu'au binôme parent serein-enfant anxieux, l'association parent serein-enfant serein n'apportant pas de bénéfice et l'association parent anxieux-enfant anxieux apparaissant contre-productive [5]. La PPIA permettrait en revanche une diminution significative de l'anxiété des enfants ayant reçu une prémédication pharmacologique par midazolam [6].

La période peropératoire pour les parents : la zone grise de l'attente

Une fois l'enfant endormi, les parents se retrouvent hors du bloc, livrés à eux-mêmes et réduits à la passivité. Les facteurs d'inconfort et d'inquiétude rapportés au cours de cette période sont l'absence d'informations peropératoires régulières et des lieux d'attente jugés inappropriés et/ou inconfortables [7]. La mise en place d'une application digitale de communication de l'équipe du bloc aux parents avec mises à jour régulières selon une séquence prédéfinie, sous divers formats (texte, photos, vidéos des temps clés) a montré une forte amélioration de la satisfaction des parents d'enfants opérés en chirurgie cardiaque [8].

Accueil de l'enfant handicapé non communicant

On entend par enfant handicapé non communicant une multitude de conditions telles que l'infirmité motrice d'origine cérébrale, un retard mental d'origine chromosomique (ex. : trisomie 21), ou encore les troubles du spectre autistique (TSA).

Particularités comportementales des enfants porteurs d'un TSA

Ces enfants présentent entre autres des difficultés de communication, un déficit des habiletés sociales, des intérêts restreints, des comportements stéréotypés et/ou répétitifs, une hypersensibilité sensorielle ainsi qu'une forte intolérance aux situations inconnues. Le bloc opératoire leur est donc particulièrement hostile.

Recommandations pour l'accueil d'un enfant porteur d'un TSA

- S'enquérir en amont de ses capacités de communication, des outils qui l'apaisent, de ses sensibilités particulières, des signes précurseurs de crise [9, 10].
- Adapter l'organisation de la prise en charge : programmer en début de vacation, éviter les temps d'attente, offrir un environnement le plus calme possible, limiter le nombre d'interlocuteurs, autoriser au bloc la conservation des vêtements habituels, encourager l'usage de ses jeux familiers, de textiles qui lui sont agréables (couverture de la maison, couverture lestée) et pourquoi pas d'animaux de compagnie, tels que des chiens dressés à cet effet [11].

Conclusion

L'accueil de l'enfant opéré combine, outre une bonne préparation psychologique en consultation d'anesthésie, des moyens médicamenteux ou non pour réduire l'anxiété préopératoire et une organisation adaptée sur le plan humain, matériel et logistique, d'autant plus importante chez l'enfant handicapé non communiquant.

Le sens de l'histoire pourrait aller vers une prise en charge plus globale de l'enfant opéré et de sa famille, prenant davantage en compte d'une part la personnalité de celui-ci, ses particularités neurodéveloppementales, d'autre part ce que l'on pourrait nommer «l'expérience parent», passant par une meilleure prise en charge des temps d'attente. Enfin, la présence parentale à l'induction pourrait être systématiquement proposée.

Références

[1] SFAR-Adarpef. Organisation structurelle, matérielle et fonctionnelle des centres effectuant de l'anesthésie pédiatrique. Recommandations pour la pratique professionnelle. In: 40e Congrès annuel de l'Adarpef (Association des anesthésistes-réanimateurs pédiatriques d'expression française; 2023.

[2] Dadure C, Sola C, Catanié J, Coruble L. Gestion de l'anxiété périopératoire en anesthésie pédiatrique. Conférence d'actualisation. In: Congrès annuel de la SFAR (Société française d'anesthésie et de réanimation); 2019.

[3] Chow CHT, Van Lieshout RJ, Schmidt LA, Dobson KG, Buckley N. Systematic Review: Audiovisual Interventions for Reducing Preoperative Anxiety in Children Undergoing Elective Surgery. J Pediatr Psychol 2016;41(2):182–203.

[4] Jung MJ, Libaw JS, Ma K, Whitlock EL, Feiner JR, Sinskey JL. Pediatric Distraction on Induction of Anesthesia with Virtual Reality and Perioperative Anxiolysis: A Randomized Controlled Trial. Anesth Analg 2021;132(3):798–806.

[5] Kain ZN, Caldwell-Andrews AA, Maranets I, Nelson W, Mayes LC. Predicting which child-parent pair will benefit from parental presence during induction of anesthesia: A decision-making approach. Anesth Analg 2006;102(1):81–4.

[6] Sadeghi A, Tabari AK, Mahdavi A, Salarian S, Razavi SS. Impact of parental presence during induction of anesthesia on anxiety level among pediatric patients and their parents: A randomized clinical trial. Neuropsychiatr Dis Treat 2016;12:3237–41.

[7] Hui WJ, Pikkarainen M, Nah SA, Nah SNJ, Pölkki T, Wang W, He HG. Parental Experiences While Waiting For Children Undergoing Surgery in Singapore. J Pediatr Nurs 2020;52:e42–50.

[8] Hodge AB, Joy BF, Cox VK, Naguib AN, Tumin D, Galantowicz ME. There's an App for That; Improving Communication during Pediatric Cardiothoracic Surgery. Pediatr Qual Saf 2018;3(2), e055.

[9] Thompson DG, Tielsch-Goddard A. Improving management of patients with autism spectrum disorder having scheduled surgery: Optimizing practice. J Pediatr Heal Care 2014;28(5):394–403.

[10] Vlassakova BG, Emmanouil DE. Perioperative considerations in children with autism spectrum disorder. Curr Opin Anaesthesiol 2016;29(3):359–66.

[11] Ambardekar AP, Litman RS, Schwartz AJ. 'Stay, give me your paw.' The benefits of family-centered care. Anesth Analg 2013;116(6):1314–6.

Chapitre 35

Organisation de la sortie précoce en HAD après chirurgie lourde

E. Rineau, M. Campfort, S. Lasocki

Points clés

- L'hospitalisation à domicile (HAD) est une modalité d'hospitalisation possible et déjà très utilisée en France pour faciliter la sortie précoce d'hospitalisation conventionnelle après chirurgie majeure.
- L'HAD requiert un plan de soins multidisciplinaire précis, le plus souvent protocolisé par établissement et par type d'intervention, et élaboré conjointement par l'équipe chirurgicale et celle de l'HAD.
- L'organisation d'une HAD pour sortie précoce après chirurgie débute dès le préopératoire et est précisée pendant l'hospitalisation pour la chirurgie.
- Les coordonnateurs infirmiers (hôpital et HAD) ont un rôle essentiel pour le bon déroulement de la prise en charge, et les accords du patient, du médecin traitant, du chirurgien et du médecin de l'HAD sont nécessaires.

L'évolution de la prise en charge péri-opératoire des patients et le développement multimodal et interdisciplinaire de la réhabilitation améliorée après chirurgie (RAAC) ont permis peu à peu une réduction de la morbi-mortalité associée à la chirurgie et une diminution des durées de séjour hospitalier, en particulier après chirurgie majeure [1–12].

Une sortie plus rapide de l'hôpital peut apporter des bénéfices pour le patient (satisfaction, bien-être, amélioration des repères spatiotemporels, maintien des actes de la vie quotidienne…), pour l'organisation du service (disponibilité du lit pour d'autres patients) et pour l'établissement (diminution des coûts). Cependant, la sortie d'hospitalisation est aussi un moment à risque car, en l'absence d'organisation définie et adaptée au patient et à sa pathologie, elle peut aboutir à une insuffisance de surveillance, de diagnostic précoce de complications, de soins optimaux (pansements, drains, sondes, médicaments), et, *in fine*, conduire à une réhospitalisation dont on sait qu'elle est associée à une augmentation de la morbi-mortalité [13–15].

L'hospitalisation à domicile (HAD) est une modalité d'hospitalisation à part entière et est désormais fréquemment utilisée pour la prise en charge postopératoire des patients, en particulier après chirurgie majeure. Son utilisation nécessite cependant une organisation spécifique et rigoureuse qui doit être connue des praticiens qui y font appel et qui doit faire l'objet de protocoles multidisciplinaires locaux et spécifiques aux chirurgies concernées. Les points essentiels de l'organisation péri-opératoire pour la sortie en HAD après chirurgie lourde sont résumés dans la figure 35.1.

Hospitalisation à domicile en France : missions et fonctionnement global

L'HAD est un type d'hospitalisation à temps complet dans lequel les soins médicaux et paramédicaux sont dispensés au domicile du patient ou dans l'établissement social ou médicosocial où est hébergé le patient, par exemple un établissement d'hébergement pour personnes âgées dépendantes (EHPAD) [16, 17]. Les structures réalisant les HAD sont considérées comme des établissements de santé et

Médecine péri-opératoire

Organisation PRÉ-OPÉRATOIRE

Par le chirurgien lors de sa consultation :
- Information du patient
- Envoi demande à l'HAD

Par l'HAD :
- Contact avec le patient (visite à domicile ou appel téléphonique)
- Accord patient
- Accord médecin traitant
- Validation HAD

Exemple d'informations à préciser sur la demande d'HAD :
- Identité médecin prescripteur
- Service demandeur
- Identité, date de naissance, adresse, téléphone du patient
- Le patient vit-il seul ?
- Quel est l'entourage du patient ?
- Identité médecin traitant
- Intervention prévue
- Date de chirurgie
- Protocole(s) de soins souhaité(s), par exemple "retour HAD aprè hystérectomie" et "Injection Préopératoire de fer"

Organisation PENDANT l'HOSPITALISATION pour la chirurgie

Á l'admission du patient :
- Demande "trajectoire simplifiée"

Après la chirurgie ou à la sortie de réanimation :
- Contact avec l'IDE de liaison HAD : pour informer de l'état, de la date de sortie prévue, de soins ou traitements à anticiper

Á la sortie d'hospitalisation :
- Confirmation de la sortie auprès de l'HAD
- Remise d'un dossier incluant les documents selon le protocole défini

Exemple des documents à transmettre à l'HAD lors de la sortie d'hospitalisation :
- Courrier médical
- Ordonnance(s) de sortie
- Résultats du dernier bilan sanguin
- Compte-rendus d'autres examens complémentaires
- Carte de groupe sanguin
- Résumé des soins infirmiers et transmissions infirmières
- Bon de transport
- Médicaments personnels du patient
- Liste des rendez-vous programmés (consultation ou examens)

Organisation POSTOPÉRATOIRE en HAD

Coordination des différents intervenants par IDE coordinatrice et médecin HAD
- IDE, aide-soignant, kinésithérapeute, médecin traitant, psychologue, diététicien...

Suivi du protocole de soins pluridisciplinaire

Compte-rendu de sortie d'HAD
- Pour médecin traitant et chirurgien au minimum

Exemple des éléments pouvant apparaître dans le plan de soins :
- Durée prévue d'HAD
- Dates et/ou fréquence de visite des intervenants
- Paramètres vitaux (PA, FC, température , SpO_2...)
- Poids, diurètse
- Douleur, sommeil, alimentation, transit...
- Zone opérée
- Recherche de complications spécifiques
- Traitements ou bilans sanguins à réaliser
- Education thérapeutique

Le plan de soins peut être structuré de la manière suivante : à l'admission, à J1, à J2, à J5, tous les jours...

Figure 35.1. Points principaux de l'organisation péri-opératoire d'une sortie précoce en hospitalisation à domicile après chirurgie majeure.
FC : fréquence cardiaque; HAD : hospitalisation à domicile; IDE : infirmier(e) diplômé(e) d'État; PA : pression artérielle; SpO_2 : saturation pulsée en oxygène.

sont certifiées par la Haute Autorité de santé (HAS), comme les établissements hospitaliers classiques. Ce sont des établissements publics ou privés et ils peuvent être autonomes ou rattachés à un établissement hospitalier. Chaque établissement d'HAD couvre une zone déterminée par l'agence régionale de santé (ARS). La quasi-totalité du territoire français est actuellement couverte et son développement devrait se poursuivre dans les années à venir. L'HAD est remboursée par l'assurance maladie.

L'HAD permet de réaliser des soins complexes et répétés à domicile et se différencie des soins paramédicaux ou médicaux pouvant être « habituellement » réalisés à domicile par la présence d'une équipe pluridisciplinaire médicale et paramédicale (infirmiers, psychologues, kinésithérapeutes, aides-soignants...), dont l'établissement d'HAD assure la coordination, et qui garantit la continuité de ces soins. Une permanence téléphonique (au moins infirmière) est réalisée 7 jours sur 7 et 24 h sur 24 et certaines HAD peuvent assurer un déplacement infirmier la nuit. Certains professionnels intervenant dans le plan de soins peuvent cependant ne pas appartenir à l'HAD et être donc déjà connus du patient. Les protocoles de soins sont validés par le médecin coordonnateur de l'HAD et planifiés par l'équipe soignante de coordination, mais ce sont le médecin traitant et/ou le médecin hospitalier (public ou privé) qui orientent le patient vers une HAD, et qui prescrivent les soins, souvent dans le cadre de protocoles déjà définis. L'accord du patient et celui du médecin traitant sont toujours nécessaires.

Sélection des patients et organisation préopératoire

Sélection des patients

Il existe des critères d'éligibilité à une HAD proposés par la HAS et disponibles sous la forme d'un algorithme ou d'un outil informatique accessible sur les sites de la HAS ou de la Fédération nationale des établissements d'hospitalisation à domicile (FNEHAD) [18–20]. De manière simplifiée, les patients éligibles sont ceux nécessitant l'administration de médicaments de la réserve hospitalière, des soins de nature hospitalière, un parcours de soins encadré par un protocole défini avec une HAD (pour éviter une hospitalisation conventionnelle), ou ceux nécessitant une charge de soins très importante. Les patients non éligibles sont ceux nécessitant un plateau technique complexe ou des soins intensifs, ceux en situation d'isolement et n'étant pas en capacité cognitive ou physique de pouvoir alerter l'équipe d'HAD si nécessaire, et ceux n'ayant pas de critères d'éligibilité, sauf la nécessité d'une équipe pluridisciplinaire avec un besoin de coordination importante et/ou d'une continuité des soins 24 h/24 et 7 j/7 caractérisée par la possibilité d'intervention à tout moment d'une infirmière.

En pratique, dans le cadre d'une chirurgie majeure, les protocoles sont souvent définis par le type d'intervention, et ont été élaborés en amont par les équipes chirurgicales/médicales et paramédicales de l'HAD et de l'établissement de santé où a lieu la chirurgie. Il peut par exemple exister des protocoles de soins de type « Retour HAD après une chirurgie pelvienne », « Retour HAD après mastectomie », « Retour HAD après remplacement valvulaire aortique ». L'élaboration et la mise en place de ces protocoles peuvent être associées à des formations spécifiques pour l'équipe HAD concernant des soins (mobilisations, pansements complexes par exemple) ou des notions plus théoriques (gestion de l'anticoagulation après chirurgie cardiaque par exemple).

Organisation préopératoire

Dans le cadre d'une chirurgie majeure programmée, la prise en charge postopératoire du patient en HAD doit être anticipée dès la période préopératoire. Si le patient est éligible à une HAD, le médecin prescripteur (le plus souvent le chirurgien) informe le patient, demande l'accord du patient et du médecin traitant, et contacte l'équipe de l'HAD pour l'évaluation de la faisabilité de l'HAD, en concertation avec le médecin traitant. L'équipe de l'HAD informera et recueillera le consentement du patient par la suite.

En pratique, des formulaires, informatiques ou manuscrits, sont le plus souvent mis en place dans les services de chirurgie et permettent de cocher facilement le ou les protocoles de soins souhaités, par exemple : « Injection préopératoire de fer » et « Retour HAD après hystérectomie ». En effet, certains soins, comme l'injection intraveineuse de fer, peuvent être réalisés dès le préopératoire par l'établissement de l'HAD (recommandations HAS 2022), qui sera le même que celui prenant en charge le patient en postopératoire. Ces formulaires, qui doivent comporter plusieurs informations spécifiques sur le patient et la chirurgie prévue (figure 35.1, 1er encadré), sont généralement transmis à l'HAD de la zone de domicile du patient par la secrétaire du chirurgien et/ou de l'anesthésiste, et un livret d'information et de suivi peut être donné au patient.

Si l'HAD est acceptée, le patient recevra la visite à domicile d'une infirmière coordonnatrice de l'HAD dans la période préopératoire, ou au minimum un appel téléphonique pour vérifier la faisabilité de l'HAD. De manière intéressante, cette visite peut être regroupée avec celle d'une éventuelle injection préopératoire de fer.

Organisation lors de l'hospitalisation pour la chirurgie

Lors de l'hospitalisation dans l'établissement réalisant la chirurgie, une demande « trajectoire simplifiée » vers l'HAD est généralement réalisée dès l'admission du patient (en préopératoire, souvent la veille ou le jour même de la chirurgie).

Après la chirurgie, par exemple le jour même, le lendemain, ou le jour de la sortie de réanimation en cas de réanimation postopératoire (par exemple après une chirurgie cardiaque), un contact téléphonique est réalisé entre l'infirmière parcours patient (ou la cadre de santé ou l'infirmière en charge du patient selon le protocole de service) et l'infirmière de liaison ou de coordination de l'HAD pour informer de la date de sortie prévue (si elle peut être anticipée), informer de l'état du patient, et éventuellement déjà anticiper certains soins ou traitements (matériel pour ablation de fils ou d'agrafes par exemple). Dans certains cas, l'IDE coordinatrice de l'HAD peut aussi venir visiter le patient dans le service de chirurgie, en particulier s'il s'agit d'une intervention urgente où l'HAD n'avait pas pu prendre contact avec le patient avant sa chirurgie.

Le jour de la sortie d'hospitalisation après chirurgie, la sortie du patient est confirmée par téléphone auprès de l'équipe d'HAD et le patient est admis en HAD. Le patient est transféré avec un dossier contenant plusieurs documents essentiels à la suite de la prise en charge (figure 35.1, 2e encadré).

Organisation postopératoire en HAD

La durée d'HAD est généralement prévue par le protocole de soins correspondant à l'intervention chirurgicale réalisée (elle peut par exemple être de 14 jours pour une prise en charge après chirurgie cardiaque).

L'HAD coordonne les différents intervenants avec leur date et/ou leur fréquence de visite selon le protocole, par exemple : IDE 2 fois par jour, kinésithérapeute 3 fois par semaine, consultation avec le médecin traitant 48 heures après l'admission en HAD, consultation avec un autre professionnel si besoin (par exemple psychologue ou nutritionniste). L'HAD s'occupe aussi des commandes spécifiques de type médicaments ou matériel (souvent anticipées en amont).

Le plan de soins est généralement structuré en différents temps (admission, J1, J2...) et intègre un ensemble de mesures classiques d'une hospitalisation, dont des exemples sont donnés dans la figure 35.1 (3e encadré).

Le dépistage et la prise en charge des complications doivent être protocolisés selon les spécificités de la chirurgie, et peuvent faire l'objet d'une formation en amont auprès des équipes de l'HAD par l'équipe de chirurgie. En chirurgie cardiaque, par exemple, certaines complications telles que la fibrillation atriale (FA), la médiastinite postopératoire, ou la tamponnade doivent être recherchées. Le dépistage d'une médiastinite nécessite la recherche de signes cliniques spécifiques (cicatrice inflammatoire, écoulement, désunion, mobilité sternale, fièvre) qui doivent être connus des soignants de l'HAD et qui doivent faire contacter le chirurgien ou l'interne de chirurgie. La prise en charge de la FA dépend de la fréquence cardiaque, de sa tolérance et de son caractère connu ou non et peut faire l'objet d'un algorithme spécifique pouvant aboutir à différents traitements (par exemple : abstention ou bêtabloquant ou hospitalisation en chirurgie cardiaque ou intervention du SAMU). Les numéros de téléphone des personnes à contacter par l'équipe de l'HAD ou par le patient en cas de complications sont précisés dans le dossier du patient et doivent être facilement accessibles.

Enfin, le rôle du patient est essentiel dans le plan de soins. Une information orale et écrite doit donc lui être délivrée, idéalement avant et après la chirurgie, et inclure les différentes étapes et dates de son plan de soins et la surveillance et/ou les traitements préventifs ou curatifs qu'il a à réaliser lui-même, par exemple : exercices respiratoires, marche biquotidienne (avec par exemple un objectif de pas), autres activités sportives adaptées, porter une ceinture de contention pendant une durée précisée, se lever de côté, ne pas porter de charges lourdes, pouvoir conduire après un certain nombre de jours sous conditions, prendre certains médicaments, appeler l'équipe de l'HAD ou du SAMU ou du service de chirurgie cardiaque en présence de certains symptômes. L'éducation thérapeutique par l'équipe de l'HAD peut assurer la bonne réalisation de ces soins et le suivi des consignes et est donc souvent intégrée dans le plan de soins.

À l'issue de l'HAD, un courrier d'hospitalisation est généré par le médecin de l'HAD à destination, au minimum, du chirurgien et du médecin traitant.

Discussion et perspectives

Si un grand nombre d'études et méta-analyses ont désormais montré l'intérêt de la RAAC pour améliorer la morbi-mortalité et diminuer la durée de séjour dans la plupart des chirurgies majeures [1–11], le rôle et l'organisation précise des établissements d'HAD semblent encore assez peu décrits dans la littérature scientifique internationale, et diffèrent probablement en partie selon les pays. De même, les recommandations n'abordent encore que peu ou pas le recours à ce type d'hospitalisation [11, 12, 21]. Pourtant, alors qu'il était initialement surtout utilisé dans le cadre de situations « médicales », ce type d'hospitalisation semble désormais très utilisé en France après une chirurgie majeure, avec une organisation bien codifiée par la Haute Autorité de santé. Quelques études, anciennes pour certaines, ont évalué l'intérêt potentiel de l'hospitalisation à domicile (« hospital-at-home ») après chirurgie ou de protocoles de RAAC faisant appel à une HAD, et semblent observer une sécurité satisfaisante voire une amélioration des résultats en termes de complications voire de diminution des coûts [22–25]. Si les modèles d'hospitalisation à domicile varient cependant selon les pays, ceux-ci sont dans tous les cas très liés à la RAAC [26, 27]. Ainsi, en plus du rôle des médecins impliqués (chirurgien, médecin coordinateur, médecin traitant notamment), le rôle des « coordinateurs infirmiers » (infirmière coordinatrice, infirmière de liaison, infirmière parcours patient, infirmière RAAC) est probablement essentiel pour le bon fonctionnement de la prise en charge des patients, à l'hôpital ou à domicile.

Enfin, une évaluation de l'efficience de la prise en charge globale en HAD pour les différents types de chirurgie lourde concernés doit probablement être réalisée dans chaque établissement et intégrer des indicateurs tels que : la durée moyenne de séjour (à l'hôpital et en HAD), le nombre de patients pris en charge en HAD pour chaque type d'intervention, le taux de réhospitalisation (avec identification des complications), la satisfaction des patients.

Références

[1] Nicholson A, Lowe MC, Parker J, Lewis SR, Alderson P, Smith AF. Systematic review and meta-analysis of enhanced recovery programmes in surgical patients. Br J Surg 2014;101(3):172–88.

[2] Zhang Y, Chong JH, Harky A. Enhanced recovery after cardiac surgery and its impact on outcomes: A systematic review. Perfusion 2022;37(2):162–74.

[3] Li M, Zhang J, Gan TJ, Qin G, Wang L, Zhu M, et al. Enhanced recovery after surgery pathway for patients undergoing cardiac surgery: a randomized clinical trial. Eur J Cardiothorac Surg 2018;54(3):491–7.

[4] Nguyen YL, Maiolino E, De Pauw V, Prieto M, Mazzella A, Peretout JB, et al. Enhanced Recovery Pathway in Lung Resection Surgery: Program Establishment and Results of a Cohort Study Encompassing 1243 Consecutive Patients. Cancers (Basel) 2022;14(7):1745.

[5] Agüero-Martínez MO, Tapia-Figueroa VM, Hidalgo-Costa T. Improved Recovery Protocols in Cardiac Surgery: A Systematic Review and Meta-Analysis of Observational and Quasi-Experimental Studies. MEDICC Rev 2021;23(3-4):46–53.

[6] Zhou Y, Li R, Liu Z, Qi W, Lv G, Zhong M, et al. The effect of the enhanced recovery after surgery program on radical cystectomy: a meta-analysis and systematic review. Front Surg 2023;10:1101098.

[7] Li R, Wang K, Qu C, Qi W, Fang T, Yue W, et al. The effect of the enhanced recovery after surgery program on lung cancer surgery: a systematic review and meta-analysis. J Thorac Dis 2021;13(6):3566–86.

[8] Heymans MJ, Kort NP, Snoeker BA, Schotanus MG. Impact of enhanced recovery pathways on safety and efficacy of hip and knee arthroplasty: A systematic review and meta-analysis. World J Orthop 2022;13(3):307–28.

[9] Changjun C, Jingkun L, Yun Y, Yingguang W, Yanjun R, Debo Z, et al. Enhanced Recovery after Total Joint Arthroplasty (TJA): A Contemporary Systematic Review of Clinical Outcomes and Usage of Key Elements. Orthop Surg 2023;15(5):1228–40.

[10] Xiong H, Liu Y, Zeng Y, Wu Y, Shen B. The efficacy and safety of combined administration of intravenous and topical tranexamic acid in primary total knee arthroplasty: a meta-analysis of randomized controlled trials. BMC Musculoskelet Disord 2018;19(1):321.

[11] Berna P, Quesnel C, Assouad J, Bagan P, Etienne H, Fourdrain A, et al. Guidelines on enhanced recovery after pulmonary lobectomy. Anaesth Crit Care Pain Med 2021;40(1), 100791.

[12] Mertes PM, Kindo M, Amour J, Baufreton C, Camilleri L, Caus T, et al. Guidelines on enhanced recovery after cardiac surgery under cardiopulmonary bypass or off-pump. Anaesth Crit Care Pain Med 2022;41(3), 101059.

[13] Schneider EB, Hyder O, Wolfgang CL, Hirose K, Choti MA, Makary MA, et al. Patient Readmission and Mortality after Surgery for Hepato-Pancreato-Biliary Malignancies. J Am Coll Surg 2012;215(5):607–15.

[14] Greenblatt DY, Weber SM, O'Connor ES, LoConte NK, Liou JI, Smith MA. Readmission after Colectomy for Cancer Predicts One-Year Mortality. Ann Surg 2010;251(4):659–69.

[15] Greenblatt DY, Greenberg CC, Kind AJH, Havlena JA, Mell MW, Nelson MT, et al. Causes and Implications of Readmission after Abdominal Aortic Aneurysm Repair. Ann Surg 2012;256(4):595–605.

[16] DGOS. Ministère de la Santé et de la Prévention; 2023. [cité 22 août 2023]. L'hospitalisation à domicile. Disponible sur : https://sante.gouv.fr/soins-et-maladies/prises-en-charge-specialisees/had-10951/had.

[17] Article R6121-4-1 - Code de la santé publique - Légifrance [Internet]. [cité 22 août 2023]. Disponible sur : https://www.legifrance.gouv.fr/codes/article_lc/LEGIARTI000036802390.

[18] HAS [Internet]. [cité 22 août 2023]. Algorithme d'aide à la décision d'orientation des patients en HAD à destination des médecins prescripteurs. Disponible sur : https://www.has-sante.fr/jcms/c_2810323/fr/algorithme-d-aide-a-la-decision-d-orientation-des-patients-en-had-a-destination-des-medecins-prescripteurs.

[19] HAS. Fédération nationale des établissements d'hospitalisation à domicile. Votre patient est-il éligible à une hospitalisation à domicile? [Internet] 2018. Disponible sur : https://www.fnehad.fr/wp-content/uploads/2018/02/FNEHAD_HAS_A4_web.pdf.

[20] HAS. Aide à la décision d'orientation des patients en HAD [Internet]. [cité 22 août 2023]. Disponible sur : https://adophad.has-sante.fr/.

[21] Bloc S, Alfonsi P, Belbachir A, Beaussier M, Bouvet L, Campard S, et al. Guidelines on perioperative optimization protocol for the adult patient 2023. Anaesth Crit Care Pain Med 2023;42(4), 101264.

[22] Caplan GA, Sulaiman NS, Mangin DA, Aimonino Ricauda N, Wilson AD, Barclay L. A meta-analysis of "hospital in the home". Med J Aust 2012;197(9):512–9.

[23] Hackman B, Navaneethan N. Early discharge after gynaecological surgery. Eur J Obstet Gynecol Reprod Biol 1993;52(1):57–61.

[24] Pajarón-Guerrero M, Fernández-Miera MF, Dueñas-Puebla JC, Cagigas-Fernández C, Allende-Mancisidor I, Cristóbal-Poch L, et al. Early Discharge Programme on Hospital-at-Home Evaluation for Patients with Immediate Postoperative Course after Laparoscopic Colorectal Surgery. Eur Surg Res 2017;58(5-6):263–73.

[25] Giger A, Schneider C, Marguerite S, Ramlugun D, Maechel AL, Collange O, et al. An enhanced recovery programme significantly improves postoperative outcomes after surgical aortic valve replacement. Eur J Cardiothorac Surg 2023;63(5):ezad125.

[26] Safavi KC, Ricciardi R, Heng M, Eisenhauer EL, Sheer D, Thompson RW, et al. A Different Kind of Perioperative Surgical Home: Hospital at Home After Surgery. Ann Surg 2020;271(2):227–9.

[27] Cannesson M, Kain Z. Enhanced recovery after surgery versus perioperative surgical home: is it all in the name? Anesth Analg 2014;118(5):901–2.

Chapitre 36

Parcours des patients à risque de transmission d'agents pathogènes

V. Goldstein, C. Tamames

Points clés

- Application au quotidien des précautions standards (hygiène des mains par friction hydroalcoolique, port des EPI selon les bonnes indications).
- Port systématique pour tous les gestes à risque d'aérosolisation, d'un appareil de protection respiratoire de type FFP2 ainsi que des lunettes de protection.
- Application des différentes précautions complémentaires contact pour les BMR, les BHRe, *Clostridioides difficile* et la gale.
- Application des précautions complémentaires respiratoires : pour les pathogènes viraux hivernaux (grippe, VRS), le SARS-CoV-2 : précaution respiratoire de type gouttelettes ; pour les pathogènes à transmission respiratoire à prédominance aérienne (ex. : la tuberculose pulmonaire) : précautions complémentaires de type air.

Précautions standard

Les précautions standards sont le socle sur lequel, à tout moment, l'ensemble des professionnels, patients et visiteurs doivent s'appuyer pour éviter la transmission de la plus grande majorité des micro-organismes. Ce socle comprend en particulier l'**hygiène des mains** et le port adapté des **équipements de protection individuelle** (EPI).

Hygiène des mains

L'hygiène des mains est inhérente à une bonne qualité des soins. Elle doit être réalisée avant et après le soin. La friction hydroalcoolique (FHA) est la technique actuellement recommandée car elle a démontré son efficacité dans la maîtrise de la transmission croisée de nombreux germes. La FHA atteint son objectif de sécurisation des gestes des soignants et de prévention de la transmission croisée si elle respecte plusieurs critères. Les prérequis à respecter sont : manches courtes, ongles courts et sans vernis, absence de faux ongles, alliance, bagues, bijoux, bracelets, montre. Un volume suffisant de gel doit être utilisé et l'ensemble des 7 gestes effectué. Elle est attendue à certains moments clés : en entrant/sortant de la salle d'opération, avant le contact avec le patient, avant un geste aseptique, avant et après le retrait des gants, après le contact avec le patient [1].

Tenue et port des EPI

La tenue du professionnel soignant se contamine au cours de la journée [2]. Elle doit respecter des prérequis : manches courtes, chaussures réservées à l'activité professionnelle et facilement nettoyables

Médecine péri-opératoire

en cas de souillure par du matériel biologique. La coiffe est à usage unique ou changée et lavée tous les jours selon un processus industriel et dans un tissu fait d'un mélange de polyester-coton identique aux tuniques [3, 4]. Les équipements de protection individuelle (EPI) indiqués en cas de soins mouillants ou souillants ou à risque d'exposition aux liquides biologiques sont : les gants, le tablier ou surblouse imperméable si l'exposition est majeure. Les autres EPI sont les masques, les appareils de protection respiratoire, les lunettes de protection. Les EPI doivent être portés selon les indications des précautions standards et de chacune des précautions complémentaires (tableau 36.1). Ils doivent être mis au plus près et retirés dès la fin du soin. Ils ne doivent donc pas être réutilisés entre deux ou plusieurs patients (gants, surblouse, tablier). Le masque et les lunettes de protection peuvent être utilisés pour une série de soins.

Gestes à risque d'aérosolisation

Dans la pratique quotidienne, des soins techniques sont classiquement considérés comme à risque d'aérosolisation : l'intubation orotrachéale (IOT), la fibroscopie bronchique, l'extubation. Plus récemment, suite à la crise du Covid-19, la question s'est posée de considérer la ventilation

Tableau 36.1. Synthèse des équipements de protection individuelle (EPI), leurs indications et les bonnes pratiques associées.

Équipements de protection individuelle		
Équipement	**Indications**	**Bonnes pratiques**
Gants	En cas de risque d'exposition aux liquides biologiques Précautions contact *Clostridioïdes difficile* Précautions contact « parasitose » (type gale)	1 gant = 1 soin
Masque à usage médical (type I et II)	En cas de symptômes ORL chez le professionnel	Couvre le nez, la bouche et le menton À changer au minimum toutes les 4 heures ou si humide ou souillé
Masque à usage médical (type IIR : résistant aux éclaboussures)	Lors des soins ou manipulations exposant à un risque d'aérosolisation, de projection de sang ou de tout autre produit d'origine humaine (intubation, aspiration, endoscopie, actes opératoires, autopsie…)	Couvre le nez, la bouche et le menton À changer au minimum toutes les 4 heures ou si humide ou souillé Ne pas le toucher ou l'abaisser pour parler, etc. → doit alors être jeté Comment bien mettre son masque à usage médical : https://www.youtube.com/watch?v=Lxbq5vROWEk
Appareil de protection respiratoire (FFP2)	En cas de soins à risque d'aérosolisation Précautions complémentaires air	Couvre le nez, la bouche et le menton À changer au minimum toutes les 8 heures ou si humide ou souillé Ne pas le toucher ou l'abaisser pour parler, etc. → doit alors être jeté Réaliser systématiquement un fit-check Comment bien mettre son masque FFP2 : https://www.youtube.com/watch?v=XxOwJusn6Sc
Tablier	Lors d'un soin à risque d'exposition aux liquides biologiques	1 tablier = 1 soin
Surblouse à manches longues imperméables ou surblouse + tablier imperméable	En cas de risque de projection importante de sang, de produits biologiques, de sécrétions ou d'excrétions	1 surblouse = 1 soin
Lunettes de protection	Lors d'un soin à risque d'exposition aux liquides biologiques En cas de soins à risque d'aérosolisation	Peuvent être utilisées pour une série de soins chez plusieurs patients sauf si elles sont souillées

À noter que les masques à usage médical disponibles dans les établissements de santé sont de type IIR.

Sources : Société française d'hygiène hospitalière. Recommandations : Actualisation des précautions standard. Établissements de santé. Établissements médicosociaux. Soins de ville. 2017. p. 13–8 [1] et Treakle AM, Kerri A, Thom KA, Furuno JP, Strauss SM, Harris AD, Perencevich EN. Bacterial contamination of health care workers' white coats. Am J Infect Contr 2009 ; 37(2) : 101–5 [2].

non invasive à haut débit comme procédure à risque d'aérosolisation [5]. Pour ces procédures à risque, les recommandations pour les professionnels sont de porter des lunettes de protection et un appareil de protection respiratoire FFP2 (avec réalisation d'un fit-check systématique), et ce quel que soit le statut infectieux du patient [6]. Un autre élément est le choix du type de ventilation : privilégier le contrôle des voies aériennes par IOT versus masque laryngé pour éviter les fuites [7].

Bionettoyage et tri des déchets

Le bionettoyage est un élément faisant partie intégrante de la prévention des transmissions croisées. L'environnement (clavier d'ordinateur, respirateur, brancard, lit en SSPI) et le matériel réutilisable (sonde d'échographie) doivent être nettoyés-désinfectés **après chaque patient** [1]. Il est nécessaire d'utiliser un produit détergent-désinfectant (DD) (adapté au type de micro-organisme) et de respecter le temps de contact nécessaire à l'action du produit ou une méthode utilisant la vapeur d'eau. Ainsi, le temps à dédier au bionettoyage entre chaque patient est à prendre en compte ***systématiquement*** dans la programmation opératoire.

En ce qui concerne le tri des déchets, les préconisations varient selon le type de déchet produit (tableau 36.2) [8].

Tableau 36.2. Type de déchets et règles de tri.

Tri des déchets	
Type	**Règles de tri**
Déchets de soins à risque infectieux (DASRI)	Exemples : – pansement avec sang (ou tout autre liquide biologique) dispersible – selles diarrhéiques d'origine infectieuses (ex. : *Clostridioïdes difficile*)
Boîte pour objet piquant coupant tranchant (OPCT)	Exemples : – seringue propre contenant un médicament – aiguille rétractée après prise de sang
Déchets ménagers et assimilés (DMA)	Exemples : – selles moulées d'un patient porteur de bactérie multi- ou hautement résistante – pansement avec sang (ou tout autre liquide biologique) non dispersible

Source : Société française d'hygiène hospitalière. Recommandations : Actualisation des précautions standard. Établissements de santé. Établissements médicosociaux. Soins de ville. 2017. p. 13–8 [1].

Précautions particulières et impact sur le circuit du patient en péri-opératoire

Définitions

Trois types de précautions complémentaires aux précautions standards sont préconisés selon les voies de transmission de certains micro-organismes. La transmission des micro-organismes peut être manuportée (contact) et/ou par voie respiratoire (gouttelettes ou air). Il en découle des précautions spécifiques qui sont à appliquer dès la suspicion de portage ou d'infection après prescription médicale et jusqu'à la levée de celle-ci.

Précautions complémentaires de type contact (PCC)

Indications

Les précautions complémentaires de type contact ont 3 grandes indications : les patients porteurs de bactéries multirésistantes (BMR) ou hautement résistantes et émergentes (BHRe), les patients infectés par *Clostridioides difficile* (anciennement *Clostridium difficile*), les patients porteurs de parasitose (gale). D'autres situations peuvent donner lieu à la prescription des précautions complémentaires contact (ex. : diarrhée à Norovirus). En cas de doute sur les indications, n'hésitez pas à contacter votre équipe de prévention et contrôle de l'infection.

Bactéries multirésistantes (BMR), bactéries hautement résistantes émergentes (BHRe)

Les bactéries actuellement au programme national de lutte contre l'antibiorésistance sont les suivantes :

- les BMR qui comprennent *Staphylocoque aureus* résistant à la méticilline (SARM), les entérobactéries productrices de bêtalactamase à spectre étendu (E-BLSE), l'*Acinetobacter baumanii* (ABRI) et *Pseudomonas aeruginosa* résistants aux carbapénèmes [9] ;

- les BHRe qui comprennent les entérobactéries productrices de carbapénémase (EPC) et l'*Enterococcus faecium* résistant aux glycopeptides dont la vancomycine (ERG/ERV) [10].

Les sites de dépistage par écouvillon sont le nez pour le SARM, la peau pour l'ABRI (aisselles et plis inguinaux) et le rectum pour les E-BLSE, les BHRe et éventuellement l'ABRI.

Les indications du dépistage à la recherche de BHRe à réaliser si possible lors de la consultation d'anesthésie sont : patient ayant des antécédents de portage de ces bactéries, ayant un antécédent d'hospitalisation à l'étranger dans l'année précédente ou un séjour récent prolongé à l'étranger. Cette recherche active est importante car la majorité des patients ne sont pas infectés mais colonisés par ces BMR/BHRe et ils ne seraient par conséquent pas identifiés par des prélèvements « classiques » à la recherche d'une infection. Ces porteurs asymptomatiques sont en revanche des sources efficaces de transmission (par manuportage). Aussi, afin de limiter leur diffusion, les PCC « BMR » ou « BHRe » sont recommandées [11]. Celles-ci comprennent le renforcement de l'hygiène des mains, le bionettoyage de l'environnement, le port d'un tablier en cas de contacts rapprochés et le signalement du statut du patient à l'ensemble des intervenants (par l'intermédiaire entre autres d'une signalétique).

Concernant l'impact de ce portage sur le circuit des patients, il n'y a pas de nécessité à prendre le patient en fin de programme opératoire. Il faut en revanche prévoir un temps pour un bionettoyage *ad hoc*. De même, il n'est pas recommandé de réaliser le réveil en salle d'opération. Cependant, si le patient présente des diarrhées infectieuses, le réveil et la surveillance en salle d'opération peuvent être une option à envisager. En SSPI, un emplacement dédié peut être prédéfini afin de faciliter le respect de l'application des recommandations d'hygiène.

Clostridioides difficile (ex. *Clostridium difficile*)

Clostridioïdes difficile, 10e agent responsable d'infections associées aux soins (Enquête Nationale de Prévalence, 2022), a pour caractéristique de pouvoir survivre dans l'environnement **sous forme de spores**. Les produits hydroalcooliques (PHA) et certains DD ne sont pas actifs sur celles-ci. Selon les recommandations, les patients requièrent d'être pris en charge avec des précautions complémentaires de type contact « *C. difficile* » lorsque le patient est suspect ou atteint de diarrhées ou d'autres formes cliniques. Ces précautions sont à conserver jusqu'à 48 heures après la résolution des diarrhées. L'utilisation des EPI est résumée dans le tableau 36.1. Il est recommandé de porter une surblouse imperméable et des gants avant le contact avec le patient. Immédiatement après le retrait des gants (après le dernier contact avec le patient ou son environnement), une hygiène des mains est requise par lavage au savon suivi d'un séchage rigoureux puis d'une FHA. Le bionettoyage doit être effectué avec un produit sporicide (DD sporicide ou DD classique, rinçage puis eau de Javel à 0,5 % de chlore actif) au bloc opératoire et en SSPI [12].

Gale (suspicion ou avérée commune ou profuse)

Sarcoptes scabiei est l'agent responsable de la gale. Tout comme *C. difficile*, les PHA et certains DD ne sont pas actifs sur le sarcopte. Les recommandations concernant le port des EPI et l'hygiène des mains sont identiques aux PC de type contact *C. difficile*. Pour les patients porteurs d'une gale commune ou profuse dont l'opération ne peut être reportée nous conseillons de les prendre en dernier et de privilégier un réveil en salle d'opération. En cas de gale commune, un bionettoyage à l'aide d'un DD classique est recommandé. En cas de gale profuse uniquement, un traitement de l'environnement par acaricide est recommandé. Son efficacité requiert un temps de contact de 12 heures suivi d'un bionettoyage [13].

Précautions complémentaires de type respiratoire (gouttelettes + air) – Indications

Les voies de transmission des agents infectieux de type virus de la grippe ou SARS-CoV-2 font l'objet actuellement d'une recherche active. Tout n'est pas encore résolu et de nombreux points restent encore à éclaircir. À ce jour, les précautions respiratoires se déclinent schématiquement encore en 2 types de précautions complémentaires : « gouttelettes » ou « air » [14].

Pour les pathogènes répondant au précautions « gouttelettes », le port du masque médical est requis pour le soignant mais aussi dans la mesure du possible pour le patient. Il n'est pas requis de réveil en salle d'opération mais un positionnement à distance des autres patients en SSPI est raisonnable en particulier si l'extubation se fait en SSPI.

Pour les pathogènes dont la classification est « air », le soignant porte un appareil de protection respiratoire de type FFP2. Le patient porte un masque médical [15]. Il est recommandé de réduire au maximum les situations d'attente : transfert direct du patient en salle d'opération et réveil en salle ou à défaut en SSPI dans un box fermé et ventilé. Les portes sont maintenues fermées, la circulation et le nombre de personnes limités au strict nécessaire. La question de la modification de la surpression au profit d'une dépression pour les prises en charge au bloc opératoire de patients atteints de pathologies à transmission respiratoire à prédominance aérienne doit faire l'objet d'une discussion entre les équipes soignantes (chirurgiens, anesthésistes, praticien en prévention et contrôle de l'infection) et les services techniques. En effet, la mise en dépression de la salle d'opération et du sas est un élément souvent difficile voire non réalisable selon les installations disponibles dans chaque établissement. Cependant, la modification de la surpression a des conséquences sur le risque infectieux individuel du patient. La balance entre le risque individuel et collectif est donc à évaluer [16].

C'est pourquoi, dans la mesure du possible, les interventions au bloc opératoire de patients contagieux par voie respiratoire à prédominance aérienne doivent être le plus possible reportées.

Synthèse et exemples

En figure 36.1, voici une synthèse des recommandations concernant le port des EPI en fonction du type de précautions.

Création PCI Pitié Salpêtrière et Charles Foix –2024

CONTACT				Air A Précautions Complémentaires	Gouttelettes G Précautions Complémentaires
FHA Tablier / Surblouses*	FHA Tablier / Surblouses*	FHA Lavage des mains* Surblouses Gants	FHA Lavage des mains* Surblouses Gants	FHA Masques FFP2 (Fitcheck)	FHA Masques Lunettes
Porteur BMR Contact BHRe Diarrhées* Infectieuses Impétigo* Herpès* Varicelle-Zona*	Porteur BHRe ERV (Entérocoque résistant à la vancomycine) EPC (Entérobactérie productrice de carbapénémase)	Diarrhée à *Clostridiodes difficile*	Parasitoses Gale Poux	Tuberculose Rougeole Grippe H1N1 Varicelle Zona	Grippe saisonnière Coqueluche Diphtérie Scarlatine Rubéole Oreillons Méningite à méningocoque

* A la fin de la prise en charge, avant de sortir de la chambre, suivi par une FHA (Friction Hydro-Alcoolique)

Figure 36.1. Synthèse des recommandations concernant le port des EPI en fonction du type de précautions.
Source : d'après Société française d'hygiène hospitalière. Recommandations : Actualisation des précautions standard. Établissements de santé. Établissements médicosociaux. Soins de ville. 2017. p. 13–8 [1].

Un tableau récapitulatif est disponible en fin de chapitre (tableau 36.3) [17]. Il présente en fonction de l'agent infectieux, le type de PC actuellement recommandées.

Tableau 36.3. Tableau récapitulatif des précautions en fonction des situations cliniques et du matériel infectieux.

Type de précautions	Situation clinique	Matériel infectieux	Mesures de prévention
Précautions standards (PS)	Conjonctivite	Larmes, salive, objets souillés	Hygiène des mains par FHA Gants si contact avec les muqueuses ou liquides biologiques Protection de la tenue vestimentaire par tablier ou surblouse si risque d'exposition aux liquides biologiques
	CMV	Liquides biologiques Mains	
	Hépatite B	Sang Sécrétions génitales Objets souillés	
	Hépatite C	Sang Objets souillés	
	Hépatite E	Orofécal	
	Herpès	Lésions cutanées	
	Punaise de lit	Matelas, oreillers Vêtements	Faire prendre une douche au patient Le revêtir de vêtements à UU Emballer hermétiquement toutes ses affaires dans un sac pour traitement au domicile
Mesures de prévention additionnelles aux PS ! Gestes à risques d'aérosolisation : FFP2 + lunettes de sécurité			
Précautions contact	Adénovirus	Mains Objets souillés	Bionettoyage avec DD et respect du temps de contact pour ce germe (ex. : Surfanios Premium® = 30 min)
	SARM, E-BLSE, ABRI et *Pseudomonas*, carbapénémase	Mains Matériel partagé Environnement	Tablier
	Diarrhée à *Clostridioides difficile* toxinogène	Mains Matériel partagé Environnement	Surblouse et gants systématiques Après les soins : lavage des mains puis FHA Bionettoyage avec DD actif sur les spores
	Ectoparasites : gale	Peau Linge Literie	Surblouse, gants systématiques après les soins : lavage des mains puis FHA Bionettoyage avec un produit acaricide si gale profuse
	Épidémie de gastroentérites infectieuses	Mains Matériel partagé Environnement	Surblouse imperméable
	Hépatite A	Mains Matériel partagé Environnement	Tablier
	Impétigo, herpès	Lésions	Tablier
	Infection ou colonisation à bactéries hautement résistantes émergentes (BHRe)	Mains Matériel partagé Environnement	Tablier ou surblouse imperméable
	Poux		Tablier pour le soignant Après les soins : lavage des mains puis FHA Coiffe pour le patient

(Suite)

Tableau 36.3. Suite.

Type de précautions	Situation clinique	Matériel infectieux	Mesures de prévention
Précautions respiratoires	Coqueluche	Aérosols, gouttelettes de salive	Vaccination préventive recommandée pour le personnel Masque médical
	Diphtérie pharyngée	Gouttelettes de salive	Masque médical Déclaration obligatoire Vaccination obligatoire du personnel de santé
	Épiglottite à *Haemophilus*/ pneumopathie de l'enfant	Gouttelettes de salive	Masque médical
	Grippe saisonnière	Aérosols, toux Mains Objets souillés	Masque médical
	Méningite à *Haemophilus* ou *Neisseria meningitidis*	Toux Mains Objets souillés	Masque médical
	Pneumonie à *Haemophilus influenzae*, *Mycoplasma pneumoniae*		Masque médical
	Rhinovirus Coronavirus Virus para-influenza	Toux Mains Objets souillés	Masque médical
	Rougeole	Parole Toux Éternuements	Vaccination préventive Maladie à déclaration obligatoire Pour les personnels à haut risque, éviter les contacts : femmes enceintes, immunodéprimés FFP2, fit-check Salle d'opération en dépression Réveil du patient en salle d'opération
	Rubéole, oreillons	Toux Mains Objets souillés	Vaccination préventive Maladie à déclaration obligatoire Rubéole : pour les personnels à haut risque (femmes enceintes non immunisées) : éviter les contacts Masque médical
	SARS-CoV-2	Toux Mains Objets souillés	Masque médical
	Streptococcus pyogenes Angine Scarlatine	Toux Mains Objets souillés	Masque médical Pour la prévention du post-partum : masque médical par le personnel à partir de la rupture des membranes
	Tuberculose pulmonaire	Toux Aérosols	FFP2, fit-check Salle d'opération en dépression Réveil du patient en salle d'opération Box fermé en SSPI

(Suite)

Tableau 36.3. Suite.

Type de précautions	Situation clinique	Matériel infectieux	Mesures de prévention
Précautions contact et respiratoires	Adénovirus	Toux Mains Objets souillés	Masque médical Bionettoyage avec DD et respect du temps de contact pour ce germe (ex. : Surfanios Premium® = 30 min)
	Mers-CoV	Toux Mains Objets souillés	Surblouse Gants FFP2
	Monkeypox	Lésions cutanées Muqueuses Gouttelettes de salive Objets souillés	Tablier Gants Masque médical
	Varicelle	Aérosols Lésions cutanées Vésicules	Rattrapage vaccinal pour les professionnels de santé Tablier FFP2, fit-check Salle d'opération en dépression Box fermé en SSPI Réveil du patient en salle d'opération
	VRS (virus respiratoire syncytial) Bronchiolite	Toux Mains Objets souillés	Tablier Masque médical
	Zona (forme généralisée)	Aérosols Lésions cutanées Vésicules	Tablier FFP2, fit-check

Source : Haut Conseil de la santé publique. Mesures universelles d'hygiène pour la prévention des principales maladies infectieuses dans la population générale. Coll. Avis et rapports. 2022 [17].

Références

[1] Société française d'hygiène hospitalière. Recommandations : Actualisation des précautions standard. Établissements de santé. Établissements médicosociaux Soins de ville 2017;13–8.

[2] Treakle AM, Kerri A, Thom KA, Furuno JP, Strauss SM, Harris AD, Perencevich EN. Bacterial contamination of health care workers' white coats. Am J Infect Contr 2009;37(2):101–5.

[3] Markel TA, Gormley T, Greeley D, Ostojic J, Wise A, Rajala J, et al. Hats Off: A Study of Different Operating Room Headgear Assessed by Environmental Quality Indicators. J Am Coll Surg 2017;225:573–81.

[4] Hafiani EM, Cassier P, Aho S, Albaladejo P, Beloeil H, Boudot E, et al. Tenue vestimentaire au bloc opératoire 2021. Anesthésie & Réanimation 2022;8:641–53.

[5] Li J, Alolaiwat A, Fink JB, Dhand R. Aerosol-Generating Procedures and Virus Transmission. Respir Care 2022;67:1022–42.

[6] Shah VP, Breeher LE, Hainy CM, Swift MD. Evaluation of healthcare personnel exposures to patients with severe acute respiratory coronavirus virus 2 (SARS-CoV-2) associated with personal protective equipment. Infect Control Hosp Epidemiol 2022;43:770–4.

[7] Montravers P, Lucet J. Propositions pour la prise en charge anesthésique d'un patient suspect ou infecté à Coronavirus COVID-19. Mars 2020.

[8] Société française d'hygiène hospitalière. Définition des déchets d'activité de soins à risque infectieux. Note SF2H 2022.

[9] Arnaud I, Jarlier V. Surveillance des bactéries multirésistantes dans les établissements de santé : Réseau BMR-Raisin, France, Résultats 2017. Coll. Études et enquêtes. Santé publique France; 2019.

[10] Haut Conseil de la santé publique. Actualisation des recommandations relatives à la maîtrise de la diffusion des bactéries hautement résistantes aux antibiotiques émergentes (BHRe). Coll. Documents; 2019.

[11] Société française d'hygiène hospitalière. Prévention de la transmission croisée : précautions complémentaires contact. Hygienes 2009;17:80–138.

[12] Tschudin-Sutter S, Kuijper EJ, Durovic A, Vehreschild MJGT, Barbut F, Eckert C, et al. Guidance document for prevention of Clostridium difficile infection in acute healthcare settings. Clin Microbiol Infect 2018;24:1051–4.

[13] Haut Conseil de la santé publique. Survenue de un ou plusieurs cas de gale. Conduite à tenir. Coll. Avis et rapports; 2012.
[14] Société française d'hygiène hospitalière. Recommandations nationales : Prévention de la transmission croisée par voie respiratoire : air ou gouttelettes; 2013.
[15] Haut Conseil de la santé publique. Tuberculoses à bacilles résistants : diagnostic et prise en charge. Lignes directrices. Coll. Avis et rapports; 2015.
[16] Johnston BL, Ogunremi T, Defalco K, Savard N, Smith SW. 2022. Chapter 14: Prevention and control of tuberculosis transmission in healthcare settings. Can J Respir Crit Care, Sleep Med 2022;6:205–28.
[17] Haut Conseil de la santé publique. Mesures universelles d'hygiène pour la prévention des principales maladies infectieuses dans la population générale. Coll. Avis et rapports; 2022.

5

Médecine postopératoire

Plan de la partie

Chapitre 37

Évaluation de la récupération après chirurgie : intérêt des scores

M. Léger, E. Rineau, M. Campfort, S. Lasocki

Points clés

- La récupération postopératoire est un concept complexe et multimodal correspondant au retour à un état « normal » ou de « bien-être » après un acte chirurgical.
- Les scores QoR (QoR, QoR-15 et QoR-40) sont des outils validés, fiables, reproductibles et centrés sur le patient pour mesurer la qualité de récupération postopératoire.
- Ces outils sont recommandés pour évaluer des interventions péri-opératoires, et visent à être intégrés dans le suivi routinier des patients dans leur phase postopératoire.

Évaluation postopératoire

Dans l'anticipation d'une intervention chirurgicale, la principale préoccupation des patients est leur capacité à récupérer. Grâce aux avancées en matière de soins péri-opératoires et aux évolutions des techniques chirurgicales, une récupération rapide et sans complication majeure est aujourd'hui la norme pour les patients en bonne santé. Toutefois, la survenue de problèmes transitoires tels que la douleur, les nausées, la confusion ou les troubles du sommeil reste fréquente.

Traditionnellement, l'évaluation postopératoire se concentrait sur la survenue de complications, la durée de séjour à l'hôpital ou même la survie. Cependant, le défi est de pouvoir mesurer une amélioration de la qualité des soins sans avoir de consensus sur la meilleure façon de l'évaluer, avec une déclaration souvent incomplète des complications postopératoires [1], ou même une grande variation dans les définitions des critères de complications postopératoires [2]. Par ailleurs, bien qu'essentiels, ces critères ne reflètent pas complètement l'expérience du patient après une intervention chirurgicale. De ce fait, l'intérêt s'est porté vers les mesures directement rapportées par le patient (*patient-reported outcome measures* [PROM]) pour approcher sous un angle plus holistique le concept de récupération postopératoire [3–5].

Qualité de récupération postopératoire (*Quality of recovery*)

Récupération postopératoire

La récupération postopératoire est un processus complexe englobant des aspects sociaux, physiques, psychologiques, physiologiques et économiques. Ce concept représente le retour à un état « normal » ou à l'atteinte d'un état de « bien-être ». C'est ici que la qualité de récupération se différencie de la satisfaction des patients, qui repose plutôt sur l'écart entre les attentes préopératoires et l'expérience postopératoire. Ainsi, l'objectif essentiel est de cibler l'évaluation de la récupération postopératoire à travers les témoignages des patients sans que cela ne soit interprété par un clinicien

Médecine péri-opératoire

ou une autre personne [6]. Cependant, cette évaluation doit être menée à l'aide d'un critère de mesure fiable, reproductible et standardisé. Dans la dernière décennie, de nombreux efforts ont été déployés pour définir et mesurer de manière précise la qualité de la récupération à la suite d'une intervention chirurgicale ou d'une anesthésie [7]. La « qualité » est un concept subjectif, et si vous interrogez un panel de cliniciens, de patients ou d'administrateurs d'hôpitaux, vous obtiendrez probablement des réponses très diverses. Pourtant, tandis que les médecins se concentrent souvent sur l'évitement de complications et sur des fonctions unidimensionnelles (comme la douleur ou la qualité de la cicatrisation), la qualité de la récupération reflète l'expérience multimodale du patient.

Plusieurs échelles évaluant la qualité de récupération ont ainsi été mises au point, mais les plus étudiées et les plus utilisées sont le score *Quality of recovery* (QoR) à 9 items [4], l'échelle QoR-40 à 40 items [8, 9] et l'échelle QoR-15 à 15 items [10], sur lesquels nous allons plus nous attarder.

Scores de qualité de récupération postopératoire

Tout commence par le score QoR original à 9 items qui a été développé après avoir sélectionné des éléments reconnus dans les études sur le rétablissement après l'anesthésie [4]. Ces éléments ont été ajoutés à une liste plus complète fournie par un personnel médical et infirmier expérimenté, pour aboutir à un questionnaire final de 61 éléments représentant tous les aspects identifiables du rétablissement postopératoire d'un patient. Pour évaluer l'importance relative de chacun de ces éléments, des participants (patients, proches, anesthésistes, chirurgiens, personnel paramédical expérimenté sur la récupération péri-opératoire) ont pu coter les différents éléments via une échelle de Likert. Les informations tirées de l'enquête sur le QoR ont ensuite été utilisées pour élaborer un score de qualité de récupération en 9 points qui a ensuite été validé sur le plan psychométrique permettant de soutenir l'utilisation de ce score comme outil de mesure de la qualité de récupération dans le contexte péri-opératoire.

Dans un second temps, une mesure globale plus complète du rétablissement général d'un patient a donné naissance à l'échelle QoR-40 [8, 9], qui se compose de 5 dimensions de la santé pertinentes dans le contexte péri-opératoire : le confort physique (12 items), l'état émotionnel (9 items), l'indépendance physique (5 items), le soutien psychologique (7 items) et la douleur (7 items). Le score total du QoR-40 peut aller de 40 (très mauvais rétablissement) à 200 (excellent rétablissement). Il a été largement validé, ainsi que ses traductions, par des études internationales dans une multitude de contextes [9, 11, 12]. Enfin, le questionnaire QoR-15, une version abrégée, a été conçu pour simplifier les évaluations des patients [10]. Le questionnaire QoR-15 se compose ainsi d'items sur le confort physique (5 items), l'état émotionnel (4 items), la douleur (2 items), l'indépendance physique (2 items) et le soutien psychologique (2 items). Chaque item est noté de 0 à 10, et le score total correspond à la somme des items (avec un score total de 0 à 150, où 0 est le pire score de récupération et 150 le meilleur). Le QoR-15 s'est avéré d'une fiabilité comparable à celle du QoR-40, mais il est plus sensible aux changements imposés par la chirurgie [10, 13]. Les questionnaires QoR et QoR-15 sont des critères de jugement recommandés par le groupe COMPAC-StEP pour les études portant sur le confort du patient après une intervention chirurgicale [14, 15].

Par ailleurs, il existe une relation entre la qualité de récupération précoce et la qualité de vie ultérieure après la chirurgie [16, 17]. À ce jour, ces scores ont été utilisés dans plus de 140 études comparatives évaluant la qualité de récupération après une intervention chirurgicale, avec une utilisation de plus en plus importante du score QoR-15 [18]. Le succès actuel du questionnaire QoR-15 s'explique par ses performances psychométriques lui permettant de fournir des résultats reproductibles, tout en lui permettant de détecter et de mesurer un changement cliniquement important de l'état de santé [13]. Par ailleurs, les taux de recrutement et de remplissage ont toujours été élevés dans les études utilisant le QoR-15 comme critère de jugement [18]. Cela indique un niveau élevé d'acceptabilité de l'instrument, tant pour les patients que pour les cliniciens. Le temps moyen pour remplir le QoR-15 était d'environ 4 min, ce qui confirme sa facilité d'utilisation clinique. Un score QoR-15 de 118 ou plus signifierait un bon rétablissement postopératoire [19], et les patients avec et sans complications graves auraient un score QoR-15 moyen de 101 et 113 respectivement [13]. Le succès de ce questionnaire s'explique également par les nombreuses traductions disponibles, avec plus de 21 traductions validées dont le français (figure 37.1) [13, 20, 21].

Autres outils pour compléter l'évaluation de la qualité de récupération

Échelles de morbidité

Pour compléter l'évaluation de la qualité de récupération d'autres outils peuvent être utilisés. Et une composante importante à intégrer est le niveau de morbidité postopératoire. Dans ce cadre, le *Postoperative Morbidity Survey* (POMS) est l'un de ces outils qui évalue 9 domaines de morbidité postopératoire (pulmonaire, infectieuse, rénale, gastro-intestinale, cardiovasculaire, neurologique, hématologique, la cicatrisation, la douleur) survenant pendant le séjour à l'hôpital [22, 23]. L'outil a été validé et a démontré une excellente fiabilité interévaluateur et une validité discriminatoire [23]. L'échelle de Clavien-Dindo est une autre échelle de morbidité qui a été conçue pour standardiser l'évaluation des complications postopératoires [24]. Elle se concentre sur la nécessité d'un traitement, qu'il soit pharmacologique ou chirurgical, à l'aide d'une échelle en 5 points qui varie de la déviation de l'évolution normale postopératoire sans besoin de traitement, à des complications mettant en jeu le pronostic vital et au décès du patient.

Nombre de jours en vie à domicile, incapacités et qualité de vie

En dehors du cadre hospitalier, plusieurs autres paramètres peuvent être mesurés pour compléter l'évaluation de la qualité de récupération. La durée du séjour à l'hôpital est une mauvaise mesure de la qualité des soins péri-opératoires, surtout si on ne considère pas le taux de réadmission, ni la mortalité. La morbidité postopératoire entraîne également une perte d'autonomie, avec un besoin accru d'admission dans des établissements de soins prolongés [25]. Ainsi, le nombre de jours en vie et à domicile jusqu'à 30 jours après l'opération (DAH30) peut être une mesure intéressante de la récupération postopératoire [26–28]. Des périodes plus longues, jusqu'à 90 ou 180 jours après l'opération, ont également été étudiées.

Pour mesurer l'impact à long terme des complications postopératoires, le tableau d'évaluation des incapacités 2.0 de l'OMS (WHODAS) peut être utilisé [29]. Il évalue les limitations survenues au cours des 30 derniers jours dans 6 domaines : la cognition, la mobilité, les soins personnels, les relations interpersonnelles, les rôles au travail et à la maison, et la participation à la société. En plus de l'évaluation des incapacités, la qualité de vie après l'opération est également un aspect important de la récupération. Des échelles comme l'Euroqol à 5 domaines (EQ-5D) [30], ou les questionnaires de santé SF-36 [31] et SF-12 [32] peuvent être utilisés pour évaluer la qualité de vie.

Limites et perspectives des échelles de qualité de récupération

Un premier enjeu clé autour des échelles de qualité de la récupération postopératoire est l'absence de pondération des items. Chaque élément a un impact identique sur le score global (par exemple, l'évaluation des nausées a la même valeur que celle de l'anxiété). Cela suggère que, pour la création d'un outil universellement utilisable, des échelles pondérées pourraient être plus appropriées pour certaines interventions chirurgicales ou certains groupes de patients. Par ailleurs, le délai idéal pour mesurer la qualité de la récupération reste sujet à débat, les questionnaires se focalisant principalement sur la phase de récupération précoce [18].

Une autre limite de ce type de questionnaire peut résider dans le fait que certains patients, à

FQoR-15

Comment vous êtes-vous senti au cours des dernières 24 heures ? (Veuillez entourer)

(0 à 10, **0 = Jamais** *[Vraiment faible]* et **10 = Tout le temps** *[Excellent]*)

1.	Vous êtes-vous senti capable de respirer facilement ?	*Jamais* — *Tout le temps* *0 1 2 3 4 5 6 7 8 9 10*
2.	Vous êtes-vous senti capable d'apprécier vos repas	*Jamais* — *Tout le temps* *0 1 2 3 4 5 6 7 8 9 10*
3.	Vous êtes-vous senti reposé ?	*Jamais* — *Tout le temps* *0 1 2 3 4 5 6 7 8 9 10*
4.	Avez-vous réussi à bien dormir ?	*Jamais* — *Tout le temps* *0 1 2 3 4 5 6 7 8 9 10*
5.	Vous êtes-vous senti capable de faire votre toilette tout seul ?	*Jamais* — *Tout le temps* *0 1 2 3 4 5 6 7 8 9 10*
6.	Vous êtes-vous senti capable de communiquer avec votre famille et vos amis ?	*Jamais* — *Tout le temps* *0 1 2 3 4 5 6 7 8 9 10*
7.	Avez-vous ressenti un soutien de la part de l'équipe soignante ?	*Jamais* — *Tout le temps* *0 1 2 3 4 5 6 7 8 9 10*
8.	Vous êtes-vous senti capable de retourner travailler ou de faire vos activités habituelles chez vous ?	*Jamais* — *Tout le temps* *0 1 2 3 4 5 6 7 8 9 10*
9.	Vous êtes-vous senti en pleine possession de vos moyens ?	*Jamais* — *Tout le temps* *0 1 2 3 4 5 6 7 8 9 10*
10.	Vous êtes-vous senti bien ?	*Jamais* — *Tout le temps* *0 1 2 3 4 5 6 7 8 9 10*

Avez-vous eu au cours des dernières 24 heures ... (Veuillez entourer)

(10 à 0, **10 = Jamais** *[Excellent]* et **0 = Tout le temps** *[Vraiment faible]*)

11.	Une douleur modérée ?	*Jamais* — *Tout le temps* *10 9 8 7 6 5 4 3 2 1 0*
12.	Une douleur importante ?	*Jamais* — *Tout le temps* *10 9 8 7 6 5 4 3 2 1 0*
13.	Des nausées ou des vomissements ?	*Jamais* — *Tout le temps* *10 9 8 7 6 5 4 3 2 1 0*
14.	De l'inquiétude ou de l'anxiété ?	*Jamais* — *Tout le temps* *10 9 8 7 6 5 4 3 2 1 0*
15.	Un sentiment de tristesse ou de déprime ?	*Jamais* — *Tout le temps* *10 9 8 7 6 5 4 3 2 1 0*

Figure 37.1. Version française du questionnaire QoR-15 (FQoR-15).

Source : Léger M, Campfort M, Cayla C, Parot-Schinkel E, Lasocki S, Rineau E. Validation of an alternative French version of the Quality of Recovery-15 Score: the FQoR-15. Br J Anaesth 2020 ; 125(4) : e345-e347 [21]. Appendix A.

cause de douleurs intenses ou d'un état de confusion, peuvent éprouver des difficultés à le remplir. Néanmoins, il a été constaté une bonne concordance entre l'échelle remplie par le patient et celle administrée par un investigateur [33]. Ces résultats encouragent le personnel clinique ou d'autres mandataires à réaliser des évaluations de la qualité des soins pendant la période postopératoire. Toutefois, au-delà de l'utilisation de ces scores en tant que critère d'évaluation dans les études, se pose la question de leur application pour le suivi quotidien des patients. À l'heure actuelle, le taux de remplissage n'est pas suffisamment élevé pour une utilisation optimale en pratique courante en ambulatoire (avec un taux de 34,8 % par SMS et de 25,8 % par courriel, une semaine et quatre semaines après la chirurgie). Cependant, le retour des utilisateurs dans cette étude suggère la possibilité d'optimisations pour améliorer ce taux de remplissage [34]. Une étude multicentrique en Australie (impliquant 4 centres pilotes) évalue actuellement la faisabilité de l'implémentation du questionnaire QoR-15 pour le suivi routinier des patients chirurgicaux (à remplir une semaine avant l'opération, puis une semaine et quatre semaines après l'acte chirurgical) [35].

Références

[1] Ohrn A, Olai A, Rutberg H, Nilsen P, Tropp H. Adverse events in spine surgery in Sweden: a comparison of patient claims data and national quality register (Swespine) data. Acta Orthop 2011;82(6):727–31. https://doi.org/10.3109/17453674.2011.636673. Epub 2011 Nov 9 22066564. PMC3247893.

[2] Bruce J, Russell EM, Mollison J, Krukowski ZH. The measurement and monitoring of surgical adverse events. Health Technol Assess 2001;5(22):1–194. https://doi.org/10.3310/hta5220. 11532239.

[3] Lee A, Lum ME. Measuring anaesthetic outcomes. Anaesth Intensive Care 1996;24(6):685–93. https://doi.org/10.1177/0310057X9602400610. 8971318.

[4] Myles PS, Hunt JO, Nightingale CE, Fletcher H, Beh T, Tanil D, et al. Development and psychometric testing of a quality of recovery score after general anesthesia and surgery in adults. Anesth Analg 1999;88(1):83–90. https://doi.org/10.1097/00000539-199901000-00016. 9895071.

[5] Shulman M, Myles P. Measuring perioperative outcome. Curr Opin Anaesthesiol 2016;29(6):733–8. https://doi.org/10.1097/ACO.0000000000000383. 27466976.

[6] Johnston BC, Patrick DL, Busse JW, Schünemann HJ, Agarwal A, Guyatt GH. Patient-reported outcomes in meta-analyses- -Part 1: assessing risk of bias and combining outcomes. Health Qual Life Outcomes 2013;11:109. https://doi.org/10.1186/1477-7525-11-109. 23815754. PMC3708764.

[7] Myles PS. Measuring quality of recovery in perioperative clinical trials. Curr Opin Anaesthesiol 2018;31(4):396–401. https://doi.org/10.1097/ACO.0000000000000612. 29846193.

[8] Myles PS, Weitkamp B, Jones K, Melick J, Hensen S. Validity and reliability of a postoperative quality of recovery score: the QoR-40. Br J Anaesth 2000;84(1):11–5. https://doi.org/10.1093/oxfordjournals.bja.a013366. 10740540.

[9] Gornall BF, Myles PS, Smith CL, Burke JA, Leslie K, Pereira MJ, et al. Measurement of quality of recovery using the QoR-40: a quantitative systematic review. Br J Anaesth 2013;111(2):161–9. https://doi.org/10.1093/bja/aet014. Epub 2013 Mar 6 23471753.

[10] Stark PA, Myles PS, Burke JA. Development and psychometric evaluation of a postoperative quality of recovery score: the QoR-15. Anesthesiology 2013;118(6):1332–40. https://doi.org/10.1097/ALN.0b013e318289b84b. 23411725.

[11] Kluivers KB, Riphagen I, Vierhout ME, Brölmann HA, de Vet HC. Systematic review on recovery specific quality-of-life instruments. Surgery 2008;143(2):206–15. https://doi.org/10.1016/j.surg.2007.08.017. Epub 2007 Dec 21 18242337.

[12] Herrera FJ, Wong J, Chung F. A systematic review of postoperative recovery outcomes measurements after ambulatory surgery. Anesth Analg 2007;105(1):63–9. https://doi.org/10.1213/01.ane.0000265534.73169.95. 17578958.

[13] Myles PS, Shulman MA, Reilly J, Kasza J, Romero L. Measurement of quality of recovery after surgery using the 15-item quality of recovery scale: a systematic review and meta-analysis. Br J Anaesth 2022;128(6):1029–39. https://doi.org/10.1016/j.bja.2022.03.009. Epub 2022 Apr 14 35430086.

[14] Myles PS, Grocott MP, Boney O, Moonesinghe SR, COMPAC-StEP Group. Standardizing end points in perioperative trials: towards a core and extended outcome set. Br J Anaesth 2016;116(5):586–9. https://doi.org/10.1093/bja/aew066. 27106961.

[15] Myles PS, Boney O, Botti M, Cyna AM, Gan TJ, Jensen MP, et al. Systematic review and consensus definitions for the Standardised Endpoints in Perioperative Medicine (StEP) initiative: patient comfort. Br J Anaesth 2018;120(4):705–11. https://doi.org/10.1016/j.bja.2017.12.037. Epub 2018 Feb 2 29576111.

[16] Myles PS, Hunt JO, Fletcher H, Solly R, Woodward D, Kelly S. Relation between quality of recovery in hospital and quality of life at 3 months after cardiac surgery. Anesthesiology 2001;95(4):862–7. https://doi.org/10.1097/00000542-200110000-00013. 11605925.
[17] Campfort M, Cayla C, Lasocki S, Rineau E, Léger M. Early quality of recovery according to QoR-15 score is associated with one-month postoperative complications after elective surgery. J Clin Anesth 2022;78, 110638. https://doi.org/10.1016/j.jclinane.2021.110638. Epub 2022 Jan 13 35033845.
[18] Léger M, Campfort M, Cayla C, Lasocki S, Rineau E. Postoperative quality of recovery measurements as endpoints in comparative anaesthesia studies: a systematic review. Br J Anaesth 2021;126(6):e210–2. https://doi.org/10.1016/j.bja.2021.03.008. Epub 2021 Apr 21 33892949.
[19] Myles PS, Myles DB, Galagher W, Chew C, MacDonald N, Dennis A. Minimal Clinically Important Difference for Three Quality of Recovery Scales. Anesthesiology 2016;125(1):39–45. https://doi.org/10.1097/ALN.0000000000001158. 27159009.
[20] Demumieux F, Ludes PO, Diemunsch P, Bennett-Guerrero E, Lujic M, Lefebvre F, Noll E. Validation of the translated Quality of Recovery-15 questionnaire in a French-speaking population. Br J Anaesth 2020;124(6):761–7. https://doi.org/10.1016/j.bja.2020.03.011. Epub 2020 Apr 15 32303379.
[21] Léger M, Campfort M, Cayla C, Parot-Schinkel E, Lasocki S, Rineau E. Validation of an alternative French version of the Quality of Recovery-15 Score: the FQoR-15. Br J Anaesth 2020;125(4):e345–7. https://doi.org/10.1016/j.bja.2020.05.052. Epub 2020 Jul 9 32654751.
[22] Bennett-Guerrero E, Welsby I, Dunn TJ, Young LR, Wahl TA, Diers TL, et al. The use of a postoperative morbidity survey to evaluate patients with prolonged hospitalization after routine, moderate-risk, elective surgery. Anesth Analg 1999;89(2):514–9. https://doi.org/10.1097/00000539-199908000-00050. 10439777.
[23] Grocott MP, Browne JP, Van der Meulen J, Matejowsky C, Mutch M, Hamilton MA, et al. The Postoperative Morbidity Survey was validated and used to describe morbidity after major surgery. J Clin Epidemiol 2007;60(9):919–28. https://doi.org/10.1016/j.jclinepi.2006.12.003. Epub 2007 May 7 17689808.
[24] Dindo D, Demartines N, Clavien PA. Classification of surgical complications: a new proposal with evaluation in a cohort of 6336 patients and results of a survey. Ann Surg 2004;240(2):205–13. https://doi.org/10.1097/01.sla.0000133083.54934.ae. 15273542. PMC1360123.
[25] Berian JR, Mohanty S, Ko CY, Rosenthal RA, Robinson TN. Association of Loss of Independence With Readmission and Death After Discharge in Older Patients After Surgical Procedures. JAMA Surg 2016;151(9), e161689. https://doi.org/10.1001/jamasurg.2016.1689. Epub 2016 Sep 21 27409710.
[26] Bell M, Eriksson LI, Svensson T, Hallqvist L, Granath F, Reilly J, Myles PS. Days at Home after Surgery: An Integrated and Efficient Outcome Measure for Clinical Trials and Quality Assurance. EClinicalMedicine 2019;11:18–26. https://doi.org/10.1016/j.eclinm.2019.04.011. 31317130. PMC6610780.
[27] Myles PS, Shulman MA, Heritier S, Wallace S, McIlroy DR, McCluskey S, et al. Validation of days at home as an outcome measure after surgery: a prospective cohort study in Australia. BMJ Open 2017;7(8), e015828. https://doi.org/10.1136/bmjopen-2017-015828. 28821518. PMC5629653.
[28] Jerath A, Austin PC, Wijeysundera DN. Days Alive and Out of Hospital: Validation of a Patient-centered Outcome for Perioperative Medicine. Anesthesiology 2019;131(1):84–93. https://doi.org/10.1097/ALN.0000000000002701. 31094760.
[29] Andrews G, Kemp A, Sunderland M, Von Korff M, Ustun TB. Normative data for the 12 item WHO Disability Assessment Schedule 2.0. PLoS One 2009;4(12), e8343. https://doi.org/10.1371/journal.pone.0008343. 20020047. PMC2791224.
[30] Rabin R, de Charro F. EQ-5D: a measure of health status from the EuroQol Group. Ann Med 2001;33(5):337–43. https://doi.org/10.3109/07853890109002087. 11491192.
[31] Ware Jr JE, Sherbourne CD. The MOS 36-item short-form health survey (SF-36). I. Conceptual framework and item selection. Med Care 1992;30(6):473–83. 1593914.
[32] Ware Jr J, Kosinski M, Keller SD. A 12-Item short-form health survey: Construction of scales and preliminary tests of reliability and validity. Med Care 1996;34(3):220–33.
[33] Chazapis M, Walker EM, Rooms MA, Kamming D, Moonesinghe SR. Measuring quality of recovery-15 after day case surgery. Br J Anaesth 2016;116(2):241–8. https://doi.org/10.1093/bja/aev413. 26787793.
[34] Brusco NK, Atkinson V, Woods J, Myles PS, Hodge A, Jones C, et al. Implementing PROMS for elective surgery patients: feasibility, response rate, degree of recovery and patient acceptability. J Patient Rep Outcomes 2022;6(1):73. https://doi.org/10.1186/s41687-022-00483-6. 35798915. PMC9263014.
[35] Morris ME, Brusco N, Woods J, Myles PS, Hodge A, Jones C, et al. Protocol for implementation of the 'AusPROM' recommendations for elective surgery patients: a mixed-methods cohort study. BMJ Open 2021;11(9), e049937. https://doi.org/10.1136/bmjopen-2021-049937. 34531213. PMC8449982.

Chapitre 38

Unités péri-opératoires gériatriques

L. Royer, A. Amal, J. Cohen-Bittan, J. Boddaert

Points clés

- Les principaux facteurs pronostiques en gériatrie péri-opératoire sont la fragilité, l'autonomie (et donc le risque de dépendance) et les comorbidités dont les troubles neurocognitifs qui exposent au risque de syndrome confusionnel.
- La valeur pronostique de chacun de ces facteurs souligne l'importance d'une prise en charge personnalisée et coordonnée entre les différents intervenants du parcours de soins (urgentistes, anesthésistes, chirurgiens, gériatres).
- Le caractère urgent de la chirurgie des patients âgés est associé à une augmentation du risque postopératoire : en orthogériatrie, les filières doivent donc prioritairement cibler la traumatologie.

Les unités péri-opératoires gériatriques (UPOG) représentent en France l'aboutissement de l'orthogériatrie, et s'intègrent dans une approche de parcours de soins, reposant sur le concept du patient dans la bonne unité, dans le bon timing et pour la bonne durée. La création de ces unités répond à différents impératifs : d'abord la complexité des patients âgés gériatriques engagés dans une prise en charge chirurgicale, qui nécessite une expertise gériatrique médicale et de soins. Ensuite la fréquence des complications médicales émaillant le parcours de soins de ces patients, dont certaines mettent les parcours de soins usuels en difficulté comme la confusion. Enfin, la coordination du parcours de soins, qui commence au domicile du patient, et doit y revenir, en lien avec les besoins en service de soins médicaux et de réadaptation (SMR). Pourtant, malgré un rationnel clinique évident, leur déploiement en France reste insuffisant.

Contexte

La population vieillit. En 2021, l'espérance de vie à la naissance s'élevait à 85,4 ans pour les femmes et à 79,3 ans pour les hommes. Les patients de 75 ans et plus représentaient 9 % de la population. Après 75 ans, plus de 20 % des patients sont polypathologiques (plus de 3 pathologies ou traitements), 20 % souffrent de douleurs fortes ou très fortes. Concernant l'autonomie, 36 % des hommes et 41 % des femmes présentent au moins une limitation fonctionnelle sévère (vision, audition, marche, escaliers) [1].

Les actes d'anesthésie augmentent régulièrement, de 4 millions dans les années 1980, à près de 8 millions en 1996, et à un total de 11 323 630 en 2010 [2]. La population âgée représente le segment d'activité qui augmente le plus dans les actes d'anesthésie, avec une augmentation de 51 % des actes après 75 ans entre 1996 et 2010. En 2010, les patients de 75 à 84 ans et de plus de 85 ans avaient respectivement 4 et 5 comorbidités en moyenne. Tout âge confondu, les procédures les plus fréquentes étaient représentées par la chirurgie abdominale (24,5 %) et orthopédique (16,7 %).

Les actes chirurgicaux augmentent régulièrement, avec une hétérogénéité selon les types d'intervention. Entre 2017 et 2019, les actes chirurgicaux ont augmenté en France de 1,6 % (total : 5837218). Les interventions orthopédiques ont augmenté de 1,6 % (total : 1589825), les interventions majeures orthopédiques (hanche, fémur, genou) ont augmenté de 3,8 % (total : 381285) et les interventions sur la main, le poignet et le membre supérieur de 2,6 % (total : 502364)[1].

L'ensemble des données concourt à l'anticipation d'une augmentation croissante du recours à la chirurgie gériatrique. C'est donc dans ce contexte que le parcours de soins doit être anticipé et structuré pour faire face à cet enjeu démographique du vieillissement de la population, avec des patients chirurgicaux âgés de plus en plus complexes.

Comment évaluer un patient âgé : profil des patients en UPOG

Les caractéristiques des patients âgés pris en charge en UPOG (tableau 38.1) sont biaisées par l'organisation des filières avec des parcours de soins structurés, ou parce que sont adressés des patients particulièrement comorbides. Cependant, elles soulignent la vulnérabilité des patients âgés opérés d'une chirurgie orthopédique lourde urgente ou programmée.

Il existe de nombreux facteurs pronostiques en gériatrie péri-opératoire. Dans le cadre de la fracture de l'extrémité supérieure du fémur (FESF) prise en charge dans une filière UPOG, les caractéristiques de base (âge, genre, autonomie, comorbidités) expliquent 62 % de la mortalité à 6 mois, les facteurs liés au parcours (transfusion, délai chirurgical) 12 %, les complications postopératoires sévères 12 %. L'enjeu est donc de prendre en charge les comorbidités pour éviter la survenue de complications, dans un parcours fluide avec un accès rapide au bloc opératoire et aux UPOG [3]. Pour approcher le risque, en plus des scores anesthésiques, le patient âgé peut être caractérisé par différents facteurs : fragilité, autonomie (dépendance) et certaines comorbidités en particulier.

La fragilité est un concept créé par S. Fried en 2001, s'appuyant sur 5 critères (perte de poids, fatigue, niveau d'activité physique, vitesse de marche, force de préhension) [4]. Ainsi évaluée, la fragilité est associée à un risque de décompensation fonctionnelle, de perte d'indépendance fonctionnelle, d'institutionnalisation et de décès. Elle présente l'avantage d'être réversible, et une intervention ciblée peut la faire régresser. D'un intérêt dans la chirurgie programmée pour cibler une préhabilitation chirurgicale, la fragilité définie selon ces critères est difficilement évaluable dans le cadre de la chirurgie urgente. Aussi le concept

[1] Données ATIH, PMSI-MCO 2016–2017 et 2018–2019, traitements DREES.

Tableau 38.1. Caractéristiques des patients pris en charge en UPOG Pitié-Salpêtrière 2009-2023 pour une chirurgie orthopédique.

Pathologies				Traitements	
				Nb de traitements	6 ± 3
HTA	70 %	**Insuffisance cardiaque**	19 %	**Anticoagulants**	21 %
Insuffisance rénale chronique	57 %	**AVC**	18 %	**Antiagrégants**	35 %
				Patients	
TNCM	38 %	**Diabète**	15 %	**ASA**	2,4 ± 0,6
Dépression	32 %	**BPCO**	8 %	**Charlson pondéré**	7 ± 2
Fibrillation atriale	27 %	**MTEV**	8 %	**ADL**	4,7 ± 1,7
Card. ischémique	19 %			**Fragilité (score CFS)**	4,6 ± 1,4

Source : d'après Boddaert J, Cohen-Bittan J, Khiami F, Le Manach Y, Raux M, Beinis JY, et al. Postoperative admission to a dedicated geriatric unit decreases mortality in elderly patients with hip fracture. PLoS One 2014 ; 9(1) : e83795 [26].

a-t-il été abordé avec des échelles et des scores de fragilité très utilisés dans le contexte péri-opératoire. Cependant, Theou et al. montraient une prévalence de la fragilité variant de 6 à 45 % selon l'échelle utilisée [5], et il devient parfois difficile de savoir ce qui se cache derrière le terme fragilité. Par exemple, certaines échelles mesurent plus l'autonomie que la fragilité. Une revue systématique en 2016 recensait 21 méthodes différentes pour évaluer la fragilité dans le contexte péri-opératoire. En fusionnant ces méthodes de mesure, la fragilité était cependant associée à la survenue de complications et à la mortalité (à J30, J90 et 1 an) postopératoires, ainsi qu'à l'allongement de la durée moyenne de séjour [6].

L'autonomie et le risque de dépendance traduisent bien la complexité de la situation médicale. Ils résultent des pathologies aiguës, de la stabilisation des comorbidités, des complications surajoutées, de la récupération médicale et fonctionnelle, de l'isolement social, des aides à domicile donc des revenus financiers. Il s'agit donc d'un paramètre synthétique de référence pour évaluer les patients âgés. Pour l'appréhender, les échelles *Activities of Daily Living* de Katz [7] et *Instrumental Activities of Daily Living* [8] sont les références en pratique médicale. L'autonomie est donc un critère essentiel de l'évaluation gériatrique, guidant la réhabilitation accélérée après chirurgie (RAAC) et la prise en charge au sein des UPOG. En pointant les difficultés d'autonomie préexistantes, le gériatre en entreprend le bilan étiologique, il fait la part des choses entre des facteurs améliorables et des interventions nécessaires. En gériatrie péri-opératoire et en UPOG, il détermine surtout le projet dès le préopératoire, et cible le niveau d'intervention pour préserver l'autonomie. Un patient âgé déjà très dépendant, grabataire, pourrait avoir pour objectif prioritaire un confort lors des transferts. Un patient âgé préalablement autonome pour toutes les activités de la vie quotidienne sera pris en charge dès la fin de l'intervention selon les principes de la RAAC et de la gériatrie péri-opératoire. Ce risque de dépendance doit être pris en charge comme un facteur autonome et une priorité. Cet enjeu est d'autant plus important qu'une méta-analyse récente sur 5690 patients confirme l'incidence élevée d'une atteinte des activités instrumentales en préopératoire, variant de 37 % en chirurgie non cardiaque à 53 % en chirurgie cardiaque [9], soulignant la nécessité d'adapter les parcours hospitaliers au risque de dépendance. De plus, cette dépendance préopératoire est associée au risque de confusion postopératoire en chirurgie cardiaque et non cardiaque (OR : 2,26, IC 95 % [1,42–3,59]), ou lors de la pose de TAVI [10]. Ces patients doivent être pris en charge par des équipes entraînées à la gestion de la confusion, comme dans le cas des UPOG.

Au sein des comorbidités, les troubles cognitifs occupent une place particulière. D'abord, en raison d'un risque éthique d'« a priori », en raison d'un risque éthique d'une indication chirurgicale trop facilement récusée sur l'existence de troubles neurocognitifs majeurs. Rappelons que le terme majeur signifie un retentissement sur les activités instrumentales, et donc reste compatible avec une qualité de vie et une autonomie préservées ainsi qu'un geste chirurgical lourd. Ensuite, en raison d'une appréhension à prendre en charge un patient à haut risque de complications. Enfin, du fait de l'existence de troubles neurocognitifs « masqués », qui auraient pu être dépistés au moyen de quelques questions simples en particulier sur l'autonomie et les raisons d'une dépendance éventuelle (trop facilement rattachée à l'âge…), et qui exposent à un risque postopératoire important. Ainsi, la prévalence des troubles cognitifs préexistants identifiés avant une chirurgie programmée non cardiaque était de 18 % chez 27845 patients, mais de plus du double pour les troubles cognitifs non identifiés (37 %) [11]. La notion de réserve cognitive permet de comprendre la possible différence d'impact clinique des troubles cognitifs préopératoires, selon qu'ils sont identifiés ou non. Un patient déjà très symptomatique n'a plus de réserve cognitive pour affronter l'anesthésie, la chirurgie, les antalgiques, la douleur, et sera rapidement symptomatique et/ou grave. Un patient chez qui les troubles cognitifs sont plus discrets peut témoigner d'une capacité de réserve cognitive encore présente, et donc d'une plus grande capacité à affronter l'agression du parcours péri-opératoire. Cependant, le patient reste malade et à risque de complications. Dans une méta-analyse de 196491 patients de Chen et al., les troubles cognitifs préexistants en préopératoire de chirurgie programmée non cardiaque étaient associés au risque de syndrome confusionnel (OR : 3,84, IC 95 % [2,35–6,26], p <0,000001), de complications postopératoires (OR : 1,85, IC 95 % [1,37–2,49], p <0,0001), et de mortalité à un an (OR : 2,28, IC 95 % [1,39–3,74], p = 0,001) [12]. Par contre, dans une cohorte de patients avec FESF pris en charge en UPOG, on n'observait pas de différence sur la mortalité à 6 mois entre les patients avec et sans troubles neurocognitifs, suggérant que l'expertise gériatrique et l'organisation de type UPOG permettaient d'atténuer l'impact pronostique des troubles cognitifs [13].

Certains facteurs pronostiques sont également circonstanciels et structurels, et doivent être pris en compte dans la création d'une filière péri-opératoire gériatrique. Le caractère urgent de la chirurgie des patients âgés est associé à une augmentation du risque postopératoire. Ainsi, en comparant les patients opérés d'une prothèse totale de hanche programmée et d'une FESF urgente, Le Manach et al. montraient dans le groupe chirurgie urgente un risque de mortalité multiplié par 6, et un surrisque de complications postopératoires (RR : 2,50, IC 95 % [2,40–2,62]) dont les infections (RR : 3,10, IC 95 % [2,48–3,86]), de transfert en réanimation (RR : 3,44, IC 95 % [3,09–3,83]) et de réadmission à 72 heures (RR : 1,78, IC 95 % [1,62–1,97]) [14]. En orthogériatrie, les filières doivent donc prioritairement cibler la traumatologie. Ensuite, le délai chirurgical est un facteur pronostique de la prise en charge des FESF dans les filières péri-opératoires gériatriques, avec une réduction des escarres et des décès pour des chirurgies dans les 24–48 heures après l'arrivée aux urgences [15, 16], sans bénéfice démontré d'une intervention très précoce [17].

Le poids de chacun de ces facteurs montre l'importance d'une prise en charge compréhensive, personnalisée, coordonnée et intégrée, en particulier pour la chirurgie urgente des patients âgés. La complexité des patients âgés et des parcours de soins se traduit par une évolution de la terminologie de l'évaluation gériatrique, de standardisée à compréhensive, multidisciplinaire et proactive, où chaque mot a son importance et dont les UPOG sont le prolongement direct. Dans une méta-analyse en 2017, l'évaluation gériatrique compréhensive montrait son intérêt chez les patients âgés à l'admission à l'hôpital sur le maintien à domicile à 3 et 12 mois (RR : 1,06, IC 95 % [1,01–1,10]), sur le risque d'être admis en institution à 3 et 12 mois (RR : 0,80, IC 95 % [0,72–0,89]) sans effet sur la mortalité et la dépendance [18]. Ces données suggèrent qu'une évaluation sans recommandation et sans mesures proactives en aval a peu d'impact, surtout si on se fixe un objectif cohérent pour les patients à moyen ou long terme. Surtout, elles justifient l'association de toutes les compétences nécessaires, dont les besoins vont au-delà du bloc opératoire, et la création de filières péri-opératoires gériatriques, intégrant les acteurs du parcours intrahospitalier (urgences, anesthésie, chirurgie, gériatrie, soins médicaux et de réadaptation) en lien avec la ville.

De l'implémentation gériatrique à l'orthogériatrie

Dès 1966, Clark et Wainwright abordaient l'approche conjointe de la chirurgie orthopédique et de la gériatrie dans la prise en charge de la FESF [19]. La plupart des données sur l'orthogériatrie proviendront ensuite de données sur la chirurgie de la FESF, car cette fracture est fréquente et son nombre croissant (estimation mondiale de 1,66 million en 1990 à 4,5 millions en 2050) malgré les mesures de prévention, en lien avec le vieillissement de la population. Elle concerne essentiellement des patients âgés avec comorbidités, avec une gravité et des conséquences importantes. En effet, celle-ci est associée à une mortalité à 6 mois de 12 à 23 %, seuls 50 % récupéreront leur autonomie antérieure à 6 mois, et 10 à 20 % passeront en institution [20].

À partir d'une base de données au Royaume-Uni de 196401 patients avec FESF, Neuburger et al. montraient que le temps orthogériatrique était associé à une réduction de mortalité à J30 [21]. La transition d'un modèle de gériatre consultant en unité d'orthopédie à une unité intégrant un orthogériatre était associée à une réduction du délai chirurgical, de la durée moyenne de séjour et de la mortalité à J30 [22]. Comparée à une unité de soins usuels, une unité orthogériatrique était associée à une diminution des complications, postopératoires, dont la confusion et les infections [23]. Des études rétrospectives montraient également une association entre le déploiement d'une unité orthogériatrique et une diminution de la mortalité [24–26], des réadmissions à l'hôpital dans les 6 mois suivant la chirurgie [26] et du syndrome confusionnel [27]. Dans une étude randomisée contrôlée, Prestmo et al. montraient que les soins gériatriques en unité gériatrique dédiée permettaient une amélioration du pronostic fonctionnel à 4 mois [28]. Dans une étude randomisée monocentrique entre unité orthogériatrique et orthopédique, Watne et al. ne rapportaient pas de différence concernant le syndrome confusionnel et la mortalité [29]. Les données fusionnées de deux essais randomisés l'*Oslo Orthogeriatric Trial* et le *Trondheim Hip Fracture Trial* sur 726 patients montraient que l'admission en unité orthogériatrique était associée à une amélioration du pronostic à long terme (score ADL à un an) [30].

Finalement, une première méta-analyse reprenant les différents types de parcours UPOG confirmait le bénéfice des unités orthogériatriques sur la mortalité à 6 mois [31]. Une seconde méta-analyse montrait l'efficacité des soins gériatriques dans la prévention du syndrome confusionnel chez les patients avec FESF [32].

Organisation et règles de fonctionnement d'une UPOG

Les bases d'un co-management orthogériatrique étaient posées par S. Friedman, s'appuyant sur une chirurgie de la FESF, dans le délai le plus bref pour éviter la pathologie iatrogène, avec une communication entre les différents intervenants centrée sur les thérapeutiques, l'utilisation de protocoles standardisés, et l'anticipation de la sortie dès l'arrivée dans les unités dédiées [23, 33]. Le déploiement de la première UPOG en 2009 en France renforçait ces principes en ciblant les principales complications rencontrées dans le parcours de soins de ces patients (encadré 38.1).

Encadré 38.1

Règles de fonctionnement d'une UPOG

4 facteurs clés

- Alerte précoce dès les urgences.
- Considérer la fracture du col comme une urgence chirurgicale.
- Transfert postopératoire rapide vers l'UPOG.
- Transfert rapide en SMR.

Prise en charge focalisée sur :

- la mobilisation précoce ;
- les protocoles antalgiques prenant en compte le risque iatrogène ;
- les matelas anti-escarres ;
- la détection des troubles de la déglutition ;
- la détection du fécalome et de la rétention d'urine ;
- la détection de l'anémie et la stratégie transfusionnelle restrictive ;
- la détection du syndrome confusionnel ;
- la détection de la dénutrition (nutritionniste).

Source : adapté de Boddaert J, Cohen-Bittan J, Khiami F, Le Manach Y, Raux M, Beinis JY, et al. Postoperative admission to a dedicated geriatric unit decreases mortality in elderly patients with hip fracture. PLoS One 2014; 9(1) : e83795 [26].

Le déploiement de filières péri-opératoires intégrant une UPOG permet de diffuser l'expertise gériatrique en préopératoire, auprès des urgentistes, des chirurgiens, des anesthésistes et des réanimateurs, pour discuter collégialement de l'indication chirurgicale et de la pertinence du projet chirurgical selon le patient. Ces échanges sont par exemple particulièrement pertinents pour les patients vivant en maison de retraite et dépendants, pour confirmer une indication chirurgicale pour une FESF permettant un meilleur contrôle de la douleur et une moindre fréquence des escarres, au prix probable de syndrome confusionnel plus fréquent comme en témoigne l'utilisation des antipsychotiques et de la contention physique [34].

Cette organisation permet également d'échanger autour des médicaments, et en particulier sur les risques iatrogènes liés aux traitements (antalgiques, psychotropes), aux sevrages, au recours à la contention physique et/ou chimique. Cette approche intègre le risque de dépendance iatrogène lié à l'hospitalisation [35], qui cible 6 facteurs clés (immobilisation, dénutrition, chutes, confusion, incontinence urinaire et effets secondaires médicamenteux). Le syndrome d'immobilisation est un syndrome gériatrique encore ancré dans les habitudes : Brown et al. ont montré dans une étude observationnelle prospective de 155 patients âgés de 65 ans et plus, non confus, sans antécédents de troubles cognitifs, et en capacité de marcher 15 jours avant l'admission, que ces patients ont passé une moyenne de 20 heures sur 24 au lit en hospitalisation, avec seulement 3 % de leur temps assis ou debout (43 min par jour) [36].

Au-delà de ces échanges interdisciplinaires, la filière péri-opératoire gériatrique doit offrir d'une part une UPOG pour la prise en charge des patients âgés les plus complexes et le plus à risque de complications gériatriques, d'autre part une équipe mobile gériatrique pour les patients qui soit ne peuvent pas accéder à l'UPOG faute de place mais qui en relèveraient, soit sont de prise en charge moins complexe. Enfin, cette filière doit intégrer un hôpital de jour MCO pour les projets de préhabilitation chirurgicale pour les chirurgies programmées, et une offre de service de soins médicaux et de réadaptation (SMR [ex-SSR]) soit en secteur d'hospitalisation soit en hôpital de jour. Cette structuration de la filière péri-opératoire gériatrique doit enfin être dimensionnée au bassin de vie de la structure de soins, pour répondre aux impératifs de santé publique chirurgicale.

Finalement, que disent les recommandations internationales ?

De nombreuses recommandations internationales soutiennent le co-management orthogériatrique, comme celles de la Nouvelle-Zélande en 2003, l'Écosse en 2009, le Royaume-Uni et l'Irlande en 2011, l'Australie en 2012. En 2017, la France rejoignait ces pays grâce à la Société française d'anesthésie et de réanimation (SFAR) d'une part, qui publiait des recommandations sur l'anesthésie du sujet âgé dans la FESF et recommandait l'approche orthogériatrique [37], et grâce à la HAS et la SOFCOT d'autre part [38].

Les filières péri-opératoires gériatriques doivent donc se déployer comme le modèle de la prise en charge des patients âgés complexes chirurgicaux.

Référence

[1] Bagein G, Costemalle V, Deroyon T, Hazo JB, Naouri D, Pesonel E, Vilain A. L'état de santé en France. Les dossiers de la DREES; 2022. Septembre. Disponible sur : https://drees.solidarites-sante.gouv.fr/sites/default/files/2022-09/DD102EMB.pdf.

[2] Dadure C, Marie A, Seguret F, Capdevila X. One year of anaesthesia in France: A comprehensive survey based on the national medical information (PMSI) database. Part 1: In-hospital patients. Anaesth Crit Care Pain Med 2015;34(4):191–7.

[3] Zerah L, Hajage D, Raux M, Cohen-Bittan J, Mézière A, Khiami F, et al. Attributable Mortality of Hip Fracture in Older Patients: A Retrospective Observational Study. J Clin Med 2020;9(8):2370.

[4] Fried LP, Tangen CM, Walston J, Newman AB, Hirsch C, Gottdiener J, et al. Cardiovascular Health Study Collaborative Research Group. Frailty in older adults: evidence for a phenotype. J Gerontol A Biol Sci Med Sci 2001;56(3):M146–56.

[5] Theou O, Brothers TD, Mitnitski A, Rockwood K. Operationalization of frailty using eight commonly used scales and comparison of their ability to predict all-cause mortality. J Am Geriatr Soc 2013;61(9):1537–51.

[6] Lin HS, Watts JN, Peel NM, Hubbard RE. Frailty and post-operative outcomes in older surgical patients: a systematic review. BMC Geriatr 2016;16(1):157.

[7] Katz S. Assessing self-maintenance: activities of daily living, mobility, and instrumental activities of daily living. J Am Geriatr Soc 1983;31(12):721–7.

[8] Lawton MP, Brody EM. Assessment of older people: self maintening and instrumental activities of daily living. Gerontologist 1969;9(3):179–86.

[9] Chen A, An E, Yan E, He D, Saripella A, Butris N, et al. Incidence of preoperative instrumental activities of daily living (IADL) dependence and adverse outcomes in older surgical patients: A systematic review and meta-analysis. J Clin Anesth 2023;89, 111151.

[10] Ma X, Chu H, Han K, Shao Q, Yu Y, Jia S, et al. Postoperative delirium after transcatheter aortic valve replacement: An updated systematic review and meta-analysis. J Am Geriatr Soc 2023;71(2):646–60.

[11] Kapoor P, Chen L, Saripella A, Waseem R, Nagappa M, Wong J, et al. Prevalence of preoperative cognitive impairment in older surgical patients: A systematic review and meta-analysis. J Clin Anesth 2022;76, 110574.

[12] Chen L, Au E, Saripella A, Kapoor P, Yan E, Wong J, et al. Postoperative outcomes in older surgical patients with preoperative cognitive impairment: A systematic review and meta-analysis. J Clin Anest 2022;80, 110883.
[13] Zerah L, Cohen-Bittan J, Raux M, Meziere A, Tourette C, Neri C, et al. Association between Cognitive Status before Surgery and Outcomes in Elderly Patients with Hip Fracture in a Dedicated Orthogeriatric Care Pathway. J Alzheimers Dis 2017;56(1):145–56.
[14] Le Manach Y, Collins G, Bhandari M, Bessissow A, Boddaert J, Khiami F, et al. Outcomes After Hip Fracture Surgery Compared With Elective Total Hip Replacement. JAMA 2015;314(11):1159–66.
[15] Moja L, Piatti A, Pecoraro V, Ricci C, Virgili G, Salanti G, et al. Timing matters in hip fracture surgery: patients operated within 48 hours have better outcomes. A meta-analysis and meta-regression of over 190,000 patients. PLoS One 2012;7(10), e46175. https://doi.org/10.1371/journal.pone.0046175.
[16] Pincus D, Ravi B, Wasserstein D, Huang A, Paterson JM, Nathens AB, et al. Association Between Wait Time and 30-Day Mortality in Adults Undergoing Hip Fracture Surgery. JAMA 2017;318(20):1994–2003.
[17] HIP ATTACK Investigators. Accelerated surgery versus standard care in hip fracture (HIP ATTACK): an international, randomised, controlled trial. Lancet 2020;395(10225):698–708. https://doi.org/10.1016/S0140-6736(20)30058-1. Epub 2020 Feb 9. Erratum in: Lancet 2021; 398(10315): 1964.
[18] Ellis G, Gardner M, Tsiachristas A, Langhorne P, Burke O, Harwood RH, et al. Comprehensive geriatric assessment for older adults admitted to hospital. Cochrane Database Syst Rev 2017;9(9), CD006211.
[19] Clark A, Wainwright D. The management of the fractured neck of femur in the elderly female. A joint approach of orthopaedic surgery and geriatric medicine. Gerontologia Clinica 1966;8:321–6.
[20] Dyer SM, Crotty M, Fairhall N, Magaziner J, Beaupre LA, Cameron ID, Sherrington C. Fragility Fracture Network (FFN) Rehabilitation Research Special Interest Group. A critical review of the long-term disability outcomes following hip fracture. BMC Geriatr 2016;16(1):158.
[21] Neuburger J, Currie C, Wakeman R, Johansen A, Tsang C, Plant F, et al. Increased orthogeriatrician involvement in hip fracture care and its impact on mortality in England. Age Ageing 2017;46(2):187–92.
[22] Middleton M, Wan B, da Assunçao R. Improving hip fracture outcomes with integrated orthogeriatric care: a comparison between two accepted orthogeriatric models. Age Ageing 2017;46(3):465–70.
[23] Friedman SM, Mendelson DA, Bingham KW, Kates SL. Impact of a comanaged Geriatric Fracture Center on short-term hip fracture outcomes. Arch Intern Med 2009;169(18):1712–7.
[24] Cogan L, Martin AJ, Kelly LA, Duggan J, Hynes D, Power D. An audit of hip fracture services in the Mater Hospital Dublin 2001 compared with 2006. Ir J Med Sci 2010;179(1):51–5.
[25] Zeltzer J, Mitchell RJ, Toson B, Harris IA, Ahmad L, Close J. Orthogeriatric services associated with lower 30-day mortality for older patients who undergo surgery for hip fracture. Med J Aust 2014;201(7):409–11.
[26] Boddaert J, Cohen-Bittan J, Khiami F, Le Manach Y, Raux M, Beinis JY, et al. Postoperative admission to a dedicated geriatric unit decreases mortality in elderly patients with hip fracture. PLoS One 2014;9(1), e83795.
[27] Pollmann CT, Mellingsæter MR, Neerland BE, Straume-Næsheim T, Årøen A, Watne LO. Orthogeriatric co-management reduces incidence of delirium in hip fracture patients. Osteoporos Int 2021;32(11):2225–33.
[28] Prestmo A, Hagen G, Sletvold O, Helbostad JL, Thingstad P, Taraldsen K, et al. Comprehensive geriatric care for patients with hip fractures: a prospective, randomised, controlled trial. Lancet 2015;385(9978):1623–33.
[29] Watne LO, Torbergsen AC, Conroy S, Engedal K, Frihagen F, Hjorthaug GA, et al. The effect of a pre- and postoperative orthogeriatric service on cognitive function in patients with hip fracture: randomized controlled trial (Oslo Orthogeriatric Trial). BMC Med 2014;12:63.
[30] Dakhil S, Thingstad P, Frihagen F, Johnsen LG, Lydersen S, Skovlund E, et al. Orthogeriatrics prevents functional decline in hip fracture patients: report from two randomized controlled trials. BMC Geriatr 2021;21(1):208.
[31] Moyet J, Deschasse G, Marquant B, Mertl P, Bloch F. Which is the optimal orthogeriatric care model to prevent mortality of elderly subjects post hip fractures? A systematic review and meta-analysis based on current clinical practice. Int Orthop 2019;43(6):1449–54.
[32] Wang Y, Tang J, Zhou F, Yang L, Wu J. Comprehensive geriatric care reduces acute perioperative delirium in elderly patients with hip fractures: A meta-analysis. Medicine (Baltimore) 2017;96(26), e7361.
[33] Friedman SM, Mendelson DA, Kates SL, McCann RM. Geriatric co-management of proximal femur fractures: total quality management and protocol-driven care result in better outcomes for a frail patient population. J Am Geriatr Soc 2008;56(7):1349–56.
[34] Berry SD, Rothbaum RR, Kiel DP, Lee Y, Mitchell SL. Association of Clinical Outcomes With Surgical Repair of Hip Fracture vs Nonsurgical Management in Nursing Home Residents With Advanced Dementia. JAMA Intern Med 2018;178(6):774–80.

[35] HAS. Fiche points clés organisation des parcours. Prévenir la dépendance iatrogène liée à l'hospitalisation chez les personnes âgées; 2017. Disponible sur : https://www.has-sante.fr/jcms/c_2801190/fr/prevenir-la-dependance-iatrogene-liee-a-l-hospitalisation-chez-les-personnes-agees. [accessed 30 Nov 2022].

[36] Brown CJ, Redden DT, Flood KL, Allman RM. The underrecognized epidemic of low mobility during hospitalization of older adults. J Am Geriatr Soc 2009;57(9):1660–5.

[37] Aubrun F, Baillard C, Beuscart JB, Billard V, Boddaert J, Boulanger E, et al. Recommandation sur l'anesthésie du sujet âgé : l'exemple de fracture de l'extrémité supérieure du fémur. Anesthésie & Réanimation 2019;5(2):122–38.

[38] HAS-SOFCOT. Recommandation de bonne pratique. Chirurgie des fractures de l'extrémité proximale du fémur chez les patients âgés; 2017. Disponible sur : https://www.has-sante.fr/jcms/c_2743741/fr/chirurgie-des-fractures-de-l-extremite-proximale-du-femur-chez-les-patients-ages.

Chapitre 39

Dommages myocardiques postopératoires

M. Geslain, A. Caillard

Points clés

- Les dommages myocardiques postopératoires ou *post-operative myocardial injury* (PMI) regroupent les lésions myocardiques ischémiques diagnostiquées sur une élévation de la troponine cardiaque, le plus souvent isolée, après une intervention chirurgicale non cardiaque.
- La survenue de PMI est associée à une majoration significative de la mortalité à 30 jours.
- Le diagnostic des PMI repose sur un dosage de troponine postopératoire sans définition consensuelle (valeur au-dessus du seuil ou variation entre valeurs préopératoire et postopératoire ou variation entre deux dosages postopératoires).
- Chez les patients présentant une maladie cardiovasculaire connue, des facteurs de risque cardiovasculaire (y compris un âge $\geq$ 65 ans) ou des symptômes évocateurs d'une maladie cardiovasculaire, il est recommandé de mesurer la troponine T ou I ultrasensible (hs-cTn T ou hs-cTn I) avant une chirurgie non cardiaque à risque intermédiaire ou élevé, et 24 heures et 48 heures après (Grade IB) [1].
- Il n'existe pas de consensus actuel sur la prise en charge thérapeutique des PMI.

Les dommages myocardiques postopératoires ou *post-operative myocardial injury* (PMI) sont une entité récente dont la définition ainsi que la prise en charge ne cessent d'évoluer depuis le début des années 2010. Devant la fréquence et l'association de cette pathologie à une altération du pronostic des patients opérés, les recommandations de 2022 de la Société européenne de cardiologie (ESC) et de la Société européenne d'anesthésiologie et de réanimation (ESAIC), portant sur l'évaluation cardiovasculaire avant une chirurgie non cardiaque, ont proposé d'inclure le dépistage et le traitement des dommages myocardiques postopératoires dans la stratégie de prise en charge périopératoire des patients à risque [1].

Définition et mécanismes physiopathologiques

En 2018, les principales sociétés savantes de cardiologies ont proposé la quatrième définition universelle de l'infarctus du myocarde [2]. Celle-ci permet de différencier l'infarctus du myocarde (*myocardial infarction*), cliniquement ou électriquement symptomatique, des dommages myocardiques (*myocardial injury*), notamment postopératoires.

La définition du dommage myocardique postopératoire varie suivant les études, avec plusieurs entités coexistantes, comme le *myocardial injury after non cardiac surgery* (MINS) ou encore le PMI qui a été retenu en 2020 par les experts internationaux de la StEP (Standardized Endpoints in Perioperative Medicine) afin de clarifier les complications cardiovasculaires postopératoires possibles [3].

Les dommages myocardiques postopératoires correspondent donc à une augmentation de la hs-cTn T ou I (le plus souvent isolée), avec ou sans symptômes ischémiques, avec ou sans signes ECG/ETT (définition ESC 2022) [1]. L'existence de différents dosages de troponine a conduit à une multiplicité des critères diagnostiques. Dans une méta-analyse récente, 8 définitions différentes étaient utilisées pour définir la survenue des PMI [4]. La question du seuil de troponine reste donc à élucider.

Deux principaux mécanismes physiopathologiques semblent être responsables des lésions myocardiques peri-opératoires :

- mécanisme de l'infarctus du myocarde de type I, lié au risque de rupture ou d'ulcération d'une plaque d'athérome;
- mécanisme de l'infarctus du myocarde de type II, secondaire au déséquilibre de la balance entre apports et besoins en oxygène du myocarde.

Le mécanisme physiopathologique le plus décrit dans les PMI est le type II en raison des variations hémodynamiques péri-opératoires, conduisant à une augmentation de la consommation en oxygène du myocarde.

Incidence et pronostic

L'incidence des PMI varie de 8 à 23 % suivant les études [4–10]. L'étude de la cohorte VISION portant sur 21 842 patients de plus de 45 ans, opérés de tout type de chirurgie non cardiaque (programmée ou urgente) reste l'étude de référence sur le sujet. Dans cette étude, le PMI était défini par une élévation de la hs-cTn T de 20 à 65 ng/l avec une augmentation d'au moins 5 ng/l entre deux dosages, ou ≥65 ng/l dans les 30 jours suivants une chirurgie non cardiaque. Le PMI ainsi décrit survenait chez 17,9 % des patients, dont 93,1 % étaient asymptomatiques. Le diagnostic était le plus souvent fait dans les 24–48 heures suivant l'intervention chirurgicale (94 % avant J2) [6].

Il existe une association constante dans la littérature entre survenue de PMI et augmentation de la morbi-mortalité postopératoire à moyen et long terme (J30 à un an) [5–9] et plus le pic de troponine postopératoire est élevé, plus le risque de mortalité postopératoire augmente [6, 11]. Dans l'étude VISION, la mortalité à J30 des patients avec PMI était de 4,1 % versus 0,6 % pour les patients n'ayant pas souffert de PMI ($p < 0,001$). Pour le sous-groupe des patients avec un pic de troponine > 1 000 ng/l, la mortalité était de 30 % [6].

Stratégie diagnostique

Les facteurs de risque de PMI identifiés dans la littérature sont l'âge ≥75 ans, le genre masculin, la présence des antécédents de diabète, d'hypertension, d'insuffisance cardiaque, de maladie coronarienne et d'insuffisance rénale terminale et la chirurgie urgente [5, 9, 12].

En 2022, les recommandations européennes de l'ESC et de l'ESAIC ont introduit une surveillance de la troponine pré- et postopératoire (24 et 48 h) d'une chirurgie à risque cardiovasculaire intermédiaire ou élevé chez les patients de plus de 65 ans ou ayant un antécédent de pathologie cardiovasculaire, des facteurs de risque ou des symptômes évocateurs d'une maladie cardiovasculaire (Grade IB) [1].

Le dosage préopératoire de la troponine permet de servir de valeur de base. Il permet également de s'interroger sur les autres causes d'augmentation de la troponine (sepsis, embolie pulmonaire, ACFA...) selon le terrain du patient. Dans une étude portant sur 2 018 patients de plus de 65 ans ou de plus de 45 ans avec antécédent cardiovasculaire (coronaropathie, AOMI ou AVC), et opérés de tout type de chirurgie non cardiaque, l'élévation préopératoire de la valeur de hsTn T était retrouvée chez 80 % des patients souffrant d'un PMI et cela était associé à une mortalité postopératoire plus élevée [8].

Prise en charge thérapeutique

Les recommandations de 2022 proposent un algorithme de la prise en charge des PMI en 5 étapes [1], résumées dans la figure 39.1.

Peu d'études existent sur la prise en charge postopératoire spécifique des PMI. Il semble

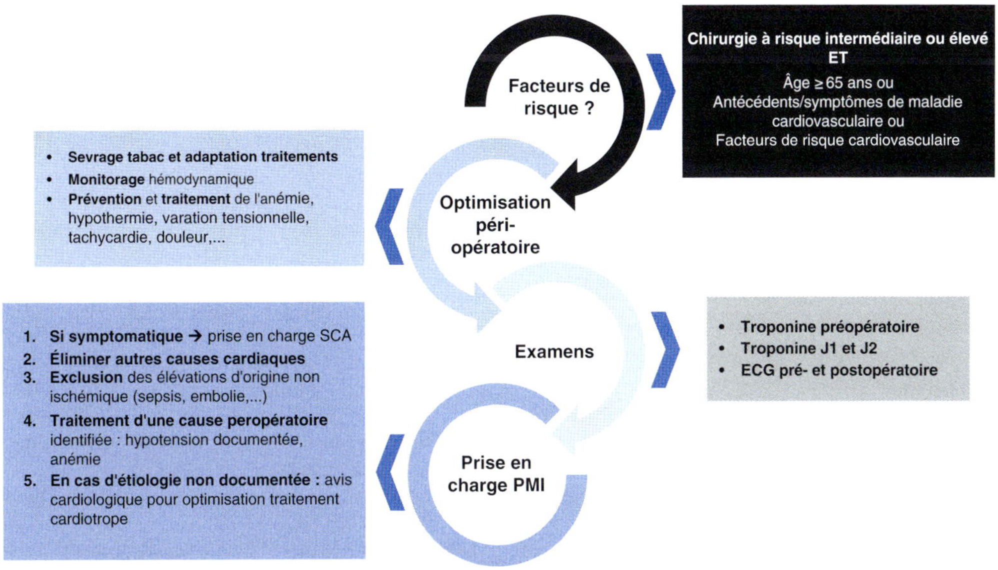

Figure 39.1. Stratégie de prise en charge péri-opératoire des dommages myocardiques.
PMI : *post-operative myocardial injury*; SCA : syndrome coronarien aigu.
Source : d'après Halvorsen S, Mehilli J, Cassese S, Hall TS, Abdelhamid M, Barbato E, et al. 2022 ESC Guidelines on cardiovascular assessment and management of patients undergoing non-cardiac surgery. Eur Heart J 2022 ; 43(39) : 3826-924 [1].

néanmoins important d'adresser les patients au cardiologue en cas de détection de PMI afin d'optimiser la prise en charge et le suivi des patients. Dans la cohorte CHASE, 35 % des patients avec un diagnostic de PMI avaient bénéficié d'une consultation cardiologique sans instauration de traitement dans 60 % des cas [7]. De l'aspirine et/ou une statine avaient été introduites chez 39 % des patients et 6 % des patients avaient bénéficié d'une coronarographie. Deux études rétrospectives portant sur l'intervention d'un cardiologue avec intensification du traitement cardiotrope en postopératoire chez des patients avec PMI montrent une association entre intensification du traitement et diminution de la morbi-mortalité à J30 [13, 14]. Actuellement, l'étude MANAGE est la seule étude thérapeutique randomisée publiée. Elle compare l'usage du dabigatran à un placebo chez des patients souffrant de PMI [15]. Les patients sous dabigatran ont présenté une diminution significative de la morbi-mortalité cardiovasculaire sur un critère composite à deux ans (11 % versus 15 %, HR : 0,72, [0,55–0,93]). Plus d'études prospectives randomisées doivent être menées afin de clarifier les recommandations sur les modalités de suivi et d'optimisation des traitements après la survenue d'un PMI.

Conclusion

Les dommages myocardiques postopératoires sont une entité récente dont l'association avec la morbi-mortalité à 30 jours postopératoire est bien prouvée. Le dépistage des PMI est désormais recommandé pour les patients de plus de 65 ans et/ou à haut risque cardiovasculaire. La prise en charge des PMI doit être pluridisciplinaire (anesthésiste et cardiologue), afin d'optimiser le traitement de ces patients et améliorer leur pronostic postopératoire.

Références

[1] Halvorsen S, Mehilli J, Cassese S, Hall TS, Abdelhamid M, Barbato E, et al. 2022 ESC Guidelines on cardiovascular assessment and management of patients undergoing non-cardiac surgery. Eur Heart J 2022;43(39):3826–924.

[2] Thygesen K, Alpert JS, Jaffe AS, Chaitman BR, Bax JJ, Morrow DA, et al. Fourth Universal Definition

of Myocardial Infarction (2018). Circulation 2018;138(20):e618–51.
[3] Beattie WS, Lalu M, Bocock M, Feng S, Wijeysundera DN, Nagele P, et al. Systematic review and consensus definitions for the Standardized Endpoints in Perioperative Medicine (StEP) initiative: cardiovascular outcomes. Br J Anaesth 2021;126(1):56–66.
[4] Chang Y, Zhou M, Huang J, Wang Y, Shao J. Incidence and risk factors of postoperative acute myocardial injury in noncardiac patients: A systematic review and meta-analysis. PLoS One 2023;18(6), e0286431.
[5] Botto F, Alonso-Coello P, Chan MTV, Villar JC, Xavier D, Srinathan S, et al. Myocardial injury after noncardiac surgery: a large, international, prospective cohort study establishing diagnostic criteria, characteristics, predictors, and 30-day outcomes. Anesthesiology 2014;120(3):564–78.
[6] Writing Committee for the VISION Study Investigators, Devereaux PJ, Biccard BM, Sigamani A, Xavier D, Chan MTV, et al. Association of Postoperative High-Sensitivity Troponin Levels With Myocardial Injury and 30-Day Mortality Among Patients Undergoing Noncardiac Surgery. JAMA 2017;317(16):1642–51.
[7] van Waes JAR, Nathoe HM, de Graaff JC, Kemperman H, de Borst GJ, Peelen LM, et al. Myocardial injury after noncardiac surgery and its association with short-term mortality. Circulation 2013;127(23):2264–71.
[8] Puelacher C, Lurati Buse G, Seeberger D, Sazgary L, Marbot S, Lampart A, et al. Perioperative Myocardial Injury After Noncardiac Surgery: Incidence, Mortality, and Characterization. Circulation 2018;137(12):1221–32.
[9] Ackland GL, Abbott TEF, Jones TF, Leuwer M, Pearse RM, VISION-UK Investigators, et al. Early elevation in plasma high-sensitivity troponin T and morbidity after elective noncardiac surgery: prospective multicentre observational cohort study. Br J Anaesth 2020;124(5):535–43.
[10] Smilowitz NR, Redel-Traub G, Hausvater A, Armanious A, Nicholson J, Puelacher C, et al. Myocardial Injury After Noncardiac Surgery: A Systematic Review and Meta-Analysis. Cardiol Rev 2019;27(6):267.
[11] Reed GW, Horr S, Young L, Clevenger J, Malik U, Ellis SG, et al. Associations Between Cardiac Troponin, Mechanism of Myocardial Injury, and Long-Term Mortality After Noncardiac Vascular Surgery. J Am Heart Assoc 2017;6(6), e005672.
[12] Kwon JH, Park J, Lee SH, Hyun CW, Kim J, Yang K, et al. Sex differences in myocardial injury after noncardiac surgery and postoperative mortality. Perioper Med (Lond) 2023;12(1):7.
[13] Foucrier A, Rodseth R, Aissaoui M, Ibanes C, Goarin JP, Landais P, et al. The long-term impact of early cardiovascular therapy intensification for postoperative troponin elevation after major vascular surgery. Anesth Analg 2014;119(5):1053–63.
[14] Park J, Oh AR, Kwon JH, Kim S, Kim J, Yang K, et al. Association between cardiologist evaluation and mortality in myocardial injury after non-cardiac surgery. Heart 2022;108(9):695–702.
[15] Devereaux PJ, Duceppe E, Guyatt G, Tandon V, Rodseth R, Biccard BM, et al. Dabigatran in patients with myocardial injury after non-cardiac surgery (MANAGE): an international, randomised, placebo-controlled trial. Lancet 2018;391(10137):2325–34.

Chapitre 40

Rétention urinaire et infections urinaires postopératoires

J. Amzallag

Points clés

- La rétention aiguë d'urine est fréquente en postopératoire.
- Souvent douloureuse, mais se méfier des mictions par regorgement et des tableaux atypiques (confusion agitation).
- L'origine médicamenteuse est la plus fréquente en postopératoire (morphiniques en tête) mais il ne faut pas passer à côté d'une infection urinaire, d'un caillotage, d'un obstacle prostatique, d'un fécalome ou d'une pathologie neurologique.
- L'identification des patients à risque, la vacuité vésicale à l'entrée du bloc opératoire, le contrôle des apports intraveineux, ainsi que l'utilisation d'agents de courte durée d'action pour la rachianesthésie et l'anesthésie péridurale sont des moyens de prévention efficaces.
- La colonisation urinaire est la présence d'un microorganisme dans les urines sans signe clinique associé et ne nécessite pas de traitement antibiotique sauf exceptions.
- L'infection urinaire se définit par l'association d'un ECBU « positif » (leucocyturie et bactériurie significative) et de signes cliniques évocateurs de cystite, de pyélonéphrite ou de prostatite.
- La prise en charge nécessite de rechercher les complications et signes de mauvaise tolérance, le recours à une échographie des voies urinaires doit être large.

Rétention urinaire

Définition et diagnostic

La rétention aiguë d'urine (RAU) est l'impossibilité totale d'uriner malgré une vessie pleine.

Le diagnostic est fondé sur la constatation clinique d'une voussure sus-pubienne mate à la percussion s'accompagnant le plus souvent d'une envie douloureuse d'uriner, il peut être confirmé par l'échographie sus-pubienne (>400 ml). D'autres présentations cliniques existent : la rétention indolore en cas de cause neurologique, masquée par des mictions « par regorgement » ou un tableau d'agitation ou de confusion, particulièrement chez le sujet âgé.

Physiopathologie

La vessie est innervée par des fibres efférentes somatiques, sympathiques et parasympathiques, tandis que les fibres afférentes viscérales (Aδ et C) proviennent de la paroi vésicale. Les fibres parasympathiques provoquent la contraction du détrusor et le relâchement du col, permettant la miction. Les fibres sympathiques, en revanche, influencent le relâchement du détrusor et ferment le sphincter urétral interne. Ces deux systèmes sont régis par des réflexes spinaux, eux-mêmes régulés par deux centres pontiques. Le contrôle volontaire de la vessie implique la coordination entre le cortex frontal, les centres pontiques et les segments spinaux.

La rétention aiguë d'urine peut résulter d'un obstacle sous-vésical, d'une altération de la commande neurologique ou d'un défaut de contraction vésicale.

Causes et facteurs favorisants

Les RAU sont des événements fréquents en postopératoire (5 à 50 % selon les études et les définitions), considérés de gravité mineure, liés à la chirurgie, la procédure anesthésique et aux facteurs prédisposants du patient.

Certaines **chirurgies** sont plus pourvoyeuses de RAU, comme la chirurgie abdominale, anorectale (même mineure), pelvienne ou neurochirurgicale lombaire.

Après une **anesthésie générale**, les RAU sont le plus souvent directement liées aux médicaments utilisés en per- et en postopératoire (*cf. infra*) [1]. En tête de file, l'administration de morphiniques diminue la sensation de plénitude vésicale en inhibant l'innervation parasympathique de la vessie, et augmente le tonus du sphincter vésical par stimulation sympathique. Les hypnotiques, en interférant avec le système nerveux autonome entraînent une atonie vésicale. La fréquence des RAU augmente avec la durée de l'anesthésie et le volume de cristalloïdes administré.

Au décours d'une **rachianesthésie** ou d'une **anesthésie péridurale**, les anesthésiques locaux agissent au niveau des segments médullaires sacrés (S2-S4) et bloquent la transmission nerveuse afférente et efférente de la vessie, pouvant entraîner des RAU postopératoires. Ce risque est diminué en utilisant des molécules de plus courte durée d'action [2].

D'**autres causes** sont possibles et doivent être systématiquement évoquées :

- infection urinaire : hyperthermie, signes fonctionnels urinaires, douleur lombaire ou pelvienne, antécédent d'infection urinaire;
- caillotage : sondage traumatique, hématurie;
- obstacle prostatique : hypertrophie bénigne de la prostate (HBP) ou cancer de la prostate;
- rétention de cause neurologique : lésion médullaire, Parkinson, neuropathie diabétique, sclérose en plaques;
- tumeur pelvienne;
- prise de médicaments :
  - anticholinergiques : neuroleptiques, atropine (même en collyre), hydroxyzine, ISRS, antidépresseurs tricycliques, certains antiparkinsoniens (bipéridène [Akineton®]), antalgiques (néfopam), bronchodilatateurs (Atrovent®),
  - morphiniques,
  - sympathomimétiques (éphédrine);
- fécalome.

Prise en charge

En salle de réveil, la miction spontanée peut être encouragée par le respect de l'intimité, la relaxation, la mise en position assise ou le lever [3].

En cas d'échec, un sondage vésical doit être réalisé :

- en l'absence de contre-indications (sténose urétérale, fracture du bassin, sphincter urinaire artificiel et prostatite aiguë non traitée) :
  - « aller-retour » si facteur favorisant rapidement réversible (< 4 h),
  - à demeure dans les autres cas;
- en présence de contre-indications au sondage par les voies naturelles, avis urologique pour discuter la pose d'un cathéter sus-pubien :
  - par une sonde à double courant si hématurie caillotante,
  - quantifier la diurèse pour détecter un syndrome de levée d'obstacle,
  - clamper transitoirement la sonde après 500 ml pour limiter le risque d'hématurie a vacuo.

Les facteurs favorisants doivent être recherchés et pris en charge.

La sonde urinaire pourra être retirée après éviction des facteurs favorisants, après 48 heures de traitement alpha-bloquant (alfuzosine [Xatral®]) en cas d'adénome prostatique chez l'homme.

Un avis urologique spécialisé devra être sollicité en l'absence de cause claire retrouvée.

Mesures préventives

L'identification des patients à risque permet d'optimiser la prise en charge anesthésique notamment en limitant l'administration de médicaments pourvoyeurs.

Le sondage peropératoire est indispensable pour les chirurgies longues (> 3 h). Lorsqu'il n'est pas indiqué, le patient doit arriver au bloc opératoire la vessie vide, ne pas hésiter à faire uriner le patient avant l'induction anesthésique si ce n'est pas le cas. Il convient de limiter les apports intraveineux peropératoires (750 ml–1 000 ml maximum).

Pour l'anesthésie péridurale ou la rachianesthésie, privilégier les agents de courte durée d'action si possible.

En postopératoire, réduire la durée d'alitement au minimum nécessaire permet de réduire l'incidence des RAU.

Infection urinaire postopératoire

L'infection urinaire représente le tiers des infections associées aux soins en France, et un quart des infections postopératoires [1]. Environ 15 % des patients hospitalisés auront une sonde urinaire au cours de leur séjour, et 10 à 25 % développeront une infection urinaire, responsable de complications, prolongement de durée de séjour et de surmortalité.

Physiopathologie

Une infection urinaire est une inflammation des tissus de l'arbre urinaire causée par l'agression d'un ou plusieurs micro-organisme(s), responsable d'une symptomatologie variable selon le terrain du patient, la localisation et le degré d'atteinte de l'infection. La colonisation par ces micro-organismes peut se faire soit par voie péri-urétrale, par de la flore d'origine digestive qui migre le long de la sonde jusqu'à la vessie (femme), soit par voie endoluminale, par de la flore manuportée à l'occasion d'erreurs de manipulation du matériel de sondage ou de déconnexions (homme).

Facteurs de risque

Les principaux facteurs de risque sont le sondage à demeure (le risque augmentant avec la durée) et l'âge supérieur à 65 ans (5 fois plus de risque de développer une infection urinaire) [4].

Définitions

Colonisation urinaire

La colonisation urinaire (bactériurie asymptomatique) est la présence d'un micro-organisme dans les urines sans signe clinique associé, avec ou sans leucocyturie associée [5]. Les urines sont fréquemment colonisées chez les personnes âgées, les personnes vivant en institution, les diabétiques et les porteurs de dispositifs endo-urinaires (100 % des sondés à demeure à 1 mois). La colonisation urinaire ne nécessite pas de traitement antibiotique dans l'immense majorité de cas. Les 2 situations qui justifient de traiter une colonisation sont :

- chez la femme enceinte au-delà du 4ᵉ mois;
- et en préopératoire de chirurgie urologique invasive, de chirurgie orthopédique prothétique ainsi que de chirurgie gynécologique du prolapsus ou de l'incontinence [6].

La leucocyturie aseptique correspond à la présence d'une leucocyturie à l'ECBU avec une bactériurie $<10^3$, elle ne nécessite pas de traitement antibiotique.

Infection urinaire (en l'absence de sonde urinaire)

L'infection urinaire se définit par l'association de signes cliniques et d'un ECBU en faveur : présence de micro-organismeS dans les urines au seuil significatif (tableau 40.1) avec leucocyturie $\geq 10^4$ UFC/ml (ou $\geq 10/\text{mm}^3$). L'absence de leucocyturie évoque un ECBU contaminé et doit être contrôlée par un nouveau prélèvement. En cas de prélèvement d'urines « direct » par ponction pyélique, urétérale, sus-pubienne, cystoscopie ou sondage « aller-retour », le seuil de 10^2 UFC/ml doit être retenu.

Chez la femme, l'infection urinaire la plus courante est la cystite, les symptômes évocateurs sont la pollakiurie, les impériosités et les brûlures et douleurs mictionnelles. Chez la femme jeune sans facteurs de risque, c'est le seul cas où la bandelette urinaire peut remplacer l'ECBU.

Tableau 40.1. Seuils significatifs de bactériurie.

Espèces bactériennes	Seuil de significativité (UFC/ml)	
	Homme	Femme
E. coli, S. saprophyticus	$\geq 10^3$	$\geq 10^3$
Entérobactéries autres que *E. coli*, entérocoque, *Corynebacterium urealyticum, Pseudomonas aeruginosa, Staphylococcus aureus*	$\geq 10^3$	$\geq 10^4$

Source : Caron F, Galperine T, Flateau C, Azria R, Bonacorsi S, Bruyère F, et al. Practice guidelines for the management of adult community-acquired urinary tract infections. Med Mal Infect 2018 ; 48(5) : 327-58 [5].

La présence de fièvre, frissons, et/ou douleur lombaire unilatérale doit faire évoquer une pyélonéphrite.

Chez l'homme, l'urétrocystite isolée est très rare. Le diagnostic différentiel entre prostatite et pyélonéphrite étant difficile sur le plan clinique comme paraclinique, on parle d'« infection urinaire masculine ». Elle doit être évoquée devant la présence de fièvre, frissons, brûlures ou douleurs mictionnelles, pollakiurie, urgenturie, douleur pelvienne ou rétention aiguë d'urine.

Infection urinaire sur sonde

En présence de matériel endo-urinaire, les signes cliniques classiques tels que les brûlures mictionnelles ou les urgenturies peuvent se rencontrer sans être synonymes d'infection urinaire. De plus, les ECBU sur sonde sont fréquemment positifs témoignant d'une colonisation chronique, et la leucocyturie quasi constante. La modification de l'aspect et de la couleur des urines n'est pas spécifique. Le diagnostic est donc souvent difficile à poser chez ces patients. **Attention**, pour s'affranchir de la colonisation de la poche de recueil, les urines doivent être prélevées sur l'opercule de la sonde urinaire.

Une infection urinaire sur sonde doit donc être évoquée devant l'association d'une bactériurie significative ($\geq 10^5$ UFC/ml) et de signes généraux (fièvre, hypothermie, frissons, altération de l'état général, malaise…) [7]. Les patients peuvent également décrire des douleurs lombaires, ou chez la personne âgée une perte d'autonomie, une asthénie, ou l'apparition de troubles cognitifs.

Infections urinaires associées aux soins

Tout d'abord, il est important de savoir distinguer infection associée aux soins et infection communautaire.

En l'absence de sonde urinaire, on parle d'infection urinaire associée aux soins si les symptômes ont débuté plus de 48 heures après le début de la prise en charge, dans le cas contraire, il s'agit d'une infection urinaire communautaire s'étant révélée au décours de la prise en charge. L'intérêt de cette distinction repose sur les différents germes mis en cause et donc ciblés par le traitement.

En présence d'une sonde urinaire à demeure, on définit l'infection urinaire associée aux soins après plus de 24 heures de sondage ou dans les 7 jours suivant son ablation.

Après une intervention urologique, ce délai s'étend à 1 mois après l'intervention et jusqu'à 1 an en présence de prothèse endo-urinaire [8]. En effet, dans le cadre de la chirurgie urologique, les infections urinaires doivent être considérées comme des infections du site opératoire, étant directement liées au geste effectué sur l'appareil urinaire (raison pour laquelle on exige des urines stériles en préopératoire).

Microbiologie

La grande majorité des infections urinaires sont dues à des entérobactéries. Comme dans les infections communautaires, *Escherichia coli* reste le premier germe responsable d'infections urinaires nosocomiales, isolé dans environ 50 % des cas [4]. Viennent ensuite *Enterococcus faecalis*, *Klebsiella pneumoniae* et *Proteus mirabilis*, et en 5ᵉ position *Pseudomonas aeruginosa*. L'exposition aux antibiotiques et au milieu hospitaliser modifie l'écologie bactérienne, en augmentant la proportion de germes hospitaliers (*Serratia*, *Enterobacter*, *Pseudomonas sp*, *Staphylococcus aureus*, *Candida*), de germes multirésistants, dont les infections urinaires constituent aujourd'hui le principal réservoir.

La présence de *Candida* dans les urines (candidurie) est fréquente, surtout en présence de matériel. Dans la majorité des cas, c'est une colonisation et elle ne nécessite pas de traitement. Si elle est symptomatique, le traitement de référence est le fluconazole et les durées identiques à celles de l'infection urinaire bactérienne. Attention, chez certains patients immunodéprimés la candidurie peut être un marqueur de candidose disséminée.

Prise en charge

Évaluation de la gravité et recherche de complications

Devant une infection urinaire, il faut tout d'abord évaluer les signes de mauvaise tolérance du sepsis (défaillance hémodynamique), éliminer une rétention aiguë d'urines mais également prendre en charge la douleur, trop souvent négligée.

Aucun examen complémentaire n'est systématique. Un bilan sanguin avec numération-formule sanguine, CRP, urée, créatininémie, et des hémocultures peuvent être demandés pour étayer le diagnostic ou rechercher des complications.

Le recours à une échographie des voies urinaires doit être large, à la recherche d'un obstacle, d'un résidu post-mictionnel ou de complications, surtout en présence de signes de gravité.

En cas d'évolution défavorable sous traitement, un uroscanner peut être demandé à la recherche d'une complication suppurative (abcès rénaux ou prostatiques), après avis urologique.

Antibiothérapie

Pour les infections urinaires communautaires diagnostiquées en postopératoire (*cf. supra*), la prise en charge est celle des infections urinaires communautaires extrahospitalières et ne sera pas détaillée dans ce chapitre.

Une antibiothérapie doit être débutée dans l'heure en cas de choc septique et dans les 12 heures en cas d'infection parenchymateuse (pyélonéphrite, prostatite, orchiépididymite). Dans les autres cas, il est préférable d'attendre le résultat de l'ECBU (direct ou au mieux culture) avant d'initier le traitement. Il faut privilégier l'utilisation d'antibiotiques efficaces sur le(s) germe(s) isolé(s), ayant une bonne diffusion urinaire, au spectre le plus étroit possible :

- bêtalactamines (amoxicilline, oxacilline, amoxicilline-clavulanate, céfotaxime, céfépime, ceftazidime, carbapénèmes...) ;
- fluoroquinolones (ciprofloxacine, ofloxacine...) ;
- triméthoprime-sulfaméthoxazole ;
- glycopeptides, linézolide.

Un traitement probabiliste doit être réservé aux infections sévères, et systématiquement réévalué après réception de l'antibiogramme pour réduire le spectre. Les molécules de choix sont :

- céfotaxime, céfépime ;
- pipéracilline-tazobactam ;
- ajout d'amikacine si choc septique.

La voie parentérale doit être réservée aux chocs septiques et aux bactériémies.

La durée de traitement varie selon le site de l'infection :

- 7 jours pour une cystite ou une infection urinaire sur sonde chez une femme ;
- 10 jours pour une pyélonéphrite ;
- 14 à 21 jours pour une infection urinaire masculine (avec ou sans sonde urinaire).

Traitement symptomatique

Une bonne hydratation et des antalgiques adaptés doivent être associés au traitement. Chez les patients comorbides une infection urinaire peut également décompenser une pathologie sous-jacente.

Changement de la sonde urinaire

Lorsque les critères d'infection urinaire sur sonde sont réunis, il est recommandé de changer la sonde urinaire après 24 heures d'antibiothérapie efficace, afin de réduire le biofilm et l'inoculum bactérien tout en minimisant le risque de décharge septique ou d'échec de resondage.

Prévention

La majorité des infections urinaires nosocomiales sont dues au sondage vésical, leur prévention passe donc principalement par la limitation des indications et des durées de sondage à demeure qui doit être réévalué chaque jour, ainsi que la formation du personnel paramédical à la pose de sonde en système clos en respectant les règles d'asepsie.

Références

[1] Pertek JP, Haberer JP. Effets de l'anesthésie sur la miction et rétention aiguë d'urine postopératoire. Annales françaises d'anesthésie et de réanimation 1995;14:4.

[2] Baldini G, Bagry H, Aprikian A, Carli F. Postoperative urinary retention: anesthetic and perioperative considerations. Anesthesiology 2009;110(5):1139–57.

[3] Hawa Keïta-Meyer, Golmard Jonathan, Faitot Valentina. Dysfonction vésicale en anesthésie. MAPAR; 2010.

[4] Santé publique France. Enquête nationale de prévalence des infections nosocomiales et des traitements anti-infectieux en établissements de santé; 2017. Disponible sur : https://www.santepubliquefrance.fr/maladies-et-traumatismes/infections-associees-aux-soins-et-resistance-aux-antibiotiques/infections-associees-aux-soins/documents/enquetes-etudes/enquete-nationale-de-prevalence-des-infections-nosocomiales-et-des-traitements-anti-infectieux-en-etablissements-de-sante-mai-juin-2017.

[5] Caron F, Galperine T, Flateau C, Azria R, Bonacorsi S, Bruyère F, et al. Practice guidelines for the management of adult community-acquired urinary tract infections. Med Mal Infect 2018;48(5):327–58.

[6] Molliex S, Pierre S, Bléry C, Marret E, Beloeil H. Examens préinterventionnels systématiques. Ann Fr Anesth Reanim 2012;31(9):752–63.

[7] SPILF-AFU-SF2H. Révision 2015 des recommandations de bonne pratique pour la prise en charge et la prévention des infections urinaires associées aux soins (IUAS) de l'adulte. Disponible sur : https://www.sf2h.net/k-stock/data/uploads/2015/05/recommandations_bonne-pratique-pour-la-prise-en-charge-et-la-prevention-des-infections-urinaires-associees-aux-soins-de-l-adulte-2015.pdf.

[8] National Healthcare Safety Network (NHSN). Chapter 7: Urinary Tract Infection (UTI) Events. January; 2023.

Chapitre 41

Accidents vasculaires cérébraux et céphalées postopératoires

A. Jacquens

Points clés

- La majorité des AVC péri-opératoires après une chirurgie non cardiaque sont ischémiques plutôt qu'hémorragiques.
- Le risque d'AVC dépend fortement du type de procédure chirurgicale, les interventions cardiaques ou vasculaires étant associées à un risque accru d'accident cérébral ischémique.
- Les antécédents d'accident vasculaire cérébral (AVC) ou d'accident ischémique transitoire (AIT) sont formellement identifiés comme des facteurs de risque.
- Les diagnostics à éliminer comprennent un retard de réveil pharmacologique, une crise d'épilepsie partielle de courte durée, accompagnée de convulsions.
- Dans le contexte post-chirurgical, où la thrombolyse est généralement déconseillée, la thrombectomie est souvent la seule option envisageable.
- Le *blood patch* est le traitement de référence des céphalées sur syndrome d'hypotension intracrânienne avec brèche dure-mérienne.

AVC postopératoires

Incidence

Dans ce chapitre, nous allons traiter des AVC postopératoires. L'occurrence des accidents vasculaires cérébraux (AVC) postopératoires a été estimée à environ 1 pour 1 000 dans une population excluant les interventions chirurgicales cardiaques, carotidiennes, vasculaires majeures, ainsi que la neurochirurgie [1]. Pour les interventions chirurgicales vasculaires majeures sous-diaphragmatiques, cette incidence grimpe à 6 pour 1 000. La majorité des AVC péri-opératoires après une chirurgie non cardiaque sont ischémiques plutôt qu'hémorragiques. Les patients bénéficiant d'une endartériectomie carotidienne ou d'une chirurgie cardiaque présentent un risque élevé d'AVC péri-opératoire, défini comme une lésion cérébrale ischémique ou hémorragique survenant pendant la chirurgie ou dans les 30 jours suivant celle-ci [2]. Cette incidence peut atteindre près de 10 % lors de chirurgies valvulaires multiples.

Facteurs de risque

Il est important de souligner que la chirurgie et l'anesthésie sont en soi des facteurs de risque indépendants pour le développement d'un AVC dans les 30 jours suivant l'intervention chirurgicale [3]. L'urgence de la chirurgie augmente également ce risque. Les antécédents d'AVC ou d'accident ischémique transitoire (AIT) sont formellement identifiés comme des facteurs de risque. De même, les patients avec une sténose carotidienne symptomatique doivent subir une évaluation préopératoire par Doppler des troncs artériels supra-aortiques, et la revascularisation par endartériectomie ou *stenting* doit être envisagée. Les facteurs tels que l'athérome aortique, la dysfonction systolique (surtout en relation avec la fibrillation atriale) [4], l'âge, le sexe féminin, l'insuffisance rénale et les antécédents d'œdème aigu pulmonaire sont également des facteurs de risque d'AVC postopératoire [5]. Nous pouvons

Médecine péri-opératoire

aussi noter que le risque d'AVC dépend fortement du type de procédure chirurgicale, les interventions cardiaques ou vasculaires étant associées à un risque accru d'accident cérébral ischémique.

Diagnostic

Clinique

Un diagnostic rapide et une communication efficiente entre les différents spécialistes (anesthésistes, neurologues, radiologues et neuroradiologues interventionnels) sont cruciaux lorsqu'un AVC survient. Un réveil lent, une confusion ou l'apparition d'un nouveau déficit focal doivent être des signaux d'alerte. Notre recommandation est de promouvoir des outils de dépistage tels que l'échelle ROSIER (*Recognition of Stroke in the Emergency Room*) [6] qui peuvent être utilisés en salle de réveil pour alerter et orienter rapidement le patient vers une prise en charge spécialisée. Un examen neurologique détaillé, comprenant le score NIHSS, est essentiel. L'évaluation clinique doit également inclure la mesure de la pression artérielle, de la saturation en oxygène, de la température, de la glycémie, ainsi que des examens complémentaires (électrocardiogramme, ionogramme, NFS, bilan de coagulation, et troponine).

Nous soulignons aussi l'importance d'éliminer les diagnostics différentiels qui amènent à un retard de réveil, une crise d'épilepsie partielle de courte durée, accompagnée de convulsions (pouvant échapper à la surveillance clinique), ou encore une migraine avec aura suivie d'un déficit moteur sur 10 à 20 minutes.

Radiologique

Tous les patients suspects d'AVC doivent bénéficier d'une imagerie cérébrale en urgence pour préciser la nature ischémique ou hémorragique de l'AVC. L'IRM est l'imagerie de choix à la phase aiguë, permettant un diagnostic précis, l'analyse de l'extension des lésions (séquence de diffusion), et l'estimation de l'heure de début (séquence FLAIR). En l'absence d'accès à l'IRM, un scanner sans injection est réalisé. Bien que la TDM élimine un AVC hémorragique et permette de vérifier l'absence de ramollissement cérébral, elle présente des limites pour l'identification des signes précoces d'ischémie.

L'imagerie des vaisseaux intracrâniens (par ARM ou angioscanner) précisera la perméabilité artérielle, aidant à déterminer si une revascularisation est nécessaire. Bien que l'IRM puisse présenter des contraintes de temps, elle permet d'identifier les patients éligibles à une thrombolyse et/ou une thrombectomie tardive, en évaluant la pénombre ischémique (*mismatch* diffusion/perfusion). Le scanner de perfusion permet également d'évaluer ce *mismatch*.

Prise en charge

Une fois qu'un diagnostic d'AVC ischémique a été posé, nous devons impérativement engager une discussion pluridisciplinaire impliquant le neurologue, le neuroradiologue interventionnel et le chirurgien pour définir la stratégie thérapeutique. La décision dépendra de la balance bénéfice/risque tenant compte des caractéristiques propres au patient, de la gravité et de la localisation de l'AVC, ainsi que de la nature de l'intervention chirurgicale préalable.

La thrombolyse par rtPA intraveineux combinée à une thrombectomie mécanique est considérée comme le traitement privilégié pour les AVC ischémiques avec occlusion d'un gros tronc artériel intracrânien. Il est toutefois important de noter que la thrombolyse est contre-indiquée en contexte postopératoire en raison du risque hémorragique. En revanche, la thrombectomie mécanique associée au traitement médical standard, comprenant la thrombolyse dans les 4 heures et 30 minutes en l'absence de contre-indication, a démontré son efficacité supérieure par rapport au traitement médical seul, comme le confirment cinq essais randomisés contrôlés de haute qualité inclus dans une méta-analyse [7], ainsi qu'un essai français [8]. Dans le contexte post-chirurgical, pour lequel la thrombolyse est généralement déconseillée, la thrombectomie est souvent la seule option envisageable. Les six premiers essais randomisés sur la thrombectomie mécanique avaient tous des critères d'inclusion temporels entre 6 et 8 heures après le début des symptômes, selon les essais. La présence d'un « mismatch » entre l'infarctus constitué en imagerie de diffusion et la séquence FLAIR permet généralement de dater avec quasi-certitude l'AVC à moins de 6 heures, justifiant ainsi l'indication d'une thrombectomie. En dehors de cette situation, 2 essais randomisés récents (essais DAWN et DIFFUSE 3) concernant les AVC ischémiques survenus après 6 heures ou au réveil nous offrent la démonstration des avantages significatifs de la thrombectomie dans ce contexte, en particulier en cas de *mismatch*. Cette conclusion peut être étendue au contexte du réveil postopératoire.

Dans tous les cas, nous devons maintenir la stabilité des paramètres physiologiques du patient pendant la prise en charge initiale de ces AVC. L'hypoxémie, liée à un pronostic neurologique défavorable, doit être surveillée à l'aide d'un oxymètre de pouls, et l'administration d'oxygène vise à maintenir une saturation en oxygène (SpO_2) supérieure à 94 %. La sécurisation des voies aériennes est recommandée en cas d'altération de la conscience (score de Glasgow < 8) ou de dysfonction du tronc cérébral. Nos recommandations préconisent de surveiller l'activité cardiaque pendant au moins 24 heures après un AVC, et tout trouble du rythme cardiaque doit être traité. Bien que l'hypertension artérielle (HTA) soit fréquente après un AVC, elle peut également être majorée par le contexte postopératoire, notamment le stress chirurgical, la douleur, les nausées, l'hypervolémie, un globe urinaire ou la réponse physiologique à l'hypoxie. Cependant, nous devons maintenir la perfusion cérébrale au cours des premières 24 heures suivant un AVC tant que l'occlusion artérielle n'est pas résolue. Ainsi, le traitement de l'HTA sera généralement envisagé seulement si la pression artérielle systolique dépasse 220 mmHg et la pression diastolique 120 mmHg chez les patients qui n'ont pas encore bénéficié d'une revascularisation.

Céphalées postopératoires

Étiologies et diagnostic

Nous aborderons dans ce chapitre le cas des céphalées postopératoires iatrogènes. Les céphalées postopératoires peuvent s'inscrire dans le cadre d'un syndrome d'hypotension intracrânienne (SIH) lié à une déplétion en LCS secondaire soit à une ponction lombaire, une analgésie péridurale ou bien en contexte post-traumatique ou postopératoire d'une chirurgie intracrânienne ou rachidienne. La céphalée est le principal symptôme du SIH, elle est le plus souvent posturale et survient chez le patient assis ou debout. Elle peut être accompagnée de nausées, vomissements, vertiges, troubles oculaires (flou ou défect visuel) ou auditifs, troubles sensitifs ou modifications du comportement. On réalise une imagerie cérébrale (scanner ou IRM) en urgence qui peut être normale dans plus de 20 % des cas ou retrouver : une collection sous-durale, un effacement des citernes de la base, un épaississement pachyméningé diffus, un rehaussement de la dure-mère, un déplacement des amygdales cérébelleuses vers le bas, un effacement des citernes préchiasmatiques, une oblitération des citernes prépontiques, un élargissement pituitaire par hyperhémie, ou un engorgement veineux. Dans certains cas, on peut également retrouver une thrombophlébite cérébrale.

Dans le cadre du patient migraineux, l'anesthésie n'est pas un facteur d'aggravation de la migraine. Toutefois, le stress péri-opératoire est un facteur déclenchant potentiel. L'incidence des accès migraineux au réveil d'une anesthésie générale est inconnue. A priori, les médicaments anesthésiques pourraient interagir avec les systèmes vasoactifs impliqués dans la physiopathologie de la migraine, notamment le système sérotoninergique. Cependant, ces modulations sont complexes en fonction du récepteur à la sérotonine concerné. On ne peut donc pas recommander de protocole anesthésique particulier pour ces patients. De même, aucune étude n'a démontré un surrisque de céphalées post-anesthésie médullaire dans cette population : le terrain migraineux n'est donc pas un facteur de risque de céphalées post-brèche dure-mérienne. En préopératoire, il conviendra de maintenir tous les traitements excepté les dérivés de l'ergot de seigle qui peuvent favoriser la survenue d'ergotisme.

Prise en charge

On préconise une prise en charge analgésique multimodale avec paracétamol, palier de type 2 ou 3 avec opioïdes et anti-inflammatoires non stéroïdiens. Chez les patients souffrant de migraines, la reprise du traitement personnel du patient est adaptée.

L'hyperhydratation, censée permettre de compenser la perte de LCS et diminuer l'hypotension intracrânienne, n'a pas montré son intérêt dans la littérature. Toutefois, il semble nécessaire d'assurer un état d'hydratation correct pour éviter la déshydratation.

Dans le cadre d'une brèche dure-mérienne et d'hypotension intracrânienne, la caféine, et sa substance active la méthylxanthine, peut être utilisée. Son activité réside sur 2 mécanismes : antagonisation compétitive de l'adénosine induisant une vasoconstriction cérébrale et stimulation de la production de LCS. Bien que les données de la littérature ne permettent pas de conclure à l'efficacité de la caféine, cette dernière fait partie intégrante des recommandations de prise en charge des céphalées post-brèche dure-mérienne. Enfin, le *blood patch* est le traitement de référence des céphalées liées au syndrome d'hypotension intracrânienne avec brèche dure-mérienne. Effectivement, par l'injection de sang dans l'espace péridurale, le *blood patch* permet de chasser vers le haut le liquide cérébrospinal périmédullaire et d'arrêter la fuite de LCS en corrigeant la brèche. Les contre-indications au *blood patch* sont les bactériémies et les hémopathies malignes. Le délai précis de réalisation du *blood patch* ainsi que le volume de sang à injecter ne font pas l'objet d'un consensus.

Dans le cas du patient migraineux, son traitement de fond ne doit pas être arrêté plus de 24 heures. On pourra utiliser la voie intraveineuse temporairement pour l'amitriptyline (Laroxyl®) ou les bêtabloquants si la voie orale n'est pas disponible. L'utilisation des opiacés devra être prudente devant le risque de majorer les symptômes comme les nausées et vomissements. Idem, l'utilisation de dérivés ergotés devra prendre en considération les potentielles interactions médicamenteuses.

Conclusion

Les AVC postopératoires sont des événements rares mais graves grevés d'une morbidité importante d'où la nécessité d'un dépistage précoce avec une surveillance neurologique adéquate et une filière de soins dédiée.

Références

[1] Mashour GA, Shanks AM, Kheterpal S. Perioperative stroke and associated mortality after noncardiac, nonneurologic surgery. Anesthesiology 2011;114(6):1289–96.

[2] Mashour GA, Moore LE, Lele AV, Robicsek SA, Gelb AW. Perioperative care of patients at high risk for stroke during or after non-cardiac, non-neurologic surgery: consensus statement from the Society for Neuroscience in Anesthesiology and Critical Care*. J Neurosurg Anesthesiol 2014;26(4):273–85.

[3] Wong GY, Warner DO, Schroeder DR, Offord KP, Warner MA, Maxson PM, et al. Risk of surgery and anesthesia for ischemic stroke. Anesthesiology 2000;92(2):425–32.

[4] Hogue CW, Murphy SF, Schechtman KB, Dávila-Román VG. Risk factors for early or delayed stroke after cardiac surgery. Circulation 1999;100(6):642–7.

[5] Bateman BT, Schumacher HC, Wang S, Shaefi S, Berman MF. Perioperative acute ischemic stroke in noncardiac and nonvascular surgery: incidence, risk factors, and outcomes. Anesthesiology 2009;110(2):231–8.

[6] Nor AM, Davis J, Sen B, Shipsey D, Louw SJ, Dyker AG, et al. The Recognition of Stroke in the Emergency Room (ROSIER) scale: development and validation of a stroke recognition instrument. Lancet Neurol 2005;4(11):727–34.

[7] Goyal M, Menon BK, van Zwam WH, Dippel DWJ, Mitchell PJ, Demchuk AM, et al. Endovascular thrombectomy after large-vessel ischaemic stroke: a meta-analysis of individual patient data from five randomised trials. Lancet 2016;387(10029):1723–31.

[8] Bracard S, Ducrocq X, Mas JL, Soudant M, Oppenheim C, Moulin T, et al. Mechanical thrombectomy after intravenous alteplase versus alteplase alone after stroke (THRACE): a randomised controlled trial. Lancet Neurol 2016;15(11):1138–47.

Chapitre 42

Pneumonies postopératoires

M. Garnier

Points clés

- L'incidence des pneumonies postopératoires est variable en fonction du type de chirurgie et des comorbidités des patients, mais peut atteindre 5 à 10 % dans les chirurgies abdominales et intrathoraciques majeures.
- La survenue d'une pneumonie postopératoire influence péjorativement la morbi-mortalité des patients.
- Les symptômes et signes physiques et biologiques sont moins spécifiques dans le contexte postopératoire que dans la pneumonie communautaire. Ainsi, toute suspicion clinicobiologique doit rapidement être confirmée par un examen d'imagerie et un prélèvement microbiologique, le plus souvent un ECBC.
- L'antibiothérapie est la pierre angulaire du traitement. En cas de signe de gravité, une antibiothérapie probabiliste, secondairement adaptée, doit être initiée selon le schéma recommandé pour les pneumonies acquises sous ventilation mécanique.
- Les autres mesures symptomatiques sont aussi importantes comme une hydratation correcte, une analgésie efficace, une mobilisation et une aide à l'expectoration par les kinésithérapeutes.
- Des mesures préventives, renvoyant aux facteurs de risque modifiables, existent et doivent être connues des praticiens.

Les pneumonies postopératoires sont des complications relativement fréquentes chez les patients opérés. Elles se définissent comme des pneumonies associées aux soins (pneumonie survenant au-delà de 48–72 heures après l'admission à l'hôpital) et/ou des pneumonies acquises sous ventilation mécanique (pneumonie survenant 48–72 heures après l'intubation orotrachéale) survenant chez des patients venant d'être opérés. Elles sont associées à une morbidité et une mortalité significatives, ce qui en fait un défi majeur pour les professionnels de la santé [1]. Ce chapitre se penche sur l'épidémiologie, les facteurs de risque, ainsi que les stratégies de prise en charge des pneumonies postopératoires.

Épidémiologie et physiopathologie

L'incidence des pneumonies postopératoires varie de moins de 1 à 10 % selon le type de chirurgie et les comorbidités des patients [2–4]. Les interventions de chirurgie abdominale majeure (incidence d'environ 3 à 5 % [5, 6]), de chirurgie cardiaque (incidence d'environ 6 à 8 % [4, 7]) et de chirurgie thoracique (incidence d'environ 10 % [8, 9]) représentent les chirurgies à risque le plus élevé de pneumonie postopératoire.

Il existe de plus de nombreux facteurs de risque liés au patient et à ses comorbidités (encadré 42.1). Ces facteurs de risque sont parfois regroupés dans des scores propres aux différentes chirurgies (chirurgie digestive [3, 10], cardiaque [4], thoracique [11], etc.). Les facteurs de risque les plus communément retrouvés sont l'âge avancé, le tabagisme actif préopératoire, la présence de maladies pulmonaires chroniques et une durée prolongée d'anesthésie.

La physiopathologie des pneumonies postopératoires est multifactorielle et fait intervenir la

Encadré 42.1

Facteurs de risque de pneumonie postopératoire liés au patient et à la procédure

Facteurs de risque associés à une augmentation modérée du risque de pneumonie postopératoire

- Âge > 60 ans.
- Sexe masculin.
- Antécédent d'AVC.
- Diabète.
- HTA.
- Tabagisme actif.
- Dénutrition, perte de poids récente > 10 %.
- Infection préopératoire (autre que pneumonie).
- Chirurgie/anesthésie prolongée.
- Pertes sanguines importantes/transfusion peropératoire.
- Maintien d'une sonde nasogastrique en postopératoire.

Facteurs de risque associés à une augmentation importante du risque de pneumonie postopératoire

- Âge > 75 ans.
- BPCO.
- ASA ≥ 3.
- Immunodépression.
- Perte d'autonomie, aide pour les actes de la vie quotidienne.
- Troubles de la déglutition préopératoires ou liés à la chirurgie.
- Chirurgie urgente.
- Incision large et/ou contrôle difficile de la douleur postopératoire.

Source : d'après [2–4, 10–13].

colonisation des voies aérodigestives, des micro- (voire macro-) inhalations de sécrétions contaminées pendant la ventilation mécanique ou au décours, et une diminution des mécanismes de défense de l'hôte durant la période postopératoire (diminution des capacités de toux, immunodépression transitoire liée à l'inflammation chirurgicale et/ou induite par certains médicaments).

Les agents pathogènes mis en cause, en dehors de périodes épidémiques comme cela a été rapporté avec certaines souches de grippe ou avec le SARS-CoV-2, sont très majoritairement des bactéries. Chez les patients sans comorbidité respiratoire notable, ne vivant pas en institution et présentant une pneumonie postopératoire dans la première semaine, les bactéries sont majoritairement des bactéries commensales ayant un profil de résistance communautaire : *Staphylococcus aureus* sensible à la méticilline, streptocoques dont *S. pneumoniae*, *Haemophilus influenzae*, voire des entérobactéries de phénotype peu résistant majoritairement *E. coli*. Chez un patient ayant un séjour hospitalier long et compliqué, ou en cas de pathologie respiratoire chronique avec antécédents d'infections, les bactéries mises en évidence peuvent se rapprocher de ce qui est observé en cas de pneumonie acquise sous ventilation mécanique tardive : entérobactéries de profil nosocomial (*Enterobacter cloacae* et autre entérobactérie du groupe 3), *Staphylococcus aureus* résistant à la méticilline, bacille à Gram négatif non fermentant (*Pseudomonas aeruginosa*, *Acinetobacter baumannii*, etc.).

Diagnostic positif et étiologique

Le diagnostic précoce de la pneumonie postopératoire est primordial pour permettre une prise en charge rapide et appropriée. Les signes et symptômes ne sont pas fondamentalement différents de ceux rencontrés au cours de la pneumonie aiguë communautaire (encadré 42.2). Cependant, le diagnostic positif peut être rendu plus complexe du fait de la baisse importante de spécificité de certains signes dans le contexte postopératoire comme :

- l'existence d'une fébricule ou d'une fièvre (pouvant être liée à la réaction inflammatoire accompagnant une chirurgie majeure ou à des complications non infectieuses comme une thrombose veineuse profonde ou une embolie pulmonaire);
- la présence d'une tachycardie ou d'une polypnée (pouvant être dues à la douleur postopé-

Encadré 42.2

Signes cliniques et biologiques évocateurs de pneumonie postopératoire

Signes cliniques

- Fièvre (voire hypothermie), altération de l'état général.
- Toux ± expectorations, parfois purulentes.
- Douleur thoracique.
- Polypnée, dyspnée.
- Signes physiques en foyer : matité, augmentation des vibrations vocales, diminution du murmure vésiculaire ± râles crépitants et/ou souffle tubaire.
- Formes frustes possibles notamment chez le sujet âgé : décompensation de comorbidité (déséquilibre glycémique, poussée d'insuffisance cardiaque, etc.), troubles du comportement/confusion.

Signes biologiques

- Hyperleucocytose à polynucléaires neutrophiles.
- Syndrome inflammatoire biologique (élévation de la CRP).
- Élévation de la procalcitonine.

ratoire, à une déshydratation ou au syndrome inflammatoire induit par la chirurgie);

- ou encore, un syndrome inflammatoire biologique secondaire à la chirurgie avec une hyperleucocytose ou une élévation des marqueurs d'inflammation telle la C-réactive protéine (CRP). Ainsi, la réalisation précoce d'examens complémentaires peut être nécessaire pour confirmer une suspicion clinique de pneumonie postopératoire.

Parmi ceux-ci, les examens d'imagerie (radiographie de thorax, mais plus sensibles et spécifiques l'échographie pleuropulmonaire et/ou le scanner thoracique) permettent de confirmer la présence d'une condensation alvéolaire et d'évoquer son origine infectieuse (c'est-à-dire d'en faire le diagnostic différentiel avec une atélectasie également fréquemment rencontrée dans le contexte postopératoire). Parmi les examens biologiques, le dosage de la procalcitonine (PCT) est plus performant que celui de la CRP, bien que moins sensible et spécifique dans ce contexte postopératoire que pour le diagnostic des pneumonies communautaires, la chirurgie, notamment les chirurgies abdominales et intrathoraciques majeures pouvant entraîner une augmentation de PCT sans infection [14]. Dans ce cas, une augmentation du seuil diagnostique à 2 ng/ml [15–17] et/ou un dosage au-delà du 3e jour postopératoire permettent de regagner en spécificité [18]. Dans ce contexte d'infection liée aux soins, de diagnostic positif assez difficile, la réalisation d'un examen bactériologique est à encourager. L'examen le plus simple à réaliser est un examen cytobactériologique des crachats (ECBC). Pour être interprétable, les sécrétions doivent provenir de l'arbre bronchique distal. Le prélèvement du crachat aidé par un kinésithérapeute au cours d'exercices respiratoires permet d'en augmenter le rendement diagnostique. L'ECBC est considéré comme bien réalisé s'il contient moins de 10 cellules épithéliales/champ et plus de 25 polynucléaire/champ. Il est positif et évocateur de pneumonie s'il montre en culture la présence de plus de 10^6 unités formant colonie (ufc)/ml (> 10^6 ufc/ml) d'une à deux espèces bactériennes [19]. Dans ce cas, l'identification sera complétée par la réalisation d'un antibiogramme permettant d'adapter le traitement antibiotique pour une molécule efficace et de spectre le plus étroit possible. Si la technique est disponible dans le centre et que la sévérité clinique du patient nécessite un diagnostic rapide, une PCR bactérienne multiplex sur expectoration (ou prélèvement profond) est réalisable pour guider l'antibiothérapie initiale, même si d'autres études sont nécessaires pour définitivement positionner cet examen dans la procédure diagnostique d'une pneumonie [20]. Une paire d'hémoculture peut être prélevée, tout en sachant que la rentabilité diagnostique est seulement d'environ 7 à 10 % au cours des pneumonies communautaires sans sepsis ou choc septique associé [21]. La fièvre élevée n'est pas un élément évocateur de bactériémie associée; en revanche des épisodes de frissons augmentent la probabilité diagnostique de bactériémie et la rentabilité des hémocultures d'un facteur 4 à 5 [21]. Dans certains cas, devant des présentations cliniques évocatrices ou sur des terrains particuliers (notamment chez les patients immunodéprimés) d'autres examens peuvent être réalisés : prélèvements microbiologiques profonds via une fibroscopie bronchique (lavage broncho-alvéolaire ou prélèvement distal protégé), antigénurie pneumocoque et légionnelle, PCR virales multiplex et/ou ciblées (recherche de grippe, SARS-CoV-2, VRS, métapneumovirus, etc.), ou encore examens parasitologiques et mycologiques (recherche de pneumocystose, aspergillose, etc.).

Prise en charge thérapeutique

Antibiothérapie

La pierre angulaire du traitement des pneumonies postopératoires bactériennes est l'administration d'une antibiothérapie. Le moment de l'introduction de l'antibiothérapie et le cas échéant le choix de la ou des molécules antibiotiques doit prendre en compte la gravité du tableau et les bactéries les plus fréquemment rencontrées. En cas de pneumonie postopératoire non grave (absence de retentissement significatif sur l'hématose, absence de retentissement hémodynamique, etc.) chez un patient sans facteur de risque de forme grave (absence d'immunodépression, etc.), l'introduction de l'antibiothérapie peut probablement attendre l'identification voire le rendu de l'antibiogramme de la bactérie mise en évidence dans le prélèvement bactériologique. Ceci permet de débuter d'emblée une antibiothérapie adaptée à l'agent pathogène responsable de spectre le plus étroit. En revanche, en cas de signe de gravité ou chez un patient vulnérable, l'antibiothérapie doit être débutée dès les prélèvements microbiologiques effectués, de façon probabiliste, et sera secondairement adaptée aux résultats.

Il n'existe pas de recommandations concernant l'antibiothérapie probabiliste des pneumonies postopératoires en général, mais celles applicables aux pneumonies acquises sous ventilation mécanique peuvent probablement être transposées puisque l'écologie bactérienne est assez similaire. Ainsi, en l'absence de facteur de risque d'infection à bacilles à Gram négatif non fermentant (*P. aeruginosa*, *A. baumannii*, etc.) ou à bactérie multirésistante, et en l'absence de forme sévère avec syndrome de détresse respiratoire aiguë (SDRA) et/ou choc septique associé, l'antibiothérapie probabiliste doit être une monothérapie (tableau 42.1) [22]. Dans le cas contraire, l'antibiothérapie probabiliste associe une bêtalactamine à un aminoside en première intention ; une fluo-

Tableau 42.1. Antibiothérapie probabiliste des pneumonies postopératoires.

Pneumonie postopératoire précoce sans signe de gravité	Si possible, attendre l'identification et l'antibiogramme pour débuter une antibiothérapie ciblée Si antibiothérapie probabiliste nécessaire, amoxicilline-acide clavulanique per os ou IV si voie orale impossible, 3 à 6 g/j Ou céfotaxime IV, 3 à 6 g/j
Pneumonie postopératoire précoce avec signe(s) de gravité	Amoxicilline-acide clavulanique IV, 3 à 6 g/j Ou céfotaxime IV, 3 à 6 g/j + Gentamicine 6 à 7 mg/kg/j IV (en cas de contre-indication, ofloxacine IV 200 mg × 2 à 3/j)
Pneumonie postopératoire tardive sans signe de gravité	Si possible, attendre l'identification et l'antibiogramme pour débuter une antibiothérapie ciblée Si antibiothérapie probabiliste nécessaire, pipéracilline-tazobactam IV 4 g × 3 à 4/j Ou céfépime IV 2 g × 2 à 3/j
Pneumonie postopératoire tardive avec signe(s) de gravité	Pipéracilline-tazobactam IV 4 g × 3 à 4/j Ou céfépime IV 2 g × 2 à 3/j + Amikacine 20 à 30 mg/kg IV (en cas de contre-indication, ciprofloxacine IV 400 mg × 3/j)
Si facteurs de risque de BMR (BLSE, SARM, etc.)	Discussion avec le référent infectiologue pour validation de l'antibiothérapie Si état de choc ou SDRA, administrer une première dose de carbapénème IV (imipénem 1 g ou méropénem 2 g) + Vancomycine IVL 15 mg/kg ou linézolide IV 600 mg en cas de suspicion de SARM

Les doses de bêtalactamines proposées sont indicatives et dépendent du poids, de la fonction rénale, etc. En cas d'incertitude, valider le schéma posologique avec un référent infectiologique.

Source : adapté de Leone M, Bouadma L, Bouhemad B, Brissaud O, Dauger S, Gibot S, et al. Hospital-acquired pneumonia in ICU. Anaesth Crit Care Pain Med 2018 ; 37 : 83–98 [22].

roquinolone n'étant utilisée qu'en cas de contre-indication aux aminosides (tableau 42.1). En cas de situation complexe, un avis thérapeutique peut être pris auprès du référent infectiologue du service et/ou de l'équipe d'infectiologie de l'hôpital. En l'absence de complication avérée (pleurésie purulente associée, abcès, etc.), la durée de traitement est au maximum de 7 jours, y compris en cas de bactérie présentant des résistances naturelles ou acquises aux antibiotiques [22]. Aucune preuve d'une efficacité supérieure d'un traitement plus prolongé n'est à ce jour rapportée [23]; à l'inverse une étude multicentrique en cours étudie la possibilité d'un traitement plus court en cas d'évolution clinique rapidement satisfaisante [24]. Une surveillance de l'état clinique, biologique et radiologique est recommandée pour évaluer la réponse au traitement.

Autres mesures thérapeutiques

Les autres mesures thérapeutiques sont symptomatiques et associent :

- la correction de l'hypoxémie, de façon très majoritairement non invasive. Les dispositifs disponibles sont les lunettes à oxygène (pour des débits allant jusqu'à 6 l/min), le masque simple, le masque à haute concentration (jusqu'à 15 l/min), le masque à pression positive avec valve de Boussignac (pour appliquer une pression expiratoire positive de quelques centimètres d'eau), l'oxygénothérapie à haut débit nasal (pour assurer des débits plus importants d'un mélange gazeux réchauffé et humidifié dont la FiO_2 est plus précise), et la ventilation non invasive avec une interface nasobuccale, faciale ou « scaphandre » (« helmet ») (pour ajouter une pression positive et augmenter le volume minute) (figure 42.1). Dans les formes les plus sévères, le recours à une intubation orotrachéale avec ventilation mécanique invasive peut être nécessaire d'emblée ou en cas d'échec des mesures non invasives;
- le drainage des sécrétions bronchopulmonaires. Ce drainage ne peut être optimal que si :
  - l'analgésie postopératoire est parfaitement contrôlée (surtout en cas de chirurgie du thorax ou de l'abdomen), mais en évitant la dépression respiratoire,
  - l'hydratation du patient est correcte (évitant l'assèchement des sécrétions) que ce soit par voie orale ou intraveineuse. La réalisation d'aérosols de sérum salé isotonique en cas de sécrétions collantes difficilement expectorables est débattue, certaines études rapportant une efficacité et d'autres non. En revanche, les aérosols de sérum salé hypertonique doivent être évités car responsables d'effets secondaires, notamment de bronchospasmes,
  - le patient se mobilise précocement. Encourager le patient à se lever, marcher et effectuer des exercices respiratoires aide à prévenir les complications associées à l'immobilité, telles que les atélectasies et favorise la force musculaire, l'ampliation thoracique et les expectorations. Les kinésithérapeutes peuvent jouer un rôle clé dans la supervision et la promotion de la mobilisation précoce, du drainage bronchique et de la mobilisation des volumes pulmonaires;
- la prévention et le traitement de toute complication liée directement (épanchement pleural parapneumonique, pleurésie purulente, abcès, etc.) ou indirectement (thrombose veineuse profonde, insuffisance rénale aiguë, etc.) à la pneumonie postopératoire.

Prévention

Plusieurs mesures permettent de réduire le risque de pneumonies postopératoires. Il s'agit principalement de la lutte contre les facteurs de risque modifiables vus dans l'encadré 42.1. Parmi celles-ci on peut citer :

- l'identification des patients les plus à risque et la discussion sur l'intérêt de séances préopératoires de kinésithérapie respiratoire chez les patients atteints de BPCO dyspnéiques ou bronchorrhéiques;
- l'arrêt préopératoire du tabac;
- la renutrition et la réhabilitation motrice préopératoires;
- une durée d'anesthésie et de chirurgie optimisée pendant laquelle le patient est ventilé à

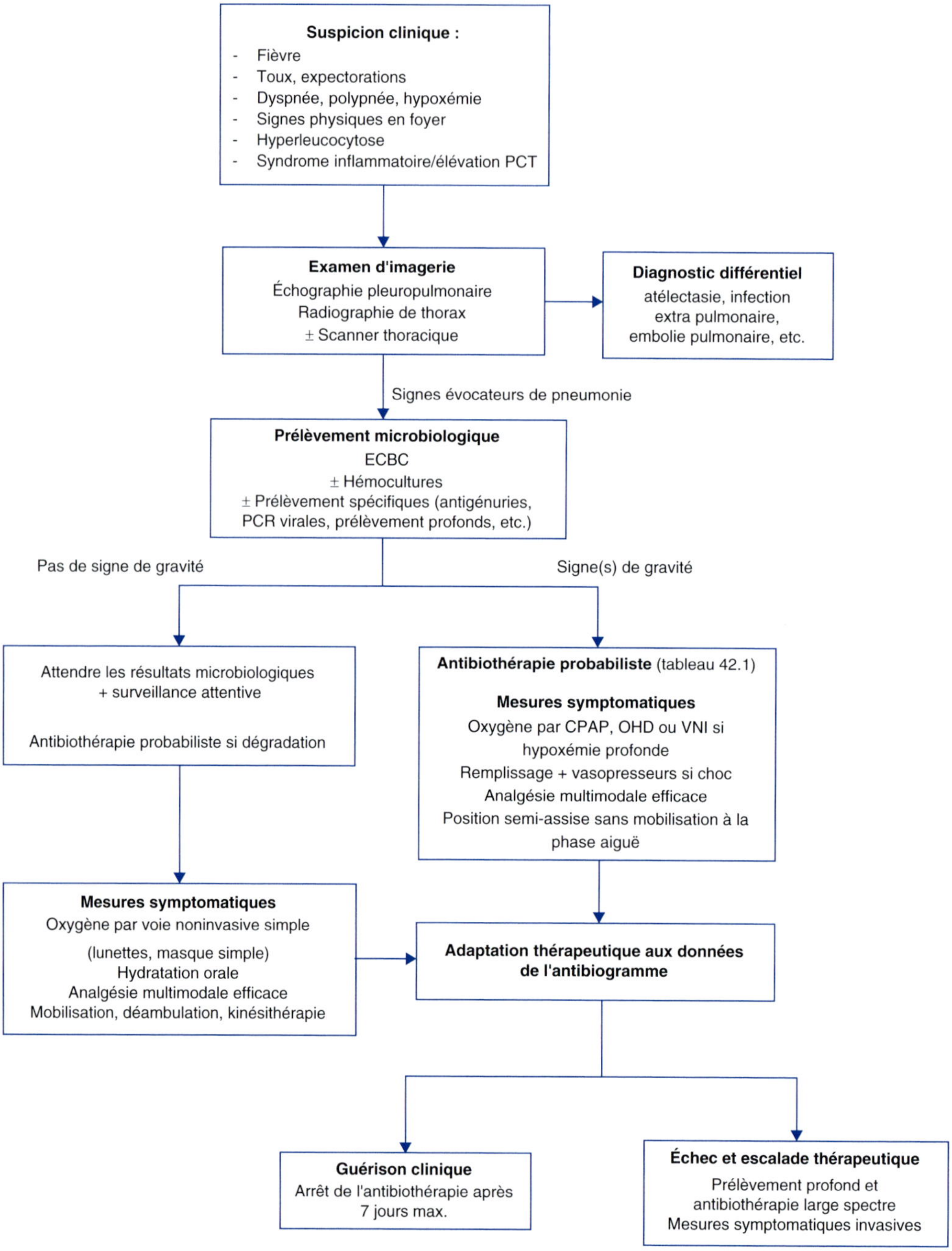

Figure 42.1. Schématisation de la prise en charge diagnostique et thérapeutique d'une pneumonie postopératoire.

l'aide d'une ventilation protectrice, permettant de diminuer les complications respiratoires postopératoires, dont les pneumonies [25, 26];
- le respect strict des règles d'asepsie pour toutes les manipulations orotrachéales au bloc opératoire (intubation, aspirations trachéales, extubation…);
- une extubation chez un patient bien réveillé, ayant retrouvé un réflexe de protection des voies aériennes, après une aspiration soigneuse

de la bouche et du pharynx, en position semi-assise et en exerçant une pression positive (de l'ordre de 20 cmH_2O) juste avant de dégonfler le ballonnet et jusqu'au retrait complet de la sonde d'intubation ;

- une analgésie postopératoire optimale ;
- éviter autant que possible les sondes nasogastriques en postopératoire ;
- débuter le plus précocement les mesures de réhabilitation accélérée après chirurgie (verticalisation, déambulation, exercices respiratoires, etc.).

Certaines mesures sont également spécifiques à certaines chirurgies : dépistage des troubles de la déglutition avant toute réalimentation après une chirurgie ORL ou une chirurgie intrathoracique ; antibioprophylaxie adaptée, éventuellement prolongée de 48 heures postopératoires chez le patient BPCO opéré de chirurgie de résection pulmonaire ; ou encore préférer la chirurgie laparoscopique à la chirurgie laparotomique en chirurgie abdominale.

En conclusion, si elle reste rare en générale, la pneumonie postopératoire est nettement plus fréquente en chirurgie majeure, a fortiori abdominale ou intrathoracique. Sa survenue impacte négativement le devenir du patient, et mérite donc des stratégies de prévention, de diagnostic rapide et de prise en charge thérapeutique précoce et adaptée.

Références

[1] Kazaure HS, Martin M, Yoon JK, Wren SM. Long-term results of a postoperative pneumonia prevention program for the inpatient surgical ward. JAMA Surg 2014;149:914–8. https://doi.org/10.1001/jamasurg.2014.1216.

[2] Gupta H, Gupta PK, Schuller D, Fang X, Miller WJ, Modrykamien A, et al. Development and validation of a risk calculator for predicting postoperative pneumonia. Mayo Clin Proc 2013;88:1241–9. https://doi.org/10.1016/j.mayocp.2013.06.027. performance.

[3] Takesue Y, Miyata H, Gotoh M, Wakabayashi G, Konno H, Mori M, et al. Risk calculator for predicting postoperative pneumonia after gastroenterological surgery based on a national Japanese database. Ann Gastroenterol Surg 2019;3:405–15. https://doi.org/10.1002/ags3.12248.

[4] Wang DS, Huang XF, Wang HF, Le S, Du XL. Clinical risk score for postoperative pneumonia following heart valve surgery. Chin Med J (Engl) 2021;134:2447–56. https://doi.org/10.1097/CM9.0000000000001715.

[5] Ferrando C, Soro M, Unzueta C, Suarez-Sipmann F, Canet J, Librero J, et al. Individualised perioperative open-lung approach versus standard protective ventilation in abdominal surgery (iPROVE): a randomised controlled trial. Lancet Respir Med 2018;6:193–203. https://doi.org/10.1016/S2213-2600(18)30024-9.

[6] PRISM trial group. Postoperative continuous positive airway pressure to prevent pneumonia, re-intubation, and death after major abdominal surgery (PRISM): a multicentre, open-label, randomised, phase 3 trial. Lancet Respir Med 2021;9:1221–30. https://doi.org/10.1016/S2213-2600(21)00089-8.

[7] Amour J, Cholley B, Ouattara A, Longrois D, Leprince P, Fellahi JL, et al. The effect of local anesthetic continuous wound infusion for the prevention of postoperative pneumonia after on-pump cardiac surgery with sternotomy: the STERNOCAT randomized clinical trial. Intensive Care Med 2019;45:33–43. https://doi.org/10.1007/s00134-018-5497-x.

[8] Marret E, Cinotti R, Berard L, Piriou V, Jobard J, Barrucand B, et al. Protective ventilation during anaesthesia reduces major postoperative complications after lung cancer surgery: A double-blind randomised controlled trial. Eur J Anaesthesiol 2018;35:727–35. https://doi.org/10.1097/EJA.0000000000000804.

[9] Park M, Ahn HJ, Kim JA, Yang M, Heo BY, Choi JW, et al. Driving Pressure during Thoracic Surgery: A Randomized Clinical Trial. Anesthesiology 2019;130:385–93. https://doi.org/10.1097/ALN.0000000000002600.

[10] Kawasaki K, Yamamoto M, Suka Y, Kawasaki Y, Ito K, Koike D, et al. Development and validation of a nomogram predicting postoperative pneumonia after major abdominal surgery. Surg Today 2019;49:769–77. https://doi.org/10.1007/s00595-019-01796-8.

[11] Jin F, Liu W, Qiao X, Shi J, Xin R, Jia HQ. Nomogram prediction model of postoperative pneumonia in patients with lung cancer: A retrospective cohort study. Front Oncol 2023;13:1114302. https://doi.org/10.3389/fonc.2023.1114302.

[12] Bohl DD, Saltzman BM, Sershon RA, Darrith B, Okroj KT, Della Valle CJ. Incidence, Risk Factors, and Clinical Implications of Pneumonia Following Total Hip and Knee Arthroplasty. J Arthroplasty 2017;32:1991–1995.e1. https://doi.org/10.1016/j.arth.2017.01.004.

[13] Chughtai M, Gwam CU, Mohamed N, Khlopas A, Newman JM, Khan R, et al. The Epidemiology and Risk Factors for Postoperative Pneumonia. J Clin Med Res 2017;9:466–75. https://doi.org/10.14740/jocmr3002w.

[14] Spoto S, Valeriani E, Caputo D, Cella E, Fogolari M, Pesce E, et al. The role of procalcitonin in the diagnosis of bacterial infection after major abdominal surgery: Advantage from daily measurement. Medicine (Baltimore) 2018;97, e9496. https://doi.org/10.1097/MD.0000000000009496.

[15] Liu ZH, He ST, Deng CM, Ding T, Xu MJ, Wang L, et al. Neuraxial labour analgesia is associated with a reduced risk of maternal depression at 2 years after childbirth: A multicentre, prospective, longitudinal study. Eur J Anaesthesiol 2019;36:745–54. https://doi.org/10.1097/EJA.0000000000001058.
[16] Song YY, Zhang B, Gu JW, Zhang YJ, Wang Y. The predictive value of procalcitonin in ventilator-associated pneumonia after cardiac valve replacement. Scand J Clin Lab Invest 2020;80:423–6. https://doi.org/10.1080/00365513.2020.1762242.
[17] Abu Elyazed MM, El Sayed Zaki M. Value of procalcitonin as a biomarker for postoperative hospital-acquired pneumonia after abdominal surgery. Korean J Anesthesiol 2017;70:177–83. https://doi.org/10.4097/kjae.2017.70.2.177.
[18] Xie M, Chen YT, Zhang H, Zhang HT, Pan K, Chen XF, Xie XL. Diagnostic Value of Procalcitonin and Interleukin-6 on Early Postoperative Pneumonia after Adult Cardiac Surgery: A Prospective Observational Study. Heart Surg Forum 2022;25:E020–9. https://doi.org/10.1532/hsf.4297.
[19] Société Française de Microbiologie. REMIC - Référentiel en microbiologie médicale. 7e édition; 2022.
[20] Martin-Loeches I, Torres A, Nagavci B, Aliberti S, Antonelli M, Bassetti M, et al. ERS/ESICM/ESCMID/ALAT guidelines for the management of severe community-acquired pneumonia. Intensive Care Med 2023;49:615–32. https://doi.org/10.1007/s00134-023-07033-8.
[21] Coburn B, Morris AM, Tomlinson G, Detsky AS. Does this adult patient with suspected bacteremia require blood cultures? JAMA 2012;308:502–11. https://doi.org/10.1001/jama.2012.8262.
[22] Leone M, Bouadma L, Bouhemad B, Brissaud O, Dauger S, Gibot S, et al. Hospital-acquired pneumonia in ICU. Anaesth Crit Care Pain Med 2018;37:83–98. https://doi.org/10.1016/j.accpm.2017.11.006.
[23] Daghmouri MA, Dudoignon E, Chaouch MA, Baekgaard J, Bougle A, Leone M, et al. Comparison of a short versus long-course antibiotic therapy for ventilator-associated pneumonia: a systematic review and meta-analysis of randomized controlled trials. EClinicalMedicine 2023;58, 101880. https://doi.org/10.1016/j.eclinm.2023.101880.
[24] Foucrier A, Roquilly A, Bachelet D, Martin-Loeches I, Bougle A, Timsit JF, et al. Antimicrobial Stewardship for Ventilator Associated Pneumonia in Intensive Care (the ASPIC trial): study protocol for a randomised controlled trial. BMJ Open 2023;13, e065293. https://doi.org/10.1136/bmjopen-2022-065293.
[25] Futier E, Constantin JM, Paugam-Burtz C, Pascal J, Eurin M, Neuschwander A, et al. A trial of intraoperative low-tidal-volume ventilation in abdominal surgery. N Engl J Med 2013;369:428–37. https://doi.org/10.1056/NEJMoa1301082.
[26] Young CC, Harris EM, Vacchiano C, Bodnar S, Bukowy B, Elliott RRD, et al. Lung-protective ventilation for the surgical patient: international expert panel-based consensus recommendations. Br J Anaesth 2019;123:898–913. https://doi.org/10.1016/j.bja.2019.08.017.

Chapitre 43

Accidents thromboemboliques veineux postopératoires

A. Godier, C. Tacquard, G. Le Gal, A. Godon, P. Albaladejo

Points clés

- La période péri-opératoire est à risque de survenue d'événements thromboemboliques.
- Ce risque dépend de facteurs liés au patient (notamment l'antécédent d'ETEV et le cancer) et à la chirurgie.
- Le choix de la thromboprophylaxie dépend de la balance bénéfice/risque et sa durée minimale est de 7 jours.
- Dans tous les cas la déambulation précoce est à privilégier.

Prévention des accidents thromboemboliques veineux postopératoires

La période postopératoire est propice à la survenue d'événements thromboemboliques veineux (ETEV), incluant embolie pulmonaire (EP) et thrombose veineuse profonde (TVP) car les facteurs étiologiques, qui constituent la triade de Virchow, y sont réunis : stase veineuse, lésions de l'endothélium vasculaire et hypercoagulabilité. Le risque d'ETEV est variable selon l'intensité de ces 3 éléments et dépend à la fois de la chirurgie et des facteurs de risque personnels du patient [1].

La survenue d'un ETEV postopératoire augmente la morbi-mortalité. La thromboprophylaxie a pour objectif de réduire l'incidence des ETEV mais elle expose à d'autres risques, notamment hémorragiques ou allergiques, et entraîne une augmentation du coût de la prise en charge. L'objectif est de mettre en balance pour chaque patient et chaque chirurgie le risque d'ETEV et le risque de la thromboprophylaxie pour déterminer les situations où elle est indiquée et en définir les modalités.

Risque thromboembolique lié à la chirurgie

Ce risque peut aller de 0,01 % ETEV dans les chirurgies à très faible risque à près de 6 % d'événements symptomatiques (et jusqu'à 60 % d'événements asymptomatiques) dans les chirurgies à haut risque.

Les chirurgies sont classées en chirurgies à faible risque d'ETEV (par exemple arthroscopie, méniscectomie, chirurgie du pied, ablation de matériel d'ostéosynthèse, chirurgie de paroi, varices, appendice, vésicule non inflammatoire, proctologie, chirurgie mammaire esthétique, lifting…) et chirurgie à risque élevé (par exemple : arthroplastie de hanche ou de genou, ligament croisé, tendon d'Achille, fracture de cheville ou de l'extrémité supérieure du fémur, résection pulmonaire, chirurgie abdominopelvienne majeure, hystérectomie, abdominoplastie complexe, décollements majeurs, chirurgie longue [> 2 h]) [2].

Risque thromboembolique lié au patient

Les principaux facteurs de risque d'ETEV liés au patient sont listés dans l'encadré 43.1 [1–3]. Ils n'ont pas tous le même poids. Un antécédent personnel d'ETEV et un cancer actif sont les facteurs de risque les plus lourds. Le score de Caprini est utilisé par certaines équipes pour évaluer le risque thromboembolique postopératoire et ainsi guider la thromboprophylaxie [3]. Son utilité pratique est cependant limitée par des valeurs seuils différentes selon la chirurgie considérée.

Indications de thromboprophylaxie postopératoire

La thromboprophylaxie postopératoire a pour but de diminuer l'incidence des complications thromboemboliques sans trop majorer le risque hémorragique (figure 43.1). Les procédures considérées à haut risque thromboembolique sont une indication systématique à une thromboprophylaxie médicamenteuse tandis que les procédures à faible risque n'en nécessitent pas, sauf si le patient à des facteurs de risque personnels d'ETEV (encadré 43.1). Dans les situations à risque thromboembolique très élevé (par exemple antécédent d'EP, chirurgie bariatrique…), il est proposé d'associer une compression pneumatique intermittente (CPI) à la prophylaxie par anticoagulants. Dans tous les cas, la reprise d'une déambulation précoce et une hydratation optimale des patients sont des moyens simples pour limiter le risque thromboembolique postopératoire.

Il est recommandé d'instaurer localement des protocoles de thromboprophylaxie pour réduire le risque de complications postopératoires et d'événements thromboemboliques veineux postopératoires [4]. Ces protocoles incluent la déambulation précoce, toujours recommandée, et la thromboprophylaxie médicamenteuse et mécanique dont l'indication dépend du risque thromboembolique veineux de la chirurgie et du patient.

Encadré 43.1

Facteurs de risque d'ETEV liés au patient

- Antécédent personnel d'ETEV.
- Thrombophilie majeure : déficit en antithrombine, en protéine S ou en protéine C, facteur V Leiden homozygote, mutation G20210A du facteur II homozygote ou double hétérozygote.
- Âge > 70 ans.
- Obésité (IMC > 30 kg/m²).
- Cancer actif (traitement au cours des 6 derniers mois).
- Insuffisance cardiaque ou respiratoire.
- Contraception orale œstrogénique ou traitement hormonal par voie orale de la ménopause.
- Déficit neurologique récent < 1 mois (AVC, lésion médullaire).
- Post-partum (< 2 mois).
- Insuffisance rénale (DFG < 30 ml/min).
- Traitement par EPO en préopératoire.

Moyens mécaniques

Ils incluent la déambulation précoce, toujours recommandée, et les compressions pneumatiques intermittentes (CPI) qui ont montré leur efficacité à prévenir les ETEV comparativement au contrôle. Il est donc proposé de les utiliser jusqu'à reprise de la marche dans 2 indications : en cas de contre-indication aux anticoagulants, et chez les patients présentant un risque personnel (par exemple : antécédent de MTEV ou multiples facteurs de risque additionnels) ou chirurgical (par exemple : glioblastome, chirurgie bariatrique) particulièrement élevé [2].

Il n'y a plus de place pour les contentions élastiques graduées (chaussettes, bas et collants de contention) pour prévenir les ETEV, quel que soit le risque thromboembolique du patient car leur efficacité n'est pas établie, plusieurs essais les évaluant sont négatifs et elles exposent potentiellement à des effets secondaires (lésions cutanées ou nerveuses) [2]. La seule indication des contentions élastiques graduées dans un contexte péri-opératoire est la présence d'une insuffisance veineuse symptomatique préopératoire.

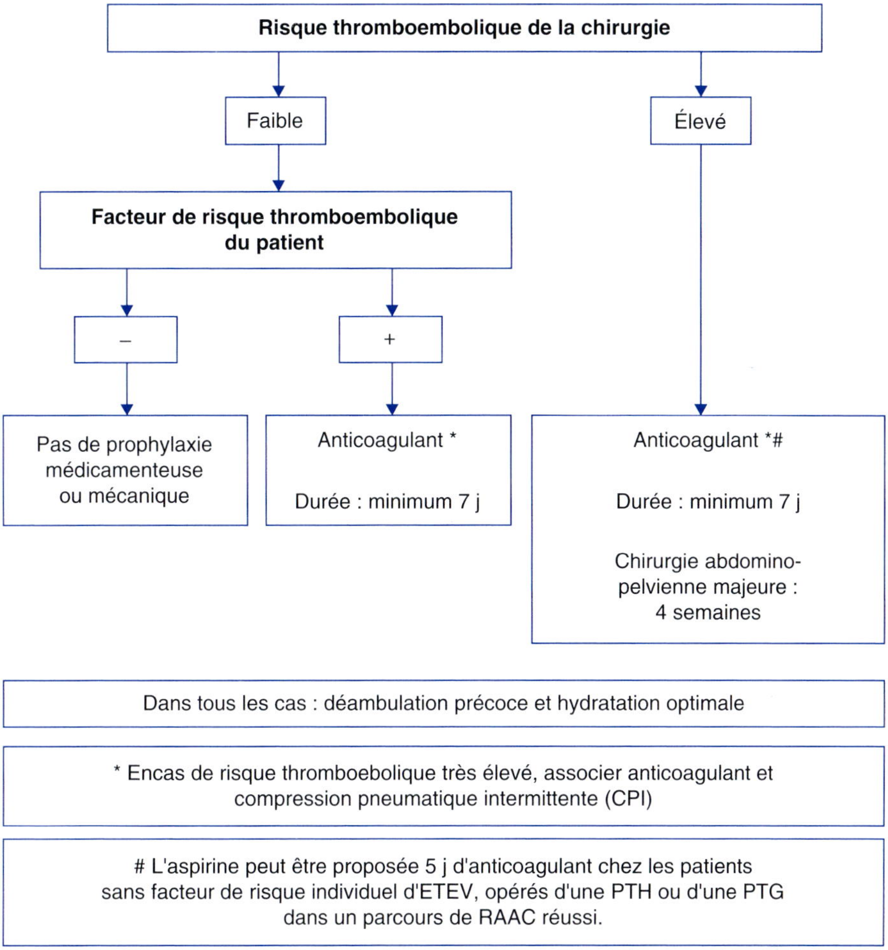

Figure 43.1. Indications d'une thromboprophylaxie postopératoire.
ETEV : événement thromboembolique veineux; PTG : prothèse totale de genou; PTH : prothèse totale de hanche; RAAC : réhabilitation accélérée après chirurgie.
Source : d'après les RFE GIHP-SFAR-SFTH-SFMV. Prévention de la maladie thromboembolique veineuse péri-opératoire. 2024.

Le filtre cave n'est pas un moyen de thromboprophylaxie [2].

Thromboprophylaxie médicamenteuse

Les antithrombotiques suivants peuvent être utilisés pour la thromboprophylaxie pharmacologique [1, 2] :

- héparines de bas poids moléculaire (HBPM) : il s'agit du premier choix dans la majeure partie des situations relevant d'une thromboprophylaxie pharmacologique;
- héparine non fractionnée (HNF) : associée à davantage de thrombopénie induite par l'héparine (TIH) que les HBPM, elle n'est indiquée qu'en cas d'insuffisance rénale sévère avec clairance de la créatinine < 15 ml/min;
- fondaparinux, anti-Xa indirect, il se prescrit à la dose sous-cutanée de 2,5 mg/j;
- anticoagulants oraux directs (AOD) : ils incluent un antithrombine direct, le dabigatran, et deux anti-Xa directs, l'apixaban et le rivaroxaban. Ils

ont l'AMM dans la prévention des événements thromboemboliques veineux après arthroplastie de hanche ou de genou. Le rivaroxaban a aussi montré sa supériorité sur les HBPM dans la chirurgie non majeure du membre inférieur [5]. Les AOD sont contre-indiqués en cas d'insuffisance rénale sévère ;

- aspirine : sa prescription pour la prévention des ETEV postopératoires est récente et sujette à controverses. Si dans l'essai CRISTAL, l'aspirine est moins efficace que l'énoxaparine pour réduire les ETEV symptomatiques après PTH et PTG [6], cet antiplaquettaire a néanmoins montré sa non-infériorité par rapport aux anticoagulants après arthroplastie de hanche ou de genou dans le cadre d'une thromboprophylaxie séquentielle, après 5 jours d'anticoagulants, pour des patients n'ayant pas de facteur de risque surajouté et pris en charge dans un parcours de RAAC réussi [7]. L'aspirine n'a pas montré de réduction du risque hémorragique.

Concernant le risque de TIH associé aux héparines (HNF ou HBPM), il est suggéré de surveiller la numération plaquettaire :

- à l'initiation d'une prophylaxie par HBPM, puis une fois à deux fois par semaine entre le 4e et le 14e jour, puis une fois par semaine pendant un mois si le traitement est poursuivi ;
- à l'initiation d'une prophylaxie par HNF, puis deux fois à trois fois par semaine entre le 4e et le 14e jour, puis une fois par semaine pendant un mois si le traitement est poursuivi [8].

Durée de la thromboprophylaxie

La prophylaxie médicamenteuse débute en postopératoire pour la chirurgie programmée, dans les 12–24 heures, minimum 6 heures après la fin de la chirurgie, en respectant les délais respectifs à chaque anticoagulant entre la fin de l'intervention et la première dose.

La durée de la thromboprophylaxie varie en fonction du type de chirurgie et doit être d'une durée minimale de 7 jours lorsqu'une thromboprophylaxie est indiquée, même en contexte ambulatoire ou de RAAC [1, 2]. Cette durée doit être prolongée dans certaines situations particulières :

- chirurgie de PTG : 14 à 35 jours ;
- chirurgie de PTH, fracture du col : 35 jours ;
- chirurgie bariatrique : 10 jours minimum ;
- chirurgie majeure abdominopelvienne et abdominale carcinologique : 28 jours.

Cas particuliers

Obésité

L'obésité par elle-même est un facteur de risque individuel de maladie veineuse thromboembolique, conduisant à discuter une thromboprophylaxie chez les patients obèses morbides même en cas de chirurgie mineure. De plus il est proposé d'augmenter les posologies comme suit [2].

Chez les patients d'IMC ≥ 40 kg/m^2 opérés de chirurgie bariatrique, il est proposé de prescrire une HBPM avec une dose biquotidienne pouvant aller de 3000 à 6000 UI anti-Xa toutes les 12 heures en SC. Le schéma en une injection unique journalière majorée de 6000 UI anti-Xa en SC est aussi possible, mais pourrait augmenter le risque hémorragique.

Pour les patients d'IMC ≥ 40 kg/m^2 opérés de chirurgie non bariatrique, les données publiées sont moins nombreuses. Il est proposé une majoration moins marquée des doses d'HBPM : 3000 à 4000 UI anti-Xa toutes les 12 h en SC.

Pour des IMC < 40 kg/m^2, le schéma standard reste recommandé.

Insuffisant rénal

Les HBPM étant d'élimination rénale, il est proposé d'adapter les modalités de thromboprophylaxie médicamenteuse à la fonction rénale, en préférant les HBPM à dose adaptée à l'HNF tant que la clairance de la créatinine est supérieure à 15 ml/min.

Trois molécules sont utilisables en accord avec les schémas posologiques de l'AMM :

- énoxaparine 2000 UI × 1/j SC si ClCr de 15 à 30 ml/min, 4000 UI au-delà de 30 ml/min ;
- tinzaparine 4500 UI × 1/j SC si ClCr > 20 ml/min ;

- daltéparine 5 000 UI × 1/j SC si ClCr > 30 ml/min.

En cas d'IRC terminale (< 15 ml/min), l'HNF doit être utilisée en première intention, à la posologie de 5 000 UI × 2 ou 3/j SC.

Gestion des accidents thromboemboliques veineux postopératoires

Bien que la thromboprophylaxie ait permis de réduire l'incidence des ETEV, ceux-ci compliquent encore la période postopératoire et incluent les TVP et les EP.

Diagnostic

La démarche diagnostique diffère de celle utilisée pour les patients non opérés : les scores d'évaluation de la probabilité clinique d'EP sont peu ou pas validés dans la période postopératoire et la concentration en D-dimères est presque toujours augmentée après une chirurgie [9]. Le diagnostic repose donc sur la suspicion clinique et les examens complémentaires d'imagerie. L'écho-Doppler veineux des membres inférieurs est l'examen de référence pour la suspicion de TVP tandis que l'angioscanner pulmonaire ou la scintigraphie pulmonaire de ventilation-perfusion sont les examens de référence pour la suspicion d'EP.

La période postopératoire se caractérise cependant par des difficultés de réalisation des examens. Certains sont non conclusifs, comme en cas de pansement ou d'incision chirurgicale limitant la réalisation de l'écho-Doppler, ou d'artéfacts de mouvement ou d'injection de mauvaise qualité pour l'angioscanner, ce qui conduit à répéter l'examen ou à choisir d'autres investigations avant d'éliminer le diagnostic. L'angioscanner expose à d'autres risques, incluant un transport à risque en cas d'instabilité hémodynamique, et l'insuffisance rénale et l'allergie secondaires à l'injection de produit de contraste. Pour éviter ces risques, en cas de suspicion d'EP, l'écho-Doppler des membres inférieurs est une alternative : la présence d'une TVP proximale suffit à retenir le diagnostic d'EP en cas de signes évocateurs ; en revanche, en cas d'écho-Doppler négatif ou de thrombose distale ou superficielle, l'imagerie thoracique s'impose.

Chez les patients non transportables, en cas d'instabilité hémodynamique laissant suspecter une EP sévère, l'échocardiographie cardiaque au lit peut être utilisée en première ligne. Si une dysfonction du ventricule droit ou un thrombus dans les cavités droites sont mis en évidence le diagnostic d'EP est posé [9].

Traitement

Le traitement de la MTEV repose principalement sur les anticoagulants.

Il s'agit en premier lieu d'évaluer le risque hémorragique immédiat et à venir pour déterminer si l'anticoagulation curative peut effectivement être mise en route en urgence et pour choisir l'anticoagulant le plus adapté au patient et à la situation. Le risque hémorragique inclut le risque hémorragique de la chirurgie réalisée, à discuter avec le chirurgien, mais aussi la présence de drains ou cathéters qu'il faudra enlever sous traitement et la nécessité éventuelle d'une reprise chirurgicale. Si un cathéter d'analgésie péridurale ou de bloc profond est présent au moment du diagnostic, il est à enlever au plus vite avant l'introduction de l'anticoagulation curative. Le délai optimal de 24 heures entre le retrait du cathéter de péridurale et l'anticoagulation curative ne peut le plus souvent pas être respecté dans cette situation. Le risque hémorragique inclut aussi les comédications (antiplaquettaires) et pathologies sous-jacentes (maladies hémorragiques, insuffisance rénale sévère…).

Le choix de l'anticoagulant dépend du risque hémorragique et des caractéristiques du patient. En postopératoire très précoce, les HBPM à doses curatives, voire l'HNF IVSE, sont souvent préférées aux AOD pour leur demi-vie plus courte rendant le traitement plus maniable en cas de complications ou de nécessité d'une reprise chirurgicale. De plus, il y a peu de données disponibles sur les AOD en postopératoire immédiat.

Le relais par AOD est possible après quelques jours lorsque le risque hémorragique a diminué. Seuls l'apixaban et le rivaroxaban ont l'AMM pour le traitement d'emblée des ETEV sans héparinothérapie préalable.

Dans les situations postopératoires très précoces où le risque hémorragique induit par une anticoagulation curative est considéré comme inacceptable (neurochirurgie...), ou en cas de complication hémorragique pendant les premières semaines du traitement anticoagulant, la mise en place d'un filtre cave temporaire est discutée pour prévenir la récidive embolique [9]. Si elle est décidée, il est suggéré de programmer le retrait du filtre quand le traitement anticoagulant curatif a pu être introduit sans complication (idéalement avant la fin du traitement).

Le diagnostic d'ETEV malgré une thromboprophylaxie par héparines (HNF ou HBPM) conduit à évoquer une TIH et à vérifier la numération plaquettaire pour calculer le score de probabilité clinique des 4T. Typiquement, une diminution de la numération plaquettaire initiale de plus de 50 % par rapport à une précédente valeur entre le 4e et le 14e jour de la prophylaxie par héparines conduit à une probabilité élevée et un dosage des anticorps anti-PF4 plaquettaires [8]. L'absence de baisse des plaquettes élimine le diagnostic et conduit à ne pas rechercher d'anticorps anti-PF4 plaquettaires [8].

Durée de traitement

La durée du traitement anticoagulant dépend de l'existence de facteurs de risque de récidive à l'arrêt du traitement. S'il s'agit d'un premier épisode d'EP ou de TVP proximale, et si on considère qu'il est provoqué par la chirurgie, qui est un facteur majeur mais transitoire, alors la durée recommandée du traitement anticoagulant est de 3 à 6 mois [9]. Il n'y a alors pas d'indication à réaliser un bilan de thrombophilie constitutionnelle [9]. Les situations complexes, cumulant les facteurs de risque, font l'objet de discussions spécialisées.

Cas particulier des EP postopératoires graves

L'EP grave est définie par la présence d'un état de choc ou d'une hypotension artérielle définie par une PAS <90 mmHg ou une chute de la PAS >40 mmHg pendant au moins 15 minutes [9]. Elle est à l'origine d'une mortalité précoce importante. La prise en charge des patients avec EP à haut risque est idéalement multidisciplinaire.

Le traitement symptomatique consiste essentiellement en la prise en charge de l'état de choc secondaire à la dysfonction droite. Il associe oxygénothérapie, remplissage titré et catécholamines. Le monoxyde d'azote et l'assistance mécanique veino-artérielle font aussi partie des options thérapeutiques.

Le traitement anticoagulant de référence est alors les héparines, à débuter en urgence, plutôt que les AOD. L'HNF IVSE est le plus souvent préférée aux HBPM, plus maniable si une procédure invasive de reperfusion devient nécessaire. En effet, si le traitement anticoagulant prévient l'extension thrombotique et la récidive embolique, il est sans effet immédiat sur les thrombi déjà constitués. Une stratégie de reperfusion peut alors devenir nécessaire. Les agents fibrinolytiques (streptokinase, urokinase, altéplase) habituellement recommandés en cas d'EP à haut risque, avec état de choc ou instabilité hémodynamique, sont contre-indiqués en cas de chirurgie dans les 3 semaines précédentes. L'embolectomie chirurgicale sous circulation extracorporelle ou les traitements percutanés du thrombus par cathéter dans un centre expert peuvent alors se discuter dans le cadre d'une concertation multidisciplinaire [9]. Une fois la reperfusion effectuée, le traitement anticoagulant est repris en l'absence de contre-indication.

Références

[1] Samama CM, Gafsou B, Jeandel T, Laporte S, Steib A, Marret E, et al. Prévention de la maladie thromboembolique veineuse postopératoire. Actualisation 2011. Ann Fr Anesth Reanim 2011;30:947–51.

[2] Commentaires et propositions du Groupe d'intérêt en hémostase périopératoire (GIHP) sur les recommandations de la Société européenne d'anesthésie : « European Guidelines on perioperative venous thromboembolism prophylaxis » (19.07.23). Disponible sur : https://sfar.org/commentaires-et-propositions-du-groupe-dinteret-en-hemostase-perioperatoire-gihp-sur-les-recommandations-de-la-societe-europeenne-danesthesie-european-guidelines-on-periop/.

[3] Cronin M, Dengler N, Krauss ES, Segal A, Wei N, Daly M, et al. Completion of the Updated Caprini Risk Assessment Model (2013 Version). Clin Appl Thromb Hemost 2019. 1076029619838052.

[4] SFAR. Recommandations formalisées d'experts (RFE). Programme d'optimisation périopératoire du patient adulte. 2022 (19.07.23). Disponible sur : https://sfar.org/programme-doptimisation-perioperatoire-du-patient-adulte/.

[5] Samama CM, Laporte S, Rosencher N, Girard P, Llau J, Mouret P, et al. PRONOMOS Investigators. Rivaroxaban or Enoxaparin in Nonmajor Orthopedic Surgery. N Engl J Med 2020;382:1916–25.

[6] CRISTAL Study Group, Sidhu VS, Kelly TL, Pratt N, Graves SE, Buchbinder R, Adie S, et al. Effect of Aspirin vs Enoxaparin on Symptomatic Venous Thromboembolism in Patients Undergoing Hip or Knee Arthroplasty: The CRISTAL Randomized Trial. JAMA 2022;328(8):719–27.

[7] Anderson DR, Dunbar M, Murnaghan J, Kahn SR, Gross P, Forsythe M, et al. Aspirin or Rivaroxaban for VTE Prophylaxis after Hip or Knee Arthroplasty. N Engl J Med 2018;378:699–707.

[8] Gruel Y, De Maistre E, Pouplard C, Mullier F, Susen S, Roullet S, et al. Diagnostic et prise en charge d'une thrombopénie induite par l'héparine, propositions du Groupe d'intérêt en hémostase périopératoire (GIHP) et du Groupe français d'études sur l'hémostase et la thrombose (GFHT), en collaboration avec la Société française d'anesthésie et de réanimation (SFAR); 2019.

[9] Sanchez O, Benhamou Y, Bertoletti L, Constans J, Couturaud F, Delluc A, et al. Recommandations de bonne pratique pour la prise en charge de la maladie veineuse thromboembolique chez l'adulte. Rev Mal Respir 2021;38(Suppl 1):e1–6.

Chapitre 44

Delirium et déclin neurocognitif postopératoires

S. Sigaut

Points clés

- Le delirium postopératoire (DPO) est défini comme une dysfonction cognitive survenant à l'hôpital, jusqu'à une semaine après la procédure ou jusqu'à la sortie.
- On observe une incidence de 20 à 40 % après une chirurgie majeure chez les patients de plus de 60 ans, et de 50 % après des procédures à haut risque telles que les fractures de l'extrémité supérieure du fémur et la chirurgie cardiaque, ce qui fait du DPO la complication postopératoire la plus fréquente chez les personnes âgées.
- Le DPO et en particulier les formes hypoactives étant sous-diagnostiqués, il est indispensable pour le dépister d'évaluer les patients quotidiennement avec des échelles validées.
- On estime que le delirium peut être prévenu dans 30 à 40 % des cas, ce qui souligne l'importance de la prévention primaire.
- Il existe un continuum entre les DPO et le déclin neurocognitif postopératoire (DNCPO).

Les perturbations des fonctions cognitives affectant les patients après une anesthésie et une chirurgie (les deux allant presque toujours de pair), en particulier chez les personnes âgées, sont connues depuis plus de 100 ans [1]. Cette complication devient un enjeu de santé publique car le nombre de patients âgés de plus de 60 ans subissant une anesthésie et une chirurgie a considérablement augmenté ces dernières années et devrait encore croître.

Nous utiliserons dans ce chapitre la nomenclature établie par un panel d'experts dans le cadre d'une conférence d'actualisation et publiée en 2018 [2] (tableau 44.1).

Tableau 44.1. Nomenclature des troubles des fonctions supérieures postopératoires.

Période temporelle	Dénomination
Préopératoire	Trouble neurocognitif mineur Trouble neurocognitif majeur
Postopératoire jusqu'à J7	Delirium postopératoire
Postopératoire de J7 à J30	Récupération neurocognitive retardée
Postopératoire de J30 à M12	Trouble neurocognitif postopératoire mineur Trouble neurocognitif postopératoire majeur

Source : Evered L, Silbert B, Knopman DS, et al. Recommendations for the Nomenclature of Cognitive Change Associated with Anaesthesia and Surgery–2018. Anesthesiology 2018 ; 129 : 872-9 [2].

Delirium postopératoire

Définition et critères diagnostiques

Le delirium postopératoire (DPO) est défini comme une dysfonction cognitive survenant à l'hôpital, jusqu'à une semaine après la procédure ou jusqu'à la sortie (selon la première occurrence) et qui répond aux critères diagnostiques du DSM-5 [3], à savoir :

1. Une diminution de l'attention et de l'état de vigilance.

Médecine péri-opératoire

2. Les changements cognitifs se développent sur une courte période (de quelques heures à quelques jours), représentent un changement par rapport à l'état cognitif de base de la personne et tendent à fluctuer selon le moment de la journée.
3. Au moins un autre déficit cognitif s'ajoute à la diminution de l'attention (perte de mémoire, désorientation, atteinte du langage, perturbation des habiletés visuospatiales, perceptions erronées).
4. Ces perturbations cognitives ne sont mieux expliquées par un trouble neurocognitif préexistant ou évolutif et ne surviennent pas dans le contexte d'une diminution de l'état de conscience sévère, tel le coma.
5. L'anamnèse, l'examen physique ou les analyses de laboratoire démontrent que la perturbation de l'état cognitif est précipitée par une condition médicale, une intoxication à une substance ou à son sevrage ou est le fruit d'une réaction adverse à une médication.

Il existe 3 sous-types de DPO :

- la forme hyperactive : le patient est agité, hypervigilant, désorienté et confus;
- la forme hypoactive : le patient est somnolent, apathique, il répond de façon lente et imprécise aux stimuli de l'environnement;
- la forme mixte est une alternance d'états hyperactifs et hypoactifs.

Épidémiologie

Dans le contexte péri-opératoire, on observe une incidence de 20 à 40 % après une chirurgie majeure chez les patients de plus de 60 ans [4], et de 50 % après des procédures à haut risque telles que les fractures de l'extrémité supérieure du fémur et la chirurgie cardiaque [5], ce qui fait du DPO la complication postopératoire la plus fréquente chez les personnes âgées. Malgré sa fréquence, le delirium est souvent méconnu, mal évalué et mal géré. De nombreux médecins considèrent le delirium comme de l'agitation, alors que cette forme hyperactive ne représente que 25 % des cas. La plupart des patients présentent une forme hypoactive, qui n'est reconnue que dans 12 à 35 % des cas [6].

Facteurs de risque

Les facteurs de risque de DPO peuvent être classés en 2 groupes : les facteurs de risque prédisposants, qui amènent les patients au bord du delirium, et les facteurs de risque précipitants, qui vont pousser le patient à l'état de delirium. Les principaux facteurs de risque identifiés sont détaillés dans le tableau 44.2. Plus les facteurs prédisposants sont présents, moins il faut de facteurs précipitants. Cela explique pourquoi le delirium est si fréquent chez les adultes âgés et fragiles ayant besoin d'une intervention chirurgicale.

L'évaluation préopératoire s'attachera donc à dépister les facteurs de risque prédisposants et précipitants présents pour optimiser ceux qui peuvent l'être.

Diagnostic

Le DPO et en particulier les formes hypoactives étant sous-diagnostiqués, il est indispensable pour le dépister d'évaluer les patients quotidiennement avec des échelles validées. Plusieurs échelles existent, la majorité d'entre elles sont utilisables aussi bien par le personnel médical que par le personnel paramédical après une courte formation. La CAM (*Confusion Assessment Method*) est l'instrument le plus largement utilisé pour la détection du delirium dans le monde entier, en raison à la fois

Tableau 44.2. Exemples de facteurs de risque prédisposants et précipitants de delirium postopératoire.

Facteurs de risque prédisposants	Facteurs de risque précipitants
– Âge – Troubles cognitifs préexistants – Dépendance fonctionnelle – Dépression – Éthylisme – Dénutrition, hypoalbuminémie – Fragilité gériatrique – Déficience visuelle ou auditive – Anémie	– Stress inflammatoire chirurgical – Douleur – Troubles métaboliques – Déshydratation – Iatrogénie – Infections – Immobilité, contentions physiques – Insuffisance rénale aiguë – Décompensation cardiaque

Source : d'après Marcantonio ER. Postoperative Delirium: A 76-Year-Old Woman With Delirium Following Surgery. JAMA 2012 ; 308 : 73-81 [5].

A. Début soudain et fluctuation des symptômes (par rapport à l'état cognitif habituel du patient ; évolution d'un jour à l'autre ou au cours de la même journée).

+

B. Troubles de l'attention (la personne est distraite, a plus de difficultés à retenir les informations, perd le fil de ses idées, a de la peine à garder le focus sur la discussion, diminution de la concentration).

+

C. Désorganisation de la pensée / propos incohérents (contenu du discours décousu et inapproprié, flou dans le cours des idées sans rapport avec la question, la personne passe d'un sujet à l'autre de manière imprévisible et inhabituelle).

OU

D. Altération de l'état de conscience [fluctuation entre un état d'alerte normal, léthargique (personne somnolente mais se réveille facilement), stuporeux (difficilement réveillable) et / ou hypervigilant (avec une sensibilité accrue aux stimuli de l'environnement)].

Figure 44.1. Critères cardinaux diagnostiques de la *Confusion Assessment Method*.
Le dépistage est considéré comme positif en présence des critères A + B associés au critère C et/ou D.
Source : Chanques G, Garnier O, Carr J, et al. The CAM-ICU has now a French "official" version. The translation process of the 2014 updated Complete Training Manual of the Confusion Assessment Method for the Intensive Care Unit in French (CAM-ICU.fr). Anaesth Crit Care Pain Med 2017 ; 36 : 297-300 [9].

de ses solides résultats de validation et de sa facilité d'utilisation. Un de ses dérivés, l'échelle 3D-CAM, a récemment été validé en français [8]. Il a l'avantage d'inclure les tests cognitifs indispensables pour définir la présence des critères cardinaux nécessaire au diagnostic (figure 44.1). Pour les patients sous ventilation mécanique, il est possible, sous réserve d'un score RASS supérieur ou égal à - 3, de dépister le DPO en utilisant la CAM-ICU [9].

Prévention

On estime que le delirium peut être prévenu dans 30 à 40 % des cas, ce qui souligne l'importance de la prévention primaire. Plusieurs approches uni- et multimodales pré-, per- et postopératoires ont été testées, cherchant à modifier divers facteurs de risque de delirium.

Les méthodes de prévention non pharmacologiques multimodales ont démontré leur efficacité. L'amélioration de l'orientation, de la mobilisation, de l'état nutritionnel, des sens et du sommeil, la réduction de l'utilisation de médicaments, de la douleur et de l'anxiété, ainsi que la stimulation des activités sont tous des éléments susceptibles de contribuer à la prévention du delirium [10].

Plusieurs centaines d'études ont été réalisées pour déterminer si le type d'anesthésie influe sur la survenue de DPO, et plus précisément, dans le cadre de la fracture de l'extrémité supérieure du fémur, s'il faut favoriser la rachianesthésie ou l'anesthésie générale (AG). La majorité, y compris les plus récentes, ne retrouve pas d'intérêt à la rachianesthésie pour cet objectif [11].

Le monitorage de la profondeur de l'anesthésie est recommandé par les sociétés savantes chez le patient âgé [12]. Néanmoins, son utilisation n'a pas clairement démontré son efficacité pour prévenir la survenue du DPO. Ainsi, l'essai contrôlé randomisé ENGAGES, ayant inclus plus de 1 200 patients de plus de 60 ans en chirurgie majeure ne retrouvait aucune différence entre le groupe monitoré et le groupe non monitoré quant à l'incidence du DPO [13]. En revanche, Evered et al. ont retrouvé une réduction du risque de survenue de delirium lorsque l'on cible un BIS à 50 plutôt qu'un BIS à 35 [14]. Ce résultat incite donc à utiliser ce monitorage pour éviter une anesthésie trop profonde.

La dexmédétomidine est un agent de l'anesthésie potentiellement intéressant pour prévenir la survenue de DPO [15], mais ses effets secondaires hémodynamiques rendent sont utilisation délicate chez les sujets âgés fragiles et comorbides, qui sont ceux les plus à risque de DPO.

Prise en charge

Le DPO est avant tout un symptôme, résultant de l'accumulation de facteurs précipitants qu'il conviendra de rechercher et de traiter : trouble métabolique, infection, iatrogénie...

Les neuroleptiques sont recommandés uniquement en cas d'anxiété majeure ou de trouble du comportement pour limiter le danger induit pour le patient et/ou son entourage [12]. En effet, le niveau de preuve de son efficacité pour traiter le DPO est faible.

Les contentions physiques ne doivent être utilisées qu'en dernier recours et pour une durée la plus courte possible, réévaluée à court terme.

Conséquences

La survenue d'un épisode de DPO est associée à un plus mauvais pronostic, avec une durée de séjour plus longue et à une augmentation de la mortalité [16]. En ce qui concerne les résultats à long terme, le DPO est associé à un déclin cognitif, au début de la démence, à une capacité fonctionnelle réduite et à l'admission dans des établissements de soins de longue durée [17].

Récupération neurologique retardée et déclin neurocognitif postopératoire

Définition

Tout déclin objectivement mesurable des fonctions cognitives (mémoire, langage, fonctions exécutives, attention, etc.) après une anesthésie et une chirurgie est :

- une « récupération neurologique retardée » jusqu'à 30 jours après la procédure ;
- un « déclin neurocognitif postopératoire » de 30 jours après l'anesthésie et la chirurgie jusqu'à 12 mois de suivi.

Si le déclin cognitif est diagnostiqué pour la première fois après cette période de 12 mois, l'étiologie ne peut raisonnablement pas être liée à l'intervention chirurgicale et à l'anesthésie précédente.

Prévalence et facteurs de risque

En chirurgie non cardiaque, l'incidence des déclins neurocognitifs postopératoires (DNCPO) chez les patients âgés de plus de 60 ans va de 7 à 14 % à 3 mois et est de 1 % après 1 an [18, 19]. En chirurgie cardiaque, on retrouve une incidence supérieure. En effet, les complications emboliques et l'utilisation de la circulation extracorporelle contribuent probablement de manière indépendante au déclin cognitif.

Les autres facteurs de risque de déclin cognitif postopératoire retrouvés dans la littérature sont un âge avancé, une dysfonction cognitive préexistante, un nombre moins élevé d'années d'éducation [20]. Par ailleurs, il existe un continuum entre DPO et DNCPO. La détérioration cognitive est biphasique et accélérée chez les personnes atteintes de DPO : elles présentent une détérioration immédiate plus importante à un mois, une récupération équivalente à deux mois et une détérioration cognitive à long terme significativement plus importante par rapport aux patients sans DPO [21] (figure 44.2).

Évaluation et diagnostic

Le déclin cognitif postopératoire se conforme aux 3 piliers diagnostiques des troubles neurocognitifs selon le DSM-5 [3] :

- plainte subjective (du patient, d'un proche, d'un clinicien) ;
- altération/changement objectif.

Ces évaluations objectives font référence à l'utilisation de tests psychométriques ayant la capacité d'évaluer des domaines cognitifs spécifiques, et non à l'utilisation d'outils de dépistage tels que le MMSE.

La classification des troubles neurocognitifs légers et majeurs nécessite une évaluation des activités de la vie quotidienne (AVQ) à l'aide d'un outil appro-

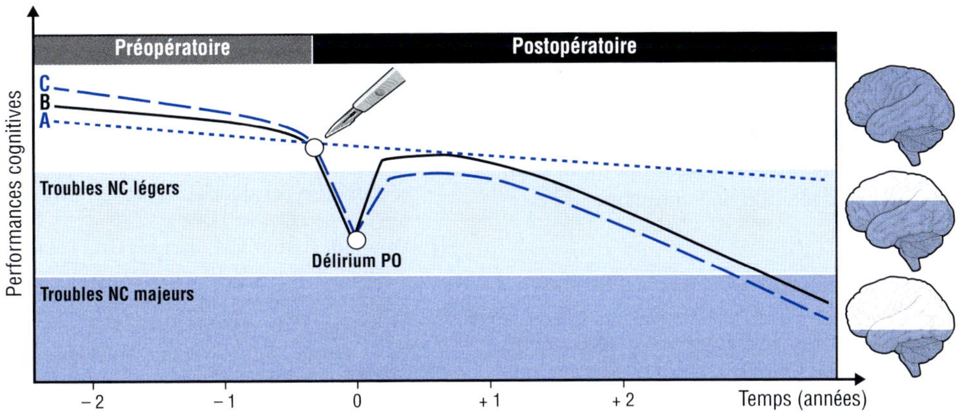

Figure 44.2. Trajectoires cognitives péri-opératoires.
Le patient A n'a pas présenté de delirium postopératoire, il suit un déclin cognitif progressif lié à son âge. Les patients B et C ont présenté un épisode de delirium postopératoire, et leur trajectoire cognitive est biphasique, avec une récupération transitoire à 2 mois pour le patient B, et sans récupération complète pour le patient C. À long terme, les patients B et C présentent un déclin cognitif plus important que le patient A.
Source : Inouye SK, Marcantonio ER, Kosar CM, et al. The short-term and long-term relationship between delirium and cognitive trajectory in older surgical patients. Alzheimers Dement 2016 ; 12 : 766-75 [21]. Illustration redessinée par carole Fumat.

prié permettant de mesurer les changements subtils dans ces fonctions. Pour les troubles neurocognitifs légers les AVQ sont globalement maintenues, tandis que pour les troubles neurocognitifs majeurs, il y a une diminution par rapport à un niveau antérieur.

Actuellement, en l'absence pour l'instant de circuit dédié à la gestion des DNCPO, c'est bien souvent le médecin généraliste qui est au centre de la prise en charge. Il pourra repérer et évaluer les plaintes cognitives de ses patients, et les référer si besoin à un médecin spécialiste dans un centre de la mémoire, en suivant la stratégie de diagnostic gradué et personnalisé recommandée par le Collège national de médecine générale, la Fédération des centres de mémoire, la Société française de gériatrie et de gérontologie, la Fédération française de neurologie, la Société de psychogériatrie de langue française et la gouvernance du plan « maladies neurodégénératives » [22].

Prévention

Comme pour le DPO, la clé de la prise en charge des DNCPO réside dans la prévention grâce à des soins péri-opératoires optimisés. Malheureusement, la grande majorité des essais contrôlés randomisés publiés n'évaluent la cognition qu'avec des MMSE postopératoires et sans aucune évaluation de référence, ce qui affaiblit considérablement la certitude d'un effet préventif pour toutes les stratégies testées. Ainsi, les données actuelles de la littérature ne permettent pas de favoriser l'anesthésie locorégionale ou l'AG [23]. Une revue Cochrane de 2018 a trouvé des preuves de faible certitude que l'anesthésie intraveineuse totale par propofol pourrait réduire le risque de DNCPO, mais l'analyse a été entravée par une grande hétérogénéité dans la méthodologie, soulignant la nécessité d'une définition cohérente des DNCPO [24]. La titration de l'AG en utilisant le monitoring de l'indice bispectral (BIS) ou des potentiels évoqués auditifs pourrait réduire la dysfonction cognitive à 3 mois après chirurgie [25]. Une revue systématique qui comparait l'administration de kétamine pendant l'intervention chirurgicale à l'absence d'intervention a trouvé des preuves d'une certaine protection contre les DNCPO, mais la qualité des preuves était très faible [26].

Prise en charge

En l'absence de traitement pharmacologique, la prise en charge est cognitive, psychique, fonctionnelle ou sociale et centrée sur le patient et son environnement. Elle associe thérapies de réadaptation (fonctionnelle, orthophonique, motrice) et thérapies psychocomportementales. Elle est graduée en fonction des comorbidités et du stade de gravité de la maladie. Elle se fonde sur le bilan neuropsychologique de la consultation mémoire, les compétences préservées chez le patient, la motivation et la capacité d'adaptation de l'entourage [27].

Conséquences

Le déclin cognitif peut être observé dans un ou plusieurs domaines cognitifs. Pour le patient, cela peut se traduire par des difficultés à écrire, gérer l'argent ou se souvenir de listes, et peut avoir un impact tangible sur sa vie après sa sortie de l'hôpital (perte d'autonomie, institutionnalisation). De plus, les DNCPO augmentent le risque de décès un an après la chirurgie [28].

Conclusion

Le delirium et les déclins neurocognitifs postopératoires sont donc des problématiques péri-opératoires majeures au vu du vieillissement de la population et de la morbidité accrue à laquelle ils sont associés. Ces deux entités, bien qu'ayant des définitions distinctes ont des facteurs de risque et une physiopathologie en commun, et font partie d'un même continuum.

En l'absence de thérapeutique, la place de la prévention est primordiale, et est centrée sur une optimisation pré-, per- et postopératoire des facteurs de risque. Par ailleurs, une évaluation et un diagnostic précis sont nécessaires pour une prise en charge appropriée, mais aussi pour mener à bien les projets de recherche qui permettront d'améliorer le pronostic péri-opératoire des patients à risque. Les progrès des neurosciences sont en effet à l'origine de nombreuses pistes de recherche qui compléteront on l'espère l'arsenal thérapeutique à notre disposition.

Références

[1] Savage GH. Insanity following the Use of Anaesthetics in Operations. BMJ 1887;2:1199–200. https://doi.org/10.1136/bmj.2.1405.1199.

[2] Evered L, Silbert B, Knopman DS, et al. Recommendations for the Nomenclature of Cognitive Change Associated with Anaesthesia and Surgery—2018. Anesthesiology 2018;129:872–9. https://doi.org/10.1097/ALN.0000000000002334.

[3] Crocq MA, Guelfi JD. DSM-5 : manuel diagnostique et statistique des troubles mentaux. 5e éd. Issy-les-Moulineaux: Elsevier Masson; 2015.

[4] Dyer CB, Ashton CM, Teasdale TA. Postoperative delirium. A review of 80 primary data-collection studies. Arch Intern Med 1995;155:461–5.

[5] Marcantonio ER. Postoperative Delirium: A 76-Year-Old Woman With Delirium Following Surgery. JAMA 2012;308:73–81. https://doi.org/10.1001/jama.2012.6857.

[6] Inouye SK, Westendorp RGJ, Saczynski JS. Delirium in elderly people. Lancet 2014;383:911–22. https://doi.org/10.1016/S0140-6736(13)60688-1.

[7] Inouye SK, Charpentier PA. Precipitating factors for delirium in hospitalized elderly persons. Predictive model and interrelationship with baseline vulnerability. JAMA 1996;275:852–7.

[8] Gaudet JG, Kull C, Eskenazi ML, et al. Three-Minute Diagnostic Assessment for Delirium using the Confusion Assessment Method (3D-CAM): French translation and cultural adaptation. Can J Anaesth 2022;69:726–35. https://doi.org/10.1007/s12630-022-02232-1.

[9] Chanques G, Garnier O, Carr J, et al. The CAM-ICU has now a French "official" version. The translation process of the 2014 updated Complete Training Manual of the Confusion Assessment Method for the Intensive Care Unit in French (CAM-ICU.fr). Anaesth Crit Care Pain Med 2017;36:297–300.

[10] Abraha I, Trotta F, Rimland JM, et al. Efficacy of Non-Pharmacological Interventions to Prevent and Treat Delirium in Older Patients: A Systematic Overview. The SENATOR project ONTOP Series. PloS One 2015;10, e0123090. https://doi.org/10.1371/journal.pone.0123090.

[11] Neuman MD, Feng R, Carson JL, et al. Spinal Anesthesia or General Anesthesia for Hip Surgery in Older Adults. N Engl J Med 2021;385:2025–35. https://doi.org/10.1056/NEJMoa2113514.

[12] Aubrun F, Baillard C, Beuscart JB, et al. Recommandation sur l'anesthésie du sujet âgé : l'exemple de fracture de l'extrémité supérieure du fémur. Anesthésie & Réanimation 2019;5:122–38. https://doi.org/10.1016/j.anrea.2018.12.002.

[13] Wildes TS, Mickle AM, Ben Abdallah A, et al. Effect of Electroencephalography-Guided Anesthetic Administration on Postoperative Delirium Among Older Adults Undergoing Major Surgery: The ENGAGES Randomized Clinical Trial. JAMA 2019;321:473. https://doi.org/10.1001/jama.2018.22005.

[14] Evered LA, Chan MTV, Han R, et al. Anaesthetic depth and delirium after major surgery: a randomised clinical trial. Br J Anaesth 2021;127:704–12. https://doi.org/10.1016/j.bja.2021.07.021.
[15] Duan X, Coburn M, Rossaint R, et al. Efficacy of perioperative dexmedetomidine on postoperative delirium: systematic review and meta-analysis with trial sequential analysis of randomised controlled trials. Br J Anaesth 2018;121:384–97. https://doi.org/10.1016/j.bja.2018.04.046.
[16] Witlox J, Eurelings LSM, de Jonghe JFM, et al. Delirium in elderly patients and the risk of postdischarge mortality, institutionalization, and dementia: a meta-analysis. JAMA 2010;304:443–51.
[17] Bickel H, Gradinger R, Kochs E, et al. High risk of cognitive and functional decline after postoperative delirium. A three-year prospective study. Dement Geriatr Cogn Disord 2008;26:26–31.
[18] Moller JT, Cluitmans P, Rasmussen LS, et al. Long-term postoperative cognitive dysfunction in the elderly ISPOCD1 study. ISPOCD investigators. International Study of Post-Operative Cognitive Dysfunction Lancet 1998;351:857–61. https://doi.org/10.1016/s0140-6736(97)07382-0.
[19] Johnson T, Monk T, Rasmussen LS, et al. Postoperative cognitive dysfunction in middle-aged patients. Anesthesiology 2002;96:1351–7. https://doi.org/10.1097/00000542-200206000-00014.
[20] Monk TG, Weldon BC, Garvan CW, et al. Predictors of Cognitive Dysfunction after Major Noncardiac Surgery. Anesthesiology 2008;108:18–30. https://doi.org/10.1097/01.anes.0000296071.19434.1e.
[21] Inouye SK, Marcantonio ER, Kosar CM, et al. The short-term and long-term relationship between delirium and cognitive trajectory in older surgical patients. Alzheimers Dement 2016;12:766–75. https://doi.org/10.1016/j.jalz.2016.03.005.
[22] Krolak-Salmon P, Letrilliart L, Ceccaldi M, et al. Vers une stratégie nationale de diagnostic des troubles cognitifs. Approche commune du Collège de médecine générale et des spécialistes des troubles neurocognitifs. Presse Med 2018;47:75–83. https://doi.org/10.1016/j.lpm.2017.10.029.
[23] Guay J. General anaesthesia does not contribute to long-term post-operative cognitive dysfunction in adults: A meta-analysis. Indian J Anaesth 2011;55:358. https://doi.org/10.4103/0019-5049.84850.
[24] Miller D, Lewis SR, Pritchard MW, et al. Intravenous versus inhalational maintenance of anaesthesia for postoperative cognitive outcomes in elderly people undergoing non-cardiac surgery. Cochrane Database Syst Rev 2018;8(8):CD012317. https://doi.org/10.1002/14651858.CD012317.pub2.
[25] Chan MTV, Cheng BCP, Lee TMC, et al. BIS-guided Anesthesia Decreases Postoperative Delirium and Cognitive Decline. J Neurosurg Anesthesiol 2013;25:33–42. https://doi.org/10.1097/ANA.0b013e3182712fba.
[26] Hovaguimian F, Tschopp C, Beck-Schimmer B, et al. Intraoperative ketamine administration to prevent delirium or postoperative cognitive dysfunction: A systematic review and meta-analysis. Acta Anaesthesiol Scand 2018;62:1182–93. https://doi.org/10.1111/aas.13168.
[27] HAS. Guide parcours de soins des patients présentant un trouble neurocognitif associé à la maladie d'Alzheimer ou à une maladie apparentée. 2018. Disponible sur : https://www.has-sante.fr/jcms/c_2906096/fr/patients-presentant-un-trouble-neurocognitif-associe-a-la-maladie-d-alzheimer-ou-a-une-maladie-apparentee.
[28] Steinmetz J, Christensen KB, Lund T, et al. Long-term Consequences of Postoperative Cognitive Dysfunction. Anesthesiology 2009;110:548–55. https://doi.org/10.1097/ALN.0b013e318195b569.

Chapitre 45

Sevrage et décompensations psychiatriques

M.G. Deme

Points clés

- Trois principales classes de psychotropes sont utilisées : les anxiolytiques et hypnotiques, les antidépresseurs et les antipsychotiques.
- Les délires ou confusions aigus postopératoires sont des perturbations transitoires et fluctuantes de l'état de conscience associées à des troubles de l'attention, des fonctions cognitives et des perceptions qui perturbent les suites opératoires.
- Les syndromes anticholinergiques et sérotoninergiques surviennent en général moins de 12 heures après une association médicamenteuse ou après les changements de posologie.
- Les agents antipsychotiques comprennent les neuroleptiques (chlorpromazine, halopéridol, trifluopérazine) et les agents atypiques (clozapine, olanzapine, rispéridone, amisulpride, quétiapine, aripiprazole).

Dans ce chapitre nous allons aborder la gestion des sevrages et des décompensations psychiatriques. Nous devons noter en préambule que la France occupe la deuxième place en Europe pour la prescription d'anxiolytiques, et les Français font partie des plus grands consommateurs d'antidépresseurs dans le monde [1]. Le recours aux soins psychiatriques est élevé, avec 3 100 patients pour 100 000 habitants en ambulatoire et 630 patients pour 100 000 habitants en hospitalisation, qu'elle soit complète ou partielle. L'utilisation d'anxiolytiques, d'hypnotiques et d'antidépresseurs ne cesse de croître, cette tendance s'étant accentuée en 2021 en raison des confinements, avec des hausses de délivrance allant de + 5 à 13 % selon les médicaments, et des hausses d'instauration de + 15 à 26 % par rapport à l'attendu [2].

Les médicaments psychotropes agissent sur les neuromédiateurs cérébraux. En tant qu'anesthésiste, nous devons connaître certaines interactions médicamenteuses, aussi bien en situation d'urgence, en réanimation que lors d'interventions d'anesthésie. Trois principales classes de psychotropes sont utilisées : les anxiolytiques et hypnotiques, les antidépresseurs et les antipsychotiques.

Les décompensations psychiatriques, qu'il s'agisse de patients déjà suivis en psychiatrie ou de personnes sans antécédents psychiatriques, ne sont pas rares en période postopératoire. Les délires ou confusions aigus postopératoires sont des perturbations transitoires de l'état de conscience, associées à des troubles de l'attention, des fonctions cognitives et des perceptions, pouvant perturber le rétablissement postopératoire.

Interaction des médicaments psychotropes

Interactions des antidépresseurs

Il existe 5 classes pharmacologiques d'antidépresseurs :

- les inhibiteurs de la recapture présynaptique des monoamines de type imipraminique, qu'ils soient tricycliques ou non ;

- les inhibiteurs de la dégradation des monoamines oxydases (IMAO);
- les inhibiteurs sélectifs de la recapture de la sérotonine (ISRS);
- les inhibiteurs de la recapture de la sérotonine et de la noradrénaline (IRSN);
- les non-IMAO, non imipraminiques, non ISRS, également appelés de « mécanisme pharmacologique différent ».

Actuellement, les imipraminiques et les IMAO sont moins prescrits, étant progressivement remplacés par les ISRS et les IRSN, qui ont moins d'effets secondaires en raison de leur action limitée sur les récepteurs adrénergiques postsynaptiques.

Quelle que soit la classe d'antidépresseurs, nous devons savoir que l'arrêt brutal du traitement comporte le risque de récidive de la dépression et de syndrome de sevrage dans les 4 à 8 jours suivants. Ainsi, nous recommandons de maintenir les antidépresseurs jusqu'au matin de l'intervention et de les reprendre précocement après. Les symptômes typiques du syndrome de sevrage comprennent l'anxiété, l'irritabilité, la fatigue, les cauchemars, l'insomnie, les sensations vertigineuses, les nausées, les céphalées ou un syndrome pseudo-grippal. Ces symptômes disparaissent généralement lors de la reprise du traitement à la dose antérieure.

Syndromes anticholinergique (= atropinique = antimuscarinique) et sérotoninergique

Chez un patient traité par antidépresseurs, de nombreuses associations médicamenteuses, en particulier certains produits utilisés au cours de la période peropératoire ou postopératoire, peuvent déclencher soit un syndrome anticholinergique, soit un syndrome sérotoninergique.

Les antiémétiques neuroleptiques et les antihistaminiques H1 peuvent favoriser la survenue d'un ***syndrome anticholinergique***. La symptomatologie se traduit par :

- au plan périphérique : la constipation, la rétention urinaire aiguë, la xérostomie (sécheresse buccale), la xérophtalmie (sécheresse oculaire), la tachycardie, la mydriase, les troubles de l'accommodation et la dysrégulation thermique (hyposudation, hyperthermie grave);
- au niveau central : un syndrome confusionnel et des troubles cognitifs plus ou moins marqués avec, entre autres, une désorientation temporospatiale, des difficultés de concentration, une confusion, ainsi qu'un déficit de la mémoire et de l'attention. Une aggravation de troubles cognitifs préexistants.

Le *syndrome sérotoninergique* est surtout observé avec les inhibiteurs sélectifs de la recapture de la sérotonine (Qs).

Interaction des imipraminiques et IMAO

Les imipraminiques peuvent être maintenus en période péri-opératoire chez les patients de scores ASA 1 et 2 indemnes de pathologie cardiovasculaire, et doivent être interrompus dans le cas contraire, en raison de l'interaction possible entre les imipraminiques, le terrain cardiovasculaire et l'anesthésie. Après une augmentation de posologie ou après une nouvelle association médicamenteuse (avec des produits à action anticholinergique tels que l'atropine et le néfopam), des syndromes anticholinergiques peuvent être reconnus au cours de la phase de réveil ou dans les premiers jours postopératoires. Le risque d'interactions médicamenteuses peropératoires avec ces produits apparaît faible pour les conséquences cardiovasculaires. Leur rôle dans la confusion postopératoire existe, mais est sans doute ignoré. Le relais peut être fait sur avis psychiatrique, dès la consultation préopératoire, par substitution immédiate.

Interaction des ISRS

Nous notons que les IRS sont les agents de choix pour traiter les syndromes dépressifs modérés. En inhibant la recapture de la sérotonine, le principal risque est la survenue d'un **syndrome sérotoninergique**. Il est lié à l'augmentation de la sérotonine cérébrale et médullaire par interactions médicamenteuses. Péthidine, fentanyl et tramadol seront à éviter ici aussi. Les autres morphiniques sont utilisables. Enfin, il nous paraît important de rappeler que le linézolide peut également provoquer un **syndrome sérotoninergique**.

Les critères de Sternbach [3] permettent d'en faire le diagnostic (tableau 45.1).

Les syndromes anticholinergiques et sérotoninergiques surviennent généralement en moins de 12 heures après une association médicamenteuse

Tableau 45.1. Le syndrome sérotoninergique : les critères de Sternbach.

A. Présence d'au moins 3 des manifestations cliniques suivantes, coïncidant avec l'addition à un traitement établi ou l'augmentation de posologie d'un agent sérotoninergique connu : 1. Modification de l'état psychique (confusion, état hypomane) 2. Agitation 3. Myoclonie 4. Hyperréflexie 5. Diaphorèse 6. Frisson 7. Trémor 8. Diarrhée 9. Troubles de la coordination 10. Fièvre
B. Les autres étiologies (pathologies infectieuses, métaboliques, abus ou sevrage de substances) ont été exclues
C. Un neuroleptique n'a pas été introduit, ni sa posologie augmentée, avant l'apparition des signes et symptômes cités plus haut

Source : Sternbach H. The serotonin syndrome. Am J Psychiatry 1991 ; 148(6) : 705-13 [3].

ou des changements de posologie. Le traitement préventif consiste principalement à éviter ce type d'associations.

En cas de traitement curatif, nous considérons que les approches sont surtout symptomatiques :

- l'hydratation et l'oxygénothérapie sont recommandées. Les benzodiazépines peuvent soulager l'agitation, les myoclonies et la rigidité musculaire ;
- les antipyrétiques sont inefficaces, car l'hyperthermie résulte de l'hyperactivité musculaire et non d'une action centrale ;
- l'utilisation d'un antagoniste des récepteurs 5HT2A, comme la cyproheptadine ou la chlorpromazine, peut atténuer les symptômes dans certains cas, bien que son impact sur la mortalité ne soit pas démontré.

En cas de rigidité réfractaire et d'hyperthermie sévère (température >41 °C), une sédation, une curarisation et une intubation sont recommandées. Les complications telles que l'insuffisance respiratoire, l'épilepsie, la rhabdomyolyse et la coagulation intravasculaire disséminée nécessitent une prise en charge en soins intensifs. Face à celles-ci, nous devons rechercher la survenue d'une confusion postopératoire.

Lors de chirurgies à risque hémorragique élevé, l'association aux antiplaquettaires, notamment l'aspirine, doit être discutée. En effet, les inhibiteurs sélectifs de la recapture de la sérotonine (ISRS) sont associés à des saignements divers tels que les hémorragies gastro-intestinales (HGI), les hémorragies intracrâniennes (HIC), les hémorragies post-partum (HPP) et les hémorragies per- et/ ou postopératoires. Les études montrent un risque global multiplié par 1,16 à 2,36, avec une augmentation de 41 % des hémorragies selon une méta-analyse incluant 1443042 patients. Le risque est particulièrement élevé pour les HGI, avec une augmentation de 55 % (contre 16 % pour les HIC) [4].

Interférences des anxiolytiques et hypnotiques

Il est important de noter qu'il existe 2 classes d'anxiolytiques et d'hypnotiques, distinguées par le fait qu'elles soient ou non des benzodiazépines. Les benzodiazépines sont les molécules qui présentent le plus d'interférences en péri-opératoire. Nous recommandons de maintenir le traitement au cours de cette période pour prévenir un syndrome de sevrage, pouvant déclencher des crises convulsives.

En péri-opératoire, chez les patients prenant des benzodiazépines, des doses plus élevées d'hypnotiques sont souvent nécessaires. Le monitorage de la profondeur d'anesthésie nous apparaît utile. En salle de surveillance post-interventionnelle, la potentialisation par les benzodiazépines des effets des hypnotiques, en association avec les morphiniques, peut augmenter le risque de dépression respiratoire. Le monitorage de la fréquence respiratoire est donc indispensable, et l'administration de morphiniques doit faire l'objet d'une titration prudente.

Interférences des antipsychotiques

Les agents antipsychotiques se divisent en 2 catégories principales : les neuroleptiques, tels que la chlorpromazine, l'halopéridol et la trifluopérazine, et les agents atypiques, incluant la clozapine, l'olanzapine, la rispéridone, l'amisulpride, la quétiapine et l'aripiprazole. Chez les patients prenant des antipsychotiques, il est important de souligner que les risques d'hypotension et de tachycardie sont accrus lors de l'anesthésie générale. Le blocage des voies dopaminergiques par les antipsychotiques peut altérer les centres de thermorégulation, justifiant ainsi le monitorage de la température et l'utilisation de dispositifs de réchauffement du patient.

En postopératoire, l'utilisation du tramadol est déconseillée en présence d'antipsychotiques, car elle peut favoriser l'apparition d'hallucinations, de confusion, de cauchemars et de troubles du sommeil, et abaisser le seuil épileptogène.

Nous devons aussi souligner que certains antipsychotiques ont des propriétés arythmogènes en prolongeant l'intervalle QT. Avant d'utiliser d'autres molécules ayant des effets arythmogènes, il est recommandé de réaliser un électrocardiogramme. L'utilisation prudente de l'ondansétron et du dropéridol est conseillée, car ces médicaments prolongent l'intervalle QT de manière dose-dépendante. Afin de prévenir le risque arythmogène, nous devons aussi éviter l'association ondansétron-dropéridol chez les patients traités par des antipsychotiques.

Décompensations psychiatriques postopératoires

La survenue de délires postopératoires constitue un problème significatif, en particulier chez les patients âgés. Dans la population générale hospitalisée, environ 1 à 2 % des patients présentent des délires aigus, un chiffre qui peut augmenter à 14 % chez les sujets âgés de plus de 85 ans. Après une anesthésie générale, nous pouvons souligner que la fréquence des délires aigus postopératoires chez les patients plus âgés varie entre 5 et 15 %. Pour les patients subissant une chirurgie pour une fracture de la hanche, la fréquence rapportée de délire postopératoire se situe entre 16 et 62 %, avec une moyenne de 35 % selon une revue de 12 études rassemblant 1 823 patients [5].

La survenue d'un délire postopératoire est associée à une augmentation de la morbidité, de la mortalité, de la durée d'hospitalisation, de la dépendance, et du placement en maisons de soins, entraînant également des coûts supplémentaires. Nous distinguons 3 types de délires postopératoires :

- les **délires au réveil**, se manifestant par une agitation qui généralement cède dans la demi-heure suivant le réveil ;
- les **délires ou confusions aigus postopératoires**, survenant vers le deuxième ou troisième jour postopératoire ;
- les **dysfonctions cognitives postopératoires** plus tardives.

La prévention et la gestion des délires postopératoires, en particulier chez les patients à risque élevé comme les personnes âgées, sont donc d'une importance cruciale.

Critères diagnostiques du délire

La confusion aiguë postopératoire est caractérisée par différentes manifestations, et pour poser le diagnostic, nous devons considérer les critères suivants.

- **Début brutal en quelques heures à un jour** : la confusion aiguë postopératoire se manifeste soudainement dans les heures qui suivent l'intervention chirurgicale.
- **Évolution fluctuante** : les symptômes de la confusion aiguë ont tendance à augmenter et diminuer en sévérité au cours du nycthémère (cycle jour/nuit). La présence d'intervalles de lucidité est caractéristique.
- **Inattention** : les patients présentent une difficulté à se concentrer, à maintenir l'attention, à soutenir une conversation, et à exécuter des ordres.
- **Perturbations psychomotrices** : il existe différents sous-types de perturbations psychomotrices, notamment le syndrome hyperactif caractérisé par l'agitation et une vigilance accrue, le syndrome hypoactif caractérisé par la léthargie et une réduction de l'activité motrice, ainsi que des formes mixtes.

En plus de ces 4 éléments clés, nous devons rechercher d'autres critères tels que la désorganisation de la pensée, la modification du niveau de conscience, les déficits cognitifs, les perturbations des perceptions, l'altération du cycle veille-sommeil, et les perturbations émotionnelles.

Le score 4T (*Test for Delirium*) et le score NuDESC (*Nursing Delirium Screening Scale*) sont des outils validés qui peuvent aider au diagnostic rapide de la confusion aiguë postopératoire, en fournissant une évaluation au lit du patient [6, 7].

Delirium postopératoire (DPO) [8, 9]

Le delirium postopératoire (DPO) est une complication fréquente des chirurgies majeures, touchant jusqu'à 70 % des patients âgés de plus de 60 ans dans la période postopératoire. Il constitue un facteur indépendant de morbi-mortalité, de durée d'hospitalisation prolongée, ainsi que de troubles cognitifs et/ou fonctionnels à long terme (figure 45.1), pouvant entraîner une dépendance et des coûts sociaux et financiers importants.

La physiopathologie du DPO et son lien avec les troubles cognitifs persistants postopératoires restent incomplètement compris. En pratique, nous pouvons souligner qu'il existe 3 hypothèses principales en lien avec la chirurgie : une diminution de la synthèse et de la libération des neurotransmetteurs, une atteinte circulatoire, et un processus neuro-inflammatoire.

Il existe 3 formes cliniques du DPO :

- **delirium hyperactif** : caractérisé par des symptômes allant de l'agitation motrice à la perte de contrôle ;
- **delirium hypoactif** : caractérisé par un ralentissement psychomoteur, une réduction de la parole ou de son débit, et/ou une réduction de la vigilance. Il est souvent sous-diagnostiqué ;
- **delirium mixte** : qui associe les caractéristiques des 2 formes précédentes, pouvant être présentes en alternance rapide sur moins de 24 heures.

Les facteurs protecteurs contre le DPO comprennent une réserve cognitive élevée et une activité physique régulière, ouvrant la voie à l'opportunité d'une préhabilitation cognitive et physique pour prévenir l'incidence du DPO.

Les principales stratégies péri-opératoires préventives incluent la réduction des médicaments à activité anticholinergique, l'intégration dans des circuits de prise en charge dédiés, le monitorage de la profondeur d'anesthésie, ainsi qu'une analgésie postopératoire multimodale. Certaines molécules pharmacologiques, telles que les alpha-2 agonistes ou la kétamine, peuvent également être discutées. Il n'existe actuellement aucune prise en charge thérapeutique spécifique du DPO, à l'exception de l'utilisation d'antipsychotiques dans le cadre

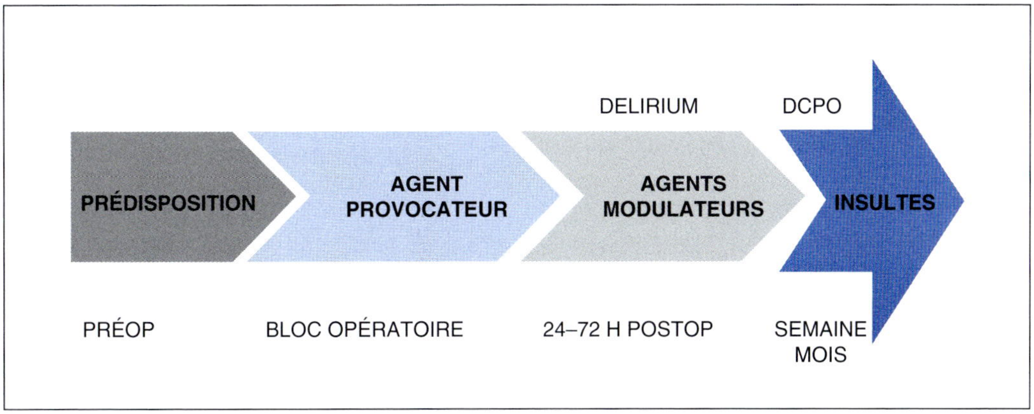

Figure 45.1. Évolution chronologique du delirium et du déclin cognitf postopératoire (DCPO).

particulier du DPO hyperactif, les benzodiazépines étant à proscrire. Par ailleurs, nous pouvons aussi souligner le fait qu'aucune technique d'anesthésie spécifique n'est recommandée chez les patients à risque (anesthésie générale versus anesthésie locorégionale) [10].

Principes généraux de la prise en charge

La prise en charge des patients présentant une agitation psychomotrice ou une crise d'agitation nécessite une approche globale, médicamenteuse et non médicamenteuse. Voici quelques points clés à considérer.

- **Ne pas méconnaître une pathologie somatique**. Les pathologies psychiatriques peuvent influencer ou être influencées par des affections somatiques. Notre rôle sera d'éliminer toute pathologie somatique pouvant menacer le pronostic vital du patient.
- **Éliminer une cause rapidement réversible**. Certains états d'agitation peuvent être liés à des problèmes tels que la rétention urinaire, la douleur ou l'anxiété. Nous devons rechercher et de traiter rapidement ces causes.
- **Approche mixte médicamenteuse et non médicamenteuse**. La prise en charge doit combiner des interventions médicamenteuses et non médicamenteuses. Le dialogue, la recherche de la désescalade, le respect du patient et la mise en place d'une alliance thérapeutique sont essentiels pour nos prises en charge.
- **Prise en charge médicamenteuse** :
  - la monothérapie initiale est recommandée ;
  - en l'absence de voie veineuse, nous devons privilégier la voie per os avant la voie intramusculaire.
- **Contention physique et chimique**. Si la contention physique est nécessaire, nous devons l'associer à une contention chimique. Cependant, la contention physique doit être limitée, en particulier chez les patients âgés, en raison du risque accru d'effets secondaires et du potentiel d'aggravation de l'agitation.
- **Facteurs de risque accessibles au traitement** :
  - déficit cognitif : proposer des activités stimulantes comme la lecture ou l'utilisation de tablettes ;
  - manque de sommeil : réduire les nuisances sonores et envisager un soutien médicamenteux pour le sommeil ;
  - immobilité : encourager la mobilisation précoce (récupération améliorée après chirurgie [RAAC]) ;
  - déficit visuel et auditif : s'assurer de la correction appropriée, comme le port de lunettes ou de prothèses auditives ;
  - déshydratation : assurer une hydratation adéquate.

En conclusion, notre gestion de l'agitation psychomotrice nécessite une approche multidimensionnelle, prenant en compte les facteurs médicaux et psychiatriques, et utilisant à la fois des interventions médicamenteuses ciblées et des stratégies non pharmacologiques.

Références

[1] Rapport ANSM. État des lieux de la consommation de benzodiazépines en France. Avril 2017.
[2] Weill A, Drouin J, Desplas D, Cuenot F, Dray-Spira R. Zureik M. Usage des médicaments de ville en France durant l'épidémie de la Covid-19 – Point de situation jusqu'au 25 avril, 2021. Étude pharmaco-épidémiologique à partir des données de remboursement du SNDS. EPI-PHARE (Groupement d'intérêt scientifique ANSM-Cnam), 27 mai 2021. Disponible sur https://www.epiphare.fr/rapports-detudes-et-publications/covid-19-usage-des-medicaments-rapport-6.
[3] Sternbach H. The serotonin syndrome. Am J Psychiatry 1991;148(6):705–13.
[4] Bixby AL, VandenBerg A, Bostwick JR. Clinical Management of Bleeding Risk With Antidepressants. Ann Pharmacother 2019;53(2):186–94.
[5] Silverstein JH, Timberger M, Reich DL, Uysal S. Central Nervous System Dysfunction after Noncardiac Surgery and Anesthesia in the Elderly. Anesthesiology 2007;106(3):622–8.
[6] Saller T, MacLullich AMJ, Perneczky R. The 4AT - an instrument for delirium detection for older patients in the post-anaesthesia care unit. Anaesthesia 2020;75(3):410.
[7] Neufeld KJ, Leoutsakos JS, Sieber FE, Joshi D, Wanamaker BL, Rios-Robles J, Needham DM. Evaluation of two delirium screening tools for

detecting post-operative delirium in the elderly. Br J Anaesth 2013;111(4):612–8.
[8] Whitlock EL, Vannucci A, Avidan MS. Postoperative delirium. Minerva Anestesiol 2011;77(4):448–56.
[9] Verdonk F. Le delirium post-opératoire. Conférence d'actualisation; 2019. SFAR.
[10] Li Ting, Li J, Yuan L, Wu J, Jiang C, Daniels J, et al. Effect of Regional vs General Anesthesia on Incidence of Postoperative Delirium in Older Patients Undergoing Hip Fracture Surgery The RAGA Randomized Trial. JAMA 2022;327(1):50–8.

Chapitre 46

Dysfonction rénale postopératoire

M. Coutrot, E. Dudoignon, M. Legrand

Points clés

- La prévention de l'hypotension artérielle est probablement un facteur de protection de survenue d'insuffisance rénale aiguë (IRA) postopératoire.
- Une stratégie restrictive d'administration de cristalloïdes en chirurgie abdominale majeure augmente le risque d'IRA postopératoire.
- Les hydroxyéthylamidons augmentent le risque d'IRA postopératoire.
- La survenue d'une IRA en postopératoire doit faire rechercher une complication (sepsis, complication vasculaire, insuffisance cardiaque, etc.).

Les facteurs d'agression rénale sont nombreux en contexte péri-opératoire [1]. De nombreuses études ont souligné les liens entre la survenue d'une insuffisance rénale aiguë (IRA, ou *acute kidney injury*) et l'augmentation de la morbidité, la durée d'hospitalisation ou la mortalité à court et long terme ainsi qu'un risque accru d'évolution vers une insuffisance rénale chronique (IRC) [2]. La prévention, le diagnostic, la prise en charge précoce et enfin le suivi de ces patients sont donc des enjeux importants pour tenter de réduire la morbi-mortalité associée à l'IRA, particulièrement en période péri-opératoire [3].

Définition

La définition de l'IRA et sa sévérité reposent sur les critères KDIGO (*Kidney Disease Improving Global Outcomes*) (tableau 46.1) [4, 5].

Cependant, les points suivants sont à souligner :

Tableau 46.1. Classification de l'IRA selon les critères KDIGO.

Stade	Créatinine plasmatique	Diurèse
1	≥ 26,5 µmol/l ou 1,5 à 1,9 fois la créatinine plasmatique de base	< 0,5 ml/kg/h pendant 6 à 12 h
2	2,0 à 2,9 fois la créatinine plasmatique de base	< 0,5 ml/kg/h pendant ≥ 12 h
3	3,0 fois la créatinine plasmatique de base ou créatinine plasmatique ≥ 354 µmol/l ou mise en route de l'épuration extrarénale	< 0,3 ml/kg/h pendant ≥ 24 h ou anurie pendant ≥ 12 h

Le stade est déterminé par le critère le plus péjoratif entre « créatinine plasmatique » et « diurèse ».

Source : Kellum JA, Lameire N, KDIGO AKI Guideline Work Group. Diagnosis, evaluation, and management of acute kidney injury: a KDIGO summary (Part 1). Crit Care 2013 ; 17 : 204 [5]. Table 1.

- une élévation de la créatininémie est tardive et traduit déjà une baisse importante du débit de filtration glomérulaire (DFG). Un remplissage vasculaire important peut masquer ou retarder l'augmentation initiale de la créatininémie par la dilution de la créatinine plasmatique ;
- une oligurie modérée (> 0,3 ml/kg/h) transitoire (< 6 h) de quelques heures n'est pas synonyme d'une baisse du DFG, c'est-à-dire d'IRA, puisqu'elle peut résulter d'une baisse de la diurèse par réabsorption tubulaire et concentration des urines, notamment lors des stimuli non osmotiques de sécrétion de l'hormone antidiurétique, nombreux en péri-opératoire. Cependant, une anurie (< 0,1 ml/kg/h) ou une oligurie sévère prolongée (< 0,3 ml/kg/h) doivent être considérés comme pathologiques.

Les formules de calcul de la clairance estimée de la créatinine ne sont valables que pour l'IRC, où l'équilibration de la créatininémie entre les différents compartiments est atteinte. En période postopératoire et en phase aiguë, le DFG peut être estimé par le calcul de la clairance de la créatinine par la formule : U × V/P créatinine (ou sur la période considérée : U = créatinine urinaire de l'échantillon, V = volume urinaire, et P = créatinine plasmatique) et exprimée en ml/min. Cette formule peut être utilisée sur une durée de recueil des urines d'au moins une heure.

Incidence et facteurs de risque d'IRA

L'incidence de l'IRA en période péri-opératoire est largement dépendante de la présence des facteurs de risque liés au terrain sous-jacent, aux procédures et événements postopératoires, qui sont résumés dans le tableau 46.2. Elle varie de 1 % en chirurgie majeure non cardiaque à presque 50 % en chirurgie cardiaque.

L'identification des patients à haut risque d'IRA [6] est un enjeu important de la prise en charge péri-opératoire pour permettre la mise en place de stratégies de protection et de surveillance rénales tout au long de celle-ci.

Tableau 46.2. Principaux facteurs de risque d'IRA liés au terrain et aux procédures chez les patients hospitalisés.

Terrain/pathologies sous-jacentes	Procédures/contextes
– Âge ≥ 65 ans* – Insuffisance rénale chronique* – Sexe masculin – Origine ethnique africaine – Obésité (IMC > 40 kg/m^2) – Hypertension artérielle – Insuffisance cardiaque congestive – Insuffisance hépatocellulaire – Insuffisance respiratoire sévère – Diabète – Cancer – Anémie	– Sepsis* – Instabilité hémodynamique – Période péri-opératoire* – Chirurgie majeure* (en urgence, abdominopelvienne, cardiovasculaire, thoracique, hémorragique) – Brûlures étendues – Traumatismes graves – Agents néphrotoxiques (médicaments, produits de contraste iodés)

* Facteurs de risque les plus importants.

Source : Ichai C, Vinsonneau C, Souweine B, et al. RFE SFAR. Insuffisance rénale aiguë en périopératoire et en réanimation (à l'exclusion des techniques d'épuration extrarénale). Anesthésie & Réanimation 2016 ; 2 : 184-205 [8].

Le score *Acute Kidney Injury Risk Index* [7] a une valeur modérée pour la prédiction de l'IRA en postopératoire de chirurgie majeure non cardiaque avec une concordance statistique (C-index = 0,80 ± 0,01).

Outils et objectifs pour la prévention et la prise en charge de l'IRA péri-opératoire

Il n'existe actuellement aucun traitement pharmacologique de prévention ou de traitement de l'IRA ayant fait la preuve de son efficacité.

L'optimisation hémodynamique et l'éviction des néphrotoxiques sont au centre de la prévention et de la prise en charge peropératoire de l'IRA. La prise en charge hémodynamique au bloc opératoire et en postopératoire pour la prévention et la prise en charge de l'IRA est similaire, et détaillée plus loin (*cf.* § Conduite à tenir devant une IRA postopératoire et figure 46.1).

Le choix du monitorage hémodynamique fait partie intégrante de la prévention et de la prise en charge de l'IRA postopératoire, en particulier chez les patients à haut risque d'IRA, et devra être adapté à la situation clinique, tout au long de la prise en charge. Un monitorage invasif est justifié d'emblée au bloc opératoire en cas de facteurs de risque cumulés d'IRA ou secondairement au cours de la prise en charge per- ou postopératoire si l'évolution hémodynamique et/ou rénale est défavorable.

Prévention et optimisation hémodynamique

La détection précoce des épisodes d'hypoperfusion et l'évaluation de la réponse au remplissage vasculaire par un monitorage adapté du débit cardiaque permettent d'éviter les conséquences délétères tant d'une baisse de débit cardiaque que de l'excès de fluides en période péri-opératoire. La surcharge hydrosodée et la congestion veineuse

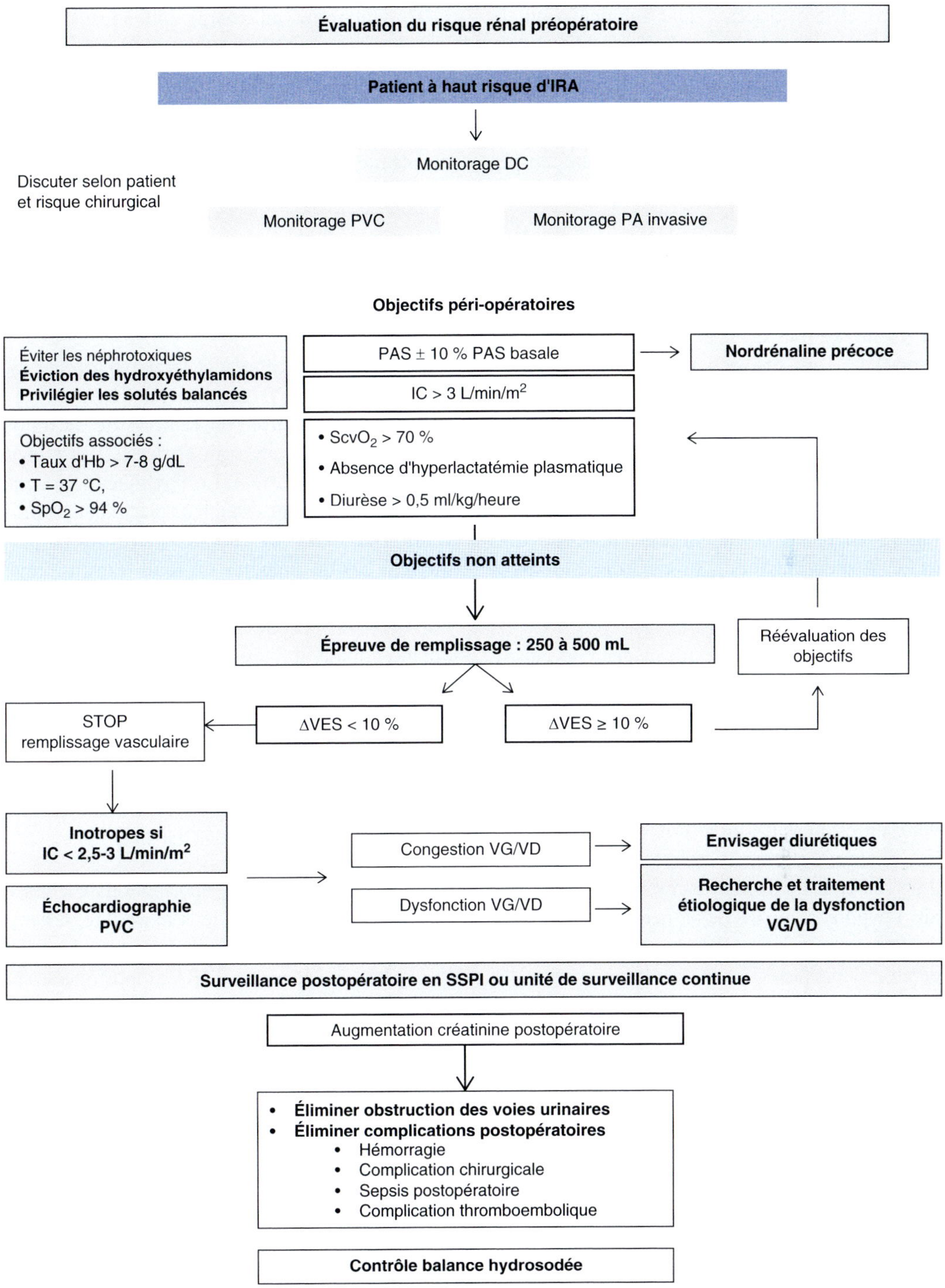

Figure 46.1. Proposition de protocole de prise en charge péri-opératoire des patients à haut risque d'IRA.

sont en effet associées à une augmentation de l'incidence d'IRA, mais probablement aussi de sa sévérité et de sa durée [9, 10]. Le monitorage du volume d'éjection systolique est recommandé dans la stratégie d'optimisation du débit cardiaque et la gestion des fluides. L'utilisation en peropératoire de protocoles de gestion des fluides et des médicaments vasopresseurs et/ou inotropes semble être associée à une diminution la morbidité et de l'IRA postopératoire [11]. En chirurgie abdominale majeure, une stratégie libérale (bolus de 10 ml/kg puis débit de perfusion de base de 8 ml/kg/h) est **associée** à une plus faible incidence postopératoire d'IRA, avec l'administration de bolus de remplissage vasculaire en cas d'objectifs hémodynamiques non atteints (idéalement par l'évaluation de la réponse au remplissage, c'est-à-dire une augmentation du débit cardiaque) (figure 46.1) [12]. En chirurgie majeure, une stratégie d'optimisation peropératoire du débit cardiaque, avec l'obtention d'une précharge indépendance et d'un index cardiaque (IC) >2,5 l/min/m^2 semble associée à un meilleur pronostic rénal [13].

La pression artérielle moyenne (PAM) est l'un des principaux déterminants de la pression de perfusion rénale. Le maintien d'une pression artérielle optimale (plateau d'autorégulation) est donc un élément clé de la prise en charge et de la néphroprotection péri-opératoires. Cependant, il n'y a aujourd'hui pas de consensus pour définir l'hypotension artérielle peropératoire. Des durées courtes d'hypotension artérielle peropératoire sont associées à une augmentation de l'incidence d'IRA postopératoire [14]. D'autres données montrent que l'incidence de l'IRA en postopératoire de chirurgie majeure non cardiaque est corrélée au nombre d'épisodes avec une PAS <80 mmHg, de PAM <60 mmHg ou de diminution de la PAM de plus de 40 % [15]. Dans l'étude FEDORA, en complément d'une optimisation du débit cardiaque, un objectif de PAM >70 mmHg était associé à une diminution de l'incidence de l'IRA postopératoire (1,44 % versus 8,53 %, p = 0,001) [13]. Une cible de PAS peropératoire de ± 10 % de la PAS préopératoire permettait également un meilleur pronostic rénal, en comparaison à une stratégie moins stricte [10]. Une prise en charge individualisée doit donc être proposée, selon le terrain sous-jacent, en particulier chez les patients hypertendus, chez qui le seuil d'autorégulation rénale est modifié. La conférence d'experts de 2016 recommande de maintenir un niveau minimal de PAM entre 60 et 70 mmHg dans la prévention et le traitement de l'IRA, avec une PAM >70 mmHg pour les patients hypertendus bien que le niveau de preuve soit faible.

Transfusion et seuil transfusionnel

L'anémie préopératoire et la nécessité de transfusion péri-opératoire sont associées à une incidence augmentée d'IRA. Les stratégies d'épargne transfusionnelle ont donc leur place dans la prévention de l'IRA. Les données actuelles ne permettent pas de suggérer un seuil transfusionnel supérieur à 7-9 g/dl. Au contraire, l'augmentation du stress oxydant et la toxicité tubulaire de l'hémoglobine libre associées à la transfusion de globules rouges pourraient contribuer à la survenue d'une IRA.

Choix des solutés de remplissage vasculaire

L'utilisation des hydroxyéthylamidons est associée à une augmentation de la morbidité, notamment rénale, mais aussi de la mortalité [16, 17]. Ils augmentent le risque d'IRA en postopératoire également. Les hydroxyéthylamidons sont contre-indiqués par l'Agence nationale de sécurité du médicament et des produits de santé (ANSM) chez les patients admis en soins intensifs ou réanimation, ou chez les patients présentant une insuffisance rénale. Ils n'ont donc plus de place en réanimation et au bloc opératoire [18].

Le bénéfice des solutés cristalloïdes pauvres en chlore (par exemple Ringer lactate, Plasmalyte), dit « balancés », ou la prévention de l'hyperchlorémie ont été mis en évidence dans différents essais cliniques dans la prévention de l'IRA, notamment en réanimation et sont donc probablement à privilégier en première intention [19, 20].

Produits néphrotoxiques

L'utilisation prudente et raisonnée d'agents néphrotoxiques (principalement les aminosides), ou des médicaments altérant l'hémodynamique intrarénale (bloqueurs du système rénine-angiotensine ou anti-inflammatoires non stéroïdiens) doit s'inscrire dans une stratégie néphroprotectrice. Si les données récentes ont montré que l'injection des produits de contraste iodés actuels pour une tomodensitométrie n'est probablement pas néphrotoxique, une injection plus importante pour une artériographie reste associée à un risque rénal [21]. La stratégie de gestion des inhibiteurs de l'enzyme de conversion (IEC)/antagonistes des récepteurs de l'angiotensine II (ARA II) est en cours d'investigation et des données devraient bientôt être disponibles pour guider leur utilisation en préopératoire. Il est recommandé de les suspendre chez les patients qui développent une IRA en postopératoire.

Équilibre glycémique

L'hyperglycémie a été identifiée comme un facteur d'agression rénale aiguë chez les patients de soins critiques. Il est ainsi recommandé de viser un équilibre glycémique péri-opératoire et de prévenir les hyperglycémies, au moyen d'un protocole d'administration d'insuline si nécessaire.

Conduite à tenir devant une IRA postopératoire

Une oligurie ou une augmentation de la créatininémie postopératoire doivent immédiatement alerter le clinicien et permettre une évaluation et une prise en charge rapide et adaptée à la situation clinique et au degré d'IRA.

En postopératoire immédiat, le clinicien doit exclure une cause obstructive basse évidente (globe urinaire ou sonde vésicale obstruée), haute en rapport avec le geste chirurgical (ligature accidentelle, compression ou plaie urétérale). Les causes vasculaires (thrombose artérielle et/ou veineuse, particulièrement en postopératoire de transplantation rénale, emboles de cholestérols, hémolyse) et les complications chirurgicales précoces doivent être recherchées en fonction du contexte et du type de chirurgie.

Dans tous les cas, comme pour la prévention de l'IRA, le bénéfice de l'utilisation des agents néphrotoxiques devra être réévalué.

Par argument de fréquence, une baisse du débit cardiaque et rénal par hypovolémie doit être recherchée. La ou les causes d'hypovolémie (pertes hydroélectrolytiques péri-opératoires insuffisamment compensées, pertes sanguines, aspirations digestives importantes…) doivent si possible être traitées dans les meilleurs délais.

En cas de signes d'hypovolémie ou d'hypoperfusion périphérique évidents, la démarche en postopératoire est initialement la même qu'en peropératoire, c'est-à-dire l'optimisation hémodynamique (*cf.* figure 46.1). Une épreuve de remplissage vasculaire par cristalloïdes et/ou l'introduction de vasopresseurs permettront d'évaluer la réponse hémodynamique et rénale à l'augmentation du débit cardiaque et/ou de la PAM. Le recours aux vasopresseurs doit être précoce (la noradrénaline diluée à 5 ou 10 µg/ml étant la drogue de choix), afin d'éviter et/ou de raccourcir les durées d'hypotension artérielle persistantes malgré le remplissage vasculaire. La cible de pression artérielle doit être individualisée en fonction de la pression artérielle préopératoire (± 10% de la PAS préopératoire) [10].

En l'absence d'éléments en faveur d'une hypovolémie évidente, un test prédictif de réponse au remplissage vasculaire peut être effectué pour décider ou non d'une expansion volémique, afin d'éviter des apports de fluides inutiles. En effet, seulement la moitié des patients présentant une oligurie en réanimation sans hypotension artérielle augmentent leur diurèse après expansion volémique, et seulement un peu plus d'un quart augmentaient leur débit cardiaque [22]. Une oligurie en rapport avec une simple hypovolémie se corrigera rapidement après remplissage vasculaire. Tout comme le sous-remplissage, le remplissage vasculaire excessif et inutile doit être absolument évité, pour éviter une agression rénale supplémentaire par congestion veineuse.

Une évaluation cardiaque doit également rechercher une dysfonction ventriculaire gauche et/ou droite qui motiverait l'introduction d'agents inotropes et/ou vasodilatateurs, voire de diurétiques en cas de surcharge hydrosodée et d'éléments en faveur d'une congestion (c'est-à-dire pression veineuse centrale élevée > 12–15 mmHg, veine cave inférieure dilatée et non compliante, hypertension artérielle pulmonaire, dilation du ventricule droit).

Suivi du patient après une IRA

L'IRA fragilise le rein avec une augmentation du risque d'IRA lors d'agressions rénales ultérieures. L'IRA est associée à une cicatrice rénale et une incidence augmentée d'évolution vers l'insuffisance rénale chronique, même en cas de récupération de la fonction rénale (c'est-à-dire absence d'augmentation de la créatininémie de plus de 25 % par rapport à la créatininémie basale) [23]. La prise en charge des patients ayant présenté une IRA postopératoire doit idéalement être associée à un suivi de la fonction rénale et une consultation néphrologique pour les cas les plus sévères [5].

Références

[1] O'Connor ME, Kirwan CJ, Pearse RM, et al. Incidence and associations of acute kidney injury after major abdominal surgery. Intensive Care Med 2016;42:521–30.
[2] James MT, Bhatt M, Pannu N, et al. Long-term outcomes of acute kidney injury and strategies for improved care. Nat Rev Nephrol 2020;16:193–205.
[3] Bell S, Prowle J. Postoperative AKI-Prevention Is Better than Cure? J Am Soc Nephrol 2019;30:4–6.
[4] Khwaja A. KDIGO clinical practice guidelines for acute kidney injury. Nephron Clin Pract 2012;120:c179–84.
[5] Kellum JA, Lameire N, KDIGO AKI Guideline Work Group. Diagnosis, evaluation, and management of acute kidney injury: a KDIGO summary (Part 1). Crit Care 2013;17:204.
[6] Long TE, Helgason D, Helgadottir S, et al. Acute Kidney Injury After Abdominal Surgery: Incidence, Risk Factors, and Outcome. Anesth Analg 2016;122:1912–20.
[7] Kheterpal S, Tremper KK, Heung M, et al. Development and validation of an acute kidney injury risk index for patients undergoing general surgery: results from a national data set. Anesthesiology 2009;110:505–15.
[8] Ichai C, Vinsonneau C, Souweine B, et al. RFE SFAR. Insuffisance rénale aiguë en périopératoire et en réanimation (à l'exclusion des techniques d'épuration extrarénale). Anesthésie & Réanimation 2016;2:184–205.
[9] Vaara ST, Ostermann M, Bitker L, et al. Restrictive fluid management versus usual care in acute kidney injury (REVERSE-AKI): a pilot randomized controlled feasibility trial. Intensive Care Med 2021;47(6):665–73.
[10] Futier E, Lefrant JY, Guinot PG, et al. Effect of Individualized vs Standard Blood Pressure Management Strategies on Postoperative Organ Dysfunction Among High-Risk Patients Undergoing Major Surgery: A Randomized Clinical Trial. JAMA 2017;318:1346–57.
[11] Pearse RM, Harrison DA, MacDonald N, et al. Effect of a perioperative, cardiac output-guided hemodynamic therapy algorithm on outcomes following major gastrointestinal surgery: a randomized clinical trial and systematic review. JAMA 2014;311:2181–90.
[12] Myles PS, Bellomo R, Corcoran T, et al. Restrictive versus Liberal Fluid Therapy for Major Abdominal Surgery. N Engl J Med 2018;378:2263–74.
[13] Calvo-Vecino JM, Ripollés-Melchor J, Mythen MG, et al. Effect of goal-directed haemodynamic therapy on postoperative complications in low-moderate risk surgical patients: a multicentre randomised controlled trial (FEDORA trial). Br J Anaesth 2018;120:734–44.
[14] Nair BG, Horibe M, Newman SF, et al. Anesthesia information management system-based near real-time decision support to manage intraoperative hypotension and hypertension. Anesth Analg 2014;118:206–14.
[15] Walsh M, Devereaux PJ, Garg AX, et al. Relationship between intraoperative mean arterial pressure and clinical outcomes after noncardiac surgery: toward an empirical definition of hypotension. Anesthesiology 2013;119:507–15.
[16] Kabon B, Sessler DI, Kurz A, et al. Effect of Intraoperative Goal-directed Balanced Crystalloid versus Colloid Administration on Major Postoperative Morbidity: A Randomized Trial. Anesthesiology 2019;130:728–44.
[17] Gillies MA, Habicher M, Jhanji S, et al. Incidence of postoperative death and acute kidney injury associated with i.v. 6% hydroxyethyl starch use: systematic review and meta-analysis. Br J Anaesth 2014;112:25–34.
[18] Futier E, Garot M, Godet T, et al. Effect of Hydroxyethyl Starch vs Saline for Volume

Replacement Therapy on Death or Postoperative Complications Among High-Risk Patients Undergoing Major Abdominal Surgery: The FLASH Randomized Clinical Trial. JAMA 2020;323:225–36.

[19] Semler MW, Self WH, Wanderer JP, et al. Balanced Crystalloids versus Saline in Critically Ill Adults. N Engl J Med 2018;378:829–39.

[20] Shaw AD, Bagshaw SM, Goldstein SL, et al. Major complications, mortality, and resource utilization after open abdominal surgery: 0.9% saline compared to Plasma-Lyte. Ann Surg 2012;255:821–9.

[21] Ehrmann S, Aronson D, Hinson JS. Contrast-associated acute kidney injury is a myth: Yes. Intensive Care Med 2018;44:104–6.

[22] Legrand M, Le Cam B, Perbet S, et al. Urine sodium concentration to predict fluid responsiveness in oliguric ICU patients: a prospective multicenter observational study. Crit Care 2016;20:165.

[23] James MT, Pannu N, Hemmelgarn BR, et al. Derivation and External Validation of Prediction Models for Advanced Chronic Kidney Disease Following Acute Kidney Injury. JAMA 2017;318:1787–97.

Chapitre 47

Troubles du rythme postopératoires

B. Duceau, G. Duthoit

Points clés

- Les troubles du rythme survenant *de novo* en postopératoire sont essentiellement des troubles du rythme supraventriculaires, au premier plan desquels la fibrillation atriale postopératoire (FAPO). La FAPO est la majorité du temps paroxystique et de résolution rapide, dans de rares cas, persistante (durée > 7 jours).
- Un trouble du rythme postopératoire est globalement pris en charge selon les recommandations générales hors contexte opératoire, après discussion avec le chirurgien notamment concernant la stratégie d'anticoagulation en prenant en considération le risque de saignement du site opératoire et ses conséquences fonctionnelles, le délai postopératoire, et les facteurs individuels du patient.

Les troubles du rythme survenant *de novo* en postopératoire sont essentiellement des troubles du rythme supraventriculaires, au premier plan desquels la fibrillation atriale postopératoire (FAPO). La FAPO est la majorité du temps **paroxystique** et de résolution rapide, dans de rares cas, **persistante** (durée > 7 jours). Les connaissances concernant la FAPO sont concentrées en chirurgie cardiothoracique, du fait de son incidence relativement élevée facilitant son étude, mais cette complication peut survenir dans les suites de chirurgies extrathoraciques. Dans tous les cas, la FAPO résulte de l'association de facteurs atriaux préexistants et de différents stress liés à l'anesthésie et/ou la chirurgie. Hormis la FAPO, d'autres troubles du rythme (flutter atrial, tachycardie jonctionnelle, troubles du rythme ventriculaires) seront succinctement abordés dans ce chapitre, ces derniers étant globalement plus rares en péri-opératoire et leur gestion proche de celle hors contexte péri-opératoire.

Épidémiologie

Incidence

La FAPO postopératoire est une complication fréquente après chirurgie cardiothoracique. On estime l'incidence de la FAPO entre 20 et 50 % après chirurgie cardiaque [1, 2], 10 à 30 % en cas de chirurgie thoracique non cardiaque [3] et 5 à 10 % des chirurgies majeures vasculaires ou digestives [4]. L'incidence est maximale entre 2 et 4 jours postopératoires [5]. Il est difficile d'estimer l'incidence des autres troubles du rythme (ventriculaires ou jonctionnels), ceux-ci étant beaucoup moins fréquents et peu étudiés dans de grandes cohortes.

Complications

À l'instar de la FA préexistante à l'opération, la gravité de la FAPO est liée aux complications cardio-emboliques, mais également hémorragiques qui vont émailler la période postopératoire. En chirurgie cardiaque, l'incidence hospitalière des accidents vasculaires cérébraux (AVC) est de 2,5 % chez les patients se compliquant de FAPO comparée à 1 % pour les autres chirurgies [6]. Cette majoration du risque persiste après la sortie de l'hôpital et jusqu'à

6 ans après l'épisode de FAPO. Il a d'ailleurs été montré que la fermeture chirurgicale préventive de l'auricule gauche diminuait le risque d'AVC postopératoire après pontage aortocoronarien [7] et semblait le réduire après remplacement valvulaire aortique, indépendamment du score de CHA_2DS_2-VASc [8]. Le risque d'AVC est également documenté à un an d'un épisode de FAPO de chirurgie non cardiaque (HR : 2,0, IC 95 % [1,7–2,3]) [9]. Au-delà des complications cardio-emboliques, la FAPO est associée à des épisodes d'insuffisance cardiaque et à une augmentation de la durée de séjour en soins intensifs et d'hospitalisation [5]. Par ailleurs, la FAPO après chirurgie a été associée à une importante augmentation du risque de développer une FA dans les 5 ans après chirurgie non cardiaque (HR : 7,94, IC 95 % [4,85–12,98]) [10] ou dans les 8 ans après chirurgie cardiaque (HR : 5,09, IC 95 % [3,65-7,22]) [11]. Cela traduit probablement une susceptibilité auriculaire à la FA (**concept de vulnérabilité atriale**) et explique possiblement le risque cardio-embolique à distance du contexte péri-opératoire. Les résultats de plusieurs études convergent également vers une augmentation de la mortalité à 1 [12] et 5 ans [13] chez les patients développant une FAPO après chirurgie non cardiaque et à 7 ans après chirurgie cardiaque [14].

Prise en charge

Un trouble du rythme postopératoire est globalement pris en charge selon les recommandations générales hors contexte opératoire, après discussion avec le chirurgien notamment concernant la stratégie d'anticoagulation en prenant en considération le risque de saignement du site opératoire et ses conséquences fonctionnelles, le délai postopératoire, et les facteurs individuels du patient.

Facteurs favorisants

Au premier plan, il faut rechercher et corriger le cas échéant un facteur favorisant la survenue d'une FAPO, c'est-à-dire les facteurs favorisant une anomalie de l'automaticité (figure 47.1). Les autres facteurs non modifiables comprennent une

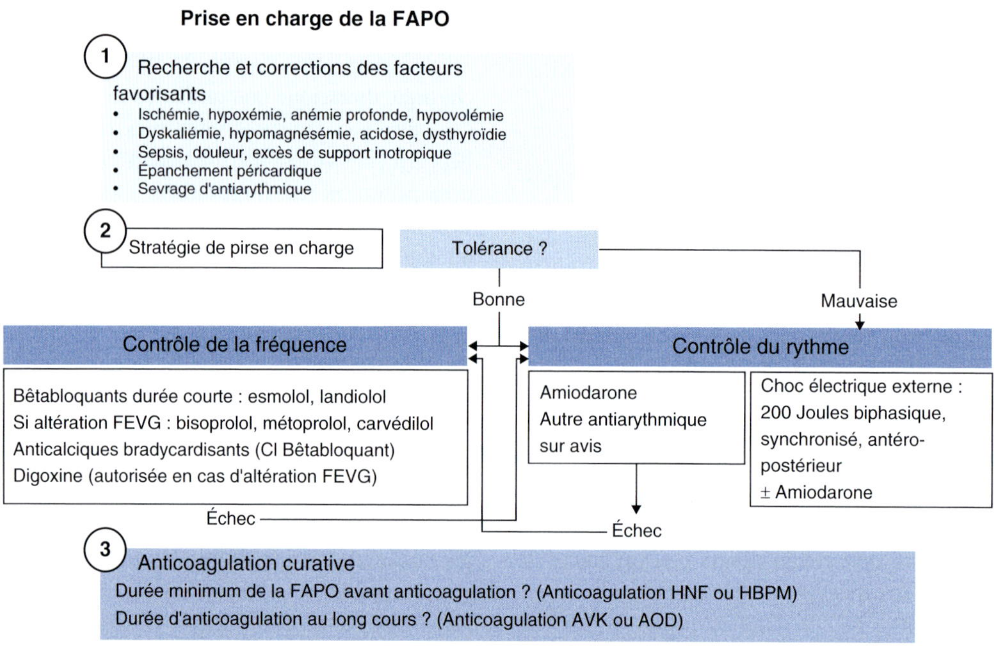

Figure 47.1. Stratégie globale de prise en charge de la fibrillation postopératoire.
Source : adaptée des recommandations européennes. Hindricks G, Potpara T, Dagres N, Arbelo E, Bax JJ, Blomström-Lundqvist C, et al. 2020 ESC Guidelines for the diagnosis and management of atrial fibrillation developed in collaboration with the European Association for Cardio-Thoracic Surgery (EACTS). Eur Heart J 2021 ; 42 : 373-498 [15].

dilatation de l'oreillette gauche, une chirurgie de la valve mitrale, le stress péri-opératoire, les dommages chirurgicaux, l'inflammation péricardique ou systémique. Il faut citer en particulier l'hypovolémie sur saignement, l'hypokaliémie profonde et l'épanchement péricardique qui sont les causes les plus fréquentes de FAPO *de novo*.

Prise en charge de la FAPO

Une fois les facteurs favorisants corrigés, 2 stratégies peuvent s'envisager, celle du **contrôle de la fréquence cardiaque** ou du **contrôle du rythme cardiaque** (figure 47.1). En postopératoire de chirurgie cardiaque, un large essai clinique bien conduit n'a pas retrouvé de supériorité d'une stratégie sur l'autre par rapport aux critères de mortalité ou de survenue de complications thromboemboliques et hémorragiques. **Quelle que soit la stratégie retenue, la FAPO se réduit dans les 7 jours dans la majeure partie des cas** [2]. Dans cette étude, le taux de cross-over d'une stratégie à l'autre était d'environ 25 %, traduisant une adaptation des praticiens à l'état du patient ainsi qu'à la réussite de la première stratégie testée. Une indication formelle à la stratégie du **contrôle du rythme** est la mauvaise tolérance du trouble du rythme supraventriculaire, avec un retentissement hémodynamique ou congestif. Les thérapeutiques utilisables pour ces deux stratégies sont présentées en figure 47.1.

Anticoagulation curative

Les recommandations concernant l'anticoagulation de la FAPO sont dérivées des recommandations prenant en charge la FA hors contexte opératoire. Les recommandations européennes [15] ou américaines ne se prononcent pas sur la durée minimale de la FAPO avant anticoagulation. Les recommandations canadiennes (en chirurgie cardiaque) proposent d'instaurer une anticoagulation quand l'épisode de FAPO persiste plus de 72 heures [16]. En postopératoire immédiat, le bénéfice de l'anticoagulation (par HNF ou HBPM) doit être discuté avec l'équipe chirurgicale au regard du risque hémorragique. Une demi-dose d'HNF ou d'HBPM paraît raisonnable en l'absence de saignement aigu entre les 12 et 72 heures postopératoires. L'anticoagulation au long cours des épisodes de FAPO par anticoagulants oraux (AVK ou AOD) est en cours d'évaluation, le bénéfice de l'anticoagulation étant incertain et le risque hémorragique réel [17]. Les recommandations canadiennes proposent une réévaluation de l'anticoagulation curative après 6 à 12 semaines dans le cas d'une FAPO [16]. Les recommandations européennes proposent une anticoagulation curative orale prolongée chez les patients à risque d'AVC, après évaluation du rapport bénéfice/risque [15].

Spécificité du flutter postopératoire

La prise en charge du flutter en postopératoire ne diffère pas de celle de la FA. Néanmoins, un flutter atrial persistant au-delà d'un mois postopératoire peut faire discuter une ablation par radiofréquence de l'isthme cavotricuspide, car ce geste est efficace (moins de 5 % de récidives) et comporte peu de risques (sédation), comparativement à une cardioversion électrique par CEE qui comporte un risque élevé de récidive et nécessite une anesthésie générale, même brève. Un suivi rythmique sera nécessaire pour dépister d'éventuelles récidives de flutter, mais aussi de FA, très souvent intriquée au flutter atrial.

Spécificité des troubles du rythme jonctionnels

Leur prise en charge consiste à rechercher un facteur favorisant similaire à ceux de la FA, puis de les réduire par manœuvre vagale (Valsalva) ou méthode pharmacologique (adénosine triphosphate). En cas de tachycardie subintrante, les inhibiteurs calciques bradycardisants intraveineux (vérapamil ou diltiazem IV) sont les molécules de choix pour stabiliser le rythme. Une prise en charge spécialisée en rythmologie pourra être proposée à distance.

Spécificité des troubles du rythme ventriculaires

Il n'existe pas de spécificité liée au contexte péri-opératoire. La recherche d'une ischémie coronaire est essentielle (ECG, troponine), ainsi que la recherche de troubles métaboliques (dyskaliémie : hypokaliémie, allongement du QT, torsades de pointes ; hyperkaliémie : bradycardie sinusale, bloc sino-atrial, BAV, ESV, tachycardie ventriculaire).

Prévention de la FAPO

Concernant la prévention de la FAPO, un grand nombre de drogues ont été testées en chirurgie cardiaque, en chirurgie thoracique non cardiaque, et en chirurgie extrathoracique. Dans tous les cas, la prévention passe par la poursuite des antiarythmiques (sauf les antiarythmiques de classe I à suspendre 24 heures avant l'anesthésie, RFE SFAR 2009) et le contrôle des facteurs favorisants (figure 47.1).

- **En chirurgie extrathoracique**, l'introduction de bêtabloquants (métoprolol) en préopératoire immédiat entraîne effectivement une diminution de la FAPO (HR : 0,76, IC 95 % [0,58–0,99]), mais un surrisque postopératoire de décès et d'AVC [18], et n'est donc pas recommandée.
- **En chirurgie thoracique non cardiaque**, une méta-analyse en réseau suggère que les bêtabloquants seraient la drogue la plus efficace pour la réduction des épisodes de FAPO sans toutefois diminuer la mortalité [19].
- **En chirurgie cardiaque**, de très nombreuses stratégies pharmacologiques et non pharmacologiques ont été essayées. L'utilisation des bêtabloquants et/ou de l'amiodarone en préopératoire paraît être la stratégie la plus efficace et est préconisée par les recommandations européennes (Grade I niveau A, [15]), néanmoins aucune de ces thérapeutiques n'a montré un bénéfice sur le devenir du patient, notamment sur la morbi-mortalité péri-opératoire ou la durée d'hospitalisation.

Conclusion

Le trouble du rythme postopératoire est la fibrillation atriale, dont la prise en charge est principalement celle de la correction des facteurs de risque. Le rapport bénéfice/risque de l'anticoagulation est à discuter avec l'équipe chirurgicale.

Références

[1] Lubitz SA, Yin X, Rienstra M, Schnabel RB, Walkey AJ, Magnani JW, et al. Long-term outcomes of secondary atrial fibrillation in the community: the Framingham Heart Study. Circulation 2015;131:1648–55. https://doi.org/10.1161/CIRCULATIONAHA.114.014058.

[2] Gillinov AM, Bagiella E, Moskowitz AJ, Raiten JM, Groh MA, Bowdish ME, et al. Rate Control versus Rhythm Control for Atrial Fibrillation after Cardiac Surgery. N Engl J Med 2016;374(20):1911–21. https://doi.org/10.1056/NEJMoa1602002.

[3] Amar D. Postthoracotomy atrial fibrillation. Curr Opin Anaesthesiol 2007;20:43–7. https://doi.org/10.1097/ACO.0b013e32801158bb.

[4] Philip I, Berroëta C, Leblanc I. Perioperative challenges of atrial fibrillation. Curr Opin Anaesthesiol 2014;27:344–52. https://doi.org/10.1097/ACO.0000000000000070.

[5] Dobrev D, Aguilar M, Heijman J, Guichard JB, Nattel S. Postoperative atrial fibrillation: mechanisms, manifestations and management. Nat Rev Cardiol 2019;16:417–36. https://doi.org/10.1038/s41569-019-0166-5.

[6] Horwich P, Buth KJ, Légaré JF. New onset postoperative atrial fibrillation is associated with a long-term risk for stroke and death following cardiac surgery. J Card Surg 2013;28:8–13. https://doi.org/10.1111/jocs.12033.

[7] Whitlock RP, Belley-Cote EP, Paparella D, Healey JS, Brady K, Sharma M, et al. Left Atrial Appendage Occlusion during Cardiac Surgery to Prevent Stroke. N Engl J Med 2021;384:2081–91. https://doi.org/10.1056/NEJMoa2101897.

[8] Kato TS, Iwamura T, Endo D, Yokoyama Y, Oishi A, Shimada A, et al. Left Atrial Appendage Closure Reduces the Incidence of Postoperative Cerebrovascular Accident in Patients Undergoing Cardiac Surgery. Circ J 2015;79(12):2591–7. https://doi.org/10.1253/circj.CJ-15-0524.

[9] Gialdini G, Nearing K, Bhave PD, Bonuccelli U, Iadecola C, Healey JS, et al. Perioperative atrial fibrillation and the long-term risk of ischemic stroke. JAMA 2014;312:616–22. https://doi.org/10.1001/jama.2014.9143.

[10] Siontis KC, Gersh BJ, Weston SA, Jiang R, Kashou AH, Roger VL, et al. Association of New-Onset Atrial Fibrillation After Noncardiac Surgery With Subsequent Stroke and Transient Ischemic Attack. JAMA 2020;324:871. https://doi.org/10.1001/jama.2020.12518.

[11] Melduni RM, Schaff HV, Bailey KR, Cha SS, Ammash NM, Seward JB, et al. Implications of new-onset atrial fibrillation after cardiac surgery on long-term prognosis: a community-based study. Am Heart J 2015;170:659–68. https://doi.org/10.1016/j.ahj.2015.06.015.

[12] Conen D, Wang MK, Devereaux PJ, Whitlock R, McIntyre WF, Healey JS, et al. New-Onset Perioperative Atrial Fibrillation After Coronary Artery Bypass Grafting and Long-Term Risk of Adverse Events: An Analysis From the CORONARY Trial. J Am Heart Assoc 2021;10, e020426. https://doi.org/10.1161/JAHA.120.020426.

[13] Konstantino Y, Zelnik Yovel D, Friger MD, Sahar G, Knyazer B, Amit G. Postoperative Atrial Fibrillation Following Coronary Artery Bypass Graft Surgery Predicts Long-Term Atrial Fibrillation and Stroke. Isr Med Assoc J IMAJ 2016;18:744–8.

[14] Saxena A, Dinh DT, Smith JA, Shardey GC, Reid CM, Newcomb AE. Usefulness of postoperative atrial fibrillation as an independent predictor for worse early and late outcomes after isolated coronary artery bypass grafting (multicenter Australian study of 19,497 patients). Am J Cardiol 2012;109:219–25. https://doi.org/10.1016/j.amjcard.2011.08.033.

[15] Hindricks G, Potpara T, Dagres N, Arbelo E, Bax JJ, Blomström-Lundqvist C, et al. 2020 ESC Guidelines for the diagnosis and management of atrial fibrillation developed in collaboration with the European Association for Cardio-Thoracic Surgery (EACTS). Eur Heart J 2021;42:373–498. https://doi.org/10.1093/eurheartj/ehaa612.

[16] Andrade JG, Aguilar M, Atzema C, Bell A, Cairns JA, Cheung CC, et al. The 2020 Canadian Cardiovascular Society/Canadian Heart Rhythm Society Comprehensive Guidelines for the Management of Atrial Fibrillation. Can J Cardiol 2020;36:1847–948. https://doi.org/10.1016/j.cjca.2020.09.001.

[17] Taha A, Nielsen SJ, Bergfeldt L, Ahlsson A, Friberg L, Björck S, et al. New-Onset Atrial Fibrillation After Coronary Artery Bypass Grafting and Long-Term Outcome: A Population-Based Nationwide Study From the SWEDEHEART Registry. J Am Heart Assoc 2021;10, e017966. https://doi.org/10.1161/JAHA.120.017966.

[18] POISE Study Group, Devereaux PJ, Yang H, Yusuf S, Guyatt G, Leslie K, et al. Effects of extended-release metoprolol succinate in patients undergoing non-cardiac surgery (POISE trial): a randomised controlled trial. Lancet 2008;371:1839–47. https://doi.org/10.1016/S0140-6736(08)60601-7.

[19] Zhao BC, Huang TY, Deng QW, Liu WF, Liu J, Deng WT, et al. Prophylaxis Against Atrial Fibrillation After General Thoracic Surgery. Chest 2017;151:149–59. https://doi.org/10.1016/j.chest.2016.08.1476.

Chapitre 48

Reprise postopératoire des agents antiplaquettaires et des anticoagulants

D. Huet-Garrigue, A. Godier

Points clés

- La reprise des agents anticoagulants et antiplaquettaires dépend de la balance des risques hémorragiques et thrombotiques de la procédure et du patient respectivement.
- La reprise est généralement dans les 24–72 heures postopératoires.
- La reprise des anticoagulants doit prendre en compte la présence d'un cathéter péridural (pour le retrait).

Près de cinq millions de patients sont traités chaque année en France par antithrombotiques oraux. Ceux-ci regroupent les agents antiplaquettaires (AAP) et les anticoagulants, qui incluent les antivitamine K (AVK) et les anticoagulants oraux directs (AOD). Ces patients sont nombreux à nécessiter chaque année une procédure invasive programmée. Cette situation nécessite une prise en charge spécifique des antithrombotiques, qui résulte chaque fois de la mise en balance de 2 risques : le risque thrombotique du patient, augmenté par l'arrêt des antithrombotiques, et le risque hémorragique de l'acte invasif, augmenté par la poursuite des antithrombotiques. La mise en balance de ces 2 risques permet de déterminer la conduite à tenir optimale.

Lorsque les antithrombotiques ont été interrompus en préopératoire parce que le risque hémorragique peropératoire qu'ils induisaient était déraisonnable, il s'agit de les réintroduire en postopératoire. La reprise est réalisée au plus vite, dès que le surrisque hémorragique induit par l'antithrombotique est considéré comme acceptable, pour ne pas majorer le risque thrombotique lié à la pathologie sous-jacente. Les données publiées sur la reprise postopératoire sont peu nombreuses, conduisant souvent à des recommandations de faible grade ou des avis d'experts [1].

Quel que soit le traitement antithrombotique, une optimisation du parcours péri-opératoire, notamment une réhabilitation accélérée après chirurgie (RAAC) ou un parcours en ambulatoire, est à favoriser pour limiter les risques postopératoires de thrombose.

Gestion postopératoire des anticoagulants

Le risque thrombotique au long cours du patient dépend de l'indication du traitement anticoagulant : valve cardiaque mécanique dont le type de valve, l'ancienneté et la position modifient le risque, la fibrillation atriale (FA), dont le risque est approché par le score CHA_2DS_2VASc et la maladie veineuse thromboembolique (MTEV) avec un risque variable selon les caractéristiques du patient (tableau 48.1).

En péri-opératoire, la question du risque thrombotique se pose de façon simplifiée. Il s'agit

Médecine péri-opératoire

Tableau 48.1. Facteurs de risque thrombotique.

Risque	Valve mécanique	Fibrillation atriale	MTEV
Fort : – > 10 %/an thrombose artérielle Ou – > 10 %/mois thrombose veineuse	– Valve mitrale – Valve aortique à bille ou à disque basculant – AVC ou AIT récent (< 6 mois)	– AVC ou AIT récent (< 3 mois) – CHADS2 = 5–6 – CHA$_2$DS$_2$VASc ≥ 7 – Cardiopathie valvulaire rhumatismale	– ATCD d'ETEV – Thrombophilie majeure connue* – Obésité (IMC ≥ 40 kg/m^2) – Cancer actif (traitement au cours des 6 derniers mois)
Modéré : – 4–10 %/an thrombose artérielle Ou – 4–10 %/mois thrombose veineuse	– Valve aortique à double ailette et – fibrillation atriale ou – 1 FDR CHADS2	– CHADS2 = 3–4 – CHA$_2$DS$_2$VASc = 5–6 **CHA$_2$DS$_2$VASc** : C Dysfonction VG ou IC = (1) H HTA A2 Âge ≥ 75 ans = (1) D Diabète = (2) S2 AVC/AIT/embolie = (1) V Maladie vasculaire = (2) A Âge 65–74 ans = (1) Sc Sexe féminin = (1) = (1)	– Âge ≥ 75 ans – Insuffisance cardiaque ou respiratoire, BPCO – Maladie inflammatoire chronique – Insuffisance rénale sévère (DFG < 30 ml/min/1,73 m^2) – Traitement hormonal œstrogénique – Grossesse en cours ou post-partum – Obésité (IMC 30 à 40 kg/m^2) – Alitement prolongé récent – Déficit neurologique < 1 mois (AVC, lésion médullaire) – Recours à une immobilisation ou alitement
Faible : – < 4 %/an thrombose artérielle Ou – < 2 %mois thrombose veineuse	Valve aortique à double ailette sans fibrillation atriale ni FDR d'AVC	– CHADS2 = 0–2 sans ATCD AVC ou AIT – CHA$_2$DS$_2$VASc = 1–4	

* Les thrombophilies majeures incluent : syndrome des anticorps antiphospholipides ; déficit en antithrombine, protéine C ou S ; polymorphismes homozygotes Leiden du gène du facteur V ou 20210A, du gène du facteur II, hétérozygotie composite de ces deux derniers polymorphismes des gènes des facteurs V et II de la coagulation.
Source : [2–4].

de déterminer si le risque thromboembolique est élevé, nécessitant alors un arrêt des anticoagulants le plus court possible, même si c'est au prix d'une augmentation du risque hémorragique, en particulier lors de la réalisation de relais pré- et postopératoires. Ou si ce risque thromboembolique est modéré et compatible avec un arrêt de quelques jours des anticoagulants.

Comme lors de la période phase préopératoire, le risque thrombotique du patient et le risque hémorragique de l'intervention doivent être pris en compte pour la gestion postopératoire des anticoagulants. Plus le risque thrombotique est élevé plus la reprise du traitement anticoagulant doit être anticipée, c'est alors le risque hémorragique lié à la chirurgie qui guidera le délai de réintroduction de l'anticoagulation curative. En effet, la reprise d'une anticoagulation curative dans les 24 premières heures postopératoires d'une procédure à risque hémorragique élevé s'associe à une augmentation des hémorragies majeures [5, 6], ce qui conduit à la différer systématiquement au-delà de ce délai. Les études récentes sur la reprise de l'anticoagulation curative proposent une reprise entre 48 et 72 heures [7, 8], voire au-delà [9].

Gestion postopératoire des AVK

Les chirurgies à risque hémorragique faible sont réalisables sous AVK. La reprise postopératoire se fait aux posologies habituelles, sans changement.

Les chirurgies à risque hémorragique élevé nécessitent d'arrêter les AVK pour corriger la coagulation afin de prévenir les accidents hémorragiques péri-opératoires.

En postopératoire, les recommandations HAS indiquaient de reprendre les AVK dans les 24 premières heures en l'absence de risque hémorragique majeur et persistant. Dans les autres cas, les AVK sont repris dès que possible. Les AVK sont repris aux posologies habituellement reçues par le patient sans dose de charge [8, 10]. Leur effet est différé, l'INR passe au-dessus de 2 généralement entre J2 et J4.

La seconde étape consiste à évaluer le risque thrombotique périprocédural du patient. Ce risque définit la nécessité ou non d'un relais péri-opératoire, c'est-à-dire de la prescription d'héparines pendant la période où les anticoagulants oraux sont interrompus. Ce risque thrombotique périprocédural dépend de l'indication des AVK [10, 11]. Un patient porteur d'une valve mécanique est considéré à risque thromboembolique élevé, quel que soit le type de valve. Un patient ayant une FA est considéré à risque thromboembolique élevé s'il présente un antécédent d'accident ischémique cérébral, transitoire ou permanent, ou d'embolie systémique. En absence de ces antécédents, il est considéré à risque modéré. Chez un patient aux antécédents de MTEV, le risque très élevé est défini par un accident (thrombose veineuse profonde proximale et/ou embolie pulmonaire) datant de moins d'un mois. Le risque élevé est défini par un accident (thrombose veineuse profonde proximale et/ou embolie pulmonaire) datant de moins de trois mois ou par un accident associé à un syndrome des antiphospholipides. Dans les autres cas, le risque de récidive est modéré.

Dans les indications à risque thrombotique élevé, les recommandations de la HAS et de la SPLF indiquent de faire un relais postopératoire par une héparine à dose curative (HBPM ou HNF) en la commençant 24 à 72 heures après la procédure selon le risque hémorragique et en l'arrêtant après 2 INR successifs en zone thérapeutique à 24 heures d'intervalle [10, 11]. De même, lorsque la reprise des AVK n'est pas possible dans les 24 à 48 heures postopératoires, un relais postopératoire est nécessaire. Chez les patients à risque thromboembolique péri-opératoire modéré, il est recommandé de ne pas faire de relais postopératoire par des héparines et de se limiter à la reprise des AVK. Dans l'attente de la reprise de l'anticoagulation curative (par héparine ou par AVK), et dans les situations où elle est indiquée, la prévention postopératoire de la MTEV doit être réalisée selon les modalités habituelles.

Gestion postopératoire des AOD

Trois anticoagulants oraux directs (AOD) sont disponibles en France : une antithrombine, le dabigatran étexilate (Pradaxa®, Boehringer-Ingelheim) et deux anti-Xa directs, le rivaroxaban (Xarelto®, Bayer) et l'apixaban (Eliquis®, BMS-Pfizer). Les AOD sont devenus les anticoagulants de première intention pour la prévention de l'accident vasculaire cérébral (AVC) et de l'embolie systémique chez les patients atteints de fibrillation atriale non valvulaire, et dans le traitement et la prévention secondaire de la MTEV. Les AOD sont contre-indiqués pour les valves mécaniques.

La gestion péri-opératoire des AOD est codifiée par les propositions du GIHP (Groupe d'intérêt en hémostase péri-opératoire) de 2015 [12].

Chirurgie à risque hémorragique faible

Les chirurgies à risque hémorragique faible sont réalisables chez un patient anticoagulé. Par conséquent, en l'absence de complication chirurgicale, une reprise des AOD peut être précoce : il est proposé de reprendre les AOD à leurs posologies habituelles, aux horaires habituels mais au moins 6 heures après l'intervention selon les modalités décrites dans la figure 48.1. Aucun relais par HBPM ou HNF n'est recommandé.

Chirurgie à haut risque hémorragique

Après une chirurgie à haut risque hémorragique, ayant nécessité l'arrêt des anticoagulants et une normalisation de la coagulation, l'anticoagulation à dose « curative » est reprise dans un délai dépendant à la fois du risque hémorragique et du risque thromboembolique. Le GIHP propose de reprendre les AOD à dose habituelle dès que l'hémostase le permet. À titre indicatif, un délai entre 24 et 72 heures semble raisonnable. Une introduction des AOD à dose curative dans les 24 premières heures augmente le risque de complications hémorragiques et n'est pas indiquée. Lorsque la voie entérale n'est pas envisageable (chirurgie digestive, par exemple), ou si le risque hémorragique postopératoire fait préférer un anticoagulant de demi-vie courte, plus maniable, une héparine à dose curative (HBPM voire HNF) peut être utilisée [12]. Si les anticoagulants ne sont pas repris à dose curative dès le premier soir, alors dans les situations où elle est indiquée, une

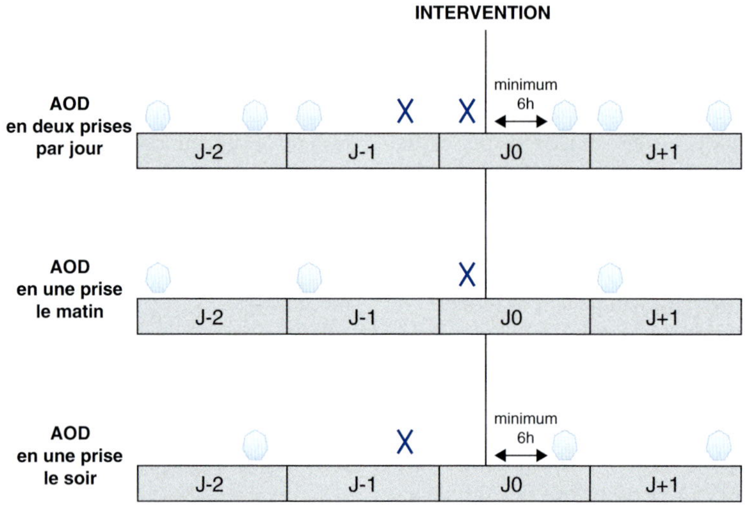

Figure 48.1. Geste invasif à faible risque hémorragique.
Source : d'après Albaladejo P, Bonhomme F, Blais N, Collet JP, Faraoni D, Fontana P, et al. Management of direct oral anticoagulants in patients undergoing elective surgeries and invasive procedures: Updated guidelines from the French Working Group on Perioperative Hemostasis (GIHP) - September 2015. Anaesth Crit Care Pain Med 2017 ; 36(1) : 73–6 [12].

thromboprophylaxie veineuse pharmacologique est réalisée selon les modalités habituelles [2]. Le chevauchement de molécules d'anticoagulant doit être alors proscrit : en pratique, la première dose d'AOD est administrée 12 heures après la dernière administration sous-cutanée d'HBPM à dose « prophylactique ».

En présence d'un cathéter d'analgésie périmédullaire, l'anticoagulation thérapeutique doit se faire par héparine afin de permettre le retrait du cathéter en toute sécurité (il existe des recommandations spécifiques de gestion des cathéters périmédullaires en cas d'anticoagulation à dose « prophylactique »).

En présence d'un cathéter d'analgésie périmédullaire, il est classiquement proposé de différer la reprise de l'anticoagulation curative, ce qui implique que le risque thromboembolique ne soit pas trop élevé, et de ne réaliser qu'une thromboprophylaxie veineuse pharmacologique jusqu'au retrait du cathéter. Le délai des anticoagulants administrés à dose prophylactique est de 2 demi-vies. Pour exemple, le cathéter peut être retiré 12 heures après la dernière injection d'énoxaparine et il faut attendre 6 heures après le retrait pour une nouvelle injection à dose prophylactique [13].

Gestion postopératoire des antiplaquettaires (AAP)

La gestion péri-opératoire des AAP concerne les 4 principaux AAP oraux. Ceux-ci ont 2 cibles pharmacologiques distinctes : l'aspirine inhibe l'enzyme cyclooxygénase 1 et donc la synthèse de thromboxane A2, tandis que le clopidogrel, le prasugrel et le ticagrélor inhibent la voie de l'adénosine diphosphate (ADP) via le récepteur plaquettaire P2Y12. L'arrêt péri-opératoire des AAP prescrits pour la prévention des accidents athérothrombotiques majore le risque d'évènements cardiovasculaires de façon variable en fonction de l'indication du traitement par AAP. À l'inverse, la poursuite des AAP majore le risque hémorragique, de façon variable en fonction du type de chirurgie. En postopératoire, l'objectif est de reprendre les AAP interrompus en préopératoire au plus vite mais le délai optimal de reprise est déterminé par le risque hémorragique induit par les AAP au site opératoire [14, 15].

Il est proposé que l'aspirine prescrite en prévention secondaire, lorsqu'elle est arrêtée avant une chirurgie à haut risque hémorragique, soit reprise idéalement 24 à 48 heures après la chirurgie en l'absence de risque de saignement à la posologie habituelle sans dose de charge. Lorsqu'elle est prescrite en prévention primaire et arrêtée en préopératoire de chirurgie à risque hémorragique intermédiaire ou élevé, elle peut être reprise en postopératoire sans urgence, dans les jours suivants la chirurgie puisque sa suspension péri-opératoire ne majore pas le risque thrombotique.

Si les anti-P2Y12 ont été interrompus avant la chirurgie, ils doivent être repris précocement, au mieux dans les 24 à 72 heures après la chirurgie, compte tenu de l'augmentation du risque thrombotique, particulièrement si le patient est traité par une bithérapie antiplaquettaire et est porteur d'un stent coronaire récent. La reprise se fait avec le même anti-P2Y12 qu'en préopératoire. Aucune proposition argumentée ne peut être faite concernant le recours, ou non, à une dose de charge. Il est proposé de ne pas administrer d'AINS en péri-opératoire chez les patients traités par bithérapie antiplaquettaire. L'utilisation péri-opératoire des coxibs reste possible.

La mise en place d'un cathéter péridural ou périnerveux ne doit pas compromettre la reprise postopératoire des AAP, et en particulier des anti-P2Y12. Son retrait suit les mêmes règles que la pose selon les recommandations du GIHP.

Références

[1] Commentaires et propositions du Groupe d'intérêt en hémostase périopératoire (GIHP) sur les recommandations de la Société européenne d'anesthésie : « European Guidelines on perioperative venous thromboembolism prophylaxis ». Disponible sur : https://sfar.org/commentaires-et-propositions-du-groupe-dinteret-en-hemostase-perioperatoire-gihp-sur-les-recommandations-de-la-societe-europeenne-danesthesie-european-guidelines-on-periop/.

[2] Godier A, Fontana P, Motte S, Steib A, Bonhomme F, Schlumberger S, et al. French Working Group on perioperative hemostasis (GIHP). Management of antiplatelet therapy in patients undergoing elective invasive procedures: Proposals from the French Working Group on perioperative hemostasis (GIHP) and the French Study Group on thrombosis and hemostasis (GFHT). In collaboration with the French Society for Anesthesia and Intensive Care (SFAR). Arch Cardiovasc Dis 2018;111(3):210–23.

[3] Spyropoulos AC, Brohi K, Caprini J, Samama CM, Siegal D, Tafur A, et al. SSC Subcommittee on Perioperative and Critical Care Thrombosis and Haemostasis of the International Society on Thrombosis and Haemostasis. Scientific and Standardization Committee Communication: Guidance document on the periprocedural management of patients on chronic oral anticoagulant therapy: Recommendations for standardized reporting of procedural/surgical bleed risk and patient-specific thromboembolic risk. J Thromb Haemost 2019;17(11):1966–72.

[4] Douketis JD, Spyropoulos AC, Murad MH, Arcelus JI, Dager WE, Dunn AS, et al. Perioperative Management of Antithrombotic Therapy: An American College of Chest Physicians Clinical Practice Guideline. Chest 2022;162(5):e207–43.

[5] Tafur AJ, McBane 2nd R, Wysokinski WE, Litin S, Daniels P, Slusser J, et al. Predictors of major bleeding in peri-procedural anticoagulation management. J Thromb Haemost 2012;10(2):261–7.

[6] Lock JF, Ungeheuer L, Borst P, Swol J, Löb S, Brede EM, et al. Markedly increased risk of postoperative bleeding complications during perioperative bridging anticoagulation in general and visceral surgery. Perioper Med (Lond) 2020;9(1):39.

[7] Douketis JD, Spyropoulos AC, Duncan J, Carrier M, Le Gal G, Tafur AJ, et al. Perioperative Management of Patients With Atrial Fibrillation Receiving a Direct Oral Anticoagulant. JAMA Intern Med 2019;179:1469–78.

[8] Douketis JD, Spyropoulos AC, Kaatz S, Becker RC, Caprini JA, Dunn AS, et al, Investigators BRIDGE. Perioperative Bridging Anticoagulation in Patients with Atrial Fibrillation. N Engl J Med 2015;373:823–33.

[9] Kovacs MJ, Wells PS, Anderson DR, Lazo-Langner A, Kearon C, Bates SM, et al. PERIOP2 Investigators. Postoperative low molecular weight heparin bridging treatment for patients at high risk of arterial thromboembolism (PERIOP2): double blind randomised controlled trial. BMJ 2021;373, n1205.

[10] Sanchez O, Benhamou Y, Bertoletti L, Constans J, Couturaud F, Delluc A, et al. Recommandations de bonne pratique pour la prise en charge de la maladie veineuse thromboembolique chez l'adulte – Version longue [Recommendations for best practice in the management of venous thromboembolic disease in adults. Long version]. Rev Mal Respir 2021;38(Suppl 1):e1–6.

[11] HAS. Prise en charge des surdosages en antivitamines K, des situations à risque hémorragique et des accidents hémorragiques chez les patients traités par antivitamines K en ville et en milieu hospitalier; 2008.

[12] Albaladejo P, Bonhomme F, Blais N, Collet JP, Faraoni D, Fontana P, et al. Management of direct oral anticoagulants in patients undergoing elective surgeries and invasive procedures: Updated guidelines from the French Working Group on Perioperative Hemostasis (GIHP) - September 2015. Anaesth Crit Care Pain Med 2017;36(1):73–6.

[13] Rosencher N, Bonnet MP. Sessler Selected new antithrombotic agents and neuraxial anaesthesia for major orthopaedic surgery: Management strategies. Anaesthesia 2007;62:1154–60.

[14] Godier A, Fontana P, Motte S, Steib A, Bonhomme F, Schlumberger S, et al. members of the French Working Group on perioperative haemostasis (GIHP). Management of antiplatelet therapy in patients undergoing elective invasive procedures. Proposals from the French Working Group on perioperative haemostasis (GIHP) and the French Study Group on thrombosis and haemostasis (GFHT). In collaboration with the French Society for Anaesthesia and Intensive Care Medicine (SFAR). Anaesth Crit Care Pain Med 2018;37:379–89.

[15] Valgimigli M, Bueno H, Byrne RA, Collet JP, Costa F, Jeppsson A, et al. ESC Scientific Document Group; ESC Committee for Practice Guidelines (CPG); ESC National Cardiac Societies. 2017 ESC focused update on dual antiplatelet therapy in coronary artery disease developed in collaboration with EACTS: The Task Force for dual antiplatelet therapy in coronary artery disease of the European Society of Cardiology (ESC) and of the European Association for Cardio-Thoracic Surgery (EACTS). Eur Heart J 2018;39(3):213–54.

Chapitre 49

Troubles glycémiques postopératoires

G. Besch

Points clés

- Le traitement des troubles glycémiques postopératoires et en unité de soins critiques est un axe majeur de réduction de la morbidité et de la mortalité.
- La surveillance rapprochée de la glycémie permettant l'adaptation de l'insulinothérapie intraveineuse à partir d'un protocole dynamique est le traitement de référence.
- Le contrôle glycémique vise à maintenir la glycémie < 1,80 g/l (9,9 mmol/l) tout en évitant la survenue d'hypoglycémie. Cependant, la cible glycémique optimale reste à déterminer.
- La transition de l'insuline intraveineuse à l'insuline sous-cutanée doit également faire l'objet de protocole de soins spécifiques.
- Le contrôle glycémique postopératoire et en unité de soins critiques est une stratégie thérapeutique complexe. Les innovations technologiques devraient permettre d'alléger la charge en soins tout en améliorant la qualité du contrôle glycémique.

L'étude des troubles glycémiques postopératoires et en soins critiques alimente une littérature abondante depuis près de 30 ans. Si l'intérêt du traitement des troubles glycémiques fait l'objet d'un consensus large, des controverses persistent sur les modalités et les objectifs de la prise en charge thérapeutique. Ce chapitre fait le point sur les principes de bonne pratique actuels, et les perspectives thérapeutiques offertes par le progrès technologique en santé.

Troubles glycémiques postopératoires : définition et impact pronostique

Physiopathologie

La survenue d'une pathologie sévère et aiguë, ou la réalisation d'un acte chirurgical majeur (chirurgie cardiaque ou non cardiaque) provoque une situation de stress physiologique. Cette situation de stress est caractérisée par la libération de catécholamines via l'activation du système nerveux sympathique, et par la production de cytokines (TNF-α, interféron IFN-α, interleukine IL-1, IL-2, IL-6 et IL-10), de *growth hormone* (GH), de cortisol et de glucagon. Glucagon, adrénaline, cortisol et GH stimulent la néoglucogenèse hépatique et rénale et la glycogénolyse hépatique. Les cytokines réduisent de manière concentration-dépendante la sécrétion pancréatique d'insuline, et stimulent la libération de glucagon, catécholamines, cortisol et GH. L'hyperglycémie résultant de cette situation de stress (dite « hyperglycémie de stress ») s'associe donc à une insulinorésistance centrale et périphérique. Cette insulinorésistance réduit l'absorption de glucose par les tissus dépendants de l'insuline (tels que le myocarde), aboutissant à une crise énergétique cellulaire. Au niveau des tissus non dépendants de l'insuline, l'hyperglycémie provoque un afflux de glucose

Médecine péri-opératoire

intracellulaire, aboutissant à la synthèse accrue de pyruvate et de lactates par glycolyse anaérobie.

Ainsi, l'hyperglycémie de stress est associée à un risque accru de complications respiratoires, cardiovasculaires, rénales et neurologiques et à une augmentation de la mortalité postopératoire et chez les patients hospitalisés en unité de soins critiques. Par ailleurs, l'hyperglycémie est responsable d'une dépression de la fonction leucocytaire et de la lyse bactérienne, favorisant la survenue d'infections bactériennes. Enfin, l'hyperglycémie accentue le syndrome inflammatoire péri-opératoire et génère une hyperagrégabilité plaquettaire.

Définition des troubles glycémiques postopératoires

Si les troubles glycémiques postopératoires sont plus fréquents chez les patients diabétiques, ils peuvent concerner tous les patients. Par ailleurs, une intolérance aux hydrates de carbone méconnue, favorisant la survenue de troubles glycémiques postopératoires, est décrite chez près de 2/3 des patients présentant des facteurs de risque cardiovasculaire.

Deux types de troubles glycémiques postopératoires ont été associés à une altération du pronostic postopératoire et en soins critiques : l'hyperglycémie et la variabilité glycémique.

Hyperglycémie

Il n'existe pas de définition claire de l'hyperglycémie. L'analyse des cohortes de patients hospitalisés en soins critiques décrit une relation en U entre la glycémie moyenne au cours du séjour en unité de soins critiques et la mortalité hospitalière, avec un risque minimal observé pour des valeurs de glycémie entre 0,80 et 1,40 g/l (4,4–7,7 mmol/l), voire entre 0,80 et 1,10 g/l (4,4–6,0 mmol/l) [1]. À notre connaissance, il n'existe pas de donnée permettant d'établir un seuil de glycémie au-delà duquel le risque postopératoire augmente après une chirurgie majeure non cardiaque. Il est habituel de citer les recommandations de l'American Diabetes Association qui proposent le seuil de 1,40 g/l (7,7 mmol/l) pour définir l'hyperglycémie postopératoire [2]. Les recommandations de la Société française d'anesthésie et de réanimation (SFAR) ont retenu le seuil de 1,80 g/l (9,9 mmol/l) comme valeur supérieure de la cible glycémique péri-opératoire chez les patients diabétiques, et pour les patients hospitalisés en soins critiques [3–6].

Variabilité glycémique

La variabilité glycémique est définie par une fluctuation de la glycémie au sein et en dehors de la fourchette de valeurs de glycémie définie comme cible thérapeutique. L'amplitude et la fréquence des fluctuations sont variables d'un individu à l'autre, et chez un même individu au cours du temps. Plusieurs indicateurs de variabilité glycémique ont été décrits, parmi lesquels le coefficient de variabilité glycémique et l'écart-type de la glycémie sont les plus largement utilisés. Si l'impact délétère de la variabilité glycémique est retrouvé de manière constante après chirurgie majeure ou chez les patients de soins critiques, les mécanismes expliquant une variabilité glycémique accrue et les complications qui y sont associées restent méconnus, et il n'existe actuellement aucune thérapeutique spécifique.

Principes du contrôle glycémique péri-opératoire et en soins critiques

Surveillance glycémique

La base du traitement des troubles glycémiques postopératoires et en soins critiques est la surveillance régulière de la glycémie. Les perturbations à l'origine de l'hyperglycémie et l'insulinorésistance sont d'intensité variable d'un individu à l'autre, et chez un même individu en fonction de l'évolution de son état de santé. Ainsi, l'amélioration s'accompagne le plus souvent d'une stabilisation, et, *in fine*, chez les patients non diabétiques, d'une résolution complète de l'hyperglycémie. À l'inverse, toute aggravation s'accompagne d'une réactivation des mécanismes à l'origine des troubles glycémiques, et justifie un renforcement de la surveillance glycémique.

Rythme de surveillance glycémique

À la phase aiguë, le rythme de surveillance glycémique doit initialement être horaire jusqu'à stabilisation de la glycémie dans la fourchette de valeurs définie comme cible thérapeutique. Après stabilisation, la surveillance peut être espacée, tout d'abord toutes les 2 heures, puis toutes les 3 heures. Après l'arrêt du traitement par insuline intraveineuse (*cf.* ci-dessous), le rythme de surveillance sera allégé, et adapté selon l'existence ou non d'un antécédent de diabète.

Méthode de surveillance de la glycémie

La méthode de mesure de référence de la glycémie est le dosage sur un échantillon de sang veineux au laboratoire de biochimie. Cette méthode est totalement inadaptée à la surveillance des troubles glycémiques postopératoires ou en soins critiques à la phase aiguë. La mesure de la glycémie capillaire est largement utilisée, mais reste imprécise, en particulier pour les valeurs extrêmes de glycémie. Si les lecteurs de glycémie capillaire sont utilisés, la mesure doit, au mieux, être effectuée sur un échantillon de sang prélevé sur un cathéter artériel. Dans les services disposant de dispositifs de biologie délocalisée, la mesure de la glycémie sur gaz du sang artériel est décrite comme la méthode dont la précision est la plus proche de la méthode de référence. Ainsi, à chaque fois que possible, la mesure de la glycémie sur gaz du sang artériel doit être utilisée comme méthode de surveillance.

Insulinothérapie intraveineuse

L'insulinothérapie intraveineuse est actuellement le seul traitement efficace des troubles glycémiques postopératoires et en soins critiques, permettant de corriger activement l'hyperglycémie et d'améliorer le pronostic des patients. En raison de la variation rapide (augmentation ou diminution) de la glycémie à la phase aiguë de la prise en charge, l'administration continue par voie intraveineuse à l'aide d'un pousse-seringue électrique (IVSE) est la seule méthode permettant une pharmacocinétique et une pharmacodynamie de l'insuline susceptibles de traiter efficacement les troubles glycémiques postopératoires et en soins critiques. Les débits d'insuline administrée IVSE étant habituellement faibles (entre 1 et 3 ml/h le plus souvent), la seringue d'insuline doit impérativement être connectée au plus près du patient, à l'aide d'un cathéter de type « pieuvre » permettant de réduire le volume mort.

Du fait de la variabilité intra- et interindividuelle de l'intensité des troubles glycémiques, le débit d'insuline administrée par voie IVSE doit être titré et adapté à l'aide d'un protocole d'insulinothérapie (par exemple figure 49.1). Le protocole d'insulinothérapie doit permettre une gestion de l'insulinothérapie par l'équipe paramédicale, en totale autonomie, de manière sûre et efficace. Le protocole d'insulinothérapie doit permettre d'adapter à l'instant le débit d'insuline administrée par voie IVSE à partir de 3 paramètres : la valeur de la glycémie mesurée à l'instant *t*; le débit de l'insuline administrée au moment de la mesure de la glycémie à l'instant *t*; et le delta de variation de la glycémie entre la dernière valeur de glycémie mesurée, et la valeur de glycémie mesurée à l'instant *t*. On parle de protocole « dynamique » par opposition aux protocoles d'insulinothérapie « statiques » qui prévoient un débit d'insuline pour une valeur de glycémie mesurée, quelle que soit la variation de la glycémie au cours du temps et quel que soit le débit d'insuline administrée. Le protocole d'insulinothérapie doit également intégrer : les modalités de prise en charge des hypoglycémies (interruption de l'administration d'insuline, renforcement de la surveillance glycémique, modalités du resucrage et de reprise de l'insulinothérapie) ; l'adaptation du débit d'insuline en cas d'interruption de l'apport calorique (bloc opératoire, transport intrahospitalier, jeûne, examen complémentaire,...) ; et un certain nombre d'événements sentinelles (« warning ») qui doivent conduire à l'intervention de l'équipe paramédicale.

Plusieurs protocoles dynamiques d'insulinothérapie ont été publiés, sans qu'aucun protocole n'ait fait la preuve de sa supériorité par rapport aux autres [7]. Certains auteurs ont proposé de remplacer les protocoles au format papier par des formules mathématiques, intégrées ou non à des applications smartphone. Quel que soit le

PROTOCOLE DE GESTION DE LA GLYCÉMIE

OBJECT GLYCÉMIQUE : 1,00 G/L ≤ GLYCÉMIE ≤ 1,39 G/L

METHODE DE MESURE DE LA GLYCÉMIE
2 mL de sang obtenu par prélèvement sur cathéter artériel + analyse par lecteur de glycémie FreeStyle Optium H

DÉBIT ET BOLUS INITIAUX - VALEUR DE LA GLYCÉMIE EN G/L EN ARRONDISSANT À 0,5

Exemples : glycémie = 3,25 g/L → bolus initial de 3,25 U puis débit initial de 3,5 U/heure
glycémie = 1,74 g/L → bolus initial de 1,5 U puis débit initial de 1,5 U/heure

SURVEILLANCE HORAIRE DE LA GLYCÉMIE

➢ Après 12 mesures consécutives de la glycémie dans l'objectif glycémique = entre 1,00 g/L et 1,39 g/L : mesure de la glycémie toutes les 3 heures

➢ **Retour à une surveillance HORAIRE de la glycémie** si :
- modification du débit d'insuline (ex. glycémie en dehors de l'objectif)
- modification significative de l'état clinique du patient
- mise en route/arrêt d'un traitement modifiant la glycémie (ex. corticoïdes, catécholamines, ...)
- mise en route/arrêt d'une nutrition (entérale/parentérale/autres...)

Modifications du débit d'insuline en cas d'**hypoglycémie = glycémie ≤ 0,74 g/L**

SI **GLYCÉMIE ≤ 0,50 G/L**

➢ **Arrêt** du PSE d'insuline

➢ **1 ampoule de G30 %** en IV

➢ **Surveillance de la glycémie toutes les 15 min** jusqu'à l'obtention d'une glycémie ≥ 1,00 g/L

➢ Quand glycémie ≥ 1,00 g/L : **attendre 1 heure** puis reprendre le PSE d'insuline avec un **débit égal à la moitié de la valeur du débit précédent l'episode d'hypoglycémie**

Exemple : si le débit est de 2 U/heure lors de la survenue de l'hypoglycémie : repredre le PSE d'insuline à un débit de 1 U/heure 1 heure après avoir obtenu une glycémie ≥ 1,00 g/L

SI **0,50 G/L ≤ GLYCÉMIE ≤ 0,74 G/L**

➢ **Arrêt** du PSE d'insuline

➢ Si symptômes d'hypoglycémie : **1 ampoule de G30 %** en IV + surveillance de la **glycémie toutes les 15 min** jusqu'à l'obtention d'une glycémie ≥ 1,00 g/L

➢ Si asymptomatique : **½ ampoule de G30 %** ou 1 verre de jus de fruit + surveillance de la **glycémie toutes les 15 min** jusqu'à l'obtention d'une glycémie ≥ 1,00 g/L

➢ Quand la glycémie ≥ 1,00 g/L : **attendre 1 heure** puis reprendre le PSE d'insuline avec un **débit égal ¾ de la valeur du débit précédent** l'episode d'hypoglycémie

Exemple : débit = 2 U/heure moment de l'hypoglycémie : repredre le PSE à un débit = 1,5 U/heure 1 heure après avoir obtenu une glycémie ≥ 1,00 g/L

Figure 49.1. Exemple de protocole dynamique d'insulinothérapie intraveineuse.
Source : d'après Studer C, Sankou W, Penfornis A, Pili-Floury S, Puyraveau M, Cordier A, et al. Efficacy and safety of an insulin infusion protocol during and after cardiac surgery. Diabetes Metab 2010; 36(1) : 71-8.

Modifications du débit d'insuline si **glycémie > 0,75 g/L**

① **Identifier la colonne d'appartenance** selon la valeur de la glycémie mesurée :

0,75–0,99 g/L	1,00–1,39 g/L	1,40–1,99 g/L	≥ 2,00 g/L

② **Déterminer** la variation glycémique **horaire (G)**

Exemples :
- *glycémie à 14 h = 1,50 g/L et glycémie à 15 h = 1,75 g/L*
  → variation glycémie G = + 0,25 g/L/h
- *en vas de surveillance de la glycémie toutes les 3 heures : glycémie à 14 h = 1,80 g/L et glycémie à 17 h = 1,50 g/L*
  → variation glycémie horaire G = (1,80-1,50)/3 = 0,30/3 = 0,10 g/L/h

③ Suivre les **instructions de la colonne de droite** pour les modifications du débit d'insuline

0,75–0,99 g/L	**1,00–1,39 g/L**	**1,40–1,99 g/L**	**≥ 2,00 g/L**	**INSTRUCTIONS***
		↗**G** > 0,50 g/L/h	↗**G**	↗ Débit de 2Δ*
	↗**G** > 0,25 g/L/h	↗**G** de 0,01 à 0,50 g/L/h ou G inchangée	**G inchangée** ou ↘**G** de 0,01 à 0,25 g/L/h	↗ Débit de Δ
↗**G**	↗**G** de 0,01 à 0,25 g/L/h ou **G inchangée** ou ↘**G** de 0,01 à 0,25 g/L/h	↘**G** de 0,01 à 0,50 g/L/h	↘**G** de 0,26 à 0,75 g/L/h	Pas de modification de débit ↔
G inchangée ou ↘**G** de 0,01 à 0,25 g/L/h	↘**G** de 0,26 à 0,50 g/L/h	↘**G** de 0,51 à 0,75 g/L/h	↘**G** de 0,76 à 1,00 g/L/h	↘ Débit de Δ
↘**G** ≥ 0,26 g/L/h : voir ci-dessous (**)	↘**G** ≥ 0,51 g/L/h	↘**G** ≥ 0,76 g/L/h	↘**G** ≥ 1,01 g/L/h	Contrôle de la glycémie à 30 min puis ↘ Débit de Δ

(**) = **arrêt du PSE d'insuline** + contrôle de la glycémie **toutes les 30 min** jusqu'à glycémie ≥ 1,00 g/L + quand glycémie ≥ 1,00 g/L : reprendre le PSE d'insuline avec un débit égal à ¾ de la valeur du débit précédent l'épisode d'hypoglycémie

④ **Valeur du Δ en fonction du débit en cours**

Débit d'insuline en cours (U/heure)	**Δ (U/heure)**	**2 Δ (U/heure)**
< 3,0	0,5	1
3,0–6,0	1	2
6,5–9,5	1,5	3
10–14,5	2	4
15–19,5	3	6
20–24,5	4	8
> 25	5 + avertir le médecin	10 + avertir le médecin

Figure 49.1. Suite

protocole utilisé, la prise en charge des troubles glycémiques postopératoires et en soins critiques doit faire l'objet d'une véritable stratégie de service, incluant une évaluation régulière des pratiques, sous peine d'une dérive susceptible de compromettre l'efficacité et la sécurité de l'insulinothérapie intraveineuse [8].

Cibles glycémiques

Les valeurs de glycémie définissant la fourchette cible optimale font l'objet de nombreux débats depuis plus de 20 ans. La publication de l'étude de Louvain en 2001 a suscité un engouement large pour la stratégie de contrôle glycémique strict (*tight glycemic control* [TGC]), visant à maintenir la glycémie entre 0,80 et 1,10 g/l (4,4 et 6,0 mmol/l), pour réduire la morbidité et la mortalité des patients de réanimation chirurgicale, en particulier après chirurgie cardiaque [9]. Les résultats de cette étude n'ont jamais été reproduits dans les études ultérieures. La publication des résultats de l'étude NICE-SUGAR en 2009 a largement remis en cause le TGC, en concluant à la supériorité d'une stratégie dite libérale, visant à maintenir une glycémie entre 1,40 et 1,80 g/l (7,7 et 9,9 mmol/l) [10]. Cette supériorité était expliquée par des hypoglycémies <0,70 g/l (3,8 mmol/l) moins fréquentes lors de l'application d'une stratégie libérale. La relation entre hypoglycémie et mortalité a été rapportée par la suite dans plusieurs études de cohorte, sans qu'aucune explication physiopathologique robuste n'ait pu être produite pour justifier cette association statistique.

Plusieurs études de cohorte ont été publiées afin de tenter d'identifier la cible glycémique optimale. Il semble que la fourchette cible puisse différer notamment en fonction de l'existence ou non d'un diabète, en fonction du motif chirurgical ou médical de l'admission en unité de soins critiques, et en fonction d'une admission en soins critiques après chirurgie cardiaque ou après chirurgie non cardiaque.

Récemment, l'étude CONTROLING a comparé l'intérêt d'une stratégie de contrôle glycémique individualisée par rapport à la stratégie libérale de l'étude NICESUGAR chez des patients hospitalisés en unité de soins critiques. La stratégie individualisée était basée sur la détermination d'une cible glycémique pour chaque patient à partir de l'estimation de la glycémie moyenne à l'état basal à partir de l'HbA1c (cible en mg/dl = [28,7 × HbA1c (%) – 46,7] ± 15). Les inclusions de l'étude ont été interrompues prématurément pour futilité [11].

Ainsi, la cible thérapeutique optimale reste à déterminer. Les stratégies de contrôle glycémique postopératoire sont extrapolées des données publiées en réanimation, en l'absence de littérature spécifique. Les recommandations actuelles préconisent l'utilisation de protocoles dynamiques d'insulinothérapie intraveineuse permettant d'éviter à la fois la survenue d'hyperglycémie > 1,80 g/l (9,9 mmol/l) (voire >1,50 g/l [8,2 mmol/l] chez les patients de chirurgie cardiaque), et la survenue d'hypoglycémie < 1,0 g/l (5,5 mmol/l), en particulier chez les patients à risque neurologique aigu [12].

Transition de l'insuline intraveineuse à l'insuline sous-cutanée

L'administration d'insuline IVSE ne peut se faire en dehors d'une unité de soins intensifs (ou structure équivalente), disposant de ressources humaines suffisantes pour permettre une surveillance rapprochée de la glycémie, sans laquelle la sécurité du contrôle glycémique ne peut être garantie.

L'amélioration de l'état de santé du patient, notamment la reprise de l'alimentation orale, doit conduire à l'arrêt de l'insulinothérapie IVSE. Se pose alors la question de l'indication et des modalités d'un relais par de l'insuline par voie sous-cutanée.

S'il existe un antécédent connu de diabète, et que le débit d'insuline IVSE est ≥1 UI/h, un relais de l'insuline IVSE par un schéma basal-bolus doit être prescrit [13, 14]. Le schéma basal-bolus consiste en 1 injection/24 h d'insuline de durée d'action longue associée à des injections de bolus d'insuline rapide avant chaque repas

(3 bolus par jour), quelle que soit la glycémie préprandiale, de façon à couvrir le pic hyperglycémique post-prandial. La glycémie doit être surveillée avant et 3 heures après chaque repas, et des rattrapages d'insuline rapide prescrits en cas d'hyperglycémie persistante. Les modalités du schéma basal-bolus sont détaillées dans les recommandations françaises [4, 5]. En fonction de l'évolution des doses d'insuline administrées au cours de l'hospitalisation, et de la valeur de l'hémoglobine glyquée (HbA1c) préopératoire, un renforcement du traitement antidiabétique habituel et une consultation de suivi à 1 mois doivent être envisagés après sortie de l'hôpital [5, 15].

En l'absence d'antécédent connu de diabète, et/ou si le débit d'insuline IVSE est < 1 UI/h, il n'existe actuellement aucune donnée publiée décrivant un schéma thérapeutique de transition de l'insuline IVSE à l'insuline sous-cutanée. Il paraît légitime de poursuivre une surveillance pluriquotidienne de la glycémie capillaire, jusqu'à normalisation de la glycémie, et d'administrer des bolus d'insuline rapide par voie sous-cutanée en cas d'hyperglycémie.

Dans tous les cas, la transition de l'insuline IVSE à l'insuline sous-cutanée est une période à risque de recrudescence des épisodes d'hyperglycémie, et d'hypoglycémie, potentiellement délétères. La simple reprise des traitements habituels est insuffisante car l'insulinorésistance peut persister pendant plusieurs jours, même pour des chirurgies non cardiaques de niveau de risque intermédiaire. Ainsi, le contrôle des troubles glycémiques postopératoires et en unité de soins critiques doit intégrer un protocole permettant la transition de l'insuline IVSE à l'insuline sous-cutanée (figure 49.2).

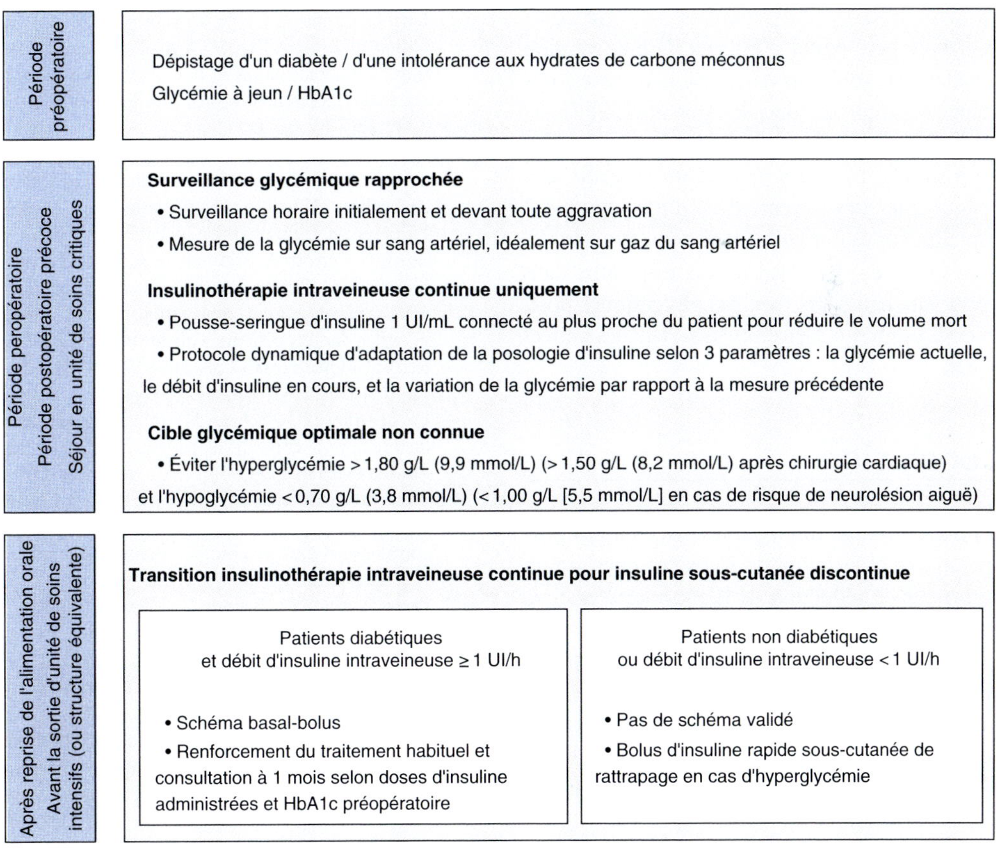

Figure 49.2. Principes de prise en charge des troubles glycémiques postopératoires et en unité de soins critiques.

Perspectives et nouveautés

Les innovations technologiques dans le domaine de la santé permettent d'envisager l'utilisation de dispositifs permettant une gestion autonome de la glycémie au cours de la période péri-opératoire et en unité de soins critiques.

Le STG-55 est un système de boucle fermée mis au point et utilisé au Japon [16]. Le STG-55 permet d'asservir l'administration IVSE d'insuline et de sérum glucosé à la mesure continue de la glycémie à l'aide d'une voie veineuse périphérique dédiée. Le STG-55 semble procurer un contrôle glycémique extrêmement précis (> 95 % du temps dans la cible glycémique) en unité de soins critiques et au cours de la période péri-opératoire de chirurgie cardiaque et non cardiaque majeure. À notre connaissance, il n'existe pas dispositif comparable disponible en Europe.

Les « pancréas artificiels » développés et prescrits dans le cadre du traitement au long cours du diabète permettent d'asservir l'administration d'insuline par voie sous-cutanée à la mesure sous-cutanée continue du glucose interstitiel. Plusieurs essais randomisés récents ont décrit une amélioration significative de la qualité du contrôle glycémique chez des patients diabétiques de type 2 hospitalisés pour une pathologie aiguë non chirurgicale [17, 18]. La place de ces dispositifs dans la prise en charge des troubles glycémiques postopératoires mérite d'être précisée dans les années à venir.

Conclusion

La prise en charge des troubles glycémiques postopératoires et en unité de soins critiques est un axe majeur de réduction de la morbidité et de la mortalité. Les protocoles d'insulinothérapie sont des protocoles de soins complexes nécessitant une véritable stratégie d'équipe pluridisciplinaire. Les innovations technologiques devraient permettre la mise au point de dispositifs susceptibles d'alléger la charge en soins tout en améliorant la qualité du contrôle glycémique.

Références

[1] Van den Berghe G. What's new in glucose control in the ICU? Intensive Care Med 2013;39(5):823–5.

[2] Moghissi ES, Korytkowski MT, DiNardo M, Einhorn D, Hellman R, Hirsch IB, et al. American Association of Clinical Endocrinologists and American Diabetes Association consensus statement on inpatient glycemic control. Diabetes Care 2009;32(6):1119–31.

[3] Cheisson G, Jacqueminet S, Cosson E, Ichai C, Leguerrier AM, Nicolescu-Catargi B, et al. Perioperative management of adult diabetic patients. Review of hyperglycaemia: definitions and pathophysiology. Anaesth Crit Care. Pain Med 2018;37(Suppl 1):S5–8.

[4] Cheisson G, Jacqueminet S, Cosson E, Ichai C, Leguerrier AM, Nicolescu-Catargi B, et al. Perioperative management of adult diabetic patients. Intraoperative period. Anaesth Crit Care. Pain Med 2018;37(Suppl 1):S21–5.

[5] Cheisson G, Jacqueminet S, Cosson E, Ichai C, Leguerrier AM, Nicolescu-Catargi B, et al. Perioperative management of adult diabetic patients. Postoperative period. Anaesth Crit Care. Pain Med 2018;37(Suppl 1):S27–30.

[6] Ichai C, Cariou A, Léone M, Veber B, Barnoud D, le Groupe d'Experts. Expert's formalized recommendations. Glycemic control in ICU and during anaesthesia: useful recommendations. Ann Fr Anesth Reanim 2009;28(7-8):717–8.

[7] Steil GM, Deiss D, Shih J, Buckingham B, Weinzimer S, Agus MSD. Intensive Care Unit Insulin Delivery Algorithms: Why So Many? How to Choose? J Diabetes Sci Technol 2009;3(1):125–40.

[8] Besch G, Perrotti A, Salomon du Mont L, Tucella R, Flicoteaux G, Bondy A, et al. Long-term compliance with a validated intravenous insulin therapy protocol in cardiac surgery patients: a quality improvement project. Int J Qual Health Care 2018;30(10):817–22.

[9] van den Berghe G, Wouters P, Weekers F, Verwaest C, Bruyninckx F, Schetz M, et al. Intensive insulin therapy in critically ill patients. N Engl J Med 2001;345(19):1359–67.

[10] NICE-SUGAR Study Investigators, Finfer S, Chittock DR, Su SYS, Blair D, Foster D, et al. Intensive versus conventional glucose control in critically ill patients. N Engl J Med 2009;360(13):1283–97.

[11] Bohé J, Abidi H, Brunot V, Klich A, Klouche K, Sedillot N, et al. Individualised versus conventional glucose control in critically-ill patients: the CONTROLING study-a randomized clinical trial. Intensive Care Med 2021;47(11):1271–83.

[12] Jacobi J, Bircher N, Krinsley J, Agus M, Braithwaite SS, Deutschman C, et al. Guidelines for the use of an insulin infusion for the management of hyperglycemia in critically ill patients. Crit Care Med 2012;40(12):3251–76.

[13] Umpierrez GE, Smiley D, Jacobs S, Peng L, Temponi A, Mulligan P, et al. Randomized study of basal-bolus insulin therapy in the inpatient management of patients with type 2 diabetes undergoing general surgery (RABBIT 2 surgery). Diabetes Care 2011;34(2):256–61.
[14] Pasquel FJ, Lansang MC, Dhatariya K, Umpierrez GE. Management of diabetes and hyperglycaemia in the hospital. Lancet Diabetes Endocrinol 2021;9(3):174–88.
[15] Umpierrez GE, Reyes D, Smiley D, Hermayer K, Khan A, Olson DE, et al. Hospital discharge algorithm based on admission HbA1c for the management of patients with type 2 diabetes. Diabetes Care 2014;37(11):2934–9.
[16] Hanazaki K, Tanioka N, Munekage M, Uemura S, Maeda H. Closed-loop artificial endocrine pancreas from Japan. Artif Organs 2021;45(9):958–67.
[17] Bally L, Thabit H, Hartnell S, Andereggen E, Ruan Y, Wilinska ME, et al. Closed-Loop Insulin Delivery for Glycemic Control in Noncritical Care. N Engl J Med 2018;379(6):547–56.
[18] Thabit H, Hartnell S, Allen JM, Lake A, Wilinska ME, Ruan Y, et al. Closed-loop insulin delivery in inpatients with type 2 diabetes: a randomised, parallel-group trial. Lancet Diabetes Endocrinol 2017;5(2):117–24.

Chapitre 50

Complications postopératoires de la chirurgie abdominopelvienne

M. Desmard

Points clés

- La chirurgie abdominale expose à plusieurs complications (notamment l'iléus postopératoire) qui peuvent être partiellement limitées par les mesures de RAAC.
- Les complications les plus sévères sont les hémorragies et les infections postopératoires.
- L'imagerie par TDM est centrale pour le diagnostic de ces complications.

La chirurgie abdominopelvienne regroupe les interventions chirurgicales concernant les organes intra-abdominaux (estomac, duodénum, intestin grêle, côlon, foie et voies biliaires, rate, pancréas, rein et uretères) et pelviens (ovaires, trompes, utérus, vessie et rectum). Ces interventions exposent à certaines complications pouvant être en rapport soit avec l'intervention chirurgicale elle-même soit avec son retentissement systémique.

Complications liées à la chirurgie

Iléus postopératoire

L'iléus est une complication postopératoire fréquente. Les mesures sont essentiellement préventives et reposent sur l'application des principes de la réhabilitation améliorée après chirurgie. En postopératoire, la limitation de la durée de jeûne, la mastication, la limitation des antalgiques morphiniques et anticholinergiques, la prévention de l'hypokaliémie permettent de réduire la durée de cet iléus. En cas d'iléus persistant il faudra éliminer un fécalome et une complication chirurgicale.

Un recours à une aspiration digestive, l'introduction de laxatifs et de prokinétiques peuvent être proposés. L'administration de faible dose de néostigmine peut être discutée après avoir éliminé une obstruction.

Lésions vasculaires, hémorragies et hématomes profonds

Les chirurgies hépatiques, spléniques et pancréatiques sont plus à risque d'hémorragie. Une hémorragie est suspectée devant la survenue d'une déglobulisation, la présence de sang dans les systèmes de drainage ou d'une instabilité hémodynamique. La réalisation d'une tomodensitométrie (TDM) injectée permet la localisation du saignement actif, guide la thérapeutique (reprise chirurgicale ou embolisation). En l'absence d'instabilité hémodynamique, de saignement actif ou de signe de surinfection, une surveillance est suffisante. En cas d'instabilité hémodynamique mettant rapidement en jeu le pronostic vital, une reprise chirurgicale immédiate sans même réaliser d'imagerie doit être envisagée.

Médecine péri-opératoire

Infections intra-abdominales

Une infection intra-abdominale (IIA) peut être circonscrite ou généralisée. L'origine de la contamination infectieuse est d'origine digestive, urologique ou gynécologique [1]. Le lâchage d'anastomose est la première cause d'IIA (66 %), devant les abcès (13 %) et les perforations digestives (10 %) [2].

Diagnostic clinique

Toute suite postopératoire inhabituelle doit alerter [3]. Les signes apparaissent en moyenne entre le 4e et le 6e jour postopératoire [4]. Le signe le plus précoce est la tachycardie [5]. Tout écoulement anormal par un drain ou la cicatrice doit alerter.

Intérêt des marqueurs biologiques

L'intérêt des marqueurs biologiques est débattu. Bien que la SFAR ne retienne pas l'intérêt des biomarqueurs [6], plusieurs études montrent qu'une CRP > 100 mg/l à J4 alerte sur le risque d'IIA postopératoire. La PCT est moins informative que la CRP [7, 8].

Imagerie

La TDM avec injection intraveineuse de produit de contraste est l'examen de référence. On peut y associer une opacification digestive. Plusieurs études s'accordent pour dire que la sensibilité de la TDM est faible avant le 4e ou 5e jour postopératoire [9]. Une TDM non contributive ne permet pas d'éliminer le diagnostic d'infection intra-abdominale [10, 11].

Microbiologie

Des hémocultures et des prélèvements intrapéritonéaux seront réalisés [12]. Il ne faut pas réaliser d'analyse microbiologique sur les liquides biologiques récupérés par les dispositifs de drainage [6].

Les prélèvements peropératoires des liquides péritonéaux sont envoyés au laboratoire de microbiologie pour examen direct et cultures microbiologiques.

Prise en charge

Contrôle de la source infectieuse

Les fistules sus-mésocoliques bien tolérées sont généralement traitées par traitement endoscopique permettant de vérifier la vitalité des segments anastomosés et d'être thérapeutique. Les prothèses sur anastomoses œsogastriques ou œsojéjunales ont montré une bonne efficacité [13]. Les drainages transanastomotiques d'abcès ou bien des systèmes de drainage par pression négative (Endosponge®) [14] peuvent être envisagés. Ces traitements ne sont adaptés que si les tissus péri-anastomotiques ont une bonne vitalité, pour des patients peu ou pas septiques avec un drainage efficace au contact de l'anastomose. En cas de perforation ou de fistule anastomotique sous-mésocolique, la règle est de ne pas réaliser d'anastomose en milieu septique et de procéder à une mise en stomie des segments intestinaux. En cas de fuite au niveau d'une anastomose rectale ou anale, le moignon distal ne peut être mis à la peau. On réalise alors une intervention de Hartmann laissant en place un moignon rectal protégé par un système de drainage.

Diminution de l'inoculum

Après identification de l'origine de l'infection, on procède à une toilette péritonéale avec de grands volumes de sérum physiologique. Il a été montré qu'un lavage incomplet de la cavité péritonéale était associé à une surmortalité [15]. En cas de péritonite localisée, les drainages vont se concentrer sur la zone infectée. En cas de péritonite généralisée, il faut drainer largement la cavité péritonéale, idéalement dans les quatre quadrants [3].

Antibiothérapie [6]

L'antibiothérapie probabiliste doit être débutée dès le diagnostic posé sans attendre la réalisation des prélèvements péritonéaux. Elle prend en compte les entérobactéries, les anaérobies ainsi que les entérocoques. La colonisation connue ou la présence de facteurs de risque de portage de bactéries multirésistantes et d'entérocoques résistants à l'amoxicilline doivent être recherchées et prises en compte. Un traitement antifungique probabiliste sera associé en cas de levures visualisées à l'examen direct des prélèvements péritonéaux ou devant la présence de 3 des 4 critères suivants : origine sus-mésocolique de l'infection, sexe féminin, état de choc, antibiothérapie depuis plus de 48 heures [16]. L'antibiothérapie adaptée aux antibiogrammes avec le spectre le plus étroit possible sera ensuite poursuivie pour une durée de 7 jours. En cas de péritonite localisée en l'absence de facteur de gravité, cette durée peut probablement être réduite à 3 jours. Les anaérobies sont systématiquement pris en compte même lorsqu'ils ne sont pas mis en évidence.

Mesures générales

La nutrition doit être débutée précocement de préférence par voie entérale [17]. Si la nutrition par voie orale ou par sonde nasogastrique est impossible, il faut envisager la mise en place endoscopique d'une sonde distale voire la réalisation d'une jéjunostomie d'alimentation.

La présence d'une ou plusieurs défaillances d'organes doit faire envisager un transfert en réanimation.

Lésions urologiques

Diagnostic clinique et biologique

Les fistules sur les voies urinaires peuvent compliquer la chirurgie urologique mais aussi gynécologique et abdominale sous-mésocolique. Ces lésions doivent être suspectées devant l'apparition d'une hématurie, d'une anurie, de douleurs abdominales ou lombaires, la persistance d'un iléus, l'apparition d'un sepsis ou un devant écoulement suspect ou trop volumineux par les dispositifs de drainage. La résorption d'urine par le péritoine entraîne une augmentation de l'urée et de la créatinine plasmatique avec une augmentation proportionnellement plus importante de la créatinine. Le dosage de la créatinine dans les liquides de drainage peut aider à diagnostiquer une fistule urinaire [18].

Imagerie

Le diagnostic repose sur l'imagerie. L'échographie rénale peut montrer une dilatation des cavités pyélocalicielles en cas d'obstacle iatrogène. La TDM doit comporter au moins un temps tardif urinaire et/ou une opacification vésicale rétrograde.

Prise en charge

En l'absence de signe de gravité et en fonction de la lésion, un traitement non chirurgical visant à obtenir une cicatrisation spontanée des lésions peut être envisagé [18]. Il associe un drainage de la vessie par une sonde urinaire à une dérivation des urines en amont de la fistule par néphrostomie percutanée, sonde urétérale ou sonde double J. En cas d'échec de ce traitement un traitement chirurgical doit être envisagé.

En cas de sepsis une antibiothérapie probabiliste puis guidée par l'analyse microbiologique des urines et des prélèvements peropératoires sera réalisée.

Lésions pariétales

Une éventration ou éviscération en postopératoire doit faire suspecter une infection profonde sous-jacente et bénéficier d'un traitement chirurgical.

Le traitement des abcès pariétaux est local et repose sur l'évacuation de la collection, le lavage et le méchage de la cavité. Il est inutile de réaliser des prélèvements microbiologiques tout comme d'introduire une antibiothérapie.

Complications spécifiques de la chirurgie hépatobiliaire

Complications hémorragiques

L'hémorragie peut être favorisée par l'insuffisance hépatique et les troubles de l'hémostase qui y sont associés. Une TDM injectée avec un temps artériel et portal permet de visualiser la localisation de l'hématome et la présence d'un saignement actif. Les hématomes périhépatiques et de la tranche de section hépatique, plus à risque de surinfection, peuvent nécessiter un drainage percutané voire une reprise chirurgicale. Les hématomes intrahépatiques d'origine artérielle peuvent le plus souvent bénéficier d'un traitement par embolisation. En l'absence de rupture, il n'y a en général pas de traitement spécifique pour les hématomes sous-capsulaires [19].

Nécrose hépatique

La nécrose parenchymateuse hépatique peut être limitée ou diffuse. Elle est souvent associée à une thrombose porte ou sus-hépatique qui doit être systématiquement recherchée. Lorsque la zone de nécrose est trop diffuse, une insuffisance hépatique irréversible peut s'installer.

Fistules biliaires

La fistulisation dirigée par le drainage mis en place en peropératoire permet le plus souvent d'éviter le cholépéritoine et permet une guérison spontanée. En cas de cholépéritoine, surinfecté ou non, une reprise chirurgicale est indispensable.

Gestion des drainages chirurgicaux

Les systèmes de drainage peuvent être mis en place soit dans un but préventif pour éviter la formation d'une collection ou détecter la survenue d'une fistule anastomotique, soit dans un but thérapeutique pour favoriser la clairance bactérienne et éviter la formation d'abcès. Le drainage est assuré soit par la simple déclivité, soit par systèmes aspiratifs, soit plus rarement par capillarité. Les drains sont le plus souvent retirés précocement dès qu'ils deviennent peu productifs. Lorsque le drain est mis en place pour protéger une anastomose, par exemple en chirurgie œsophagienne, il n'est retiré que lorsque le risque de fistule anastomotique est écarté. Lorsqu'un drain a pour but de drainer un liquide en amont d'une fistule ou de réaliser une fistulisation dirigée, il est en général laissé en place pendant une longue période (drainage des sécrétions biliaires, drainage urinaire) [20].

Complications non chirurgicales

Maladie thromboembolique veineuse

La chirurgie abdominopelvienne majeure expose à un risque élevé de maladie thromboembolique. L'embolie pulmonaire est une complication grave et potentiellement mortelle. Comme la complication chirurgicale, ce diagnostic doit être évoqué et conduire à la réalisation d'un angioscanner devant toute dégradation hémodynamique ou respiratoire après une chirurgie abdominopelvienne.

Atélectasies

De nombreuses études ont démontré les conséquences néfastes de la chirurgie abdominopelvienne sur la fonction ventilatoire. La localisation sus-ombilicale et la taille des incisions chirurgicales, l'intensité de la douleur postopératoire et la survenue d'une dysfonction diaphragmatique en sont les principaux facteurs favorisants [21, 22].

Infections

En cas de syndrome septique survenant en postopératoire, le premier diagnostic à évoquer reste celui d'infection du site opératoire. Les autres sites infectieux à évoquer sont l'infection pulmonaire, l'infection sur cathéter, l'infection urinaire.

Références

[1] Dupont H, Paugam-Burtz C, Muller-Serieys C, Fierobe L, Chosidow D, Marmuse JP, et al. Predictive factors of mortality due to polymicrobial peritonitis with Candida isolation in peritoneal fluid in critically ill patients. Arch Surg 2002;137:1341–6.

[2] Roehrborn A, Thomas L, Potreck O, Ebener C, Ohmann C, Goretzki PE, Röher HD. The microbiology of postoperative peritonitis. Clin Infect Dis 2001;33:1513–9.

[3] Parc Y, Frileux P, Dehni N, Ollivier J, Tiret E, Parc R. Réinterventions pour complications infectieuses intrapéritonéales postopératoires. Encycl Méd Chir (Éditions Sciences Médicales Elsevier SAS, Paris, tous droits réservés). Tech Chir -Appar Dig 2003;40–080.

[4] Doeksen A, Tanis PJ, Vrouenraets BC, Lanschot van JJB, Tets van WF. Factors determining delay in relaparotomy for anastomotic leakage after colorectal resection. World J Gastroenterol 2007;13(27):3721–5.

[5] Hamilton EC, Sims TL, Hamilton TT, Mullican MA, Jones DB, Provost DA. Clinical predictors of leak after laparoscopic Roux-en-Y gastric bypass for morbid obesity. Surg Endosc 2003;17(5):679–84.

[6] Montravers P, Dupont H, Leone M, Constantin JM, Mertes PM. Guidelines for management of intra-abdominal infections. Anaesth Crit Care Pain Med 2015;34(2):117–30.

[7] De Magistris L, Paquette B, Orry D, Facy O, Di Giacomo G, Rat P, et al. Preoperative inflammation increases the risk of infection after elective colorectal surgery: results from a prospective cohort. Int J Colorectal Dis 2016;31(9):1611–7. https://doi.org/10.1007/s00384-016-2620-8.

[8] Welsch T, Müller SA, Ulrich A, Kischlat A, Hinz U, Kienle P, et al. C-reactive protein as early predictor for infectious postoperative complications in rectal surgery. Int J Colorectal Dis 2007;22(12):1499–507.

[9] Kornmann VN, van Ramshorst B, Smits AB, Bollen TL, Boerma D. Beware of false negative CT scan for anastomotic leakage after colonic surgery. Int J Colorectal Disease 2014;29:445–51.

[10] Brivet FG, Smadja C, Hilbert U, Vons C, Jacobs F, Gordji-Therani H, et al. Usefulness of abdominal CT scan in severe peritoneal sepsis linked to primary peritonitis. Scand J Infect Dis 2005;37:76–8.

[11] Werner P, Faivre E, Langonnet F, Belghiti J. La tomodensitométrie et le drainage percutané modifient les indications de réintervention après chirurgie digestive. Ann Fr Anesth Reanim 1990;9:261–4.

[12] McLean TR, Simmons K, Svensson LG. Management of postoperative intra-abdominal abscesses by routine percutaneous drainage. Surg Gynecol Obstet 1993;176:167–71.

[13] Dasari BVM, Neely D, Kennedy A, Spence G, Rice P, Mackle E, et al. The role of esophageal stents in the management of esophageal anastomotic leaks and benign esophageal perforations. Ann Surg 2014;259(5):852–60.

[14] Bludau M, Hölscher AH, Herbold T, Leers JM, Gutschow C, Fuchs H, et al. Management of upper intestinal leaks using an endoscopic vacuum-assisted closure system (E-VAC). Surg Endosc 2014;28(3):896–901.

[15] Mulier S, Penninckx F, Verwaest C, Filez L, Aerts R, Fieuws S, et al. Factorsaffecting mortality in generalized postoperative peritonitis: multivariate analysis in 96 patients. World J Surg 2003;27(4):379–84.

[16] Dupont H, Bourichon A, Paugam-Burtz C, Mantz J, Desmonts JM. Can yeast isolation in peritoneal fluid be predicted in intensive care unit patients with peritonitis. Crit Care Med 2003;31(3):752–7.

[17] Kaur N, Gupta MK, Minocha VR. Early Enteral Feeding by Nasoenteric Tubes in Patients with Perforation Peritonitis. World J Surg 2005;29(8):1023–8.

[18] Benoit L, Spie R, Favoulet P, Cheynel N, Kretz B, Gouy S, et al. Prise en charge des lésions urétérales iatrogènes [Management of ureteral injuries]. Ann Chir 2005;130(8):451–7.

[19] Castaing D, Adam R, Cherqui D, Azoulay D. Chirurgie du foie et de l'hypertension portale. 2e éd. Issy-les-Moulineaux: Elsevier Masson; 2022.

[20] Launay-Savary MV, Slim K. Analyse factuelle du drainage abdominal prophylactique. Ann Chir 2006;131(5):302–5.

[21] Simonneau G, Vivien A, Sartene R, Kunstlinger F, Samii K, Noviant Y, Duroux P. Diaphragm dysfunction induced by upper abdominal surgery. Role of postoperative pain. Am Rev Respir Dis 1983;128:899–903.

[22] Ali J, Khan TA. The comparative effects of muscle transection and median upper abdominal incisions on postoperative pulmonary function. Surg Gynecol Obstet 1979;148:863–6.

Chapitre 51

Mobilisation précoce – Analgésie postopératoire

A. Labbariere, B. Pastene, R. Lebrun, M.-H. Po, L. Zieleskiewicz

Points clés

- L'atélectasie postopératoire est favorisée par l'anesthésie générale, le bloc neuromusculaire, les procédés chirurgicaux, les opiacés et l'hypoventilation alvéolaire post-interventionnelle. Elle fait le lit des complications pulmonaires postopératoires (CPP).
- La mobilisation précoce (< 12 h) postopératoire est associée à une diminution des atélectasies, des CPP et des durées de séjour. Elle est recommandée pour un parcours patient optimisé.
- La mobilisation précoce postopératoire est possible dès la SSPI aux côtés d'autres mesures d'optimisation péri-opératoire telles que la reprise des boissons, le retrait des cathéters et de la sonde urinaire. Cette réhabilitation ultraprécoce dès la SSPI est associée à une diminution de la durée de séjour et des CPP.
- La mobilisation précoce postopératoire n'est possible que si une analgésie postopératoire satisfaisante est obtenue.
- L'anesthésie locorégionale a probablement un rôle important pour faciliter la mobilisation précoce postopératoire en permettant une analgésie efficace sans altération de la vigilance.
- En soins critiques, mobilisation et réhabilitation précoce sont associées à une diminution du delirium mais aussi de la durée de séjour à l'hôpital et en réanimation.

Depuis la première publication d'un protocole de réhabilitation améliorée alors appelée « fast-track surgery » par le Pr H. Kehlet, la mobilisation favorisée par un contrôle optimal de l'analgésie apparaît comme centrale dans la prévention des complications postopératoires [1]. Deux des principales mesures de son protocole étaient la verticalisation précoce avec une mise au fauteuil à J0 et un objectif de mobilisation supérieure à 12 heures à J1 postopératoire ; le contrôle de l'analgésie était assuré par un cathéter d'analgésie péridurale thoracique bas. À travers une seconde cohorte de 60 patients, il montre une sortie possible extrêmement précoce comparativement aux standards de l'époque [2].

La mortalité péri-opératoire est aujourd'hui la troisième cause de mortalité dans le monde [3]. Les complications pulmonaires postopératoires (CPP) sont aussi fréquentes que les complications cardiovasculaires. Leur genèse plurifactorielle repose sur la conjonction des effets délétères de l'anesthésie et de la chirurgie sur la fonction respiratoire.

Ces complications respiratoires sont définies par l'ESAIC (société européenne d'anesthésie et de soins critiques) comme un ensemble comprenant : atélectasies, pneumonies, survenue d'une oxygéno-requérance, épanchements pleuraux, pneumothorax ou décompensation d'une pathologie respiratoire sous-jacente [4]. Leur incidence en chirurgie majeure se situerait autour de 10 à 30 % selon les populations étudiées [5–7].

La prévention de ces complications est donc un enjeu majeur de la médecine péri-opératoire et nous verrons à travers ce chapitre que celle-ci passe par l'éducation du patient, la kinésithérapie et la déambulation précoce ainsi qu'un contrôle optimal de la douleur postopératoire.

Ces mesures postopératoires doivent être intégrées dans une prise en charge péri-opératoire globale dont les parties pré- et peropératoires ont précédemment été abordées.

Mobilisation péri-opératoire dans un protocole de réhabilitation améliorée

Rationnel

La fonction ventilatoire est grandement modifiée durant la période péri-opératoire. L'anesthésie générale, la chirurgie et la douleur, notamment à la toux, entraînent un syndrome restrictif et une diminution de la capacité vitale, une diminution de la capacité résiduelle fonctionnelle, et une dysfonction diaphragmatique [8]. La pathogenèse de ces atélectasies fait l'objet de nombreuses revues. De même que les moyens de les prévenir et les traiter [9].

Les principes de ventilation protectrice décrits dans le SDRA et appliqués au bloc opératoire ont montré leur efficacité dans la prévention de ces complications [10], mais leur survenue ne peut être totalement prévenue sans prise en charge dans la période postopératoire. Cette prise en charge peut être initiée dès la salle de soins post-interventionnelle (SSPI). Pour en attester, plusieurs études observationnelles récentes montrent la possibilité de dépister, dès la SSPI ou l'arrivée en soins critiques, les atélectasies par l'échographie [11, 12]. Un lien entre la présence d'atélectasies postopératoires et la survenue de CPP a été établi [11]. Il en va de même pour la nécessité de recours à une ventilation mécanique et la mortalité postopératoire [11, 12]. Des populations à risque accru ont été identifiées, on y retrouve notamment les patients opérés d'une chirurgie abdominale majeure et les patients opérés d'une chirurgie thoracique [12].

Préparation en pré- et peropératoire

La mobilisation postopératoire et la kinésithérapie s'intègrent à une prise en charge péri-opératoire globale. Le travail en amont de la chirurgie dès la consultation d'anesthésie ou de chirurgie apparaît essentiel. Il s'agit d'initier dès ces consultations l'éducation thérapeutique et de faire comprendre au patient l'importance de son rôle dans la prévention de ces complications, par son implication dans le programme de kinésithérapie qui lui sera proposé.

Une équipe australienne a même montré l'efficacité dans la prévention des complications respiratoires de la kinésithérapie respiratoire préopératoire par l'éducation à la toux et à l'inspiration forcée [13]. Dans cette étude randomisée de 441 patients opérés d'une chirurgie abdominale haute, l'équipe de Boden a diminué de moitié les complications pulmonaires postopératoires. Cette même équipe a montré un bénéfice médico-économique de la prévention par la kinésithérapie des complications pulmonaires postopératoires dans une seconde étude [14].

Importance de la kinésithérapie

De nombreuses études ont montré le bénéfice de la kinésithérapie postopératoire sur la prévention des CPP [15]. L'une des plus citées, I COUGH réalisée par Cassidy et son équipe de Boston, a étudié un panel de mesures à prendre pour

I COUGH

L'acronyme résume les interventions évaluées.

- I : *Incentive spirometry* : spirométrie incitative afin de favoriser le recrutement alvéolaire, ainsi le volume de réserve inspiratoire développé par le patient peut être monitoré et évalué aisément.
- C : *Coughing and deep breathing* : éducation à la toux et à l'inspiration forcée.
- O : *Oral care* : soins oropharyngés.
- U : *Understanding* : éducation thérapeutique du patient ainsi que de son entourage.
- G : *Getting out of bed frequently* : incitation à la marche et au mouvement pluriquotidien.
- H : *Head-of-bed* : élévation, surélévation de la tête de lit.

prévenir les complications pulmonaires dans la période postopératoire [16].

Il sera alors très important que le patient répète ces exercices, plusieurs fois par jour durant tout son séjour, auxquels on peut ajouter des manœuvres génératrices de PEP intrinsèque :

- inspiration et expirations profondes à lèvres pincées (5 à 10 cycles/h) ;
- expiration à travers une colonne d'eau (d'une dizaine de centimètres).

Enfin, certaines populations particulièrement à risque de CPP et d'atélectasies (obèses et apnéiques notamment) doivent poursuivre leur appareillage usuel de PPC ou VNI en SSPI à la phase précoce de leur réveil [17].

Importance de la réhabilitation et de la déambulation précoce

La mobilisation précoce dans la journée ou l'heure suivant le réveil fait l'objet de nombreuses études récentes notamment en chirurgie abdominale et thoracique [18].

Si la verticalisation précoce et la déambulation favorisent la reprise du transit intestinal, les effets du mouvement et de la marche seraient surtout bénéfiques sur la prévention de la morbidité postopératoire et particulièrement sur la prévention des atélectasies et pneumonie [19].

Ainsi, 2 études de type avant/après réalisées chez des patients en postopératoire de lobectomie pulmonaire montrent que la déambulation ultraprécoce dès la SSPI est associée à une diminution des atélectasies, des pneumonies et de la durée de séjour. Ces études rapportent également la faisabilité et la sécurité de la déambulation ultraprécoce, dès la SSPI, après chirurgie thoracique majeure [19, 20]. Une récente étude en chirurgie digestive et notre pratique à l'hôpital Nord de Marseille (près de 2 000 patients levés en SSPI après chirurgie majeure) confirment la faisabilité et la sécurité de cette technique après chirurgie majeure non thoracique également [21].

Enfin, le nombre de pas qu'un patient est capable de marcher dans les suites d'une chirurgie majeure est statistiquement lié à la diminution de la durée de son séjour hospitalier [22].

Ainsi, la déambulation ultraprécoce et la RAAC dès la SSPI font maintenant partie des bonnes pratiques pour un parcours péri-opératoire optimisé du patient [23].

Afin de rendre possible une mobilisation précoce après chirurgie, le bon contrôle de l'analgésie par une approche comprenant une analgésie locorégionale ou périmédullaire est essentiel. L'anesthésie locorégionale (ALR) est à privilégier sur la morphine car elle ne génère pas d'altération du niveau de conscience ni de nausées et vomissements. L'utilisation de l'ALR diminue la consommation de morphine, l'hyperalgésie postopératoire, améliore les scores EVA et facilite la réhabilitation précoce [24]. L'ajout d'une analgésie péridurale lors des chirurgies majeures permet ainsi une diminution des CPP [17]. En cas d'incisions unilatérales, le bloc paravertébral pourrait avoir une efficacité similaire avec néanmoins moins d'effets secondaires de type hypotension, rétention d'urine, etc. [25]. Une bonne gestion du bloc neuromusculaire, de la profondeur de l'anesthésie et la prévention de l'hypothermie, notamment à l'aide de monitorages étendus, doivent permettre un réveil rapide et de qualité, autorisant alors la mobilisation la plus précoce [19, 20].

Une rupture du jeûne avec prise d'eau sucrée est conseillée afin de favoriser cette activité physique [26]. La récupération d'une déglutition efficace après une anesthésie au propofol et l'antagonisation du bloc neuromusculaire est très rapide. Un délai de trente minutes après l'extubation pour la rupture du jeûne apparaît raisonnable, tant que l'état de conscience du patient le permet [27]. Il est toutefois nécessaire de tester la déglutition progressivement et sous surveillance paramédicale, et d'exclure les patients à risque de fausse route du fait de leur chirurgie, ou d'événements indésirables peranesthésiques. Seront aussi exclus les patients devant rester à jeun du fait de leur chirurgie.

Le protocole de RAAC en SSPI de l'hôpital Nord de Marseille est présenté en figure 51.1.

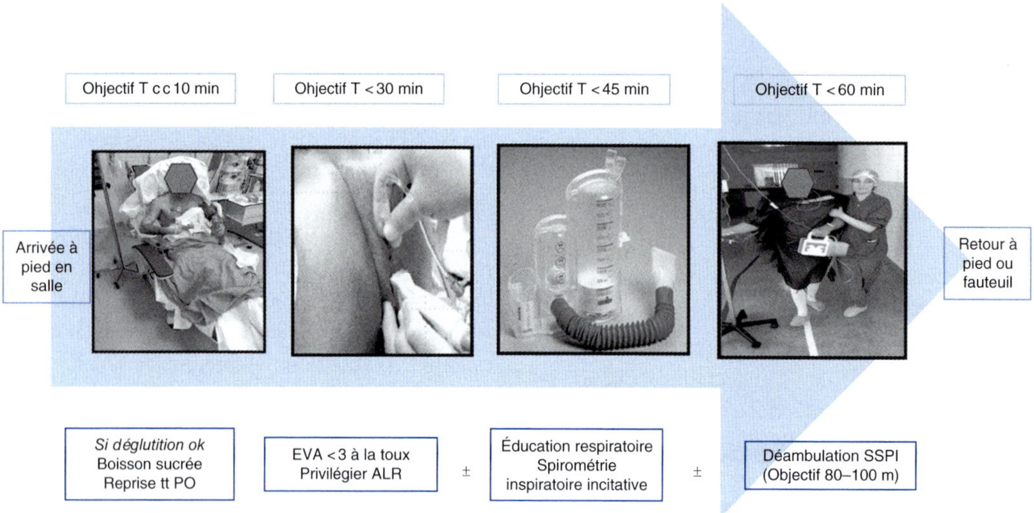

Figure 51.1. Protocole RAAC SSPI.
Source : service d'anesthésie réanimation, hôpital Nord de Marseille, AP-HM.

Mobilisation en soins critiques

Rationnel

Plus encore que le patient retournant en service d'hospitalisation conventionnelle, les patients adressés en soins critiques en postopératoire sont les patients considérés comme à haut risque de morbi-mortalité, même s'il s'agit d'une admission prévue. Ils sont souvent déjà atteints de morbidité postopératoire en cas d'admission imprévue. Les soins invasifs délivrés en soins critiques, bien que nécessaires sont générateurs de leur propre morbidité bien connue qui comporte entre autres : les complications du décubitus, les complications infectieuses et la pneumonie associée aux soins (sous ventilation mécanique ou non), la sarcopénie et la dénutrition. Ces complications allongent la durée de séjour hospitalier et en réanimation, et augmentent l'exposition à la ventilation mécanique [28].

Le concept de réhabilitation améliorée en réanimation ou après réanimation, s'est développé durant la dernière décennie. Ici aussi des mesures physiques simples, l'omniprésence de la kinésithérapie et du mouvement, et la gestion raisonnée de la sédation et des curares sont recommandées [29].

Morbidités propres du patient de soins critiques – Neuromyopathies de réanimation et dysfonction diaphragmatique

Les anomalies neuromusculaires acquises en réanimation ou neuromyopathies de réanimation présentent une prévalence très élevée, supérieure à 25 % chez le patient exposé à plus de 7 jours de ventilation mécanique [30]. Leur diagnostic repose sur un score MRC < 48. Depuis leur première description en 1977 par McFarlane, de nombreux facteurs de risque ont pu être identifiés [31]. Cette tétraparésie qui prédomine aux groupes musculaires axiaux et proximaux peut dans certains cas aller jusqu'à une tétraplégie flasque. Les facteurs de risque identifiés sont l'âge, le sexe féminin, la durée de ventilation mécanique, l'exposition aux corticostéroïdes, aux curares, aux aminosides, et dans certaines populations l'hyperglycémie prolongée [32].

La dysfonction diaphragmatique est une autre atteinte de la fonction ventilatoire dont la prévalence dépasse les 60 % chez le patient exposé à la ventilation mécanique plus de 24 heures, et atteint les 80 % chez les patients présentant un sevrage prolongé [33]. D'autres facteurs de risque sont établis, notamment le sepsis et le type de chirurgie : la chirurgie cardiaque et la chirurgie thoracique, par des lésions directes des nerfs phréniques durant le geste chirurgical (par contiguïté du site opératoire); la chirurgie abdominale haute, par la contiguïté aussi des nerfs phréniques et du diaphragme lui-même, ainsi que par la douleur générée au niveau du site opératoire par la respiration [34]. S'il n'existe pas de traitement curatif de la dysfonction diaphragmatique, une prévention par la limitation des facteurs de risque et la prévention de l'atrophie musculaire peut être proposée. Enfin, le bon contrôle de l'analgésie est lié à l'amélioration de la capacité respiratoire. Là encore, l'anesthésie locorégionale peut avoir des effets favorables sur la fonction respiratoire postopératoire, après chirurgie majeure [35].

Encore plus que chez le patient pris en charge en secteur conventionnel, le kinésithérapeute tient une place centrale dans la prise en charge en soins critiques. La prise en charge est axée sur la prise en charge de l'appareil respiratoire et de l'appareil locomoteur [36].

Concernant la prise en charge de l'appareil locomoteur, elle débute dès stabilisation du patient, même s'il est sédaté. Elle comprend alors des mobilisations passives pour l'entretien des amplitudes articulaires. Elle peut être réalisée manuellement ou de manière automatisée sur l'ensemble des articulations afin d'étirer l'appareil ostéotendineux et lutter contre la survenue de position vicieuse. La lutte contre l'atrophie musculaire chez le patient sédaté peut être envisagée à l'aide de dispositif d'électrostimulation musculaire permettant de conserver voire augmenter la force musculaire au niveau du quadriceps. Ces mobilisations doivent être dans la mesure du possible pluriquotidiennes, et ont une importance majeure chez le patient neurolésé.

Chez le malade conscient, une évaluation et un suivi du score MRC permettent le diagnostic et le suivi de la neuromyomathie acquise de réanimation [31]. Progressivement et suivant l'état de conscience et de récupération, les mobilisations passives deviennent actives aidées. On initie ainsi la lutte contre la perte de force et l'amyotrophie. Plusieurs types d'appareillage tels que le cycloergomètre ou le pédalier permettent un travail en autonomie après avoir été initié par le kinésithérapeute [29]. Le niveau de difficulté peut aller croissant permettant la récupération ou l'entretien du capital musculaire.

Enfin, la verticalisation est essentielle à la fois pour lutter contre l'atrophie musculaire et diminuer les complications pulmonaires postopératoires en limitant les atélectasies et les pneumonies d'inhalation. Elle débute par un positionnement de la tête de lit à 45° chez le malade sédaté, et se poursuit en position assise au bord du lit puis par une installation au fauteuil quotidienne. On favorise ainsi le tonus musculaire au niveau du tronc et des muscles axiaux. La participation active du patient au transfert est la première étape vers une reprise de la marche.

Aujourd'hui, la déambulation en réanimation est devenue courante, même chez des malades lourdement équipés et sous ventilation mécanique. Plusieurs dispositifs ou installations ergonomiques existent aujourd'hui pour favoriser la reprise de la marche dans ces populations.

La figure 51.2 résume le protocole de réhabilitation de la réanimation polyvalente de l'hôpital Nord de Marseille.

La kinésithérapie respiratoire en réanimation réalisée de manière pluriquotidienne via l'enseignement de manœuvres autoréalisées est ici aussi essentielle. Les mesures à envisager sont les mêmes que celles suggérées en postopératoire : spirométrie incitative, manœuvres génératrices de PEP intrinsèque, éducation à la toux, auxquelles on ajoute des manœuvres de désencombrement par modulation du flux ventilatoire [37].

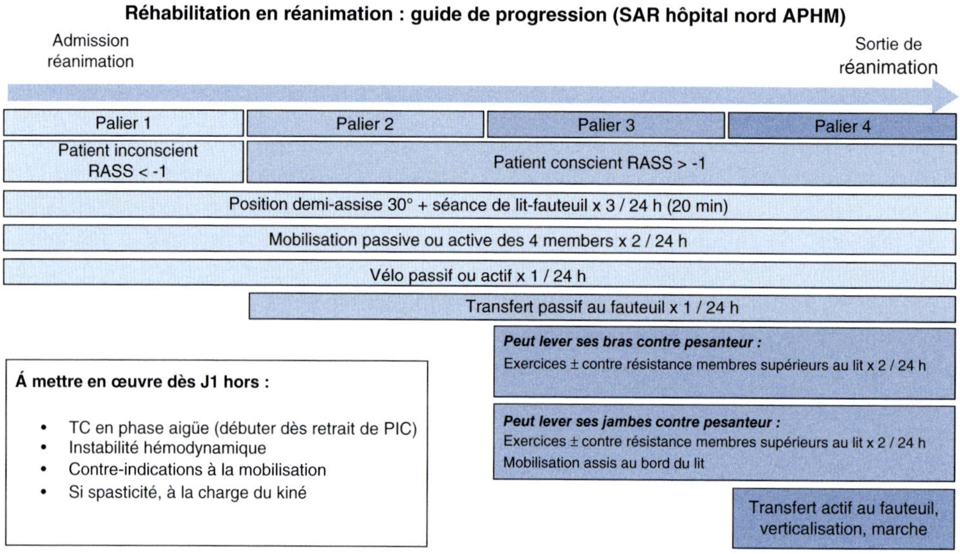

Figure 51.2. Protocole de réhabilitation en réanimation.
Source : service d'anesthésie réanimation, hôpital Nord de Marseille, AP-HM.

Intégrer l'analgésie per- et postopératoire à la mobilisation

Rationnel

Comme nous l'avons décrit précédemment, la douleur chirurgicale et son mauvais contrôle sont liés à une majoration des complications respiratoires et un allongement de la durée de séjour. Certaines chirurgies sont particulièrement à risque, du fait d'une douleur majorée à l'inspiration forcée, à la toux, aux premiers rangs desquelles la chirurgie thoracique et abdominale haute, la chirurgie cardiaque, la chirurgie du rachis [12]. À cela s'ajoutent les nombreux effets indésirables des opiacées : dépression respiratoire, troubles du transit et dans une moindre mesure leur effet sur le système immunitaire.

Place de l'analgésie locorégionale et de l'analgésie périmédullaire

L'analgésie locorégionale a démontré son efficacité dans l'épargne morphinique, au sein d'une gestion multimodale de la douleur. Aussi de trop nombreuses techniques pour les citer sont recommandées en fonction des différentes chirurgies. La figure 51.3 résume les principales techniques d'anesthésie locorégionale disponibles au niveau thoracique.

Les bénéfices sur la réduction de la morbidité postopératoire due aux opiacés sont bien établis [17].

Une attention particulière peut être portée sur l'analgésie périmédullaire, elle est notamment indiquée en chirurgie thoracique et abdominale haute. L'équipe de Pöpping et al. a même montré en plus d'une amélioration de la fonction respiratoire et du VEMS dans les 24 heures suivant la chirurgie, une diminution de la mortalité à travers 2 méta-analyses [31, 32]. Une reprise du transit plus rapide a aussi été montrée. Il y a probablement une réduction des effets indésirables en préférant une solution comprenant des anesthésiques locaux et des opiacés [38, 39].

La mise en place d'un cathéter d'analgésie locorégionale ou périmédullaire ne doit en aucun cas être un frein à la reprise de la verticalisation et de la marche. De nombreuses études cliniques et protocoles de réhabilitation améliorée comportant une analgésie périmédullaire ont été publiés [18, 20, 40]. La mise en place de ces cathéters peut même être considérée comme un support ventilatoire grâce aux bénéfices sur la prévention des complications pulmonaires qu'elle permet [31, 32, 41].

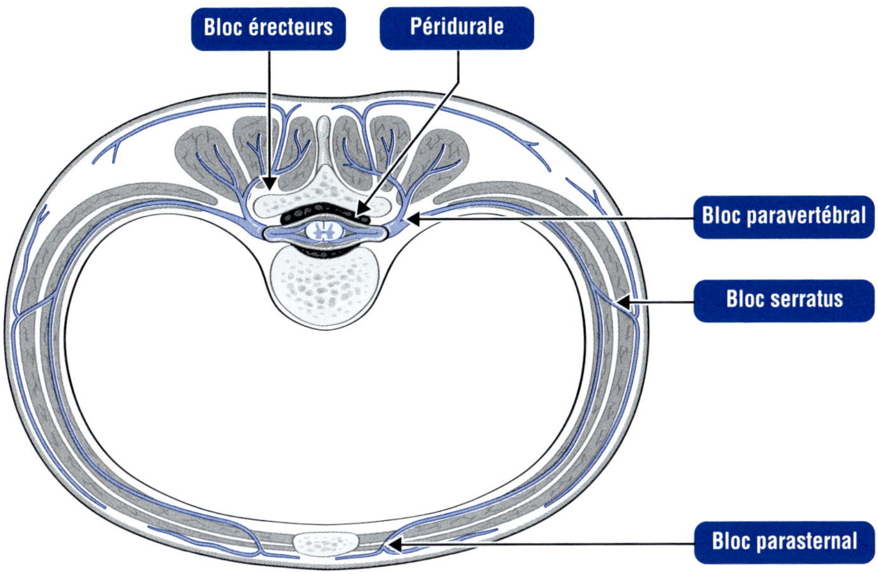

Figure 51.3. Principaux types d'anesthésie locorégionale thoracique.
Source : illustration dessinée par Carole Fumat.

Gestion médicamenteuse, prévention de la douleur rebond

En chirurgie mineure et notamment lors des prises en charge ambulatoires, il est nécessaire de porter attention à la douleur rebond. Celle-ci est particulièrement observée lors de chirurgies réalisées sous anesthésie locorégionale pure. La prémédication antalgique, l'usage étendu des anti-inflammatoires stéroïdiens et la poursuite systématique de ces traitements même durant la période d'effet du bloc nerveux permettent de la prévenir. En l'absence de cette prise en charge, une consommation d'antalgiques de palier 3 et des scores de douleur plus élevés que dans une population prise en charge par anesthésie générale seule ont été observés.

Conclusion

La mobilisation précoce et la kinésithérapie respiratoire permises par une analgésie optimale sont indissociables d'une réhabilitation postopératoire optimale. Ces préceptes d'application et d'exécution simples sont peu coûteux et exigent essentiellement un personnel formé et disponible. La déambulation ultraprécoce et la mise en route de mesures RAAC dès la SSPI font maintenant partie des bonnes pratiques [22]. Ainsi, la mobilisation précoce, permise par une bonne analgésie privilégiant l'ALR que ce soit en service conventionnel ou en réanimation permet une réduction de la morbidité, une diminution de la durée de séjour et une optimisation du parcours du patient [19, 20, 23].

Références

[1] Bardram L, Funch-Jensen P, Jensen P, Kehlet H, Crawford ME. Recovery after laparoscopic colonic surgery with epidural analgesia, and early oral nutrition and mobilisation. Lancet 1995;345:763–4.

[2] Basse L, Hjort Jakobsen D, Billesbølle P, Werner M, Kehlet H. A Clinical Pathway to Accelerate Recovery After Colonic Resection. Ann Surg 2000;232:51–7.

[3] Nepogodiev D, Martin J, Biccard B, et al. Global burden of postoperative death. Lancet 2019;393:401.

[4] Jammer I, Wickboldt N, Sander M, et al. Standards for definitions and use of outcome measures for clinical effectiveness research in perioperative medicine: European Perioperative Clinical Outcome (EPCO) definitions. Eur J Anaesthesiol 2015;32:88–105.

[5] Canet J, Sabaté S, Mazo V, et al. Development and validation of a score to predict postoperative respiratory failure in a multicentre European cohort: A prospective, observational study. Eur J Anaesthesiol 2015;32:458–70.

[6] Brioude G, Gust L, Thomas PA, D'Journo XB. Complications postopératoires des exérèses pulmonaires. Rev Mal Respir 2019;36:720–37.

[7] Fernandez-Bustamante A, Frendl G, Sprung J, et al. Postoperative Pulmonary Complications, Early Mortality, and Hospital Stay Following Noncardiothoracic Surgery: A Multicenter Study by the Perioperative Research Network Investigators. JAMA Surg 2017;152:157.

[8] Duggan M, Kavanagh BP. Pulmonary Atelectasis: A Pathogenic Perioperative Entity. Anesthesiology 2005;102:838–54.

[9] Lagier D, Zeng C, Fernandez-Bustamante A, Vidal Melo MF. Perioperative Pulmonary Atelectasis: Part II. Clinical Implications Anesthesiology 2022;136:206–36.

[10] Futier E, Constantin JM, Paugam-Burtz C, et al. A Trial of Intraoperative Low-Tidal-Volume Ventilation in Abdominal Surgery. N Engl J Med 2013;369:428–37.

[11] Dransart-Rayé O, Roldi E, Zieleskiewicz L, et al. Lung ultrasound for early diagnosis of postoperative need for ventilatory support: a prospective observational study. Anaesthesia 2020;75:202–9.

[12] Zieleskiewicz L, Papinko M, Lopez A, et al. Lung Ultrasound Findings in the Postanesthesia Care Unit Are Associated With Outcome After Major Surgery: A Prospective Observational Study in a High-Risk Cohort. Anesth Analg 2021;132:172–81.

[13] Boden I, Skinner EH, Browning L, et al. Preoperative physiotherapy for the prevention of respiratory complications after upper abdominal surgery: pragmatic, double blinded, multicentre randomised controlled trial. BMJ 2018;360, j5916.

[14] Boden I, Robertson IK, Neil A, et al. Preoperative physiotherapy is cost-effective for preventing pulmonary complications after major abdominal surgery: a health economic analysis of a multicentre randomised trial. J Physiother 2020;66:180–7.

[15] Novoa N, Ballesteros E, Jiménez MF, Aranda JL, Varela G. Chest physiotherapy revisited: evaluation of its influence on the pulmonary morbidity after pulmonary resection. Eur J Cardiothorac Surg 2011;40:130–4.

[16] Cassidy MR, Rosenkranz P, McCabe K, Rosen JE, McAneny D. I COUGH: Reducing Postoperative Pulmonary Complications With a Multidisciplinary Patient Care Program. JAMA Surg 2013;148:740.

[17] Guay J, Choi P, Suresh S, Albert N, Kopp S, Pace NL. Neuraxial blockade for the prevention of postoperative mortality and major morbidity: an overview of Cochrane systematic Reviews. Cochrane Database Syst Rev 2014; 2014 : CD010108.

[18] Das-Neves-Pereira JC, Bagan P, Coimbra-Israel AP, et al. Fast-track rehabilitation for lung cancer lobectomy: a five-year experience. Eur J Cardiothorac Surg 2009;36:383–92.

[19] Khandhar SJ, Schatz CL, Collins DT, et al. Thoracic enhanced recovery with ambulation after surgery: a 6-year experience. Eur J Cardiothorac Surg 2018;53:1192–8.

[20] Pastene B, Labarriere A, Lopez A, et al. Ultra-early initiation of postoperative rehabilitation in the post-anaesthesia care unit after major thoracic surgery: case-control study. BJS Open 2022;6:zrac063.

[21] Thörn RMW, Stepniewski J, Hjelmqvist H, et al. Supervised Immediate Postoperative Mobilization After Elective Colorectal Surgery: A Feasibility Study. World J Surg 2022;46:34–42.

[22] Daskivich TJ, Houman J, Lopez M, et al. Association of Wearable Activity Monitors With Assessment of Daily Ambulation and Length of Stay Among Patients Undergoing Major Surgery. JAMA Netw Open 2019;2, e187673.

[23] Bloc S, Alfonsi P, Belbachir A, et al. Guidelines on perioperative optimization protocol for the adult patient 2023. Anaesth Crit Care Pain Med 2023;42, 101264.

[24] Capdevila X, Moulard S, Plasse C, et al. Effectiveness of Epidural Analgesia, Continuous Surgical Site Analgesia, and Patient-Controlled Analgesic Morphine for Postoperative Pain Management and Hyperalgesia, Rehabilitation, and Health-Related Quality of Life After Open Nephrectomy: A Prospective, Randomized. Controlled Study Anesth Analg 2017;124:336–45.

[25] Yeung JH, Gates S, Naidu BV, et al. Paravertebral block versus thoracic epidural for patients undergoing thoracotomy. Cochrane Database Syst Rev 2016;2:CD009121.

[26] Oliver CM, Warnakulasuriya S, McGuckin D, et al. Delivery of drinking, eating and mobilising (DrEaMing) and its association with length of hospital stay after major noncardiac surgery: observational cohort study. Br J Anaesth 2022;129:114–26.

[27] Rimaniol JM, D'Honneur G, Duvaldestin P. Recovery of the Swallowing Reflex After Propofol Anesthesia. Anesth Analg 1994;79:856–9.

[28] Needham DM, Davidson J, Cohen H, et al. Improving long-term outcomes after discharge from intensive care unit: report from a stakeholders' conference. Crit Care Med 2012;40:502–9.

[29] Chanques G, de Jong A, Jaber S. La réhabilitation en réanimation. Congrès SFAR; 2017.

[30] Dres M, Dubé BP, Mayaux J, et al. Coexistence and Impact of Limb Muscle and Diaphragm Weakness at Time of Liberation from Mechanical Ventilation in Medical Intensive Care Unit Patients. Am J Respir Crit Care Med 2017;195:57–66.

[31] De Jonghe B, Sharshar T, Lefaucheur JP, et al. Paresis Acquired in the Intensive Care Unit: A Prospective Multicenter Study. JAMA 2002;288(22):2859. https://doi.org/10.1001/jama.288.22.2859.

[32] Dejonghe B, Sharshar T, Raphael J. Neuromyopathies de réanimation. Réanimation 2004;13(5):355–61.

[33] Demoule A, Jung B, Prodanovic H, et al. Diaphragm Dysfunction on Admission to the Intensive Care Unit. Prevalence, Risk Factors, and Prognostic Impact – A Prospective Study. Am J Respir Crit Care Med 2013;188:213–9.

[34] Fossé Q, Dres M. Dysfonction diaphragmatique en réanimation : physiopathologie, diagnostic et prise en charge. Médecine Intensive Réanimation 2020;29(4):265–78. https://doi.org/10.37051/mir-00014.

[35] Misquith JC, Rao R, Ribeiro KS. Serial Peak Expiratory Flow Rates in Patients Undergoing Upper Abdominal Surgeries Under General Anaesthesia and Thoracic Epidural Analgesia. J Clin Diagn Res 2016; 10 : UC01-4.

[36] Sommers J, Engelbert RH, Dettling-Ihnenfeldt D, et al. Physiotherapy in the intensive care unit: an evidence-based, expert driven, practical statement and rehabilitation recommendations. Clin Rehabil 2015;29:1051–63.

[37] Lang JK, Paykel MS, Haines KJ, Hodgson CL. Clinical Practice Guidelines for Early Mobilization in the ICU: A Systematic Review. Crit Care Med 2020;48:e1121–8.

[38] Pöpping DM. Protective Effects of Epidural Analgesia on Pulmonary Complications After Abdominal and Thoracic Surgery: A Meta-Analysis. Arch Surg 2008;143:990.

[39] Pöpping DM, Elia N, Van Aken HK, et al. Impact of Epidural Analgesia on Mortality and Morbidity After Surgery: Systematic Review and Meta-analysis of Randomized Controlled Trials. Ann Surg 2014;259:1056–67.

[40] Kuroda H, Sugita Y, Watanabe K, et al. Successful postoperative recovery management after thoracoscopic lobectomy and segmentectomy using an ERAS-based protocol of immediate ice cream intake and early ambulation: a 3-year study. Cancer Manag Res 2019;11:4201–7.

[41] Davies RG, Myles PS, Graham JM. A comparison of the analgesic efficacy and side-effects of paravertebral vs epidural blockade for thoracotomy—a systematic review and meta-analysis of randomized trials. Br J Anaesth 2006;96(4):418–26.

Chapitre 52

Syndrome post-réanimation et réhabilitation post-réanimation

A. Assad, F. Bounes

Points clés

- Le syndrome post-réanimation (SPR) comprend à distance de l'hospitalisation : des troubles psychologiques, une altération des capacités neuromusculaires, des troubles cognitifs, des dysfonctions d'organes.
- Cinquante à 70 % des patients seraient concernés, mais l'incidence du SPR reste méconnue et probablement sous-estimée du fait de définitions qui varient.
- Le suivi des patients après la réanimation semble nécessaire afin de dépister le SPR, mais l'intérêt des consultations post-réanimation et des programmes de réhabilitation doit encore être démontré chez cette catégorie de patients.

Syndrome post-réanimation (SPR)

La réanimation est un service spécialisé axé sur la correction des défaillances d'organes mettant en péril le pronostic vital des patients [1]. En 2019, nous pouvons souligner le fait que la Cour des comptes a recensé 161 000 hospitalisations en réanimation [2]. Les avancées techniques, scientifiques et médicales ont contribué à réduire la mortalité en réanimation, entraînant une augmentation du nombre de patients qui survivent à cette phase critique [3–5].

Historiquement, l'objectif principal de la réanimation était la survie du patient, évaluée principalement par le critère de mortalité [3]. Cependant, la sortie de la réanimation, bien que correspondant à la correction des défaillances d'organes, ne garantit pas un retour complet à l'état de santé initial du patient [3].

Définition

La période suivant une hospitalisation en réanimation, également appelée phase post-réanimation, représente une étape critique dans le parcours des patients. Une étude réalisée en France, FROG-ICU [6], a mis en évidence une surmortalité de 21 % à un an chez les individus ayant séjourné en réanimation. En plus de cette surmortalité, les patients ayant survécu à la réanimation font face à diverses complications et séquelles qui impactent négativement leur qualité de vie. Ces éléments contribuant à l'altération de la qualité de vie sont regroupés sous le terme de « post-intensive care syndrome » (PICS) ou « syndrome post-réanimation » (SPR), défini lors de la conférence de consensus de la Society of Critical Care Medicine en 2012 [7]. Nous pouvons noter que le SPR affecte non seulement les patients mais également leurs proches (PICS-Famille).

Le syndrome post-réanimation, observé après la période d'hospitalisation (figure 52.1), comprend plusieurs aspects, notamment :

- **troubles psychologiques** :
  - anxiété [8–10],
  - dépression [11],
  - trouble de stress post-traumatique [12];

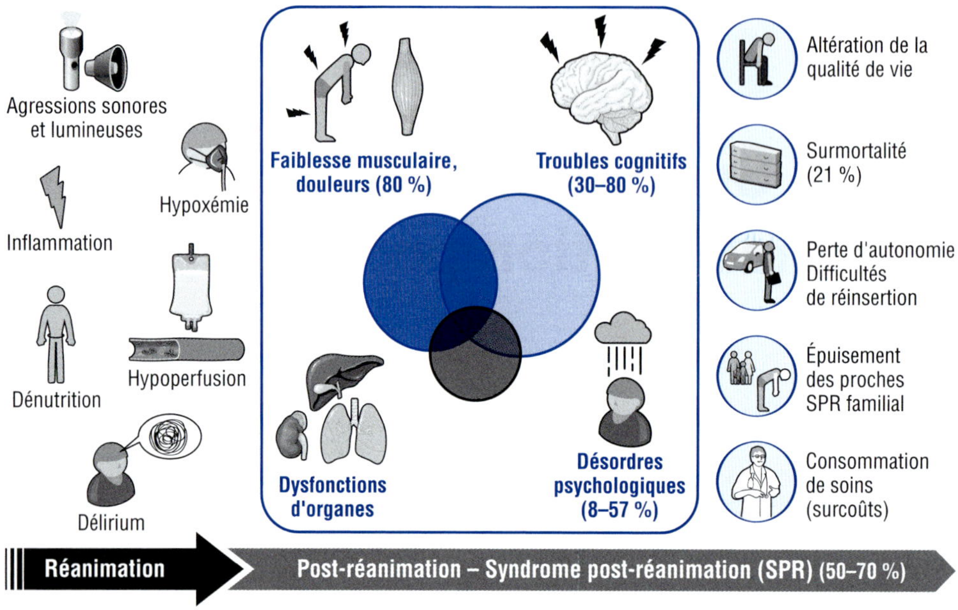

Figure 52.1. Syndrome post-réanimation, causes et conséquences.
Source : d'après Assad A, Izzaoui A, Bounes-Vardon F. Le syndrome post-réanimation (SPR) et les programmes de réhabilitation post-réanimation. Le Praticien en Anesthésie Réanimation 2022 ; 26(2) : 73-7. Illustration redessinée par Carole Fumat.

- **altération des capacités neuromusculaires** :
  - faiblesse musculaire [13, 14],
  - fatigue,
  - douleurs chroniques [15–17] ;
- **troubles cognitifs** :
  - altération de la mémoire,
  - problèmes d'attention,
  - difficultés de fluence verbale,
  - perturbations des fonctions exécutives,
  - augmentation du risque de démence [18–20] ;
- **dysfonctions d'organes** :
  - complications pulmonaires ou rénales entraînant de nouvelles comorbidités chroniques [21].

La prise en charge post-réanimation vise à atténuer ces séquelles et à améliorer la qualité de vie des survivants de la réanimation. Nous soulignons l'importance d'adopter une approche holistique de la réanimation, englobant non seulement la survie immédiate, mais également la qualité de vie à long terme des patients et de leurs proches

Physiopathologie du SPR

La physiopathologie du syndrome post-réanimation (SPR) demeure en grande partie indéterminée, bien que divers mécanismes pathologiques puissent être envisagés [22]. Parmi ces mécanismes, nous pouvons considérer l'hypoxémie, l'hypotension artérielle, l'inflammation, la dysrégulation de la glycémie, l'hypercatabolisme et la dénutrition, autant de situations auxquelles les patients sont exposés pendant leur prise en charge en réanimation. De plus, certaines interventions thérapeutiques spécifiques à la réanimation peuvent contribuer à l'apparition du SPR. Il s'agit notamment de l'intubation trachéale, de la ventilation mécanique invasive, de la sédation, ainsi que de l'immobilisation prolongée, des contentions physiques, de l'interruption du cycle veille-sommeil, et des agressions sonores et lumineuses.

Il nous paraît important de préciser que les enjeux liés au SPR se manifestent dès la phase aiguë de la réanimation. Ainsi, il devient évident que la responsabilité du médecin réanimateur ne peut se limiter à l'objectif de survie, et que l'équipe de réanimation doit constamment s'efforcer de minimiser l'impact agressif de la réanimation, potentiellement à l'origine du SPR.

Implications cliniques

Le syndrome post-réanimation (SPR) a des répercussions significatives en termes de morbi-mortalité. En plus de la surmortalité observée dans cette population, des études rapportent également une altération de la qualité de vie [23] par rapport à la population générale. Les personnes ayant survécu à un épisode de réanimation rencontrent des difficultés de réinsertion et de reprise du travail [24], une altération de l'autonomie [25] ayant un impact négatif sur les proches et les aidants [26], une incidence accrue de la démence, ainsi qu'une augmentation de la consommation de soins liée aux réhospitalisations et aux aides à la personne dépendante [27].

Diagnostic

Cinquante à 70 % des patients sortant de la réanimation seraient concernés [28], mais l'incidence réelle du SPR est encore à l'heure actuelle sous-estimée. Afin d'identifier précocement les séquelles de la réanimation, la conférence de consensus publiée en 2020 par la Society of Critical Care Medicine recommande des évaluations en série du trouble de stress post-traumatique, de la qualité de vie, de l'anxiété et de la dépression et de la fonction cognitive, commençant dans les 2 à 4 semaines suivant la sortie de l'hôpital [29].

En France, il existe encore peu de centres pratiquant de façon systématique et organisée un suivi à la sortie de réanimation afin d'accompagner les patients vers le retour à leur vie antérieure, en dehors du suivi habituel réalisé par le médecin traitant ou des spécialistes d'organes le cas échéant. Nous pouvons considérer que le suivi post-réanimation existe sous diverses formes : consultations post-réanimation, hospitalisations de jour, mise en place de programmes de réhabilitation dédiés. Cependant, l'immense majorité des patients ne bénéficie d'aucun suivi spécifique [30].

Réhabilitation post-réanimation

Evidence-based medicine

L'intérêt des consultations ou programmes de réhabilitation post-réanimation pour les patients sortant de la réanimation suscite des débats [31]. Les résultats de diverses méthodes de rééducation physique et cognitive concernant un éventuel bénéfice sur les performances cognitives, fonctionnelles et la qualité de vie à distance varient [32–35]. En France, plusieurs équipes ont partagé leur expérience de suivi des patients par le biais de consultations post-réanimation [36–40]. Bien que le syndrome post-réanimation (SPR) ait fait l'objet d'une note de cadrage de la HAS en 2022 [41], nous ne pouvons promouvoir de recommandations spécifiques quant au suivi systématique des patients après la réanimation. Actuellement, au Royaume-Uni, 30 % des services de réanimation suivent leurs patients, une pratique qui se développe également aux États-Unis et aux Pays-Bas.

Une revue de la littérature publiée en 2015 [32] n'a pas montré d'amélioration de la qualité de vie, de l'anxiété, de la dépression, des fonctions cognitives, ni du retour au travail avec des consultations de suivi ambulatoire par rapport aux soins standards. Cependant, elle a signalé une diminution de l'incidence du stress post-traumatique.

Une enquête de pratique en France réalisée par le CHU de Nantes en 2018 [36] a révélé que la plupart des services de réanimation étaient intéressés par le développement de cette activité, mais rencontraient des obstacles tels que le manque de moyens humains (66 %) et la complexité de l'organisation (37 %). Il nous paraît important de souligner que la faisabilité de la consultation post-réanimation est remise en question en raison du nombre important de patients et de la nécessité d'un personnel spécifiquement formé. Le médecin réanimateur joue un rôle clé dans la filière post-réanimation en sélectionnant les patients qui bénéficieraient le plus d'un suivi, en les revoyant et en les orientant vers des spécialistes d'organes au besoin.

Faisabilité

L'étude REACH [42], publiée en 2021, s'intéresse à la faisabilité d'un programme de réhabilitation post-réanimation multidisciplinaire comparé aux soins standards chez les patients rentrés à domicile avec un syndrome post-réanimation (SPR). Bien que l'étude présente des limitations telles qu'une absence de randomisation et un groupe d'intervention composé de patients plus jeunes, elle révèle des résultats encourageants en termes de faisabilité. Les patients et les soignants ont montré une satisfaction accrue, et le retour à la vie professionnelle était plus fréquent dans le groupe bénéficiant d'un suivi rapproché et multidisciplinaire.

Par ailleurs, l'étude met en évidence que plus de 80 % des patients présentaient une dénutrition dans les deux groupes, soulevant ainsi des questions sur le rôle de la nutrition dans la prise en charge du SPR. Elle souligne également que l'organisation d'un suivi post-réanimation devrait être planifiée dès l'hospitalisation en réanimation et se dérouler en plusieurs étapes. La figure 52.2 propose une organisation possible de ce suivi.

Conclusion

La survie du patient est l'objectif d'un séjour en réanimation, mais elle se fait souvent au prix de séquelles pouvant ralentir la réhabilitation. Ces séquelles sont regroupées sous l'entité de syndrome post-réanimation (SPR) et contribuent à une altération de la qualité de vie. La prise de conscience du SPR interroge sur la responsabilité du médecin anesthésiste réanimateur dans la prévention, le diagnostic et le traitement du SPR dans le but d'améliorer la qualité de vie des patients en post-réanimation.

Nous considérons qu'un suivi post-réanimation sous la forme de consultations et/ou de programmes de réhabilitation multidisciplinaire, avec une prise en charge globale – nutritionnelle, physique et psychique –des patients à risque semble

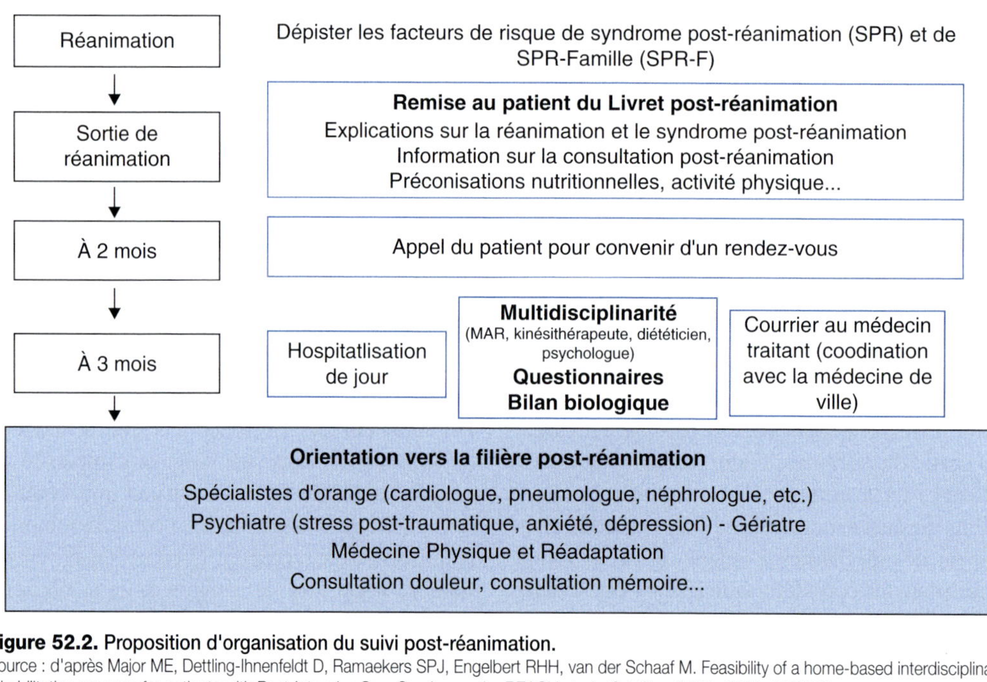

Figure 52.2. Proposition d'organisation du suivi post-réanimation.
Source : d'après Major ME, Dettling-Ihnenfeldt D, Ramaekers SPJ, Engelbert RHH, van der Schaaf M. Feasibility of a home-based interdisciplinary rehabilitation program for patients with Post-Intensive Care Syndrome: the REACH study. Crit Care 2021 ; 25(1) : 279 [42].

être une piste afin de diminuer la mortalité et d'améliorer la qualité de vie post-réanimation. Ces problématiques marquent l'ère d'une nouvelle médecine, celle de la médecine post-réanimation.

Références

[1] Ministère de la Santé. de la Famille et des Personnes handicapées. Circulaire DHOS/SDO n° 2003-413 du 27 août 2003 relative aux établissements de santé publics et privés pratiquant la réanimation, les soins intensifs et la surveillance continue. Published online August 27 ; 2003.

[2] Cour des comptes. Réanimation et soins critiques en général : un modèle à repenser après la crise ; 2021.

[3] Lilly CM, Swami S, Liu X, Riker RR, Badawi O. Five-Year Trends of Critical Care Practice and Outcomes. Chest 2017 ;152(4):723–35. https://doi.org/10.1016/j.chest.2017.06.050.

[4] Zimmerman JE, Kramer AA, Knaus WA. Changes in hospital mortality for United States intensive care unit admissions from 1988 to 2012. Crit Care 2013 ;17(2):R81. https://doi.org/10.1186/cc12695.

[5] Lerolle N, Trinquart L, Bornstain C, et al. Increased intensity of treatment and decreased mortality in elderly patients in an intensive care unit over a decade. Crit Care Med 2010 ;38(1):59–64. https://doi.org/10.1097/CCM.0b013e3181b088ec.

[6] Gayat E, Cariou A, Deye N, et al. Determinants of long-term outcome in ICU survivors: results from the FROG-ICU study. Crit Care 2018 ;22(1):8. https://doi.org/10.1186/s13054-017-1922-8.

[7] Needham DM, Davidson J, Cohen H, et al. Improving long-term outcomes after discharge from intensive care unit: Report from a stakeholders' conference. Crit Care Med 2012 ;40(2):502–9. https://doi.org/10.1097/CCM.0b013e318232da75.

[8] Bienvenu OJ, Friedman LA, Colantuoni E, et al. Psychiatric symptoms after acute respiratory distress syndrome: a 5-year longitudinal study. Intensive Care Med 2018 ;44(1):38–47. https://doi.org/10.1007/s00134-017-5009-4.

[9] Huang M, Parker AM, Bienvenu OJ, et al. Psychiatric Symptoms in Acute Respiratory Distress Syndrome Survivors: A 1-Year National Multicenter Study. Crit Care Med 2016 ;44(5):954–65. https://doi.org/10.1097/CCM.0000000000001621.

[10] McDonald MD, Sandsmark DK, Palakshappa JA, Mikkelsen ME, Anderson BJ, Gutsche JT. Long-Term Outcomes After Extracorporeal Life Support for Acute Respiratory Failure. J Cardiothorac Vasc Anesth 2019 ;33(1):72–9. https://doi.org/10.1053/j.jvca.2018.05.023.

[11] Davydow DS, Gifford JM, Desai SV, Bienvenu OJ, Needham DM. Depression in general intensive care unit survivors: a systematic review. Intensive Care Med 2009 ;35(5):796–809. https://doi.org/10.1007/s00134-009-1396-5.

[12] Davydow DS, Zatzick D, Hough CL, Katon WJ. A longitudinal investigation of posttraumatic stress and depressive symptoms over the course of the year following medical–surgical intensive care unit admission. Gen Hosp Psychiatry 2013 ;35(3):226–32. https://doi.org/10.1016/j.genhosppsych.2012.12.005.

[13] Kress JP, Hall JB. ICU-Acquired Weakness and Recovery from Critical Illness. N Engl J Med 2014 ;370(17):1626–35. https://doi.org/10.1056/NEJMra1209390.

[14] De Jonghe B, Sharshar T, Lefaucheur JP, et al. Paresis Acquired in the Intensive Care Unit: A Prospective Multicenter Study. JAMA 2002 ;288(22):2859–67. https://doi.org/10.1001/jama.288.22.2859.

[15] Baumbach P, Götz T, Günther A, Weiss T, Meissner W. Prevalence and Characteristics of Chronic Intensive Care–Related Pain: The Role of Severe Sepsis and Septic Shock. Crit Care Med 2016 ;44(6):1129–37. https://doi.org/10.1097/CCM.0000000000001635.

[16] Kemp HI, Laycock H, Costello A, Brett SJ. Chronic pain in critical care survivors: a narrative review. Br J Anaesth 2019 ;123(2):e372–84. https://doi.org/10.1016/j.bja.2019.03.025.

[17] Mäkinen OJ, Bäcklund ME, Liisanantti J, Peltomaa M, Karlsson S, Kalliomäki ML. Persistent pain in intensive care survivors: a systematic review. Br J Anaesth 2020 ;125(2):149–58. https://doi.org/10.1016/j.bja.2020.04.084.

[18] Iwashyna TJ, Ely EW, Smith DM, Langa KM. Long-term Cognitive Impairment and Functional Disability Among Survivors of Severe Sepsis. JAMA 2010 ;304(16):1787. https://doi.org/10.1001/jama.2010.1553.

[19] Pandharipande PP, Girard TD, Jackson JC, et al. Long-Term Cognitive Impairment after Critical Illness. N Engl J Med 2013 ;369(14):1306–16. https://doi.org/10.1056/NEJMoa1301372.

[20] Kawakami D, Fujitani S, Morimoto T, et al. Prevalence of post-intensive care syndrome among Japanese intensive care unit patients: a prospective, multicenter, observational J-PICS study. Crit Care 2021 ;25(1):69. https://doi.org/10.1186/s13054-021-03501-z.

[21] Herridge MS, Tansey CM, Matté A, et al. Functional Disability 5 Years after Acute Respiratory Distress Syndrome. N Engl J Med 2011 ;364(14):1293–304. https://doi.org/10.1056/NEJMoa1011802.

[22] Inoue S, Hatakeyama J, Kondo Y, et al. Post-intensive care syndrome: its pathophysiology, prevention, and future directions. Acute Med Surg 2019 ;6(3):233–46. https://doi.org/10.1002/ams2.415.

[23] Turnbull AE, Rabiee A, Davis WE, et al. Outcome Measurement in ICU Survivorship Research From

1970 to 2013: A Scoping Review of 425 Publications. Crit Care Med 2016;44(7):1267–77. https://doi.org/10.1097/CCM.0000000000001651.
[24] Kamdar BB, Huang M, Dinglas VD, et al. Joblessness and Lost Earnings after Acute Respiratory Distress Syndrome in a 1-Year National Multicenter Study. Am J Respir Crit Care Med 2017;196(8):1012–20. https://doi.org/10.1164/rccm.201611-2327OC.
[25] Jackson JC, Pandharipande PP, Girard TD, et al. Depression, post-traumatic stress disorder, and functional disability in survivors of critical illness in the BRAIN-ICU study: a longitudinal cohort study. Lancet Respir Med 2014;2(5):369–79. https://doi.org/10.1016/S2213-2600(14)70051-7.
[26] Colbenson GA, Johnson A, Wilson ME. Post-intensive care syndrome: impact, prevention, and management. Breathe 2019;15(2):98–101. https://doi.org/10.1183/20734735.0013-2019.
[27] von Bahr V, Kalzén H, Frenckner B, et al. Long-term pulmonary function and quality of life in adults after extracorporeal membrane oxygenation for respiratory failure. Perfusion 2019;34(1_suppl):49–57. https://doi.org/10.1177/0267659119830244.
[28] Caillard A, Gayat E. La vie après la réanimation. Published online November 19, 2019. Accessed December 29, 2021. Disponible sur https://sfar.org/download/la-vie-apres-la-reanimation/?wpdmdl=24818&refresh=61cc56d30ca3b1640781523.
[29] Mikkelsen ME, Still M, Anderson BJ, et al. Society of Critical Care Medicine's International Consensus Conference on Prediction and Identification of Long-Term Impairments After Critical Illness. Crit Care Med 2020;48(11):1670–9. https://doi.org/10.1097/CCM.0000000000004586.
[30] Cinotti R, Courtois Le, du Manoir M, Asehnoune K. Consultation systématique après l'hospitalisation en soins intensifs pour le dépistage et la prise en charge du syndrome post-réanimation. Anesthésie & Réanimation 2020;6(4):377–82. https://doi.org/10.1016/j.anrea.2019.11.027.
[31] Vijayaraghavan BKT, Willaert X, Cuthbertson BH. Should ICU clinicians follow patients after ICU discharge? No Intensive Care Med 2018;44(9):1542–4. https://doi.org/10.1007/s00134-018-5117-9.
[32] Jensen JF, Thomsen T, Overgaard D, Bestle MH, Christensen D, Egerod I. Impact of follow-up consultations for ICU survivors on post-ICU syndrome: a systematic review and meta-analysis. Intensive Care Med 2015;41(5):763–75. https://doi.org/10.1007/s00134-015-3689-1.
[33] Connolly B, Salisbury L, O'Neill B, et al. Exercise rehabilitation following intensive care unit discharge for recovery from critical illness. Cochrane Database Syst Rev 2015;2015(6):CD008632. https://doi.org/10.1002/14651858.CD008632.pub2.
[34] Doyle MP, Indraratna P, Tardo DT, Peeceeyen SC, Peoples GE. Safety and efficacy of aerobic exercise commenced early after cardiac surgery: A systematic review and meta-analysis. Eur J Prev Cardiolog 2019;26(1):36–45. https://doi.org/10.1177/2047487318798924.
[35] SFAR-SFCTCV. Recommandations formalisées d'experts (RFE). Réhabilitation améliorée après chirurgie cardiaque adulte sous CEC ou à cœur battant. Published online September 25, 2021. Disponible sur https://sfar.org/download/rehabilitation-amelioree-apres-chirurgie-cardiaque-adulte-sous-cec-ou-a-coeur-battant/?wpdmdl=35416&refresh=61fd2d0ed0c121643982094.
[36] Asehnoune K, Le Courtois du Manoir M, Cinotti R. Enquête sur la pratique des consultations post-réanimation en France. SFAR. Published September 17, 2018. Accessed December 29, 2021. Disponible sur https://sfar.org/enquete-sur-la-pratique-des-consultations-post-reanimation-en-france/.
[37] Eijsvogels TMH, Maessen MFH, Bakker EA, et al. Association of Cardiac Rehabilitation With All-Cause Mortality Among Patients With Cardiovascular Disease in the Netherlands. JAMA Netw Open 2020;3(7), e2011686. https://doi.org/10.1001/jamanetworkopen.2020.11686.
[38] Meghenem A. La consultation post réanimation est-elle bénéfique ? : bilan après 5 ans de fonctionnement. Université de Lorraine; 2010.
[39] Le Marec J. Dépistage du syndrome post-réanimation dans le service de médecine intensive et réanimation du CHRU de Tours : évaluation des pratiques professionnelles. Université de Tours; 2018.
[40] Floccard B, Delwarde B. Consultation post-réanimation. In Analysis 2020;4(2):159–63. https://doi.org/10.1016/j.inan.2020.04.001.
[41] HAS, Mainguy A. Diagnostic et prise en charge des patients avec un syndrome post-réanimation (PICS) chez l'adulte. Note de cadrage. Published online January 19, 2022. Disponible sur https://www.has-sante.fr/upload/docs/application/pdf/2022-01/note_cadrage_diagnostic_et_prise_en_charge_pics_coi_28012022.pdf.
[42] Major ME, Dettling-Ihnenfeldt D, Ramaekers SPJ, Engelbert RHH, van der Schaaf M. Feasibility of a home-based interdisciplinary rehabilitation program for patients with Post-Intensive Care Syndrome: the REACH study. Crit Care 2021;25(1):279. https://doi.org/10.1186/s13054-021-03709-z.

Chapitre 53

Prise en charge de la douleur : principes et organisation

H. Beloeil, V. Martinez

Points clés

- L'anesthésiste-réanimateur a une place centrale dans la gestion de la douleur péri-opératoire.
- L'anticipation et l'évaluation régulière sont primordiales.
- La prise en charge de la douleur doit être individualisée, en prenant en compte ses différentes composantes.

En France, ce sont traditionnellement les médecins anesthésistes-réanimateurs qui prennent en charge l'analgésie postopératoire. Ainsi, dans ce texte nous abordons, ses grands principes : anticipation dès le pré- et le peropératoire, évaluation régulière, place des différents antalgiques et des différentes techniques, et enfin l'organisation qui en découle. Tout ce texte est basé sur les recommandations de la SFAR [1].

Anticipation en pré- et peropératoire

Il est largement admis que la sensibilité à la douleur et la vulnérabilité à la douleur postopératoire aiguë varient d'un individu à l'autre. Plusieurs facteurs de risque sont facilement identifiables lors de la consultation préopératoire, tels que l'utilisation d'opioïdes avant l'intervention, la présence de douleur chronique préexistante sur le site opéré ou ailleurs, l'anxiété liée à l'intervention chirurgicale, ainsi que des troubles psychologiques comme la dépression signalée par le patient ou détectée par le praticien. Ces facteurs sont associés à un risque accru de développer une douleur postopératoire immédiate plus intense mais aussi au risque de développer une douleur chronique à long terme [2].

Les recommandations de la Société française d'anesthésie et de réanimation (SFAR) insistent sur l'importance de repérer ces patients à risque dès la consultation préopératoire [1].

La consultation d'anesthésie est un moment privilégié pour cette évaluation et une opportunité pour planifier une prise en charge longitudinale du patient, impliquant notamment :

- une optimisation de la gestion de la douleur avant l'intervention chirurgicale ;
- une personnalisation de la prise en charge analgésique en fonction des besoins spécifiques du patient ;
- un suivi postopératoire attentif pour ajuster la prise en charge en fonction de l'évolution clinique ;
- la détection précoce de trajectoires douloureuses anormales après l'intervention.

Ainsi, il est essentiel d'adopter une approche proactive et individualisée pour prévenir et traiter efficacement la douleur postopératoire, afin d'améliorer le confort et le rétablissement des patients.

Il pourra être ainsi proposé une stratégie analgésique péri-opératoire personnalisée aux patients vulnérables. De façon générale, la prise en charge de la douleur postopératoire doit toujours être anticipée en peropératoire. Les stratégies analgésiques sont parfois débutées avant l'intervention (par exemple : administration des AINS en préopératoire d'une chirurgie de courte durée, ou mise en place d'une analgésie péridurale avant l'induction de l'anesthésie) et le sont toujours pendant l'intervention (première administration des antalgiques en peropératoire) [1].

Évaluation régulière

La stratégie analgésique qui aura été proposée en pré- et peropératoire reposant sur l'évaluation de facteurs de risque et aussi sur l'idée de la douleur attendue pour une chirurgie donnée, il est impératif d'évaluer régulièrement en postopératoire le traitement proposé. Il faudra adapter le traitement à la douleur réellement ressentie par le patient. Pour cela, la Haute Autorité de santé recommande d'évaluer systématiquement la douleur à l'aide d'échelles fiables, reproductibles et validées (échelle visuelle analogique [EVA], échelle[s] numérique[s] [EN], échelle[s] verbale[s], échelle des visages) [3].

En outre, l'évaluation du caractère neuropathique de la douleur en postopératoire immédiat est aussi nécessaire lors d'une douleur persistante. En effet, la présence de douleurs neuropathiques à ce stade est un facteur de risque de développement ultérieur de douleurs neuropathiques chroniques [4, 5]. Le dépistage de ces douleurs neuropathiques s'effectue principalement à l'aide du score DN4 [6], outil de dépistage des douleurs neuropathiques à réaliser systématiquement devant toute douleur postopératoire persistante. La détection d'une composante neuropathique pourra alors aider à proposer des stratégies analgésiques personnalisées en postopératoire.

Enfin, les scores habituellement utilisés évaluent exclusivement l'intensité de la sensation sans tenir compte de l'expérience émotionnelle. La communication thérapeutique orientée vers le confort est un outil qui permet d'éviter les langages négatifs pourvoyeurs de sensations désagréables et suggère le confort aux patients. Il convient donc d'instaurer cette notion de confort au patient en posant des questions plus neutres (« est-ce que tout va bien ? ») afin de prendre aussi en compte l'expérience émotionnelle [7].

Place des différents antalgiques et des différentes techniques

Deux messages clés issus de la physiopathologie de la sensibilisation centrale soulignent la continuité du processus menant à l'hyperalgésie. Premièrement, la sensibilisation centrale ne correspond pas à un état on/off, mais à une succession d'étapes s'inscrivant dans le temps allant de quelques minutes à plusieurs mois. Les premières étapes se mettent en place rapidement et sont réversibles, puis peu à peu s'installent des changements biochimiques et phénotypiques de plus en plus fixés conduisant à des modifications irréversibles et à la chronicisation de la douleur [8, 9]. Deuxièmement, certains mécanismes de sensibilisation centrale sont communs à la fois à la douleur chronique, au traumatisme tissulaire et à la consommation d'opioïdes [10]. La prise en compte de l'ensemble de ces éléments conduit à 3 besoins actuels et essentiels dans la prise en charge de la douleur :

- *besoin d'anticiper et d'individualiser la prise en charge de nos patients* (*cf.* § Anticipation en pré- et peropératoire) ;
- *besoin de détecter les facteurs précoces de chronicisation* (*cf.* § Évaluation régulière) ;
- *besoin d'optimiser la prise en charge postopératoire.*

En ce qui concerne, l'optimisation de la prise en charge postopératoire, le principe d'analgésie balancée prévaut en matière d'analgésie postopératoire [1, 11–13]. Les prescriptions d'associations d'analgésiques de classes différentes sont la règle aujourd'hui, afin d'optimiser l'analgésie tout en limitant les effets indésirables attribuables aux différents agents antalgiques. La morphine, analgésique de référence a montré ses limites : efficacité moindre sur les douleurs au mouvement, effets secondaires pouvant être très invalidants pour le patient et retarder la réhabilitation postopératoire et enfin, hyperalgésie dose-dépendante induite par la morphine source de douleur aiguë et chronique. La morphine reste le médicament de secours mais ne doit pas être prescrite comme seul antalgique en postopératoire [1]. L'objectif est donc double : une analgésie de qualité avec un patient non douloureux tout en privilégiant une épargne morphinique. Pour cela, les associations d'antalgiques et/ou les techniques analgésiques (comme l'anesthésie locorégionale [ALR]) permettent de réduire au minimum les consommations de morphine et donc les effets secondaires qui y sont liés et qui sont dose-dépendants. Pour être rationnelle une association d'antalgiques doit comporter des molécules agissant en règle générale sur des cibles différentes impliquées dans des mécanismes physiopathologiques identifiés. Un exemple classique est l'association d'un AINS (réduction de la production de prostaglandines principalement en périphérie) à un opiacé (agissant sur des récepteurs centraux). L'existence d'une additivité ou d'une synergie permet un gain cliniquement pertinent sous forme d'une réduction des scores de douleur, d'une analgésie équivalente pour des doses réduites de chacun des médicaments et d'une réduction des doses de chacun des produits avec une réduction des effets secondaires.

Parmi les médicaments les plus utilisés en postopératoire, on trouve les 3 antalgiques non morphiniques qui doivent être la base de toute analgésie postopératoire en dehors de contre-indications : AINS, paracétamol, néfopam. Ces médicaments sont aussi efficaces par voie orale que par voie intraveineuse; il faut donc toujours privilégier la voie orale quand c'est possible. D'autres médicaments peuvent être associés pour leur action antihyperalgésiante (kétamine, sulfate de magnésium), anti-inflammatoire (lidocaïne par voie intraveineuse, dexaméthasone). L'ensemble de ces traitements est toujours débuté en peropératoire puis poursuivi en postopératoire pour certains (noter qu'une surveillance spécifique est nécessaire pour certains traitements en raison des effets secondaires). En association à ces traitements, dès que la chirurgie le permet et avec l'accord du patient, une ALR analgésique est proposée. Cette ALR peut être associée ou non à une anesthésie générale en fonction du contexte. Elle est réalisée avant l'incision chirurgicale pour que le patient bénéficie du bloc nerveux analgésique pendant l'intervention chirurgicale mais aussi en postopératoire.

Malgré les principes établis, les enquêtes de benchmarking révèlent une disparité significative dans la gestion de la douleur. Par exemple, dans l'étude PAIN OUT européenne, comparant 30 sites à travers l'Europe, le temps passé avec une douleur sévère après une prothèse de genou varie d'un facteur 10 entre les centres [14]. Une vaste enquête nationale en Allemagne, évaluant la douleur postopératoire de 129 procédures chez plus de 70 000 patients, a montré que certaines interventions chirurgicales considérées comme mineures (telles que l'appendicectomie, la cholécystectomie ou la laparoscopie) entraînent des niveaux de douleur sévère classés dans le premier quart des procédures les plus douloureuses, dépassant largement certaines interventions chirurgicales considérées comme majeures (telles que l'amputation, la pneumectomie ou la pose de prothèse de genou) [15]. Ces résultats soulignent que nos stratégies analgésiques sont souvent basées sur la perception de la douleur attendue plutôt que sur une adaptation à la douleur réellement ressentie par le patient.

Organisation

La prise en charge de la douleur n'ést qu'une pièce du puzzle de la médecine péri-opératoire. Son rôle est indispensable et sa place n'est plus à démontrer dans des concepts beaucoup plus globaux que sont la réhabilitation postopératoire, la chirurgie fast-track et dans la prévention de la douleur chronique [16, 17]. Il est bien montré qu'une prise en charge multimodale diminue la morbi-mortalité péri-opératoire [18]. Il est intéressant de noter, que les progrès et la modernisation de l'anesthésie ont déplacé les risques de morbi-mortalité à la période postopératoire immédiate. Tous les indicateurs s'accordent dans ce sens : le risque de décès est 1 000 fois plus important dans la période postopératoire, et tout particulièrement, ce risque est majeur au cours de la première semaine [19, 20], une douleur intense en postopératoire multiplie par 10 le risque de chronicisation [21]. Il apparaît comme une évidence que nos efforts doivent se porter sur cette période. D'autant plus, que des mesures simples, intégrant les différents aspects de la médecine péri-opératoire, notamment une bonne prise en charge de la douleur, ont des répercussions immédiates et importantes sur la morbi-mortalité [18].

Contrairement aux pays anglo-saxons, les unités mobiles douleur (*acute pain service* [APS] en anglais) sont très peu développées en France. La prise en charge de la douleur est cependant organisée, les règles générales de prescription des antalgiques définies dans le cadre de protocoles standardisés de traitement et de surveillance de la douleur postopératoire. Elle fait partie de la médecine péri-opératoire pour laquelle les médecins anesthésistes-réanimateurs ont une expertise. La prise en charge de la douleur est un élément de l'amélioration de la morbi-morbidité globale du patient opéré. Le personnel soignant doit être naturellement formé. La formation comprend un enseignement théorique, l'explication et l'adaptation des protocoles en insistant particulièrement sur la gestion des complications et des effets secondaires. L'équipe doit pouvoir se doter rapidement d'une ou plusieurs IDE référentes douleur. Tous ces éléments sont disponibles sur les sites de la SFAR (www.sfar.org) et de la HAS (www.has-sante.fr).

Conclusion

Le rôle de l'anesthésiste-réanimateur dans la gestion de la douleur postopératoire est crucial. Les besoins en ce sens sont non seulement importants mais également incontestables pour assurer une prise en charge de qualité du patient. Il est essentiel de veiller à ce que la gestion de la douleur postopératoire demeure étroitement liée à la médecine péri-opératoire. Dans ce sens, il est impératif de promouvoir et de maintenir un enseignement et une recherche de haut niveau dans ce domaine. Ces efforts sont des indicateurs de la vitalité et de l'épanouissement de notre profession, et contribuent grandement à son attrait pour les praticiens.

Références

[1] Aubrun F, Nouette-Gaulain K, Fletcher D, Belbachir A, Beloeil H, Carles M, et al. Revision of expert panel's guidelines on postoperative pain management. Anaesth Crit Care Pain Med 2019;38:405–11.

[2] Perkins FM, Kehlet H. Chronic pain as an outcome of surgery. A review of predictive factors Anesthesiology 2000;93:1123–33.

[3] HAS. Liste des échelles acceptées pour mesurer la douleur, 2022. Disponible sur https://www.has-sante.fr/upload/docs/application/pdf/2022-01/liste_echelles_acceptees_2022.pdf.

[4] Beloeil H, Sion B, Rousseau C, Albaladejo P, Raux M, Aubrun F, Martinez V, SFAR research network. Early postoperative neuropathic pain assessed by the DN4 score predicts an increased risk of persistent postsurgical neuropathic pain. Eur J Anaesthesiol 2017;34:652–7.

[5] Martinez V, Ammar SB, Judet T, Bouhassira D, Chauvin M, Fletcher D. Risk factors predictive of chronic postsurgical neuropathic pain: the value of the iliac crest bone harvest model. Pain 2012;153:1478–83.

[6] Bouhassira D, Attal N, Alchaar H, Boureau F, Brochet B, Bruxelle J, et al. Comparison of pain syndromes associated with nervous or somatic lesions and development of a new neuropathic pain diagnostic questionnaire (DN4). Pain; 114 : 29-36.

[7] Benedetti F, Lanotte M, Lopiano L, Colloca L. When words are painful: unraveling the mechanisms of the nocebo effect. Neuroscience 2007;147:260–71.

[8] Wilder-Smith OHG, Arendt-Nielsen L. Postoperative hyperalgesia: its clinical importance and relevance. Anesthesiology 2006;104:601–7.

[9] Woolf CJ. Central sensitization: uncovering the relation between pain and plasticity. Anesthesiology 2007;106:864–7.

[10] Chen L, Malarick C, Seefeld L, Wang S, Houghton M, Mao J. Altered quantitative sensory testing outcome in subjects with opioid therapy. Pain 2009;143:65–70.

[11] NICE guideline NG180. Perioperative care in adults, 2020. Disponible sur https://www.nice.org.uk/guidance/ng180/evidence/n1-managing-acute-postoperative-pain-pdf-317993437913.

[12] Chou R, Gordon DB, Leon-Casasola OA de, Rosenberg JM, Bickler S, Brennan T, et al. Management of Postoperative Pain: A Clinical Practice Guideline From the American Pain Society, the American Society of Regional Anesthesia and Pain Medicine, and the American Society of Anesthesiologists' Committee on Regional Anesthesia, Executive Committee, and Administrative Council. J Pain 2016;17:131–57.

[13] ESRAT. Better Postoperative Pain Management. https://esraeurope.org/prospect/.
[14] PAIN OUT. http://www.pain-out.eu/.
[15] Gerbershagen HJ, Aduckathil S, Wijck AJM van, Peelen LM, Kalkman CJ, Meissner W. Pain intensity on the first day after surgery: a prospective cohort study comparing 179 surgical procedures. Anesthesiology 2013;118:934–44.
[16] Kehlet H, Jensen TS, Woolf CJ. Persistent postsurgical pain: risk factors and prevention. Lancet 2006;367:1618–25.
[17] Kehlet H, Wilmore DW. Evidence-based surgical care and the evolution of fast-track surgery. Ann Surg 2008;248:189–98.
[18] Ausset S, Auroy Y, Verret C, Benhamou D, Vest P, Cirodde A, Lenoir B. Quality of postoperative care after major orthopedic surgery is correlated with both long-term cardiovascular outcome and troponin Ic elevation. Anesthesiology 2010;113:529–40.
[19] Pearse RM, Moreno RP, Bauer P, Pelosi P, Metnitz P, Spies C, et al. European Surgical Outcomes Study (EuSOS) group for the Trials groups of the European Society of Intensive Care Medicine and the European Society of Anaesthesiology. Mortality after surgery in Europe: a 7 day cohort study. Lancet 2012;380:1059–65.
[20] Henderson WG, Khuri SF, Mosca C, Fink AS, Hutter MM, Neumayer LA. Comparison of risk-adjusted 30-day postoperative mortality and morbidity in Department of Veterans Affairs hospitals and selected university medical centers: general surgical operations in men. J Am Coll Surg 2007;204(6):1103–14.
[21] Puolakka PAE, Rorarius MGF, Roviola M, Puolakka TJS, Nordhausen K, Lindgren L. Persistent pain following knee arthroplasty. Eur J Anaesthesiol 2010;27:455–60.

Index

Elsevier-Masson SAS,
65, rue Camille-Desmoulins
92442 Issy-les-Moulineaux cedex
Dépôt légal : août 2024

Imprimé en Pologne par Dimograf